薬学領域の環境衛生学

明治薬科大学教授 石井 一行
九州保健福祉大学薬学部教授 松野 康二 編集
岡山大学大学院医歯薬学総合研究科教授 三好 伸一

東京 廣川書店 発行

執筆者一覧（五十音順）

小 笠 原 裕 樹	明治薬科大学教授
甲 斐 久 博	九州保健福祉大学薬学部講師
岸 　 智 裕	長崎国際大学薬学部助教
高 橋 和 彦	横浜薬科大学教授
田 村 悦 臣	慶應義塾大学薬学部教授
長 岡 寛 明	長崎国際大学薬学部教授
服 部 研 之	明治薬科大学講師
松 野 康 二	九州保健福祉大学薬学部教授
三 好 伸 一	岡山大学大学院医歯薬学総合研究科教授
山 﨑 正 博	星薬科大学准教授

薬学領域の環境衛生学

平成 29 年 3 月 20 日 初版発行©

編　集　石_{いし}松_{まつ}み_み三　井_い野_の好_{よし}好　行_{ゆき}二_じ一_{いち}一_{かず}康_{こう}伸_{しん}

発 行 所　株式会社　廣 川 書 店

〒 113-0033　東京都文京区本郷 3 丁目 27 番 14 号

電話 03(3815)3651　FAX 03(3815)3650

まえがき

　衛生薬学は，薬学教育の中で重要な位置を占めており，「環境と健康」を二本柱にした教育がなされている．その視点は，疾病の治療ではなく「疾病の予防及び健康の保持・増進」に重きがおかれている．

　「環境」の領域では，我々の身の回りに存在する化学物質や環境要因などの様々な要因と健康との関わりについて学ぶことになっている．薬学教育モデル・コアカリキュラム（平成 25 年度改訂版）においては，D2（1）化学物質・放射線の生体への影響「GIO：化学物質などの生体への有害作用を回避し適正に使用するようになるために，化学物質の毒性などに関する基本的事項を習得する」，D2（2）生活環境と健康「GIO：地球生態系や生活環境を保全，維持できるようになるために，環境汚染物質などの成因，測定法，生体への影響，汚染防止，汚染除去などに関する基本的事項を習得する」とされている．

　本書は，環境衛生のしっかりとした教科書として，「環境」領域における様々な項目を基礎からアドバンストな内容まで網羅し，より深い理解を目指したものである．執筆に当たっては，「前述の薬学教育モデル・コアカリキュラムに準拠」，「薬剤師国家試験に対応した内容を網羅」，「環境分析法及び薬毒物の分析法の講義にも対応」，「作業環境衛生及び学校環境衛生にも対応」をコンセプトとした．しかし，内容，表現など不十分な点が多々あると思われる．読者諸賢のご指導，ご叱責をお願いする次第である．

　薬剤師法における薬剤師の任務として，「薬剤師は，調剤，医薬品の供給その他薬事衛生をつかさどることによって，公衆衛生の向上及び増進に寄与し，もって国民の健康な生活を確保するものとする」とされている．本書により，薬学者・薬剤師として身につけておくことが必要と考えられる疾病予防の重要性，健康の維持・増進に必須の環境衛生上の知識，化学物質の毒性と分析などに関する基本的事項を身につける手助けになれば幸甚である．

　最後に，本書の刊行に当たり，多大のご尽力を賜った廣川書店編集部の方々に厚くお礼申し上げる．また，執筆に携わった諸先生方に敬意を表する．

　平成 29 年 2 月

編　者

目　　次

第 1 章　化学物質と毒性 ··· *1*

1-1　異物の体内動態 ··（甲斐久博）*1*
1-1-1　曝露形態　1
1-1-2　吸　収　2
1-1-3　分　布　8
1-1-4　代　謝　12
1-1-5　排　泄　12

1-2　異物代謝機構 ··（田村悦臣）*16*
1-2-1　第 I 相反応に関わる代謝・代謝活性化　16
1-2-2　第 II 相反応に関わる代謝反応　30
1-2-3　異物代謝に影響を及ぼす因子　39

1-3　化学物質の毒性 ··· *49*
1-3-1　化学物質による発がん　（高橋和彦）49
1-3-2　化学物質による障害　（田村悦臣）67
1-3-3　化学物質による組織障害　（田村悦臣）72
1-3-4　無機物質による障害　（服部研之）89
1-3-5　有機物質による傷害　（甲斐久博）104
1-3-6　ドーピング薬物　（松野康二）133
1-3-7　乱用薬物　（松野康二）134

1-4　化学物質による中毒とその処理 ································（三好伸一）*152*
1-4-1　中毒の動向　152
1-4-2　代表的中毒物質の解毒処理法　154
1-4-3　化学物質の中毒量，標的器官，中毒症状，救急処理法や解毒法の検索　158
1-4-4　薬害事例　159

1-5　化学物質の安全性評価と規制 ································（三好伸一）*163*
1-5-1　量-反応曲線・閾値・無毒性量　163

1-5-2　安全性評価と規制基準　165

　1-5-3　化学物質の規制と法律（化審法等）　166

1-6　ヒトの健康と放射線 ……………………………………（山崎正博）**171**

　1-6-1　放射線とは　171

　1-6-2　核種と放射性同位体　172

　1-6-3　壊変と放射線　173

　1-6-4　放射能と放射線を表す単位　179

　1-6-5　放射線のもつ相互作用　181

　1-6-6　放射線の生体への影響　185

　1-6-7　天然放射性核種と人工放射性核種　193

　1-6-8　放射線の防護　196

　1-6-9　非電離放射線の分類　198

第2章　化学物質と生態系 ………………………………（松野康二）**203**

2-1　生態系の構造と特徴 ………………………………………………**203**

2-2　物質の環境内動態 …………………………………………………**208**

　2-2-1　生物圏における物質循環　208

　2-2-2　生体内の物質移動と化学形の変換　208

　2-2-3　環境汚染物質の動態　209

　2-2-4　食物連鎖　211

　2-2-5　化学物質の生体内蓄積　211

　2-2-6　残留性有機汚染物質　212

第3章　環境衛生 **215**

3-1　水の衛生 ………………………………………（松野康二，三好伸一）**215**

　3-1-1　生活と水環境　215

　3-1-2　水と疾病　216

3-2　上　水 ……………………………………………………（岸　智裕）**218**

　3-2-1　環境水とヒトの生活　218

　3-2-2　浄水法　221

　3-2-3　水道水質基準　230

3-3　下　水 …………………………………………………（長岡寛明）**233**

3-3-1 下水道について　233

3-3-2 下水の処理　235

3-4　水質汚濁 ···(山崎正博) **238**

3-4-1 自然水域の自浄作用　238

3-4-2 水質汚濁の原因と影響　239

3-4-3 水質汚濁の防止　241

3-5　土壌汚染 ···(服部研之) **246**

3-6　大気環境 ···(三好伸一) **250**

3-6-1 空気の物理・化学的性状　250

3-6-2 環境基準　251

3-6-3 大気汚染物質とその発生源の動向，およびその健康影響　252

3-6-4 大気汚染の気象要因　258

3-6-5 排煙処理　260

3-7　室内環境 ···(服部研之) **263**

3-7-1 室内空気環境の指標の評価　263

3-7-2 室内空気環境と健康　271

3-7-3 室内空気環境の保全　274

3-7-4 シックハウス症候群および化学物質過敏症　275

3-8　都市環境 ···(服部研之) **277**

3-9　地球環境保全 ···(服部研之) **282**

3-9-1 オゾン層の破壊　283

3-9-2 酸性雨　286

3-9-3 地球温暖化　289

3-9-4 海洋汚染　295

3-9-5 森林破壊　296

3-9-6 砂漠化　297

3-9-7 生物多様性の減少　298

3-10　廃棄物 ···(三好伸一) **300**

3-10-1 廃棄物の種類と処理　300

3-10-2 医療廃棄物処理　306

3-10-3 マニフェスト制度　307

3-10-4　PRTR 法・SDS 制度　*308*

　3-10-5　ごみのリサイクルと家電リサイクル法など　*309*

　3-10-6　廃棄物による環境汚染　*310*

3-11　環境保全と法的規制 ······················(三好伸一)　*311*

　3-11-1　日本の公害事例　*311*

　3-11-2　典型 7 公害　*313*

　3-11-3　環境基本法　*313*

　3-11-4　大気汚染防止法　*316*

　3-11-5　水質汚濁防止法　*317*

　3-11-6　悪臭防止法　*320*

　3-11-7　騒音規制法　*320*

第 4 章　環境科学に関わる分析法（環境分析各論）······················(小笠原裕樹)　*323*

4-1　飲料水試験 ······························*323*

4-2　水道水の水質基準に関わる試験法 ················*330*

4-3　水質試験（水質環境基準に関わる試験法）···········*335*

　4-3-1　生活環境の保全に関する項目の分析方法　*335*

　4-3-2　人の健康の保護に関する項目の分析方法　*339*

4-4　大気環境の測定 ··························*342*

4-5　室内環境の測定 ··························*349*

第 5 章　薬毒物の分析法 ······························(小笠原裕樹)　*355*

5-1　薬毒物試験法 ··························*355*

　5-1-1　薬毒物中毒における試料とその取り扱い　*355*

　5-1-2　薬毒物の予試験　*357*

　5-1-3　一般的薬毒物分離法（前処理法）　*358*

　5-1-4　薬毒物の一般的確認分析法　*360*

　5-1-5　分析法各論　*363*

5-2　毒性試験法 ··························*375*

　5-2-1　一般毒性試験　*376*

5-2-2 特殊毒性試験　377

第6章　作業環境衛生 （松野康二）387

6-1　業務上疾病と職業病について 387
6-1-1 労働災害と労働災害認定　387

6-2　主な職業病 388
6-2-1 物理的因子による職業病　388
6-2-2 化学物質による職業病　390

6-3　職業病の予防 394
6-3-1 職業病予防（労働衛生）における3管理　394
6-3-2 特殊健康診断　395

第7章　学校環境衛生 （松野康二）397

7-1　学校保健・学校保健安全法 397

7-2　学校薬剤師 397

7-3　学校環境衛生 398

7-4　学校環境衛生基準 399

付　録 401

索　引 417

第 1 章

化学物質と毒性

1-1　異物の体内動態

　異物とは，人体を構成する化学物質およびその前駆物質（栄養素など）以外の化学物質を指す．具体的には，栄養素以外の食品成分や食品の変質に伴って生じる化学物質，食品汚染物質，自然毒，医薬品，食品添加物，農薬，工業化学製品，環境汚染物質等があてはまる．異物が過剰に摂取されたときには毒性を示す．この毒性が発現するプロセスを理解するために，この節では，異物の体内動態について以下のような事柄を学習の到達目標とする．

SBOs
・代表的な有害化学物質の吸収，分布，代謝，排泄の基本的なプロセスについて説明できる．

1-1-1　曝露形態

　日常生活で異物が人体に曝露される主な機会は，飲食，呼吸，および直接的接触である．これらの機会において異物が最初に接する器官は，口，肺，および皮膚であり，それぞれの曝露形態を**経口曝露**，**経気道曝露**，**経皮曝露**に分類することができる．**経口曝露**とは，異物が口腔内を通過し胃や腸などの消化管から吸収される形態のことを指す．吸収された異物は，門脈を経由し肝で代謝され，体循環に入り，各臓器に分布し排泄される．**経気道曝露**とは，呼吸により鼻や口から入ってきた異物が肺から吸収される形態のことを指す．肺から吸収された異物は，そのまま体循環に入り，各臓器に分布し排泄される．**経皮曝露**とは，異物との直接的な接触により，異物が皮膚から吸収される形態のことを指し，経気道曝露同様に吸収後はそのまま体循環に入り，各臓器に分布し排泄される（図1-1）．

　このように，いずれの曝露形態でも曝露された異物は，4つの体内動態をとる．すなわち異物は，口，肺，および皮膚から吸収 absorption されたのち，各組織

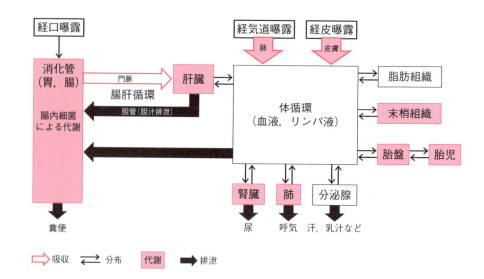

図 1-1　異物の体内動態

に運ばれて分布 distribution し，そのままの形で毒性または生理作用を発現するか，代謝 metabolism を受けてその作用を発現したのち，排泄 extraction される．この4つの体内動態用語は，英語の頭文字を合わせて ADME（アドメ）と略され，異物の毒性学的評価のみならず医薬品の有効性，安全性評価を評価するうえでも重要な概念となっている．

1-1-2　吸　収

　異物が口，肺，および皮膚などに接触すると，生体膜を通過して血中に入る．このような化学物質の血中への移行過程を吸収 absorption と呼ぶ．異物が循環系に入るためには，生体膜によって構成されるバリアーを通過しなければならない．この通過には，異物の大きさ，脂溶性，内因性分子との類似性など特定の物理化学的性質によって選別されたものだけが生体膜を通過することができる．なかでも，**脂溶性**は異物の吸収に大きな影響を与える．異物の脂溶性は，極性 polarity という物理化学的指標によりおおむね決まってくる．一般的に異物の極性が低くなるほど異物の吸収率が高くなる傾向がある．例として図1-2に p-アルキルフェニル酢酸の吸収率（％）と細胞外液 pH の関係を挙げる．このグラフから明らかなように pH が同じ条件の時，アルキル基の長さが長いほど p-アルキルフェニル酢酸の吸収率が高くなる．また，緩衝液（細胞外液）の pH が高くなるほど，弱酸性物質である p-アルキルフェニル酢酸は，イオン型の割合が増えるため吸収率が低下する．この理由は，細胞膜が図1-3で示されるようなリン脂質の二重層によりできているため，化学的性質の似た脂溶性の高い異物ほど吸収されやすい仕組みとなっているからである．

極性

　分子内に存在する電気的な偏りのこと．分子内の異なる原子同士では電気陰性度が異なるため，共有結合内で電子の偏りを生じる．この偏りを分極といい，電子の偏りが大きく分極した状態を極性が高いという．

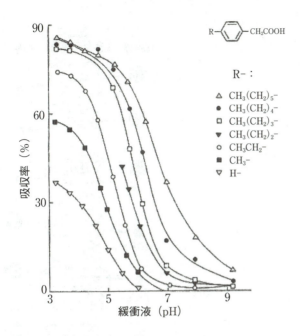

図 1-2　*p*-アルキルフェニル酢酸の口腔粘膜からの吸収に対する pHとアルキル炭素数の影響

(A. C. Moffatt, "Drug Metabolism in Man", eds. by J. W. Gorrodand, A. H. Beckett, p.16, Taylor & Francis (1978) より)

　異物の輸送機構は，ATP などの生体内エネルギーを必要としない受動輸送 passive transport とそれを必要とする能動輸送 active transport に大別される（図 1-4，表 1-1）．

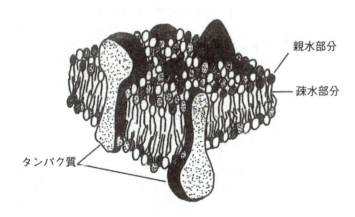

図 1-3　生体膜モデル

(岡野登志夫，他編，New 衛生薬学，p.401，廣川書店，2009)

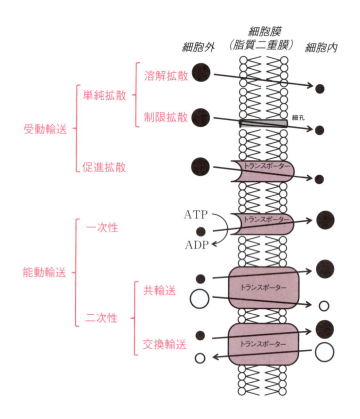

図 1-4　異物輸送機構の分類

●は異物，○は異物と共に移動する Na⁺ または H⁺ などのイオン．丸の大きさは，それぞれ電気化学ポテンシャルの高さを表す．例えば，大きい丸から小さい丸への移行は濃度勾配に従った輸送（下り坂輸送）を意味する．

表 1-1　異物の細胞膜輸送機構

			エネルギー	濃度勾配	トランスポーターの例
受動輸送	単純拡散	溶解拡散	×	↘（逆らえない）	×
		制限拡散	×	↘（逆らえない）	×
	促進拡散		×	↘（逆らえない）	GLUT2
能動輸送	一次性能動輸送		ATP など	↗（逆らえる）	MDR1 MRP1
	二次性能動輸送	共輸送	Na⁺や H⁺ など	↗（逆らえる）	PEPT2 SGLT1
		交換輸送（逆輸送）	Na⁺や H⁺ など	↗（逆らえる）	AEZ OCTN1 OCTN2

1　受動輸送

　純水の入ったビーカーに赤血球を入れると，赤血球が破裂して溶血現象が起こる．これは赤血球膜の内外で濃度を均一に保とうとして，水が赤血球内に浸透して赤血球が膨らみ，膜の透過性が増すとともに膜が破れヘモグロビンが外に漏れ

るからである．この現象のような生体膜の内外で濃度勾配に従い，ATP などの生体エネルギーも必要としない，いわば自然な異物の輸送機構を**受動輸送**という．受動輸送はトランスポーター（輸送担体）transporter を必要としない単純拡散 simple diffusion（passive diffusion）とそれを必要とする促進拡散 facilitated diffusion に分類される．

単純拡散は，さらに溶解拡散，制限拡散に細分化される．**溶解拡散** solubility diffusion では，異物の脂溶性が高いほど，また分子型の比率がイオン型に比べて高いほど通過が早い．イオン性の物質，特に薬物に多くみられる弱イオン性物質の場合は，分子内に –COOH 基や -NH$_3$$^+$ などのイオン（解離基）をもつ．弱酸性あるいは弱塩基性の薬物において，薬物自身のもつ物質固有値 pK_a と溶解する溶液の pH によってイオン型の割合（イオン型分率）が変化する．このように異物の生体膜通過は，分子型分子の脂溶性が高いため，脂質二重層でできている細胞膜を透過できないという pH-分配仮説 pH-partition hypothesis に従うと考えられている．異物の分子型とイオン型の存在比は，異物の pK_a と異物を取り巻く環境の pH で決まり，次の式（Henderson–Hasselbalch の式）に従う．

$$（酸性条件下）\qquad \mathrm{pH} = \mathrm{p}K_a + \log \frac{イオン型}{分子型}$$

$$（塩基性条件下）\qquad \mathrm{pH} = \mathrm{p}K_a + \log \frac{分子型}{イオン型}$$

一方，制限拡散とは，異物が細い穴（細孔）を通過する輸送形態である．この細孔は膜タンパク質の水分子により満たされた構造をしており，細胞膜内を貫通している．水溶性は高い（脂溶性は高くない）が分子量の小さな異物（エタノールなど）は，この細孔路を利用して膜を通過することが容易である．このような輸送機構では細胞膜細孔サイズにより制限を受けることから，**制限拡散** restricted diffusion という．

促進拡散は，濃度勾配に従い，ATP などの生体エネルギーも必要としない点は単純拡散と共通するが，トランスポーターを利用する点で異なる．この拡散形態は，電気化学ポテンシャル差に従う．受動輸送の特徴を備えているが，トランスポーターと選択的に結合して膜内を通過する輸送であるため，以下の特徴がみられる．

1. 他の化学反応または他の溶質（イオン）の流れと共役しない．
2. 輸送速度には飽和性がみられる．
3. 構造類似体間に競合阻害がみられる．
4. トランスポーターに特異的な阻害物質が存在する．

2 能動輸送

能動輸送とは膜にある基質特異性のあるトランスポーターを介してエネルギーを利用し濃度勾配に逆らって異物を輸送する機構である．ATP などのエネルギ

イオン型

イオン型を解離型と表現する文献もみられるが，本書ではタンパク非結合型との混乱を避けるため解離型という表記はしない（p.11 参照）．

ーを直接的に利用する**一次性能動輸送** primary active transport と一次性能動輸送の際に生じたイオン（Na⁺やH⁺など）の電気化学ポテンシャルを駆動力とし，これらのイオンが輸送されるとき共役して異物が移動する**二次性能動輸送** secondary active transport がある．二次性能動輸送には輸送の向きにより**共輸送** cotransport（symport）と**交換輸送（逆輸送，対向輸送）** antitransport（antiport）がある．

3 トランスポーター

小腸，腎，肝，脳，胎盤などには，物質の細胞内への取り込みと細胞外への排泄に関わる多種類のトランスポーターが存在する（表1-2）．例えば，小腸上皮細胞の刷子縁膜に分布するトランスポーター PEPT1 は，アミノ酸を動的な機構で体内に取り込む作用を有する．このアミノ酸と構造が類似するセファレキシン（β-ラクタム系ペプチド性抗生物質）やカプトプリル，エナラプリル（ACE阻害薬，ペプチド様化合物）は，PEPT1 を利用したオリゴペプチド輸送系で吸収される．このように，トランスポーターは栄養素や内在性物質に限らずそれらに類似する構造を有する異物も基質特異的に細胞内外へ運ぶ役割をもつ．

先に述べたように，トランスポーターを必要とする輸送形態は促進拡散，一次性能動輸送，二次性能動輸送である．促進拡散に関与するトランスポーターの例に，GLUT（glucose transporter）がある．グルコースはエネルギー代謝に不可欠な栄養素であるが，水溶性が高く，細胞膜の細孔を通過できない構造をもつため単純拡散による輸送ができない．そこで，小腸や腎では細胞膜に存在する GLUT を用いて，グルコースが効率よく吸収されている．一次性能動輸送では ABC（ATP binding cassette）トランスポーターファミリーおよび ATPase と呼

表1-2 異物の細胞膜輸送に関わるトランスポーター

	トランスポーター	主な基質	主な発現部位
促進拡散	グルコーストランスポーター（GLUT2など）	グルコースをはじめとするヘキソース類	肝，腎，小腸
一次性能動輸送	P-糖タンパク質 （MDR1など）	中性〜塩基性異物で高脂溶性	肝，腎，小腸，脳，胎盤
	MRP	有機アニオン系異物	肝，腎，小腸，脳，胎盤
	BCRP	中性〜酸性異物	肝，小腸，脳，胎盤
二次性能動輸送	オリゴペプチドトランスポーター（PEPT1，PEPT2など）	ペプチド結合を有する異物	肝，腎，小腸
	有機アニオントランスポーター（OAT4など）	有機アニオン系異物	肝，腎，脳，胎盤
	有機カチオントランスポーター（OCTN1，OCTN2など）	有機カチオン系異物	肝，腎，小腸，脳，胎盤

GLUT：glucose transporter，MDR：multidrug resistance
MRP：multidrug resistance-associated protein，BCRP：breast cancer resistance protein
PEPT：proton-peptide cotransporter，OAT：organic anion transporter
OCTN：novel organic cation transporter

ばれるイオン輸送型ポンプが関与している．前者はP-糖タンパク質やMRP（multidrug resistance-associated protein），BCRP（breast cancer resistance protein）に分類され，異物の細胞外排出に直接関与している．MRPやBCRPはがん細胞の薬剤耐性と関連している．後者にはNa$^+$/K$^+$-ATPaseなどがあり，このATPaseは細胞外へのNa$^+$イオンのくみ出しと細胞内へのK$^+$イオンの取り込みを行っている．この際に形成されるNa$^+$イオン濃度勾配は二次性能動輸送の駆動力になるものがある．二次性能動輸送では，オリゴペプチドやペプチド性異物，有機アニオン性（カルボン酸系化合物）などおよび有機カチオン性（コリンなど）に分類される内因性成分および異物の細胞内外の輸送に関与している．

4 その他からの吸収など

経皮曝露された異物は，消化管や肺に比べると吸収速度は比較的遅い．これは，皮膚表面の特殊な形態学的特徴に由来する．皮膚は，外側から表皮，真皮，皮下組織の3層により構成されている．表皮は厚さ0.2 mmの硬質なケラチンによりできており，外界からの物理的，化学的刺激から体組織を保護している．真皮は厚さ3 mmのコラーゲンによりできており，強靱な組織を構成している．さらにその下には皮下組織（脂肪組織）があって，断熱，衝撃に対するクッションのような役割を果たしている．

異物の皮膚侵入に対する障壁となっているのは，表皮の最外層を構成する扁平上皮細胞の数層が角化した角質層である．異物が皮膚から吸収されるためには，角質層を通過して毛細血管が発達している真皮に到達する必要性がある．角質層には保水性があり，水と水に溶けた物質の拡散を妨げているので，解離型の異物は透過しにくい．一方，四アルキル鉛，パラコート，PCB，有機リン系農薬，神経ガス（サリンなど），低極性有機溶剤（ベンゼン，四塩化炭素など）などの脂溶性物質は受動輸送によって容易に吸収され，真皮に分布している毛細血管に移行する．また，有機溶媒として繁用されるジメチルスルホキシド，メタノール，エタノール，アセトン，プロピレングリコールや界面活性剤であるドデシル硫酸ナトリウムなどは，皮膚透過が不可能な異物の吸収を促進するため，これらは経皮吸収の実験において異物を溶かす溶媒に用いられる．皮膚組織内にも異物代謝酵素は存在しており，異物が全身循環に入る前に代謝を受けることがある．真皮につながる付属器である汗腺，皮脂腺，毛孔からの異物の吸収は少ない．

皮膚から吸収された異物は，全身血流に入り，体内を循環したのちにしか肝に到達しないので，肝初回通過効果を受けない．この事実を利用して，経口的に投与すると，肝で代謝を受け，失活しやすいニトログリセリンをはじめ，多くの医薬品で経皮吸収によって安定した血中（組織内）濃度を保たせる貼布薬としての投与方法が開発されている．

経気道曝露された異物は，鼻粘膜，気管，肺などの粘膜表面から吸収される．このうち特に肺胞は吸収面積が大きく周囲の血流量も豊富である．気体の場合，

水に溶けやすい物質は気管などの粘膜表面の水に溶けるため捕らえられて吸収あるいは排出される．一方，水に溶けにくい気体や溶剤の蒸気などは，肺胞など呼吸器の深部にまで到達し吸収される．水に溶けやすいイオウ酸化物（SO_x）による障害は気管支炎であるが，水に溶けにくい窒素酸化物（NO_x）では肺気腫を引き起こす．また溶液の微粒子や固体の場合はその大きさによっても到達部位が異なる．$10\ \mu m$ 以上の大きな粒子は鼻腔まで，$1\ \mu m$ 以上のものは気管や気管支などの粘膜で捕らえられ，線毛運動によって排出される．しかし，$1\ \mu m$ 以下のものは呼吸器の深部にまで到達でき，肺胞にまで達する．肺胞には $1\ \mu m$ 以下の微粒子を取り込む作用があるため，微粒子濃度の高い空気を吸入しつづけると**塵肺症**（けい肺，アスベスト肺）が発症する．

1-1-3 分 布

　曝露された異物が全身循環に入ると，主に血流によって全身の臓器・組織に可逆的に移行する．この過程を分布 distribution という．毒作用の発現量は作用部位におけるヒトの感受性と毒作用本体の濃度に依存するので，各組織への分布過程は重要な要因となる．例えば，メチル水銀の体内分布で最高濃度を示すのは血球であるが，メチル水銀の**標的器官** target organ は脳である．このように感受性に差がある場合は，必ずしも最も高濃度に分布する器官が標的となるとは限らない．

1　関門など分布を決定する要因

　異物の分布に影響する要因には，組織関門（血液-脳関門，血液-脳脊髄液関門，血液-胎盤関門），組織の循環血流量，組織-血液間分配係数，タンパク結合，異物側の化学的・物理的性質がある．

　血液と臓器および組織との間には，毛細血管壁を介して血液-臓器関門 blood-organ barrier と呼ばれる関門がある．例えば，血液-脳関門 blood-brain barrier，血液-胎盤関門 blood-placental barrier などである．これら関門は各臓器・組織において，栄養成分やホルモンなど諸物質の血中からの取り込みと，老廃物の血中への排泄を行っている．これらの物質の取り込みと排出も細胞膜の前述のトランスポーターが関与している．

　脳はほかの部位と異なり，毛細血管の内皮細胞が密接しており，細孔がない．さらに，毛細血管をアストロサイトが取り囲んでいる．異物はこの細胞層すなわち**血液-脳関門**を通過しなければ間質液に移行できない．脂溶性の非解離型物質はこの関門を透過できるが，解離型の異物は透過できない．さらに，血液側へ異物（抗癌剤シクロスポリンなど）を能動的に排泄するトランスポーターであるP-糖タンパク質（MDR1）が，脳毛細血管内皮細胞の管腔側膜に存在しており，機能的バリアーの役割を果たしている（図1-5，図1-6）．

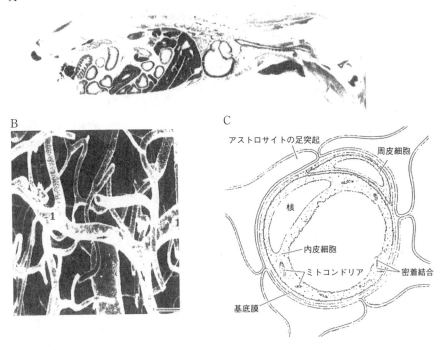

図 1-5　血液-脳関門の機能と構造

A. 静脈投与 5 分後の ^{14}C 標識ヒスチジンのマウス体内分布．多くの臓器で投与したヒスチジンが分布しているが，ヒスチジンは血液-脳関門を透過できないために分布せず白く抜けている．
　（W.M. Pardridge : *Ann. Int. Med.* **105**, 82-95, 1986 より引用）
B. 走査型電子顕微鏡を用いたヒト大脳皮質の毛細血管構造写真．図中の棒は 40 μm の長さを示す．
　（H. Duvernoy *et al.* : *Brain Res. Bull.* **11**, 419, 1983 より引用）
C. 脳毛細血管の断面構造の模式図．
　（G.W. Goldstein and A.L. Betz : *Sci. Am.* **255**, 74, 1986 より引用）
　（辻　彰編，わかりやすい生物薬剤学［第 4 版］，p.70，廣川書店，2008）

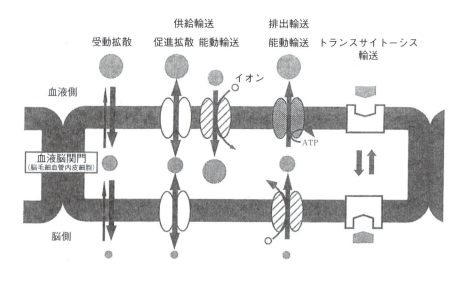

図 1-6　血液-脳関門に発現する輸送系

二次性能動輸送担体　　促進輸送担体
一次性能動輸送担体　　受容体

（辻　彰編，わかりやすい生物薬剤学［第4版］，p.71，廣川書店，2008）

　一方，母体と胎児の血液循環は直接つながっておらず，**胎盤** placenta と呼ばれる数層の細胞層によって隔絶されている．栄養素などの胎児が必要とする物質は能動輸送によって胎盤を透過する脂溶性の高い異物はこの**血液-胎盤関門**を容易に透過する．胎盤には異物代謝系があり，これが異物代謝して**解毒**する場合もあれば，異物を**代謝的活性化**して胎児にとって有害な物質に変える場合もある．胎児の血液-脳関門は未発達のため，母体よりも異物の脳に対する影響は大きい．例えば，熊本県水俣湾地域で認められた**胎児性水俣病**と呼ばれる水銀中毒症は，母体が必ずしも重篤な水俣病（メチル水銀中毒による中枢神経系障害）の症状を呈していないにもかかわらず，生まれてきた子が重篤な水俣病を発症するものである．これは，メチル水銀は無機水銀と比較して極性が低いため，血液-胎盤関門を容易に通過し胎児へと移行しやすいためである．

　組織に供給される**血流量**は，異物の組織分布に大きく影響を与える．例えば，肺，心臓，脳，肝，腎，消化管のように血流量の多い臓器・組織では，異物は速やかに移行し分布するのに対し，筋肉や脂肪などのように血流量が少ない組織では異物の移行は緩慢となり，最高濃度に到達するまでにかなりの時間を要する．

　血液中に移行した異物は，主に血漿中の**タンパク質**（特に**アルブミン** albumin と**α_1-酸性糖タンパク質** α_1-acid glycoprotein）と結合して運ばれる．しかし，結合した異物は組織移行性が悪くなるため，**タンパク結合率**も分布に大きな影響を及ぼす．アルブミンは，血漿タンパク質のほぼ50％を占め，主に酸性および中性物質と結合しやすく，その結合は可逆的であり，ビリルビン，脂肪酸，ステロイドなどの内因性物質のほか，外来性の異物とも結合する．また，α_1-酸性糖

解毒，代謝的活性化
　p.12 参照．

タンパク質は，アルブミンに比べその存在量は少ないものの，主に塩基性物質に対する親和性が高く，血中の遊離型塩基性物質の濃度に大きな影響を与える．異物は血漿中においてタンパク結合型とタンパク非結合型が一定の比率で平衡を保って存在している．タンパク結合型の異物は多孔性の血管壁の細孔を通過できないため，タンパク非結合型で脂溶性の高い異物ほど，組織への移行率が高くなる．また，血液から組織へ移行したタンパク非結合型異物には，組織内のタンパク質や脂質と高い親和性を示すものもある．例えば，脂溶性塩基性色素は，グルタチオン S-転移酵素のアイソフォーム（リガンディン）と高い結合性を示すため，組織-血液間の平衡が組織側にずれ異物の組織蓄積性を予測することができる．

2 分布容積

分布容積 volume of distribution（V_d）とは，異物が血漿中と等しい濃度で全身に均一に分布すると仮定したときの体液の容積で，体内異物総量（A_m）を血漿異物濃度（C_p）で除して得られる値である．この値は，大きいほど臓器・組織へ移行している割合が大きく，小さいほど血液循環にとどまりやすいことを意味する．

$$V_d(\mathrm{L}) = \frac{A_m(\mathrm{mg})}{C_p(\mathrm{mg/L})}$$

例えば，アンチピリンやアルコールは，細胞膜透過性が高く良好な組織移行性を示すため，V_d 値は大きくほぼ体液量（約 0.54 L/kg）に等しい．また，血漿タンパク質と強く結合するため血漿中にのみ分布が抑えられるエバンスブルーやインドシアニングリーンの V_d 値はほぼ血漿容量（約 0.04 L/kg）に相当する．イヌリン，インドメタシン，ワルファリンは，血漿中から間質液へ分布するが，細胞膜透過性が低く組織移行性が低いため，その V_d は細胞外液量（約 0.2 L/kg）に等しくなる．チオペンタール，抗うつ薬イミプラミン，抗精神病薬クロルプロマジンは，組織移行性が高いだけでなく組織内脂質などへの親和性が高いため血漿中濃度が低下し V_d 値は 1 L/kg を大きく超える．

3 その他

異物は，組織に分布したのち特定の組織に長時間とどまることがある．これを**蓄積** accumulation という．特に DDT などの有機塩素系農薬，PCB，ダイオキシンなどのように難代謝性の脂溶性が高い異物は，脂肪組織に多く分布し，蓄積する割合が高い．脂肪組織は，体重の 20 〜 50 ％を占めるので異物の蓄積に大きな役割を果たす．しばしば異物の蓄積は，毒性発現と関連している．一酸化炭素は，ヘモグロビンに結合して赤血球に，パラコートは肺に，トルエンやベンゼンは脳にとどまり臓器毒性や癌の原因となる．また，DDT やダイオキシンは肝や脂肪組織に蓄積される一方で，毒性は濃度の低い臓器にも起こり，臓器内濃度と毒性発現とは必ずしも比例関係にない．このように異物が作用部位以外の組織に

タンパク結合型

ここでいうタンパクはアルブミンまたは α_1-酸性糖タンパク質を指す．タンパク非結合型を解離型と表現する文献もみられるが，イオン型との混乱を避けるため本書ではタンパク非結合型として表現する．一方，タンパク非結合型は分子型，イオン型に細分化される（p.5 参照）．

生物学的半減期

　医薬品の生物学的半減期はほとんどのものが時間単位（hr）であるが，蓄積性の汚染物質はメチル水銀（70日）やカドミウム（100日以上）のようにはるかに長い．

蓄積し，そこが異物の貯蔵部位として機能することもある．一般に，異物が体外に消失するまでの期間を示す指標として生物学的半減期 biological half-life（$t_{1/2}$）が用いられる．

1-1-4 代 謝

　吸収されて各組織に分布した異物は，各組織で酵素による**化学変化**を受ける．この反応を（異物）代謝 metabolism of xenobiotics という．換言すると，異物代謝とは異物の構造を異物代謝酵素によって体外に排泄しやすい構造に変換させる一連の（生）化学反応である．異物代謝に関与する酵素は，生体内物質の合成や分解反応あるいは体内で不要となった物質を排泄型代謝物に変換する反応にも関与しており，異物代謝専用の酵素として存在しているのではない．

　1960年代に R. T. Williams は，外来物質（異物）の代謝反応を2つのグループに区別し，第Ⅰ相反応と第Ⅱ相反応と呼ぶことを提唱した．第Ⅰ相反応は，酵素によって異物に新たに官能基が導入される反応群で，より極性が大きい反応生成物（**代謝物**）に変換される．第Ⅱ相反応は主に抱合反応と脱抱合反応によって構成され，より体外に排泄しやすい化学構造をした反応生成物（**代謝物**）へと変化する．各反応の詳細は，このあとの節で述べる．

　これらの代謝によって元の化合物がもっていた生物活性（薬効や毒性）が低下あるいは消失して，排泄されやすくなる化学反応のことを解毒 detoxication という．反対に代謝によって必ずしも生物活性が少なくなる方向に進むとは限らず，ときとして中間代謝物や最終生成物のほうが元の化合物より毒性が高くなることもあり，この現象は代謝的活性化 metabolic activation と呼ばれる．

1-1-5 排 泄

　体内に吸収された異物は，水溶性が高い場合は主に代謝を受けず未変化体のまま，脂溶性の高い異物は主に代謝を受けた代謝物として体外に排泄 extraction される．排泄における主要経路は，腎経由による尿中排泄，肝経由による胆汁中排泄であり，その他に消化管から管腔内への直接排泄や糞便，唾液，汗，乳汁，呼気，毛髪などを介した排泄経路が知られている．

腎機能検査

　イヌリンやクレアチニンは，血中でタンパク質と結合せず，尿細管から再吸収されないため，静脈内注射ののち，尿中に排泄されるまでの時間を測定して，腎機能を検査するのに利用されている（**クレアチニンクリアランス**）．

糸球体ろ過

　糸球体ろ過速度は約120 mL/min で，腎血流量（1,200 mL/min）の1/10程度となる．

1 腎 臓

　腎には心拍出量の20〜25％にあたる血液が流れ込み，尿生成機能の構成単位であるネフロンで糸球体ろ過と尿細管分泌および再吸収が行われる．糸球体は毛細血管の塊であり，この毛細血管の基底膜には分子の大きさに対するふるい効果を有する細孔が存在する．糸球体ろ過は非選択的で，分子量5,000以下程度の物質がろ過されるため，アルブミンなどとタンパク結合している異物（代謝物も含

第1章　化学物質と毒性

む）はろ過されない．よって，異物が糸球体でろ過される速度は，腎血流量と血漿タンパク質との結合率に依存する．次に，糸球体でのろ液が尿細管を通過するとき，血液とろ液の間で物質の再吸収と分泌が行われる．尿細管での分泌は主に近位尿細管で行われ，アニオン性やカチオン性異物の排泄に関与する種々のトランスポーターが存在している．ここでは，第Ⅱ相反応の代謝物であるグルクロン酸抱合体，硫酸抱合体，アミノ酸抱合体のほか尿酸などの内因性代謝物が**分泌**される．尿細管では，糸球体ろ液の水分99％と各種ミネラルやビタミン，糖，アミノ酸などの栄養素が**再吸収**される．この過程は単純拡散およびトランスポーター関与の担体輸送の両方が関与しており，ろ過された異物も脂溶性や分子量などの条件が適合すれば再吸収されることになる．一般に尿のpHは弱酸性であるため，分子型（非イオン型）比率が高い異物は再吸収されやすい傾向がある．塩基性物質のメタンフェタミンは主に未変化体として尿中に排泄されるが，尿のpHが低い時，メタンフェタミンはイオン型になりやすく再吸収が抑えられるため，排泄速度が速くなる．このように，塩基性物質は酸性尿のとき，酸性物質はアルカリ性尿のときにイオン型をとる割合が大きくなる．また，尿量が少ないほど再吸収率は高くなる．

2　肝　臓

　肝に取り込まれた異物および肝で代謝された異物（代謝物）のうち，分子量500以上のものが毛細胆管膜に存在するトランスポーター（MDRI，MRP）によって能動的に胆管へ胆汁とともに分泌される（胆汁排泄）．胆汁中の胆汁酸は，小腸での脂肪の消化を助ける界面活性剤（ミセル形成）として作用する．胆汁は**コレステロールやビリルビン**などの内因性物質を排泄する役割を担うだけでなく，異物に対しては，**グルクロン酸抱合体**，グルタチオン抱合体，硫酸抱合体などのアニオン性抱合体や強いアニオン性残基をもつ酸性色素の排泄に寄与している．また，脂溶性の高いDDTなどの有機塩素剤も極性化されることなく緩慢ではあるが胆汁中に継続的に排泄されることが知られている．コレステロールやグルクロン酸抱合体など胆汁排泄される物質は，十二指腸，小腸，大腸内を順に移動し糞便とともに排泄される．

　しかし，これらの抱合体は長時間にわたり腸内に滞留すると，**腸内嫌気性細菌** gut flora のもつβ-グルクロニダーゼやスルファターゼによって加水分解されて解離性親水性アニオン残基を失い再び脂溶性化して（脱抱合体の形として），腸管膜から再吸収され門脈を経て肝に戻ることがある．このように肝→胆汁→十二指腸→門脈→肝と，胆汁排泄と再吸収を繰り返す現象を腸肝循環 cntero hepatic circulation という．腸肝循環を受ける異物は，体内の滞在時間が他の異物に比べて長くなる．例えば，クロラムフェニコール，SN-38（イリノテカン塩酸塩の代謝物）は，腸肝循環を繰り返すため排泄が遅くなる．胆汁酸も腸肝循環を受け，再吸収率は90％以上である．腸肝循環を含む吸収，排泄のアウトラインは前述

β-グルクロニダーゼ
　グルクロン酸抱合体→異物＋グルクロン酸の加水分解反応を触媒する酵素のこと．

スルファターゼ
　硫酸抱合体→異物＋無機硫酸の加水分解反応を触媒する酵素のこと．β-グルクロニダーゼやスルファターゼが関与するような抱合反応の逆反応のことを**脱抱合反応**という．

の図 1-1 を参照されたい.

3 腸 管

ジギトキシン，ジゴキシン，シクロスポリン A，ビンブラスチンなどの薬物は，小腸の上皮細胞刷子縁膜側に発現する P-糖タンパク質を介して小腸管腔内へ排出される. また，高脂溶性で生体内半減期の長い PCB，DDT なども腸管排泄が主経路となっている.

4 乳 汁

脂溶性の高い塩基性の異物
母体の血漿中には分子型として存在し，乳汁中ではイオン型として存在する. 乳汁が弱酸性なので，乳汁中の塩基性化合物は，イオン型として存在する.

有機塩素系や有機鉛などは乳汁中に蓄積，排泄されるため，乳児に対してそれらの毒作用が強く発現することがある. ヒトの乳汁は弱酸性（pH 6.6）であり，脂質とタンパク質を豊富に含む. このため，脂溶性の高い塩基性の異物あるいは乳汁タンパク質に対して親和性の強い異物については，乳汁排泄による乳児への異物毒性に留意する必要がある. 具体例として，タバコに含まれるニコチン，塩素系農薬，PCB，ダイオキシンなどが挙げられる. 乳汁排泄が特に問題となる点は，生命の維持，成長のために全栄養をこれに依存している乳幼児に対する**垂直型汚染**である.

5 その他

呼気中への排泄は，肺におけるガス交換を介しており，蒸気圧の高い異物および代謝物が排泄される. 呼気中へ排泄される異物の例には，ベンゼン，四塩化炭素，クロロホルム，エーテル，エタノール，アセトアルデヒドなどの揮発性物質が挙げられる. また，不揮発性物質であるウレタンは体内で酸化されて二酸化炭素を生じ，これが呼気中に排泄される. 同様に医薬品の脱メチルによって生じた二酸化炭素も肺から呼気により排泄される.

無機水銀，アルキル水銀，カドミウム，ヒ素などは，毛髪や爪のタンパク質の -SH 基と結合して脱毛や脱離により排泄される機構が知られている. 毛髪は，血中からヒ素を不可逆的に結合するので，急性中毒や慢性中毒の重要な分析試料となる. また，毛根部に取り込まれた化学物質は毛髪中に残存する. 重金属以外にもアンフェタミン，ヘロイン，コカインなど乱用薬物は毛髪中に移行することが知られており，曝露歴あるいは使用歴などの検査および指標に毛髪を用いる.

皮膚表面からは，汗中へヨウ素，臭素，水銀，鉛などの無機物が排泄される. また，唾液への異物排泄は，単純拡散やトランスポーターの関与が知られている. 唾液も乳汁と同様に弱酸性であるので，単純拡散では pH- 分配仮説が作用する. このほか涙への異物排泄も知られている.

第1章　化学物質と毒性

まとめ

・医薬品のみならず農薬，環境汚染物質，食品添加物，自然毒など非栄養性の異物は，薬物の体内動態と同様な吸収，分布，代謝，排泄のプロセスを経る．
・有害な異物が体内に蓄積しないように体外へ容易に排泄しようとする機構が生体内には備わっている．
・有害な異物は脂溶性が高い（極性が低い）構造を有していることから，異物（薬物）代謝酵素系により尿や汗に容易に溶解できるような水溶性の高い構造に変化させ（代謝），できるだけ早く体外へ排泄させようとする生体機能が働く（解毒）．
・さまざまな異物の中には代謝による発がん性や毒性が増強される例も多い（代謝的活性化）．
・異物代謝機構には解毒と代謝的活性化という二面性がある．

1-2 異物代謝機構

　薬物や化学物質は体内に吸収されると，各組織に内在する様々な異物代謝酵素で代謝を受け，排泄される．一方，この代謝により毒性が出現したり強くなる化合物も存在し，副作用や臓器障害を引き起こす．
1）どのような種類の異物代謝酵素があるのか
2）どのような化合物が異物代謝により活性化するのか
3）異物代謝に影響を及ぼす因子としてどのようなものがあるのか
という視点で学んで欲しい．

SBOs
・代表的な有害化学物質の代謝の基本的なプロセスについて説明できる．

異物代謝
xenobiotics metabolism

異物代謝酵素
xenobiotics
metabolizing enzymes

第Ⅰ相反応
phase Ⅰ reaction

第Ⅱ相反応
phase Ⅱ reaction

代謝活性化
metabolic activation

　薬物や異物等の化学物質は摂取された後，体内での異物代謝により，排泄されやすい水溶性の物質に変換される．代謝の主たる器官は肝臓である．それ以外の消化管，肺，皮膚，鼻腔などの組織・器官にも異物代謝酵素が存在するが，肝臓における代謝が全体の代謝に最も大きく寄与する．異物代謝は大きく酸化，還元，加水分解の第Ⅰ相反応と，それ以降の第Ⅱ相反応に大別される．第Ⅰ相反応では，水酸基（−OH），アミノ基（−NH₂），チオール基（−SH），カルボキシル基（−COOH）が導入され水溶性が増し，さらに第Ⅱ相反応でこれら官能基がグルクロン酸，硫酸，グルタチオンなどにより抱合され，排泄されやすくなる．一方，このような代謝を受けることで，反応性に富む化合物に変化する化合物も存在する．このようなプロセスを代謝活性化と呼ぶ．代謝活性化を受ける化合物には，変異原物質や発がん物質などが含まれる．

1-2-1　第Ⅰ相反応に関わる代謝・代謝活性化

①　酸化反応

① シトクロム P450 による代謝・活性化反応

シトクロム P450
cytochrome P450

　酸化反応の多くはシトクロム P450（P450 または CYP と略記される）により触媒される．P450 は，ほぼすべての組織に存在し，肝臓のミクロソーム分画に最も高い活性が存在する．P450 は約 500 のアミノ酸残基からなるタンパク質で，多数の相同な遺伝子・分子種からなるスーパーファミリーを形成し，異物代謝だけでなく，ステロイド，脂溶性ビタミン，脂肪酸，プロスタグランジンなどの生体成分や生理活性物質の代謝にも関与する分子種も存在する（表1-3）．P450 の分類はアミノ酸配列の相同性が 40％以上のものをファミリー（CYP1 など）と

第1章　化学物質と毒性

表1-3　P450ファミリーの機能

ファミリー	代謝機能と酵素反応のタイプ
1	薬物代謝型：芳香族化合物を基質とする．代謝的活性化も行う 天然の外来性物質．内因性の生理活性物置の代謝も行う
2	薬物代謝型：さまざまな化合物を広く代謝．代謝的活性化も行う 天然の外来性物質・内因性の生理活性物質の代謝も行う 2Bサブファミリー：基質特異性が低い 2Cサブファミリー：動物種による特徴がある 2Eサブファミリー：サイズの小さい化合物を基質にする
3	薬物代謝型：マクロライド系抗生物質，アゾール系抗真菌薬などサイズの 大きい外来性物置を代謝．代謝的活性化も行う ステロイドを代謝する（ステロイドホルモンの処理にかかわる）
4	脂肪酸代謝（薬物代謝型に分類されることもある）：脂肪酸の ω 酸化
5	プロスタノイドの合成：トロンボキサン A_2 合成
7	胆汁酸の合成：ステロイド 7α 位水酸化
8	（8A）プロスタノイドの合成：プロスタグランジン I_2 合成 （8B）胆汁酸の合成：ステロイド 12α 位水酸化
11	ステロイドホルモンの合成：（11A）ステロイド側鎖切断 ：（11B）ステロイド 11β 位水酸化 / 18位水酸化
17	ステロイドホルモンの合成：ステロイド 17α 位水酸化 / 17, 20切断
19	ステロイドホルモンの合成：ステロイドA環芳香化（エストロゲンの合成）
20	不明
21	胆汁酸の合成：ステロイド21位水酸化
24	胆汁酸の合成，ビタミン D_3 の不活性化：ステロイド24位水酸化
26	レチノイン酸の活性化：全トランス型の水酸化
27	胆汁酸の合成，ビタミン D_3 の活性化：ステロイド27位水酸化
39	胆汁酸の合成：ステロイド 7α 位水酸化
46	胆汁酸の合成：ステロイド24S位水酸化
51	ステロイドの合成：ラノステロール 14α 位脱メチル化

（大村ら，P450の分子生物学，表2.1，講談社）

し，また，55％を超えるものを亜種（サブファミリー）(CYP1<u>A</u>など) としている．亜種の中の分類はアラビア数字で区別する（CYP1A<u>1</u>など）．薬物や異物の代謝には，主にCYP1，CYP2，CYP3ファミリーが関与する（図1-7a）．中でも肝臓ではCYP1A2，CYP2A6，CYP2B6，CYP2C9，CYP2C19，CYP2D6，CYP2E1，CYP3A4などが主に異物の代謝に関係する．肝臓のP450の30％がCYP3A4であり，ついでCYP2C9，CYP1A2，CYP2E1が多い（図1-7b）．

　P450はヘム含有タンパク質で，ヘム鉄が2価に還元されると酸素分子や一酸化炭素と結合する．一酸化炭素と結合したヘムは450 nm付近の波長に吸収極大を示すことからP450と呼ばれる．P450の反応の概略を図1-8に示す．3価のヘム鉄を有するP450が基質Sに結合すると，NADPHシトクロムP450還元酵素の働きによりヘム鉄が2価に還元される．2価のヘム鉄は分子状酸素と複合体を形成する．NADPHまたはNADHからさらにe⁻が供給され，基質・Fe^{3+}・活性酸素（O_2^{2-}）複合体を形成する．分子状酸素のO-O結合が開裂し，基質に一

P-450の酸化反応におけるe⁻の供給

　このe⁻は，NADH-b_5還元酵素とシトクロム b_5 からも供給される．

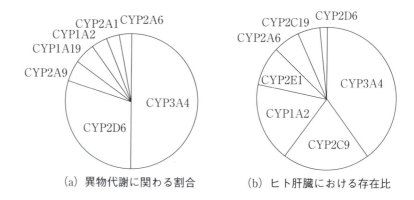

(a) 異物代謝に関わる割合　　(b) ヒト肝臓における存在比

図 1-7　異物代謝における P450 分子種

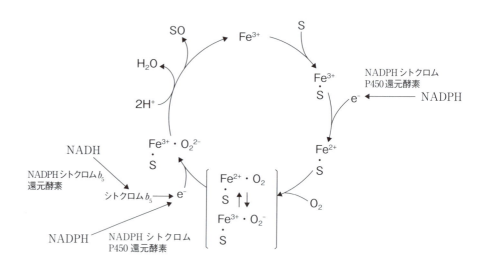

図 1-8　P450 による酸化反応の概略

酸素が付加される．一方の酸素原子からは水分子が生成する．したがって，P450 の反応は**一酸素添加酵素**（モノオキシゲナーゼ）反応であり，全体は，基質を S とすると以下のようにまとめることができる．

一酸素添加酵素
monooxygenase

$$SH + O_2 + 2NADPH \longrightarrow SOH + H_2O + 2NADP^+$$

P450 の酵素としての特徴は，分子種の多さに加え，基質特異性が低いことである．したがって，生体に取り込まれた様々な異物の酸化反応に関与する（表 1-4）．代表的な反応を以下に記す．

第 1 章　化学物質と毒性

表1-4　CYP による代表的な代謝反応

分子種	基質となる化学物質	代謝反応	分子種	基質となる化学物質	代謝反応
CYP1A2	Glu-P-1, Trp-P-1 2-アセチルアミノフルオレン アセトニトリド	N-水酸化	CYP2E1	アニリン アセトアミノフェン エタノール トルエン ハロタン ベンゼン	N-水酸化 酸化 酸化 メチル水酸化 脱ハロゲン化 酸化
	カフェイン テオフェリン	N-脱メチル化			
	フェナセチン	O-脱メチル化			
CYP2A6	アセトアミノフェン ニコチン	3-水酸化 酸化	CYP3A4	アフラトキシン B_1 カルバマゼピン	エポキシ化
CYP2C9	トルブタミド ワルファリン フェニトイン	水酸化 7-水酸化 4'-水酸化		エリスロマイシン コデイン タモキシフェン	N-脱メチル化
CYP2C19	ジアゼパム イミプラミン	N-脱メチル化		リドカイン	N-脱エチル化
	オメプラゾール メフェニトイン ヘキソバルビタール	5-メチル水酸化 4'-水酸化 3'-水酸化		アセトアミノフェン ケトコナゾール ニフェジピン	酸化
CYP2D6	コデイン	O-脱メチル化		テストステロン シクロスポリン トリアゾラム テルフェナジン	水酸化
	デブリソキン イミプラミン プロプラノロール	4-水酸化 2-水酸化 1'-水酸化			

a）アルキル側鎖および芳香環の酸化

　アルキル側鎖をもつ化合物は末端メチル基（ω 位）および隣接するメチレン基（$\omega-1$）で優先的に酸化され，第一級アルコールや第二級アルコールを生成する（図 1-9a）．また，芳香環の酸化も起こり，特に二重結合に隣接するアリル位は酸化を受けやすい（図 1-9b, c）．

b）N-，O-，S-アルキル基の酸化（脱アルキル化）

　フェノール，芳香族アミン，チオフェノールなどのヘテロ原子に結合するアルキル基（メチル基やエチル基）は，隣接する炭素原子（α 位）が酸化されやすく，生成する不安定な水酸化体は非酵素的に脱アルキル化されアルデヒドとなる（図 1-10）．このような反応を受ける化合物として，フェナセチンやメタンフェタミンなどがある．それぞれ，アセトアミノフェンとアンフェタミンとなる．

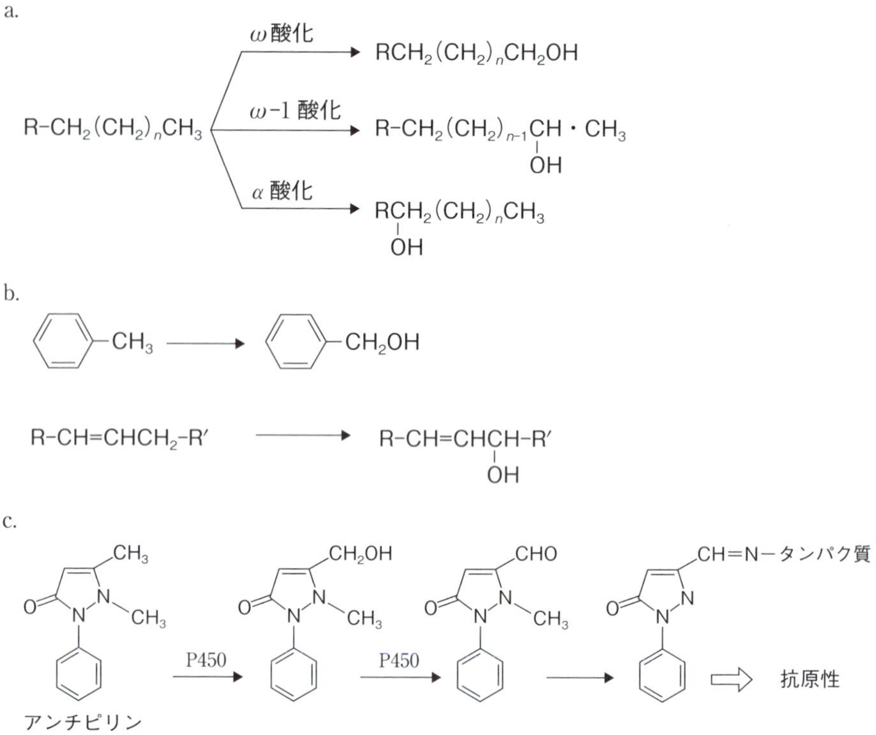

a.

ω 酸化 → $RCH_2(CH_2)_nCH_2OH$

$R-CH_2(CH_2)_nCH_3$

ω-1 酸化 → $R-CH_2(CH_2)_{n-1}CH \cdot CH_3$
　　　　　　　　　　　　　　　　　　　　$|$
　　　　　　　　　　　　　　　　　　　　OH

α 酸化 → $RCH_2(CH_2)_nCH_3$
　　　　　　　　　　　$|$
　　　　　　　　　　　OH

b.

⬡—CH_3 ⟶ ⬡—CH_2OH

$R-CH=CHCH_2-R'$ ⟶ $R-CH=CHCH-R'$
　　　　　　　　　　　　　　　　　　　　　　　$|$
　　　　　　　　　　　　　　　　　　　　　　　OH

c.

アンチピリン $\xrightarrow{P450}$ $\xrightarrow{P450}$ $\Rightarrow$ 抗原性

（CH_3 → CH_2OH → CHO → $CH=N-$タンパク質）

図 1-9　アルキル側鎖の酸化

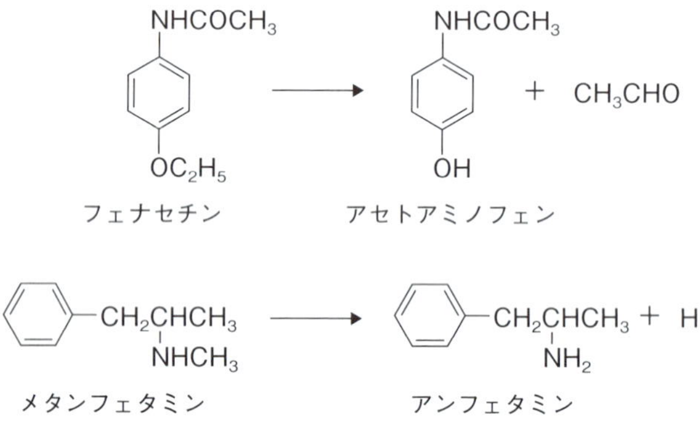

フェナセチン ⟶ アセトアミノフェン $+$ CH_3CHO

（$NHCOCH_3$ … OC_2H_5 → $NHCOCH_3$ … OH）

メタンフェタミン ⟶ アンフェタミン $+$ $HCHO$

（CH_2CHCH_3, $NHCH_3$ → CH_2CHCH_3, NH_2）

図 1-10　*N, O*-脱アルキル化

c) 二重結合の酸化

　炭素-炭素二重結合（オレフィン）をもつ異物は，P450により酸化され**エポキシド**を生成する．芳香環にできたエポキシド（アレーンオキシド）は不安定で，非酵素的に転移してフェノールになる（図1-11a）．エポキシドは反応性に富み不安定で，タンパク質や核酸などの生体高分子と反応して共有結合をつくり，細胞毒性や発がん性を示すものが多い．ベンゼンとアフラトキシンB_1などは，エポキシ化を受けて活性体となり，血液毒性や肝障害を引き起こす（図1-11b）．

エポキシドは**エポキシドヒドロラーゼ**により加水分解されトランスグリコールとなる.

エポキシドヒドロラーゼ
epoxide hydrolase

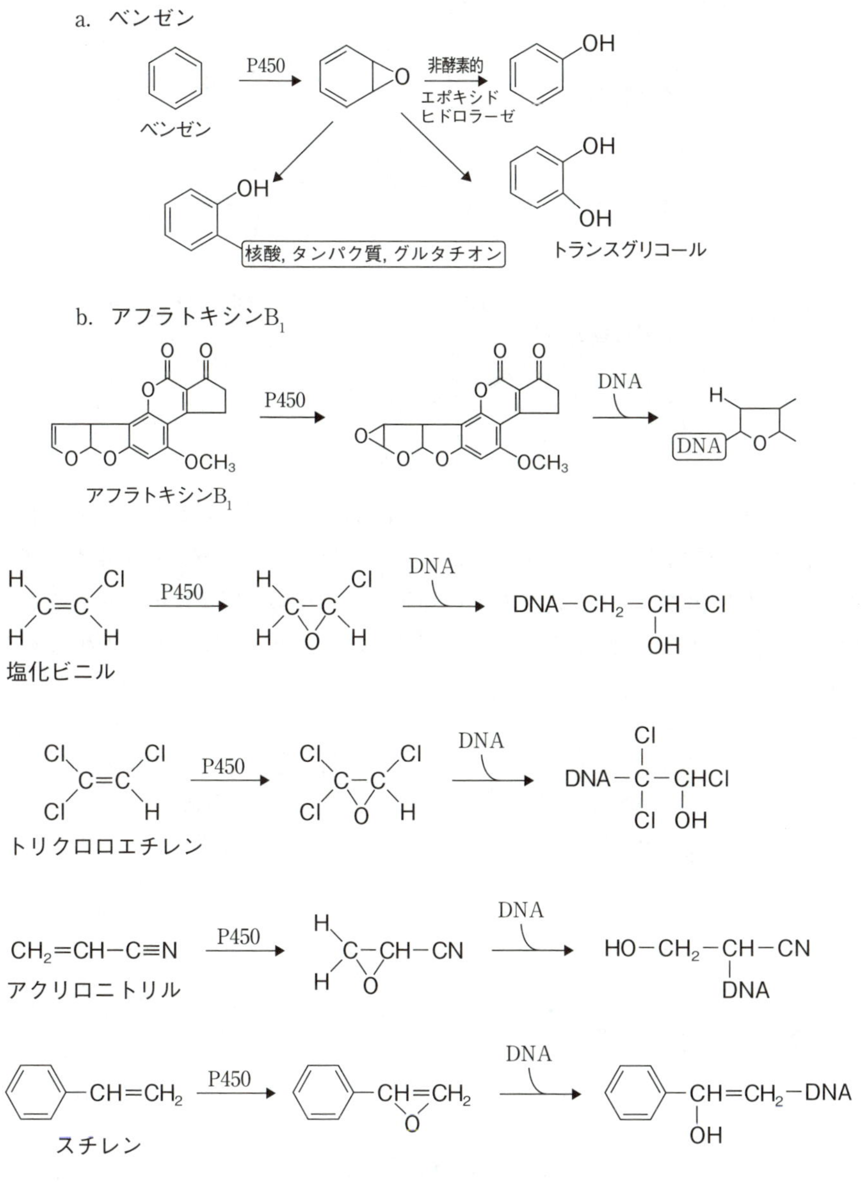

a. ベンゼン

b. アフラトキシンB$_1$

図1-11 エポキシ化

d) N，S原子の酸化

アミン類は1)の脱アルキル化を起こす酸化に加えて窒素原子自体が酸化されることもある．第1級アミン，第2級アミンはP450により酸化されてヒドロキシルアミン体（N-ヒドロキシド体）となる．ヒドロキシルアミン体は，変異原性や発がん性を示すものも多い．第3級アミンは酸化されN-オキシドとなる．これらアミン類は後述する**フラビン含有モノオキシゲナーゼ**によっても酸化され

る（図 1-12）.

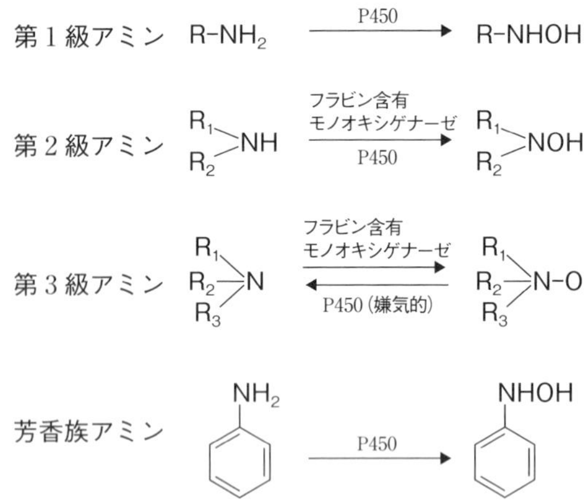

第 1 級アミン　R-NH$_2$　$\xrightarrow{\text{P450}}$　R-NHOH

第 2 級アミン　$\begin{array}{c}R_1\\R_2\end{array}$NH　$\xrightarrow[\text{P450}]{\substack{\text{フラビン含有}\\\text{モノオキシゲナーゼ}}}$　$\begin{array}{c}R_1\\R_2\end{array}$NOH

第 3 級アミン　$\begin{array}{c}R_1\\R_2\\R_3\end{array}$N　$\underset{\text{P450 (嫌気的)}}{\overset{\substack{\text{フラビン含有}\\\text{モノオキシゲナーゼ}}}{\rightleftarrows}}$　$\begin{array}{c}R_1\\R_2\\R_3\end{array}$N-O

芳香族アミン　（NH$_2$）　$\xrightarrow{\text{P450}}$　（NHOH）

図 1-12　N 原子の酸化

　イオウを含むジアルキルスルフィドは，P450 により酸化されスルホキシドとなり，さらに酸化されてスルホン酸になる．チオリン酸エステルやチオカルボニル化合物が酸化されると，S 原子と O 原子の交換反応（脱硫反応）が起こる．例として，パラチオンが酸化されると脱硫反応によりパラオクソンが生成する（図 1-13）.

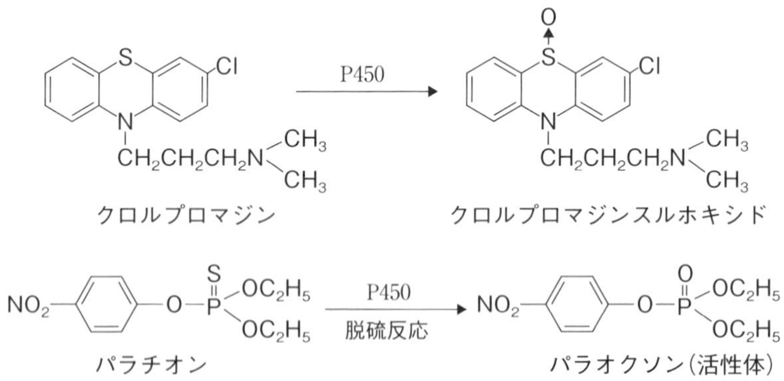

クロルプロマジン　$\xrightarrow{\text{P450}}$　クロルプロマジンスルホキシド

パラチオン　$\xrightarrow[\text{脱硫反応}]{\text{P450}}$　パラオクソン（活性体）

図 1-13　S 原子の酸化

e）酸化的脱アミノ化

　アンフェタミンやメタンフェタミンなどのアミン基は，P450 により酸化されヒドロキシル化されると脱アミノ化される（図 1-14）.

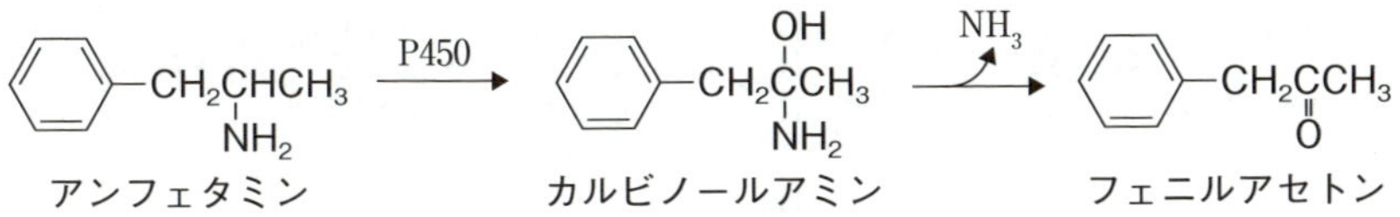

第1章　化学物質と毒性

図1-14　酸化的脱アミノ化

f）酸化的脱ハロゲン化

　脂肪族や芳香族のハロゲン化合物は，P450により酸化され脱ハロゲン化される．代表例としては，ハロタンの脱ハロゲン化によりトリフルオロ酢酸が，DDTの脱ハロゲン化によりDDEが生成する（図1-15）．

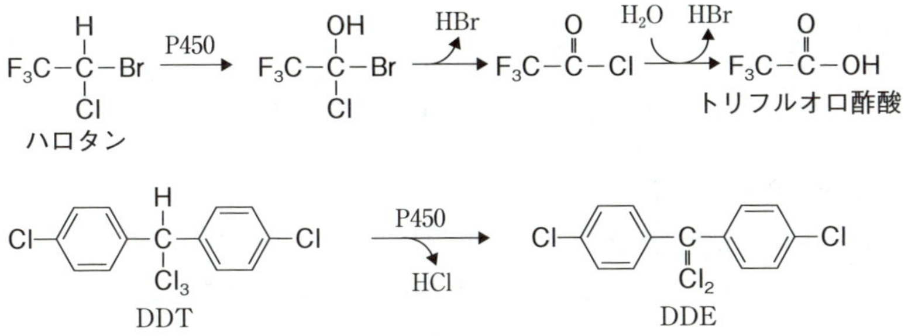

図1-15　酸化的脱ハロゲン化

② フラビン含有モノオキシゲナーゼによる酸化

　窒素（N）および硫黄（S）原子の酸化は，P450とは別の小胞体膜に存在するフラビン含有モノオキシゲナーゼによっても触媒される．FMOは，NADPHと分子状酸素を使って塩基性の強い第3級アミンや2級アミン，ヒドロキシルアミンやイミン，ヒドラジンの窒素の酸化反応を行い，N-オキシドやヒドロキシアミンを生成する（図1-16）．FMOの反応も一酸素添加反応である．魚臭の成分であるトリメチルアミンはFMOによるN-オキシド化され無臭化する．しかし，この酵素の欠損症ではトリメチルアミンが汗や尿中に排泄されるためトリメチルアミン尿症（または魚臭症）となる．求核性の強いS原子をもつチオール，ジスルフィド，スルフィド，チオカルバミドなどもFMOにより酸化される．ヒトのFMOはFMO1〜FMO5の5つの分子種があり，臓器により発現のパターンが異なる．FMO3は肝臓の含量が最も多く，FMO1は腎臓に，FMO2は肺に発現する．FMO4，FMO5も肝臓で発現するが含有量は少ない

フラビン含有モノオキシゲナーゼ

flavin-containing monooxygenase（FMO）

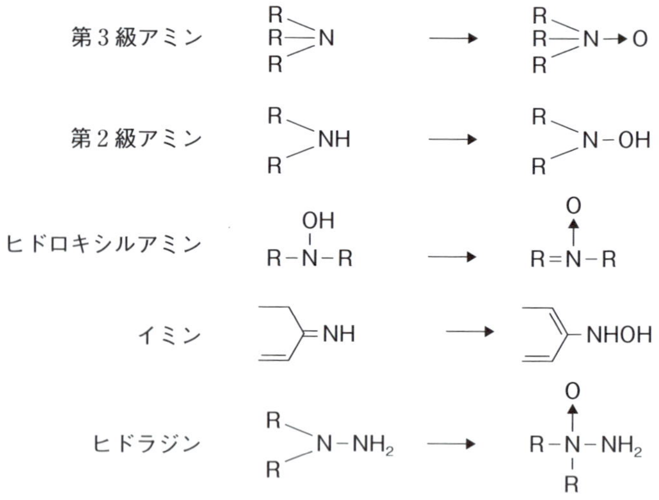

第3級アミン	R₃N	→	R₃N→O
第2級アミン	R₂NH	→	R₂N-OH
ヒドロキシルアミン	R-N(OH)-R	→	R=N(O)-R
イミン	=NH	→	=NHOH
ヒドラジン	R₂N-NH₂	→	R-N(O)(R)-NH₂

図 1-16　FMO によるアミン類の酸化反応

③ アルコールの代謝酵素と反応

アルコールデヒドロゲナーゼ
　alcohol dehydrogenase（ADH）
アルデヒドデヒドロゲナーゼ
　aldehyde dehydrogenase（ALDH）

　アルコールおよびアルデヒドは，それぞれアルコールデヒドロゲナーゼおよびアルデヒドデヒドロゲナーゼにより酸化される．これらの酵素は細胞質およびミトコンドリアに存在し，NAD^+または$NADP^+$を補酵素とする（図 1-17）．これらの酵素活性は肝臓で最も高い．ALDH の活性は肝臓ではミトコンドリアの分子種 ADLH2 の活性が最も高いが，東洋人では ALDH2 欠損者の割合が高く，少量の飲酒でもアルデヒドによる顔面紅潮，悪心などを引き起こす．メタノールは，ALD および ALDH により，ホルムアルデヒドついでギ酸に代謝される．エチレングリコールからはシュウ酸が生成する．したがって，メタノールやエチレングリコールの中毒の解毒にはエタノールが投与される．また，P450（CYP2E1 など）によっても同様の酸化反応が触媒される（図 1-17）

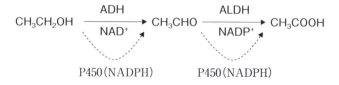

図 1-17　アルコールとアルデヒドの酸化反応

第1章 化学物質と毒性

> **コラム** **ALDH の遺伝的多型とアルツハイマー症**
>
> ALDH2 はエタノール代謝以外に脂質の過酸化により生じる 4-ヒドロキシノネナールなど細胞毒性の高いアルデヒド類を酸化することが報告されており，ALDH2 の発現は酸化ストレスから細胞を防御する．ヒトでは，1 塩基置換によって 487 番目のリジンがグルタミン酸に置換された不活型 *ALDH2*2* の多型があり，日本人を含む東アジア人で頻度が高い．活性型のホモ 4 量体のうち，1 つでも *ALDH2*2* に置き換わると構造変化によって補酵素である NAD$^+$ との結合能が低下して酵素活性が失われる．*ALDH2*2* 多型は糖尿病，腫瘍，高血圧，心筋梗塞の危険因子であるだけでなく，アルツハイマー病の危険因子でもある．ALDH2 活性の低下したマウスの脳では，加齢に伴う 4-ヒドロキシ-2-ノネナールの蓄積が促進され，認知機能の低下が認められる．したがって，ALDH2 は加齢に伴うミトコンドリアの酸化ストレスを軽減する役割があると予想される．
>
> 4-ヒドロキシ-2-ノネナール

---

④ キサンチンオキシダーゼによる酸化反応

キサンチンオキシダーゼは，ヒポキサンチンをキサンチンへ酸化し，さらに尿酸への酸化を触媒する酵素であり，活性酸素種を生成する（下式）．ヒトを含む多くの生物において，プリン体の代謝に重要な役割を果たす．尿酸産生に関与するので高尿酸血症治療薬の標的酵素であり，阻害薬は痛風の治療に用いられる．

> キサンチンオキシダーゼ
> xanthine oxidase（XO）

$$\text{ヒポキサンチン} + H_2O + O_2 \rightleftharpoons \text{キサンチン} + H_2O_2$$

$$\text{キサンチン} + H_2O + O_2 \rightleftharpoons \text{尿酸} + H_2O_2$$

2　還元反応

異物の還元反応は酸化反応に比べ少ないが，主として，ニトロ基，アゾ基，カルボニル基をもつ異物は還元反応により代謝される．還元反応を触媒する酵素は，P450，NADPH-シトクロム P450 還元酵素，アルデヒドオキシダーゼ，NAD(P)H-キノン還元酵素（NQO），キサンチンオキシダーゼ（XO），アルデヒド還元酵素などがある．

> アルデヒドオキシダーゼ
> aldehyde oxidase（AO）

① NADPH-シトクロム P450 還元酵素と代表的代謝・活性化反応

ニトロ基やアゾ基の還元反応は，**NADPH-シトクロム P450 還元酵素**単独でも触媒される．NADPH-シトクロム P450 還元酵素は FMN と FAD をもつフラビン酵素であり，ミトコンドリアに存在し，電子伝達系を構成する酵素でもある．代謝物は反応性に富み，毒性をもつ場合が多い．ニトロ基はアミノ基に，アゾ基

> NADPH-シトクロム P450
> 還元酵素
> NADPH-cytochrome
> P450 reductase

は2つのアミノ基に還元される（図1-18）．アントラサイクリン系の抗生剤や除草剤パラコートなどは，還元されると酸素分子と反応してスーパーオキシド（O_2^-）を生成する（図1-19）．また，本酵素はFe^{2+}存在下にスーパーオキシドからヒドロキシラジカル（・OH）を生成し脂質過酸化を起こす．これら活性酸素種はスーパーオキシドジスムターゼにより分解される（図1-57 参照）.

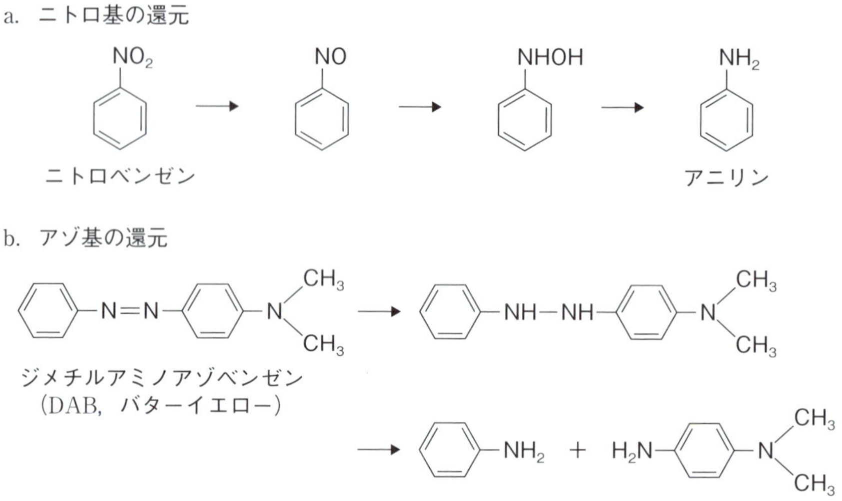

スーパーオキシドジスムターゼ

superoxide dismutase
（SOD）

a. ニトロ基の還元

NO₂ → NO → NHOH → NH₂

ニトロベンゼン　　　　　　　　　　　　　　　　　　アニリン

b. アゾ基の還元

ジメチルアミノアゾベンゼン
（DAB，バターイエロー）

図1-18　NADPH−シトクロム P450 還元酵素による還元反応

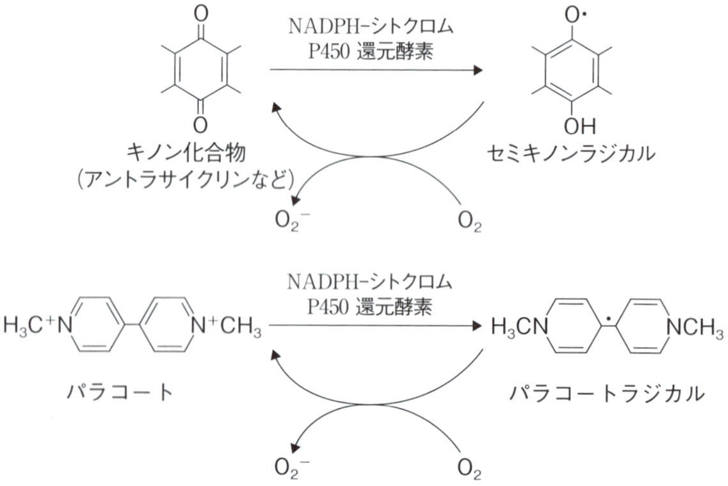

NADPH−シトクロム
P450 還元酵素

キノン化合物
（アントラサイクリンなど）　　　　セミキノンラジカル

O_2^-　　　O_2

NADPH−シトクロム
P450 還元酵素

パラコート　　　　　　　　　　パラコートラジカル

O_2^-　　　O_2

図1-19　NADPH−シトクロム P450 還元酵素によるラジカル産生

② シトクロム P450 と代表的代謝反応

　P450 は嫌気的環境下では還元反応にも関与し，ハロゲン化合物は酸化的だけでなく還元的にも脱ハロゲン化される．四塩化炭素やハロタンは，P450 により

第1章　化学物質と毒性　　27

還元的脱ハロゲン化反応によりラジカルを生成する（図1-20）．生成したラジカルは脂質の過酸化やタンパク質の変性により細胞毒性（肝毒性）を示す．

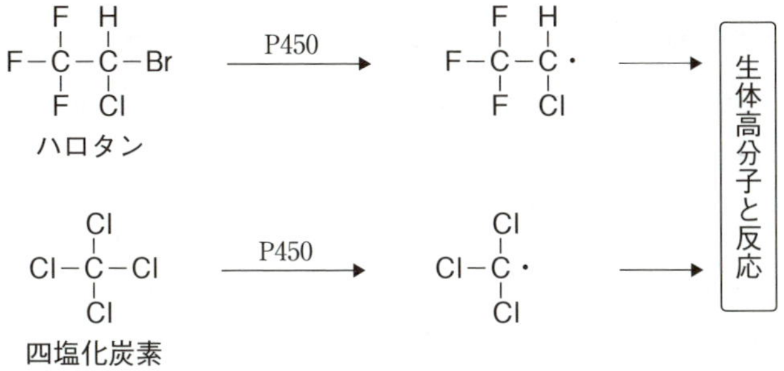

図1-20　還元的脱ハロゲン化

③ 腸内細菌による還元反応

腸内細菌によるニトロ基，アゾ基の還元反応はその代謝物が毒性を有するアミン類を生成することがある．芳香族ニトロ化合物は腸内細菌のニトロ還元酵素によりニトロソ体，N-ヒドロキシアミン体，アミン体に代謝される．

コール酸，ケノデオキシコール酸などの一次胆汁酸は，肝臓でP450による酸化によりコレステローから生成され，胆汁中へ分泌される．分泌された一次胆汁酸は，ある種の腸内細菌により還元反応を受けて，デオキシコール酸，リトコール酸などの二次胆汁酸に変換される（脱水酸化反応）（図1-21）．二次胆汁酸には大腸がんのプロモーター活性があるという報告があり，不溶性食物繊維はこれら**二次胆汁酸**を吸着することにより，大腸がんの発生を抑制すると考えられている．

二次胆汁酸
secondary bile acid

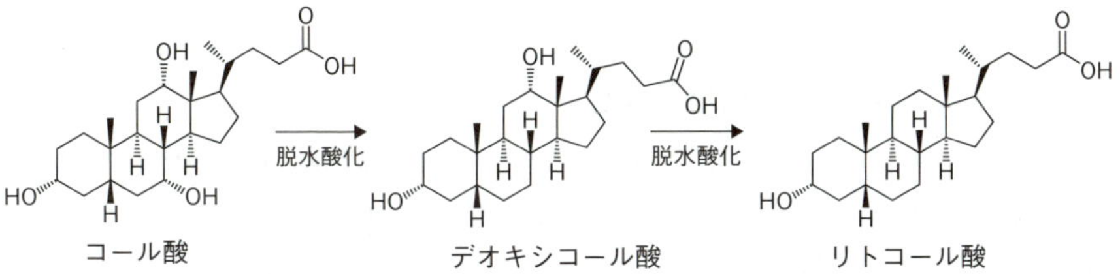

図1-21　腸内細菌による胆汁酸の還元反応

3　加水分解

異物の加水分解は，エステル，アミド，β-ラクタム環構造などで起こるが，異物本来の構造の反応とは別に，体内で代謝され変換された構造に対する反応がある．一般に，加水分解により化合物の極性は増加し，排泄されやすくなる．

① エポキシドの加水分解反応

オレフィンに生じたエポキシドは反応性に富むが，ミクロソームに局在する酵素エポキシドヒドロラーゼ epoxide hydrolase（EH）により加水分解されジヒドロジオールとなり解毒される（図1-22）．しかし，**ベンゾ[*a*]ピレン**はジヒドロジオール体がさらに P450 により代謝されジオールエポキシド体となって発がん性を示す（図1-22）．

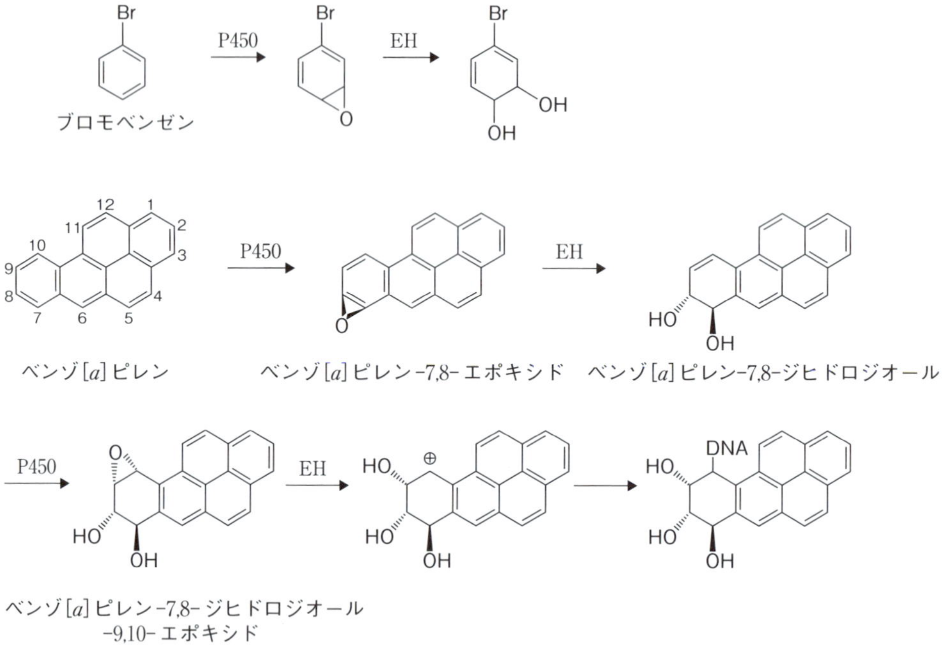

ベンゾ[*a*]ピレン
benzo[*a*]pyrene

図1-22　エポキシドヒドロラーゼ（EH）による加水分解反応

② カルボキシエステラーゼによる反応

カルボキシエステラーゼ
carboxyl esterase（CES）

カルボキシエステラーゼは，カルボキシエステルの加水分解反応を触媒するが，アミド結合やチオエステル結合などの加水分解も触媒することができる．ヒト CES には複数の分子種があるが，CES1 の活性が肝臓で最も高い．CES はパラチオンやマラチオンなどの有機リン系農薬の代謝やヘロイン，コカインの代謝にも関与する（図1-23）．また，抗がん剤イリノテカンは CES により加水分解されることで活性化体 SN-38 に変換される（図1-23）．

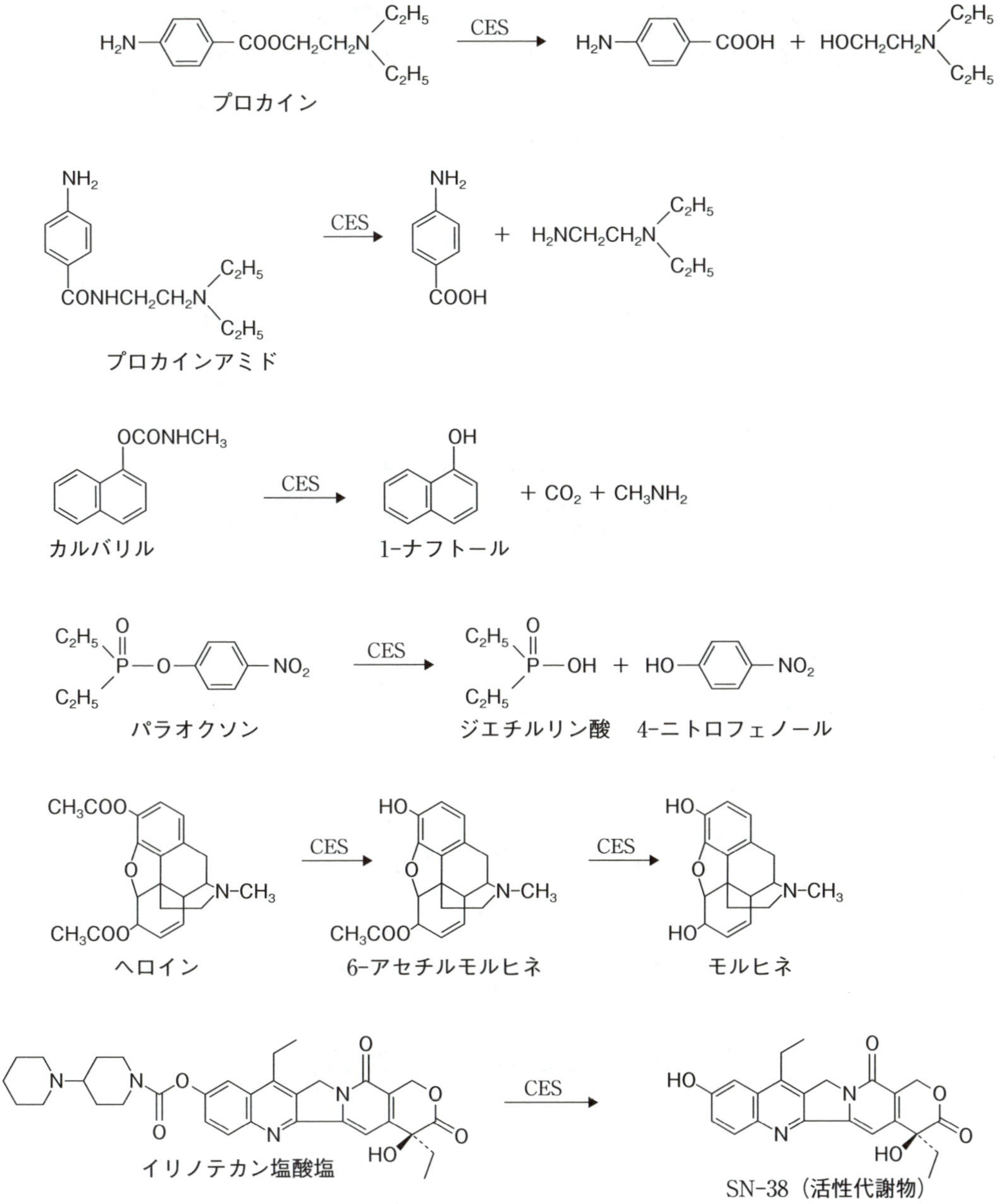

第 1 章　化学物質と毒性　　29

図 1-23　カルボキシエステラーゼ（CES）による加水分解反応

③ 腸内細菌による加水分解

　体内に吸収され肝臓で抱合反応を受け胆汁中に排泄された化学物質は，腸内細菌により加水分解され活性体に変化することがある．抗がん薬イリノテカンは活性代謝物 SN-38 がグルクロン酸抱合（後述）を受け，胆汁中に排泄され解毒されるが，腸内細菌の**β-グルクロニダーゼ**による加水分解を受けると，活性体となり消化管障害を引き起こす（図 1-24）．また，細菌腸内細菌が産生する β-グル

β-グルクロニダーゼ
β-glucuronidase

コシダーゼやβ-ガラクトシダーゼなどにより加水分解され，毒性が変化する化学物質も知られている．青梅の毒成分アミグダリンやソテツの実に含まれる発がん成分サイカシンはβ-グルコシダーゼにより加水分解を受け活性体となり，それぞれ，青酸とメチルカチオンを生じる（図1-24）．

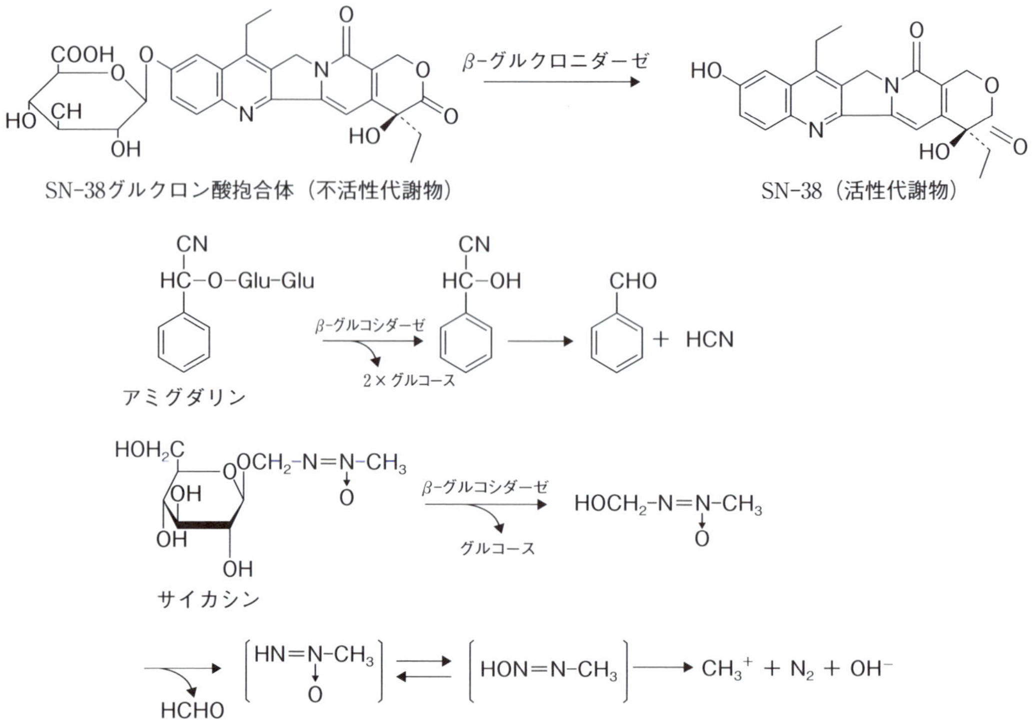

SN-38グルクロン酸抱合体（不活性代謝物）　　　　　　　SN-38（活性代謝物）

アミグダリン

サイカシン

図1-24　腸内細菌による加水分解

1-2-2　第Ⅱ相反応に関わる代謝反応

　第Ⅱ相反応により，一般に化合物の極性は増大し，尿中あるいは胆汁中への排泄が促進される．そのほとんどは解毒反応であるが，抱合の結果，反応性の高いエステルなどが形成されると核酸やタンパク質などの生体高分子と結合し毒性を現す．このような過程を代謝活性化 metabolic activation と呼ぶ．

1　グルクロン酸転移酵素と代謝・活性化反応

グルクロン酸抱合
glucuronidation
UDP-グルクロン酸転移酵素
UDP-glucuronyl-
transferase（UGT）

　グルクロン酸抱合は主たる第Ⅱ相反応であり，基質の求核性のヘテロ原子にグルクロン酸が転移される．この反応は，小胞体膜に局在する酵素，UDP-グルクロン酸転移酵素により触媒され，UDP-グルクロン酸が補因子として働く（図1-25）．グルクロン酸抱合は，脂溶性化合物の水酸基，アミノ基，カルボキシル基あるいはチオール基で起こり，また，ステロイド，ビリルビン，チロキシンな

第1章　化学物質と毒性

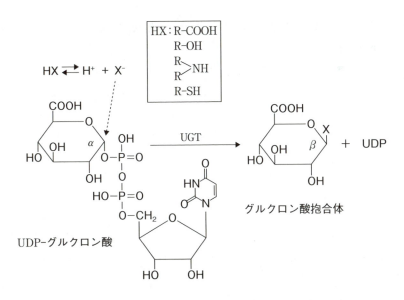

図 1-25　グルクロン酸抱合反応

表 1-5　化学物質から生成するグルクロン酸抱合体

グルクロン酸抱合体	抱合を受ける化学物質	
O-グルクロニド	アルコール	ROH
	フェノール	ArOH
	カルボン酸	RCOOH
	ヒドロキシルアミン	RNHOH
N-グルクロニド	芳香族アミン	$ArNH_2$
	カルバメート	$RCOONH_2$
	スルホンアミド	RSO_2NH_2
S-グルクロニド	アリルメルカプタン	ArSH
	ジチオカルバメート	RCSSH

どの生体成分も基質となる（表1-5）．UDP-グルクロン酸のグリコシド結合は α 結合であるが，抱合体では β 結合に変化する（図1-25）．低分子のグルクロン酸抱合体は尿中に排泄されるが，分子量が大きくなると胆汁中に排泄される．胆汁中に排泄された抱合体は腸内細菌の β-グルクロニダーゼ β-glucuronidase で加水分解され，再吸収され体外排泄が遅くなる．この過程を**腸肝循環**と呼ぶ．

ヒトのUGTは，UGT1とUGT2の2つの分子ファミリーがあり，UGT1ファミリーは1つの遺伝子の選択的スプライシングから複数種（ヒトでは17種）の分子種が形成される．ジルベール症候群 Gilbert syndrome やクリグラー・ナジャー症候群 Crigler-Najjar syndrome の患者では，遺伝的にUGT1A1活性が低下しており，ビリルビンの抱合不全により，高ビリルビン血症，黄疸を発症する．さらに，UGT1A1により抱合されるアセトアミノフェンの肝毒性が亢進する．クロラムフェニコールはグルクロン酸抱合により不活性化され尿中および胆汁中

腸肝循環
enterohepatic circulation

グレイ症候群
gray baby syndrome

に排泄されるが，UGT 活性の低い新生児では重篤な副作用であるグレイ症候群が発症することがある．

　グルクロン酸抱合により生成した O-グルクロニドのうち，エーテルグルクロニドは安定だが，アシルグルクロニドはアルカリ性でエステル結合が分解しやすい．N-グルクロニドはアミノ基，スルホン酸アミド，カルバモイル基をもつ化合物で起こる．2-ナフチルアミンは P450 で N-水酸化された後，N-グルクロニドになるが，膀胱で分解して発がん物質（ニトレニウムイオン）が生成する（図1-26）．C-グルクロニドは基質の炭素にグルクロン酸が結合したもので，β-グルクロニダーゼに対して耐性である．

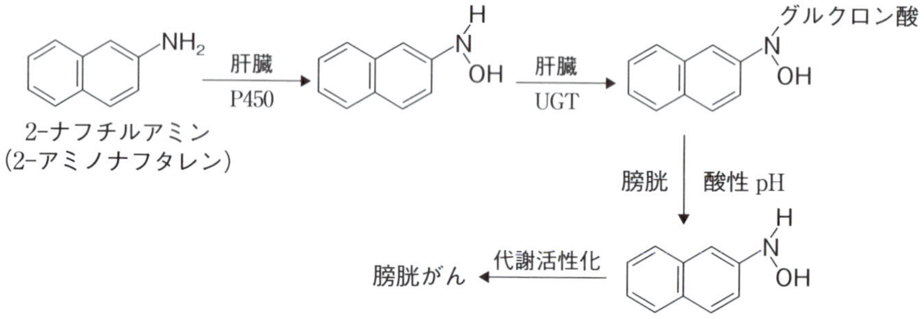

図1-26　グルクロン酸抱合が関与した毒性発現

2　グルタチオン S-転移酵素と代謝・活性化反応

グルタチオン S-転移酵素
glutathione
S-transferase（GST）
グルタチオン
glutathione

メルカプツール酸
mercapturic acid

　グルタチオン S-転移酵素は，求核性の高いグルタチオン（γ-Glu-Cys-Gly）を親電子性の基質に転移する酵素で，細胞の可溶性画分に存在し異物の解毒機構として働く．多数の分子種が知られ，肝臓では可溶性タンパク質の 10％を占める．エポキシドやハロゲンを有する芳香族化合物などが基質となる（図1-27）．一般に，グルタチオン抱合体は，腎臓においてグルタミン酸とグリシンが順次加水分解されシステイン誘導体となり，アミノ基がアセチル化されてメルカプツール酸（N-アセチルシステイン抱合体）となって尿中に排泄される（図1-28）．分子量の大きな異物のグルタチオン抱合体は胆汁中に排泄される場合もある．

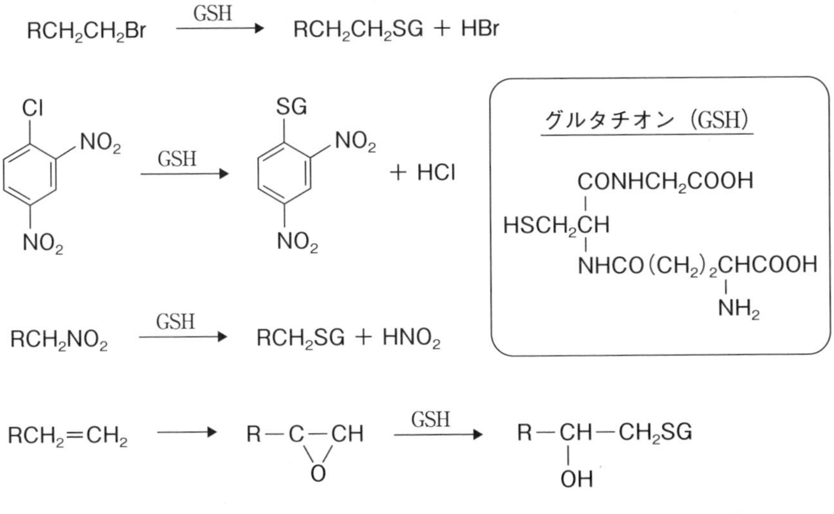

第 1 章　化学物質と毒性　　33

$$RCH_2CH_2Br \xrightarrow{\text{GSH}} RCH_2CH_2SG + HBr$$

グルタチオン（GSH）

$$RCH_2NO_2 \xrightarrow{\text{GSH}} RCH_2SG + HNO_2$$

$$RCH_2{=}CH_2 \longrightarrow R{-}\overset{O}{\underset{}{C}}{-}CH \xrightarrow{\text{GSH}} R{-}\underset{OH}{CH}{-}CH_2SG$$

図 1-27　グルタチオン抱合

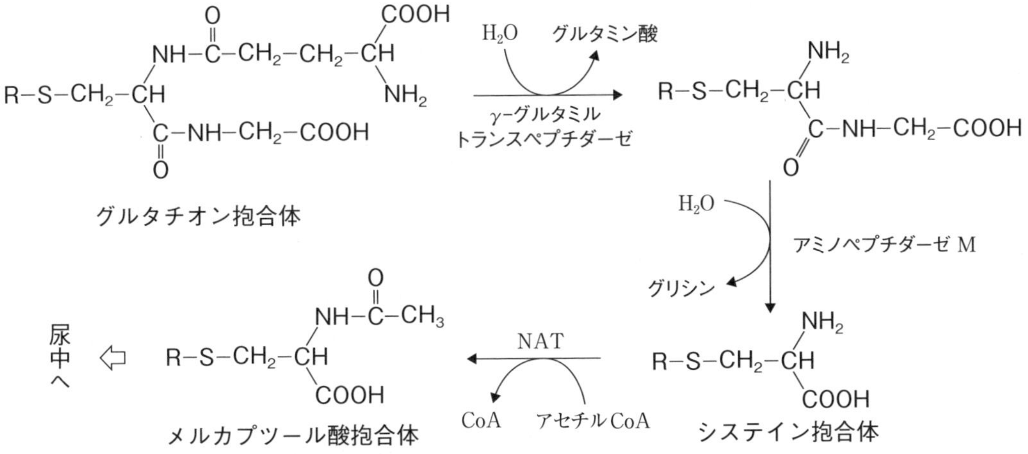

図 1-28　グルタチオン抱合体の腎臓での代謝によるメルカプツール酸生成

　ヒトの GST では，Alpha(A)，Mu(M)，Pi(P)，Theta(T)，Kappa(K)，Sigma (S)，Zeta(Z)，Omega(O) の分子種が知られ，それぞれ基質特異性が異なる．GSTA クラスには 4-ヒドロキシ-2-ノネナールのような過酸化反応を行う酵素 (GSTA4-4) がある．また，GSTM クラスは，ベンゾ[a]ピレンなどのがん原性多環芳香族化合物の代謝活性化体ジオールエポキシドの解毒に関わり，GSTM1 遺伝子の多型と肺がん発症との関係も示唆されている．

　GST はベンゼンやアセトアミノフェンなどの代謝活性化体の解毒反応に関わる (図 1-29)．この反応ではグルタチオンが消費されるので，異物の量が多い場合，グルタチオンが不足し毒性が現われる．一方，ジクロロメタンや 1,2-ジブロモエタンなどのグルタチオン抱合体は活性化体となり発がんの原因となる (図 1-30)．

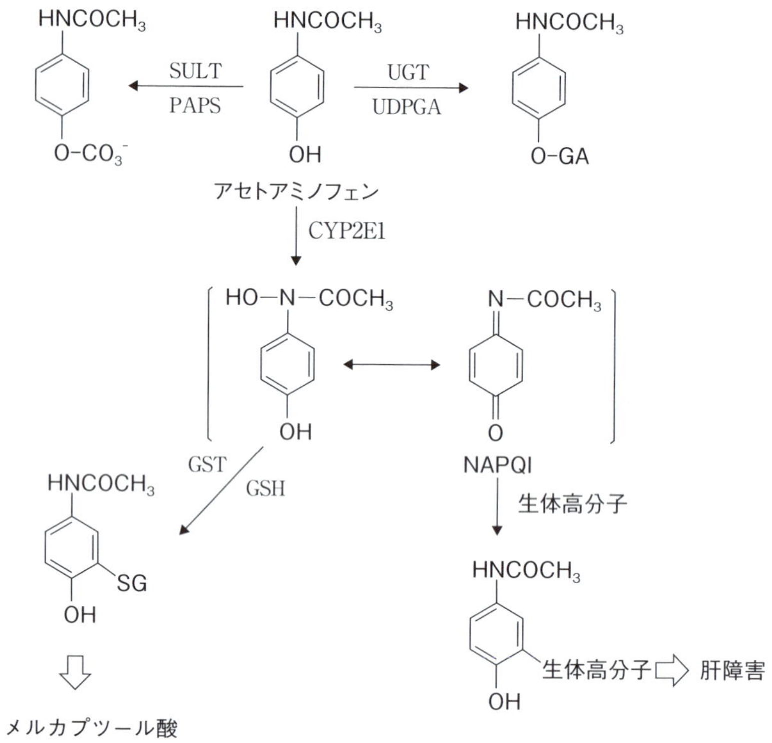

第1章 化学物質と毒性

図 1-29 アセトアミノフェンの代謝と解毒

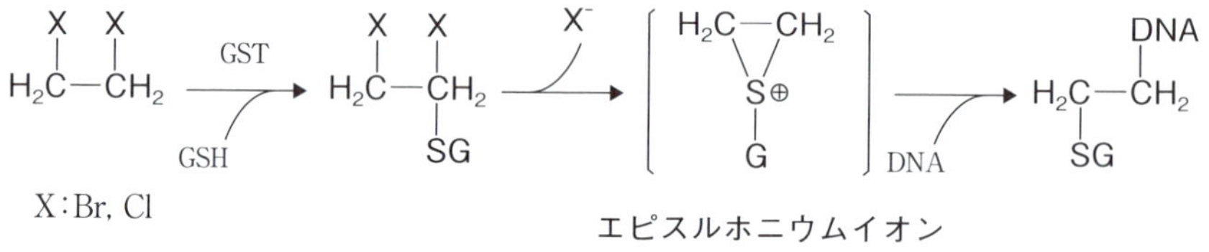

図 1-30 グルタチオン抱合による代謝活性化

コラム 1,2-ジクロロプロパンによる胆管がん

　印刷会社で働いた従業員に胆管がんが多発して社会問題となっている．ある印刷会社で胆管がんで亡くなった7人の平均死亡年齢は約37歳と，全国の胆管がんによる死亡平均年齢のほぼ半分の若さであり，平均罹患率の600倍にあたる．印刷会社で使用されていた機械洗浄溶剤1,2-ジクロロプロパンが原因物質として疑われている．この化合物はラットでの代謝・排泄過程として，酸化によるエポキシ化，グルタチオン抱合を経て尿中へメルカプツール酸として排泄されることが報告されており，高用量では肝障害を起こす．

3 硫酸転移酵素と代謝・活性化反応

硫酸抱合では種々の異物が基質となるが，内因性の基質としてステロイドホルモンやチロキシン，ドパミンなどが知られている．硫酸抱合は細胞質に存在する酵素，硫酸転移酵素により，活性硫酸（3′-ホスホアデノシン 5′-ホスホ硫酸）を補因子として触媒される（図 1-31）．主にフェノール性水酸基やアルコール性水酸基をもつ異物の抱合反応を触媒する．ヒトでは SULT1 と SULT2 の 2 つのファミリーがあり，SULT1 はフェノール性水酸基，SULT2 はアルコール性水酸基の硫酸抱合に関与する．SULT1 は，N-ヒドロキシルアミン，アミン類，ベンジルアルコールも基質とする．硫酸抱合はグルクロン酸抱合と基質が共通していることが多いが，PAPS の供給が反応の律速となり，低濃度の場合，硫酸抱合が優位で高濃度になるとグルクロン酸抱合が優位になることが一般的である．

硫酸抱合
　sulfoconjugation

硫酸転移酵素
　sulfotransferase（SULT）

活性硫酸
　3′-phosphoadenosine
　5′-phosphosulfate
　（PAPS）

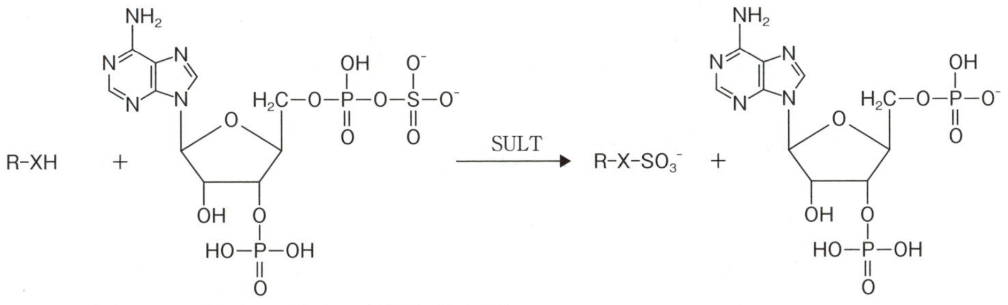

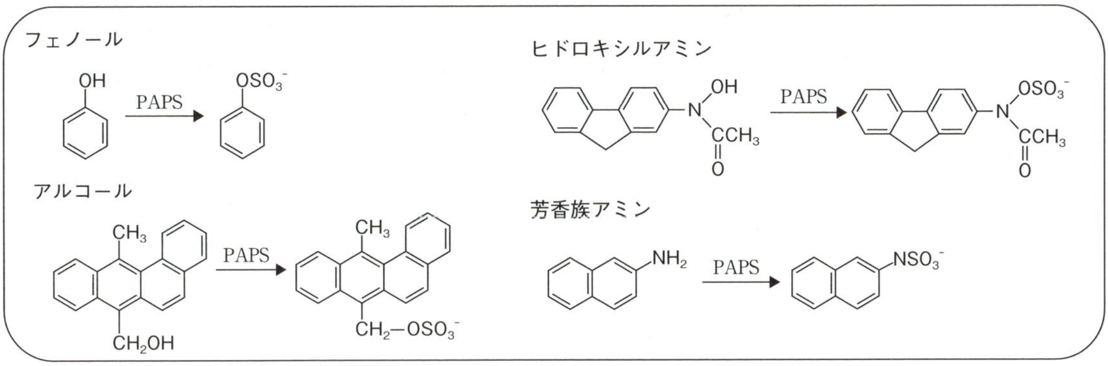

図 1-31　硫酸抱合反応

一般に，硫酸抱合は P450 によって酸化された低分子の異物を基質とし，抱合体は主に尿中に排泄され解毒される．しかし，芳香族アミン類は，P450 によりヒドロキシルアミン体となり，さらに硫酸抱合を受けると，活性化されてニトレニウムイオンが生成し，発がん性を示すようになる（図 1-32）．

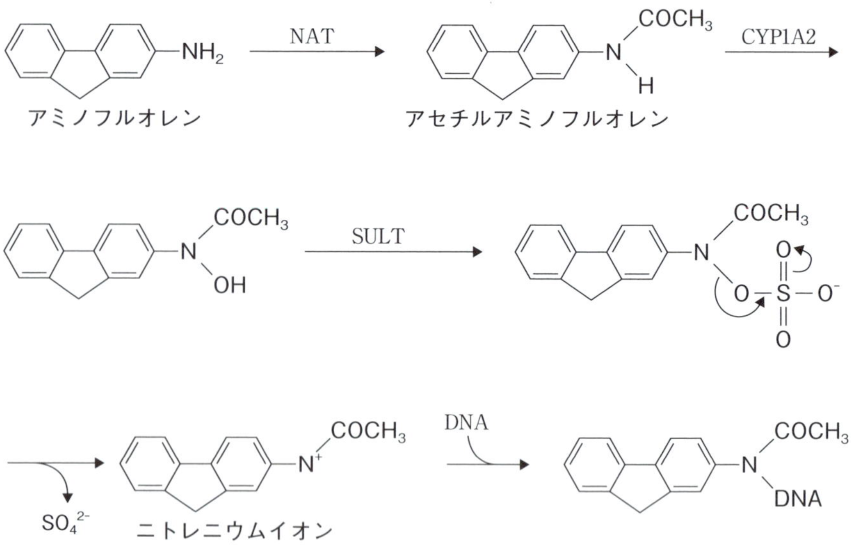

図 1-32　芳香族アミン類の硫酸抱合による代謝活性化

4　アシル抱合酵素（アミノ酸抱合）

　カルボキシ基をもつ異物は，ミトコンドリアで CoA により活性化され，アミノ酸などの内因性アミン類と反応して抱合体を形成する．この反応は**アシル抱合**または**アミノ酸抱合**と呼ばれ，酸：CoA リガーゼとアシル CoA：アミノ酸 *N*-アシル転移酵素が触媒する．この反応に用いられるアミノ酸は，グリシンが多いが，グルタミン，タウリンも使われる．トルエンの代謝物である安息香酸やサリチル酸はグリシンで抱合され，それぞれ，馬尿酸，サリチル尿酸となり，尿中へ排泄される（図 1-33）．フェニル酢酸はグルタミンで，胆汁酸はタウリンにより抱合される（図 1-33）．

アシル抱合
　acyl conjugation
アミノ酸抱合
　amino acid conjugation

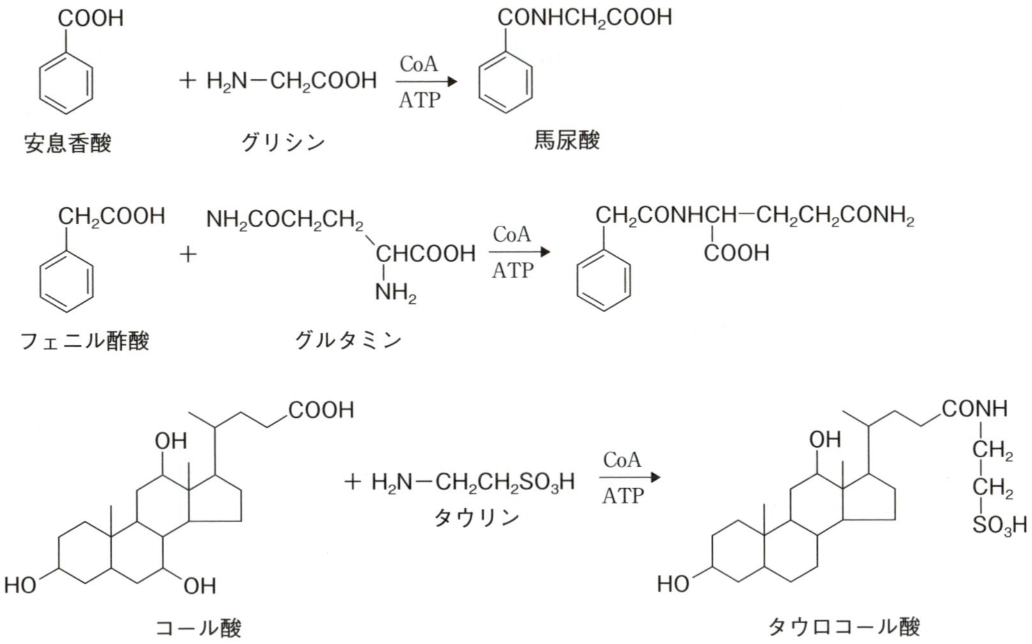

COOH

H_2N-CH_2COOH

$\xrightarrow[\text{ATP}]{\text{CoA}}$

CONHCH₂COOH

安息香酸　　　　　グリシン　　　　　　　　　馬尿酸

CH₂COOH

$NH_2COCH_2CH_2$

CHCOOH

NH₂

$\xrightarrow[\text{ATP}]{\text{CoA}}$

CH₂CONHCH−CH₂CH₂CONH₂

COOH

フェニル酢酸　　　　　グルタミン

COOH

OH

$+ H_2N-CH_2CH_2SO_3H$

タウリン

$\xrightarrow[\text{ATP}]{\text{CoA}}$

CONH

CH₂

CH₂

SO₃H

OH

HO

OH

コール酸

HO

タウロコール酸

図 1-33　アミノ酸抱合

5　アセチル酵素と代謝

　アセチル転移酵素は，芳香族アミンやヒドラジン類のアミノ基にアセチル
CoA のアセチル基を転移する酵素で，N-アセチル化反応とも呼ばれ，本酵素は
N-アセチル転移酵素と呼ばれるのが一般的である（図1-34）．芳香族アミンの
N-水酸化で生成する N-ヒドロキシ芳香族アミン化合物では，酸素原子にアセ
チル化が起こり，反応性の高い O-アセチル化体となる．この過程は O-アセチ
ル転移反応と呼ばれる（図1-34）．2-アセチルアミノフルオレンは P450 による
N-水酸化に続く O-アセチル化により活性化される．

　NAT は肝臓だけでなく多くの組織に存在し，NAT1 と NAT2 の 2 つの分子種
が存在する．NAT2 の発現量には顕著な遺伝的な個体差（遺伝的多型）がある
ことが知られている．

アセチル転移酵素
　acetyltransferase

N-アセチル転移酵素
　N-acetyl transferase
　（NAT）

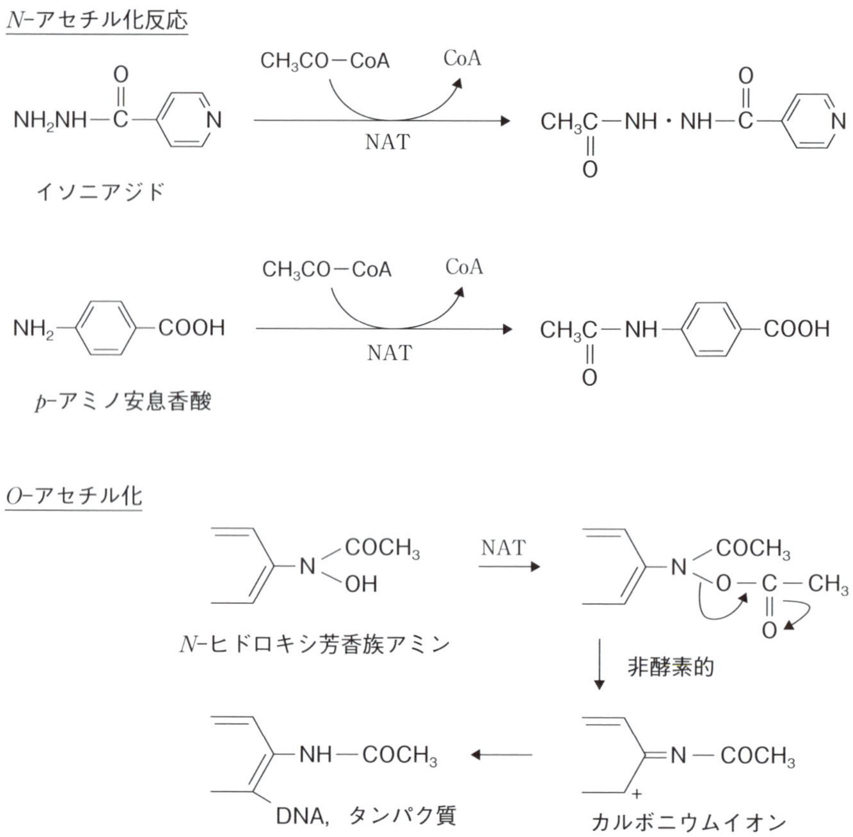
N-アセチル化反応
$CH_3CO-CoA$
CoA
NAT
イソニアジド
p-アミノ安息香酸
O-アセチル化
NAT
N-ヒドロキシ芳香族アミン
非酵素的
DNA，タンパク質
カルボニウムイオン

図 1-34　アセチル抱合反応

6　イオウ転移酵素的反応

イオウ転移酵素には，**チオ硫酸イオウ転移酵素**（**ロダネーゼ**とも呼ばれる）と**3-メルカプトピルビン酸イオウ転移酵素**が知られており，いずれも，シアン酸イオン CN^- に無機イオウ S^0 を転移し，イソシアン酸イオン SCN^- を生成し，青酸の解毒に関与する．3-MPT はシステインの代謝に関係する．TST はミトコンドリアの酵素で，以下の反応を触媒する．

$$CN^- + S_2O_3^{2-} \longrightarrow SCN^- + SO_3^{2-}$$

青酸（シアン）中毒の解毒には，チオ硫酸ナトリウムを静注し，この反応を促進させる．

イオウ転移酵素
sulfurtransferase
チオ硫酸イオウ転移酵素
thiosulfate sulfurtransferase（TST）
ロダネーゼ
rhodanese
3-メルカプトピルビン酸イオウ転移酵素
3-mercaptopyruvate sulfurtransferase（3-MPT）

1-2-3 異物代謝に影響を及ぼす因子

1 生理的因子

① 遺伝的背景, SNPs など

異物代謝に関わる酵素の遺伝子には, 人種や個人間で遺伝的変異が多く存在する. 異物代謝酵素ではその遺伝子に複製エラーが起きても, その個体の生死にあまり影響を与えないので進化の淘汰を受けず残ったものと考えられる. ある集団で 1% 以上に見られる変異を, 一般に遺伝的多型と呼ぶ. 遺伝的多型の中でも, 1 塩基の変異の場合 1 塩基多型と呼ばれ, これまで異物代謝酵素遺伝子の中に多数の SNPs が見いだされており, 異物の解毒や代謝活性化の人種差や個人差の原因となっている場合も多い. 一般に, SNPs の多くは遺伝子発現や代謝活性に影響を与えないが, 遺伝子発現や酵素活性が低下する場合があり, そのような表現型を poor metabolizer(PM) と呼び, 正常な表現型を extensive metabolizer (EM) と呼ぶ. 代表的な遺伝的多型を表に示す (表 1-6).

遺伝的多型
genetic polymorphism
1 塩基多型
single nucleotide
polymorphisms (SNPs)

SNPs の表現
SNPs の表現は酵素名の後に*印の番号を付けるのが一般的である (例: *CYP2D6*4* など).

表 1-6 ヒトにおける異物代謝酵素の遺伝多型

酵 素	欠損 (PM) 頻度		影 響
CYP2D6	モンゴル人種	0.7%	デブリソキン, スパルチンの副作用
	白人	7 ~ 10%	
CYP2C9	日本人	0.04%	フェニトイン, トルブタミドの副作用
	白人	0.5%	
CYP2C19	日本人	16%	オメプラゾール, ジアゼパムの副作用
	白人	3 ~ 5%	
N-アセチル転移酵素 (NAT2)	日本人	12%	イソニアジドの副作用 (多発性神経炎)
	白人	50 ~ 67%	プロカインアミドの副作用(SLE 様症状)
UDP-グルクロン酸転移酵素 (UGT1)	低活性型 日本人の半数		イリノテカンの副作用
グルタチオン *S*-転移酵素 (GST)	GSTM1	50%	喫煙による発がん
	GSTT1	38%	
チオプリン-*S*-メチルトランスフェラーゼ	白人	5 ~ 8%	アザチオプリンの副作用
アルデヒド脱水素酵素 (ALDH2)	日本人	40%	エタノールによる紅潮, 頭痛, 嘔吐
	白人	まれ	

CYP2D6 の多型では, 白人の約 1 割で代謝能の低下が見られる (*CYP2D6*4*, *CYP2D6*5*, *CYP2D6*6* など). CYP2D6 は鎮痛薬コデインをモルヒネに代謝することで鎮痛作用を示すので, PM ではコデインの作用が弱まる. 一方, 白人では遺伝子数の増加する変異 (*CYP2D6*2* × N) も報告されている. また, 東アジア人では活性が野生型の半分に低下する多型 (*CYP2D6*10*) が人口の半数を占める.

CYP2C9 は主に脂溶性で酸性の低分子の代謝に関係するが, アミノ酸置換の

SNPs（*CYP2C9*2*, *CYP2C9*3*）があり，*CYP2C9*3*のヘテロ変異では活性が半分に，ホモ変異では1/10に低下する．これらの変異の頻度は白人がアジア人よりも高い．その結果，CYP2C9で代謝される血液凝固薬ワルファリンでは，至適投与量に10倍以上の個体差がある．

CYP2C19では，スプライシング異常や終始コドンへの変異により活性が消失する多型（*CYP2C19*2*, *CYP2C19*3*）の頻度が高い．これらの多型の頻度はアジア人で高く（日本人16％），白人で少ない（3～7％）．ピロリ菌の除菌ではプロトンポンプ阻害剤（オメプラゾール）と抗生剤が使われるが，オメプラゾールはCYP2C19で代謝されるので，CYP2C19のPMの患者では胃酸分泌抑制が持続し，除菌効果が高いことが報告されている（図1-35）．一方，CYP2C19で代謝されるジアゼパムの毒性（副作用）は出やすくなる．

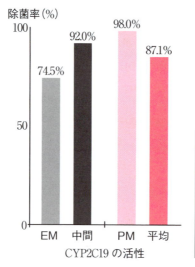

図1-35　CYP2C19の多型とピロリ菌除菌効果の相関

エタノールは主に肝臓でアルコール脱水素酵素（ADH）によりアセトアルデヒドに変換され，アセトアルデヒドはアルデヒド脱水素酵素2型（ALDH2）により酢酸に代謝される．ALDH2には代謝活性の低い多型*ALDH2*2*があり，日本人では7％が*ALDH2*2*のホモ変異者，35％がヘテロ変異者であり，野生型に比べ，飲酒後のアセトアルデヒド血中濃度は高く毒性（悪酔い）が強く現われる．白人ではこのような変異はほとんどない．

UGT1A1遺伝子には，アミノ酸変異（*UGT1A1*6*）やプロモーター活性の低下（*UGT1A1*28*）で酵素活性が半分に低下する多型がある．いずれかの多型の遺伝子をもつ人は日本人では半数にのぼり，2つの遺伝子とも多型の人は約9％である．2つとも多型の人ではCYP2C19で代謝される抗腫瘍薬イリノテカンの副作用が現れるリスクが2倍以上になることが報告されている．

N-アセチル転移酵素（NAT）の遺伝子のうち，NAT2には多数の遺伝的多型

が知られている．日本人に多く見られるのは，*NAT2*5*，*NAT2*6*，*NAT2*7*などの酵素活性が低下する多型で，NAT2が代謝するイソニアジドのアセチル化反応が遅くなり副作用（末梢性神経炎など）が現れやすい．このようなヒトをslow acetylator（SA）と呼ぶ．活性の高いヒトはrapid acetylator（RA）と呼ぶ（図1-36）．日本人ではRAは主として*NAT2*4*である．日本人のSAの割合は10％程度だが，白人では50％程度と高い．

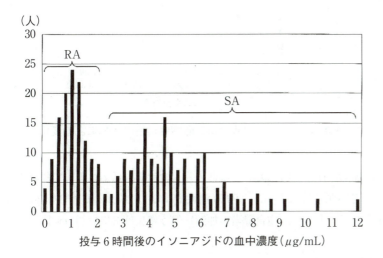

図1-36　イソニアジド代謝における*N*-アセチル転移酵素（NAT）の多型の影響
　　RA：rapid acetylator，SA：slow acetylator

　グルタチオン転移酵素（GST）の分子種MuクラスのうちGSTM1はベンゾ[a]ピレンの代謝活性化体であるジオールエポキシドの解毒酵素であるが，GSTM1の欠損した遺伝的多型*GSTM1*0*では，肺がんのリスクが高まることが知られている．*GSTM1*0*の多型は，アジア人，白人で約50％の頻度で見られる．

② 年　齢

　胎児期から新生児期にかけて肝臓の代謝酵素の活性は大きく変動する．胎児期の肝臓のCYP3A分子種はCYP3A7であるが生後急速に発現量が低下し，CYP3A4に変わる．P450活性は新生児では低いが生後数か月で成人の半分程度になる．新生児のUGT活性も成人の約1/100程度と低いが，生後3か月頃には成人と同程度となる（図1-37）．新生児における低UGT活性が新生児黄疸やクロラムフェニコール投与時のグレイ症候群発症の原因と考えられている．

グレイ症候群
gray baby syndrome

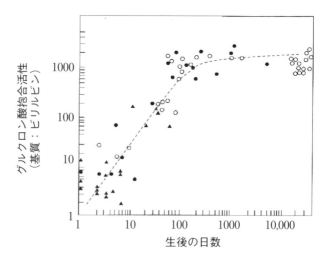

図 1-37 ヒト肝グルクロン酸抱合活性の年齢による変化

　一方，加齢に伴い異物代謝活性は低下し，血流量も低下するので異物のクリアランスは老齢期には低下する．P450活性では CYP2C19 と CYP3A4 の活性が加齢に伴う低下が大きい．抱合酵素の加齢に伴う変化は P450 に比べ少ない．

③ 性　別

　ヒトにおける異物代謝酵素の性差は，あまり大きくない．男性で CYP1A2 活性が，女性で CYP3A4 活性が有意に高いことが報告されている．また，ベンゾジアゼピンの代謝は男性のほうが速いといわれている．マウスやラットでは性差が大きい．

④ その他

　異物代謝酵素の発現には様々な転写因子が関与している（後述）．その中には，ホルモンやビタミンになどによる調節を受けるものがある．甲状腺ホルモン，グルココルチコイドや性ホルモンなどの影響が知られている．これらホルモンの分泌は概日周期で変動するので，異物代謝酵素の活性も概日周期を示すものもある．栄養状態や食品成分により異物代謝活性が変化することがある（1-2-3-[2]-② 誘導，p.45 参照）．アルコールは CYP2E1 の活性を上昇させる．鉄の欠乏状態では P450 活性は低下し，ビタミン C は P450 活性を増加させる．

　病態も代謝酵素活性に影響する．肝硬変や肝がんでは P450 活性は低下し，ウイルス感染により産生されるインターフェロンによって P450 の分子種が変化することが知られている．その他，炎症やけが，細菌感染等により炎症性サイトカイン産生が誘導されると P450 活性は低下する．

2 化学的因子

① 阻 害

　異物代謝における阻害は，毒性物質の解毒の阻害となり，生体にとって致命的な影響を与える．逆に，代謝活性化を受けて毒性が発現する異物の場合には，代謝阻害によりその毒性は軽減される．阻害はいくつかのメカニズムに分類できる．

a) 同一の酵素に対する複数の基質の競合（競合阻害）

　複数の異物が同じ代謝酵素で代謝されるとき，親和性の高い異物が低い異物の代謝を阻害する競合阻害が起こる．多くの異物がCYP3A4で代謝されるので，CYP3A4に対する競合阻害は起こりやすい（表1-7）．HIVプロテアーゼ阻害薬はCYP3A4に対する親和性が高いので，多くの異物と競合する．キニジンはCYP3A4で代謝されるがCYP2D6にも親和性があり酵素に結合することで活性を阻害する．薬物以外にも，食品成分による阻害も知られている．グレープフルーツジュース中にCYP3A4活性を阻害する物質があることが知られており，特に消化管での代謝に影響を与える（図1-38）．このような飲料と薬物を併用すると，薬理効果が強く現れる．

表 1-7　P450 の特異的阻害剤

P450 分子種	阻害剤
CYP1A2	エノキサシン，ナリジクス酸，シプロフロキサシン，ノルフロキサシン，フルボキサミン，フラフィリン
CYP2C9	スルファメトキサゾール
CYP2C19	オメプラゾール，アミオダロン
CYP2D6	キニジン，プロパフェノン，ハロペリドール，シメチジン
CYP3A4	ケトコナゾール，ミコナゾール，イトラコナゾール，フルコナゾール，エリスロマイシン，クラリスロマイシン，シメチジン，エチニルエストラジオール，ナリンゲニン

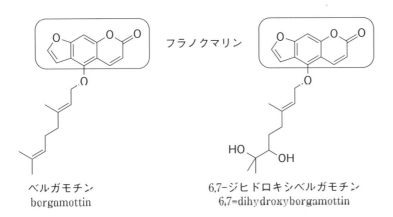

図 1-38　グレープフルーツに含まれる CYP3A4 阻害成分（フラノクマリン類）

b）異物が酵素に結合

アゾール系抗真菌薬
azole antifungal drug

P450 のヘム鉄に配位する構造をもつ異物は，P450 活性を阻害することが多い．アゾール系抗真菌薬（ケトコナゾールやイトラコナゾール）やシメチジンなどのイミダゾール環をもつ異物は，環の窒素原子が P450 のヘムに配位して酵素活性を阻害する（図 1-39）．マクロライド系抗菌薬の阻害は，CYP3A4 で代謝され（*N*-脱メチル化），代謝物がヘムに強く結合し活性を阻害する．同様な阻害は，四塩化炭素，塩化ビニル，エチニルエストラジオールなどでも起こる．シメチジンは CYP1A2 や CYP2D6 に結合し活性を阻害する（図 1-39）．

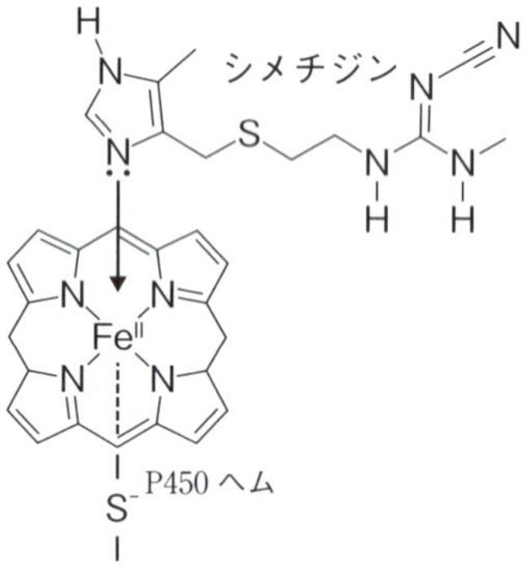

図 1-39　シメチジンの CYP ヘム鉄への結合

5-フルオロウラシル
5-fluorouracil
ソリブジン
sorivudine

抗ヘルペス薬ソリブジンの代謝物はジヒドロチミン脱水素酵素（DPD）に結合し阻害する．抗がん剤 5-フルオロウラシル（5-FU）は DPD で代謝され解毒されるが，ソリブジンとの併用で 5-FU の毒性（骨髄抑制など）が増加する．5-FU の誘導体であるテガフールとソリブジンの併用で死に至った事例がある（図 1-40）．

第1章　化学物質と毒性

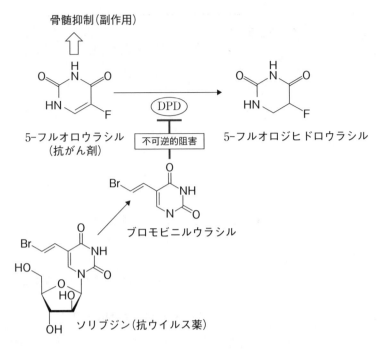

図 1-40　ソリブジン薬害

② 誘　導

　代謝酵素のうちある種のものは異物により誘導される（表1-8）．多くの場合，異物が核内受容体へ結合または作用して，活性化された受容体が核内へ移行し代謝酵素の遺伝子の転写を活性化する（図1-41）．

表 1-8　P450 の誘導剤

P450 分子種	誘導剤
CYP1A1	芳香族炭化水素，PCB，TCDD，喫煙
CYP1A2	芳香族炭化水素，PCB，TCDD，イソサフロール，喫煙
CYP2B	フェノバルビタール
CYP2C9	バルビツール酸類，リファンピシン
CYP2E	アルコール，アセトン，イソニアジド
CYP3A	マクロライド系抗生物質，リファンピシン，イミダゾール抗生物質，グルココルチコイド，バルビツール酸類
CYP4A	クロフィブラート

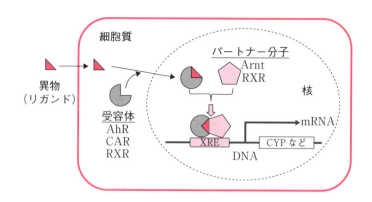

図 1-41　異物による代謝酵素の誘導

a）P450 の誘導

P450 の誘導は，分子種により異物が結合する受容体が異なる（表 1-9）．

表 1-9　核内受容体の種類と誘導剤・阻害剤および応答配列（マウス）

薬物レセプター/パートナー分子	誘導剤・阻害剤	応答配列	標的 CYP 遺伝子
AnR / Arnt	ベンツピレン，3-メチルコラントレン，TCDD（α-ナフトフラボン）	XRE（TNGCGTG）	*Cyp1a1, Cyp1a2, Cyp1b1*
CAR/RXR	フェノバルビタール，TCPOBOP（アンドロスタノール）	PBREM（DR-4）(AGGTCA N₄ AGGTCA)	*Cyp2b10, CYP2B2, CYP2B6*
PXR/RXR	デキサメタゾン，リファンピシン，PCN	DR-3 (AGTTCA N₃ AGTTCA) ER-6 (TGAACT N₆ AGGTCA)	*CYP3A4, CYP3A23*

TCDD：2,3,7,8-テトラクロロジベンゾ-1,4-ジオキシン，TCPOBOP：1,4-ビス［2-(3,5-ジクロロピリジノイル)］ベンゼン

芳香族炭化水素受容体
　arylhydrocarbon
　　receptor（AhR）
多環式芳香族炭化水素
　polycyclic aromatic
　　hydrocarbon（PAH）

　CYP1A1 や CYP1A2 では**芳香族炭化水素受容体**であり，2,3,7,8-TCDD やベンゾ[*a*]ピレン，メチルコラントレン，コプラナー PCB などの**多環式芳香族炭化水素**が AhR に結合し CYP1A ファミリーの遺伝子発現を誘導する．オメプラゾールも AhR に結合する．また，キャベツなどに含まれるインドール-3-カルビノール（図 1-42）の代謝物は AhR を介して CYP1A2 を誘導する．

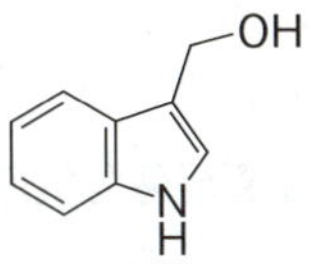

インドール-3-カルビノール
indole-3-carbinol
（キャベツ，ブロッコリー）
AhR/CYP1A2

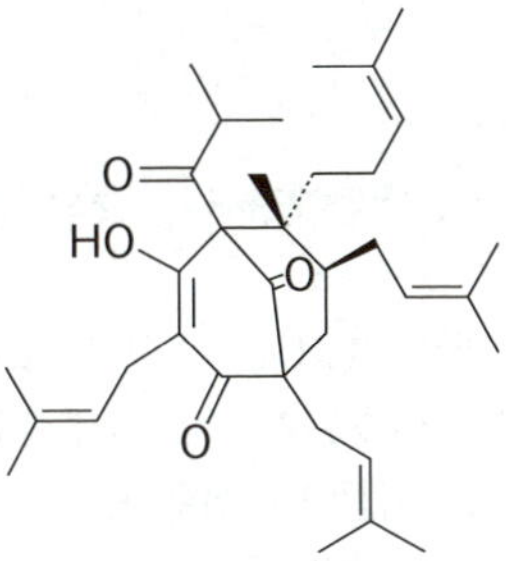

ハイパーフォリン
hyperforin
（セントジョーンズ・ワート）
RXR/CYP3A4

図 1-42　P450 誘導活性をもつ天然成分

　CYP2 ファミリーの誘導は，常在性アンドロスタン受容体が担う．CAR はレチノイド X 受容体と二量体を形成して働く．CAR に作用する異物として，フェノバルビタール（PB），PCB153，DDT などが知られている．PB は CAR に直接結合せず，EGF 受容体に作用して CAR を活性化することが，最近明らかとなっている*．

　CYP3A4 遺伝子はプレグナン X 受容体と RXR のヘテロ二量体により誘導される．リファンピシンやデキサメタゾンは PXR に結合し CYP3A4 の発現を誘導する．また，民間療法薬セントジョーンズ・ワート（西洋オトギリソウ）に CYP1A2 や CYP3A4 を誘導する成分が含まれることが知られている（図 1-42）．したがって，CYP3A4 で代謝される経口避妊薬（ピル）や抗 HIV 薬（インジナビル），ある種の免疫抑制剤（シクロスポリン）や抗不整脈薬，気管支拡張薬（テオフィリン），血液凝固防止薬（ワルファリン）などと併用すると，それらの効果を減少させることがある．

b）その他の代謝酵素の誘導

　P450 以外の代謝酵素についても，異物による誘導が起こる．UGT1A1，UGT1A6 や GST は AhR による活性化を受ける．また，UGT1A1 や SULT1A1 は CAR による活性化を受ける．PXR による活性化は，CES2，UGT1A1，SULT2A1 などでも起こる．

常在性アンドロスタン受容体
　constitutive androstane receptor（CAR）
レチノイド X 受容体
　retinoid X receptor（RXR）
プレグナン X 受容体
　pregnane X receptor（PXR）

*Mutoh, *et al.*, *Sci. Signal*（2013）

まとめ

- 薬物や環境中の化学物質は生体にとって異物であり，異物代謝酵素により代謝され，体外へ排出される（解毒）．
- 化学物質の一部は，代謝されることで反応性（毒性）が高まる（代謝活性化）．
- 化学物質の毒性は，主に，DNA やタンパク質への共有結合によるもの（変異原性と抗原性獲得）と，活性酸素による酸化ストレスによるもの（脂質の過酸化）がある．
- 化学物質の毒性による障害は，肝臓がもっとも受けやすく，用量依存的な中毒性肝障害と用量非依存的な特異体質性肝障害がある．
- 腎臓の障害は，糸球体，尿細管，間質など，化学物質により障害の部位が異なる．
- 肝臓・腎臓以外にも，神経や皮膚，血液細胞など，他の臓器も化学物質の障害を受ける．

第 1 章　化学物質と毒性

1-3　化学物質の毒性

この節では，化学物質による発がん，および化学物質の毒性に関して，以下のような項目を学習の到達目標とする．

SBOs
・発がん性物質などの代謝的活性化の機構を列挙し，その反応機構を説明できる．
・発がんに至る過程（イニシエーション，プロモーションなど）について概説できる．
・代表的な有害化学物質の吸収，分布，代謝，排泄の基本的なプロセスについて説明できる．
・肝臓，腎臓，神経などに特異的に毒性を示す代表的な化学物質を列挙できる．
・重金属，PCB，ダイオキシンなどの代表的な有害化学物質や農薬の急性毒性，慢性毒性の特徴について説明できる．
・薬物の乱用による健康への影響について説明し，討議する．
・地域保健における薬剤師の役割と代表的な活動（薬物乱用防止）について説明できる．

1-3-1　化学物質による発がん

1　発がんのメカニズムの概念

　死亡原因のトップは，第二次世界大戦後まもなくまではずっと結核であった．しかし，ストレプトマイシンなどの特効薬の登場や，生活水準の向上などによって結核の死亡率は減少し，脳血管疾患が代わって死亡原因の第 1 位となった．そして少しずつ増え続けてきたがんは，1981 年に脳血管疾患を抜いて死亡原因の第 1 位となり，2006 年には死亡原因の 30％（男 34％，女 26％）を占めるようになった．がんの発生原因は，80 ～ 90％が食物，タバコなどの嗜好品，工業製品などを主体とする化学物質が原因であり，残りの 10 ～ 20％がウイルスなどの生物学的因子や紫外線，電離放射線，不溶性異物などの物理化学的因子によると推定されている．

　化学物質によるがん研究の歴史はかなり長い．1775 年イギリスの外科医 P. Pott は少年時代に煙突清掃に携わった人たちに陰嚢がんが多発することを報告した．このことは，すすの中にがんを引き起こす物質が存在することを示唆している．1915 年わが国の山際勝三郎・市川厚一はコールタールをウサギの耳に繰り返し塗布することによりがんを実験的につくることに成功した．その後の純物質による化学発がんの研究として，1930 ～ 1933 年にかけてイギリスの研究者たちがコールタール中の発がん性成分としてジベンゾアントラセンとベンゾピレンを分離したのに続き，1933 年佐々木隆興・吉田富三はタール色素のオルトアミ

表 1-10　ヒトに対する発がん性の証拠が十分に得られている主な化学物質

化学物質および化学物質群	非ステロイド性エストロゲン類	混合物
アフラトキシン	非ステロイド性エストロゲン類	アルコール飲料
4-アミノビフェニル	ステロイド性エストロゲン類	ビンロウジュの実
アリストロキア酸	ホルムアルデヒド	コールタール
ヒ素およびある種のヒ素化合物	メルファラン	鉱物油（未処理，中等度処理）
アスベスト（石綿）	8-メトキシソラーレン＋UVA	中国式塩漬魚
アザチオプリン	MOPP および他のアルキル化剤を含むがん化学療法	頁岩（けつがん）油
ベンゼン		すす
ベンジジン		タバコ
ベンゾ[a]ピレン	マスタードガス	無煙タバコ
ベリリウムおよびある種のベリリウム化合物	2-ナフチルアミン	おが屑性じん埃
ビス(クロロエチル)-2-ナフチルアミン	ニッケル化合物	**環境曝露**
ビス(クロロメチル)エーテルおよび工業用クロロメチルメチルエーテル	タバコ特異的ニトロソアミン（NNN，NNK）	アルミニウム製造業
	複合経口避妊薬	オーラミン製造業
1,3-ブタジエン	連続経口避妊薬	靴製造および修理業
ブスルファン	フェナセチン	煙突掃除
カドミウムおよびある種のカドミウム化合物	結晶性シリカ（石英，クリストバル石）	石炭ガス化工程
		コークス製造
クロラムブシル	石綿含有タルク	家具製造業
6価クロム	タモキシフェン	ラドン共存赤鉄鉱採鉱業
シクロスポリン A	2,3,7,8-テトラクロロベンゾ-パラ-ジオキシン（2,3,7,8-TCDD）	タバコ副煙流
シクロホスファミド		鉄および鋼鉄鋳造業
1,2-ジクロロプロパン	チオテパ	イソプロピルアルコール製造（強酸型）
ジエチルスチルベストロール	o-トルイジン	マゼンタ製造業
	トレオスルファン	塗装業
エリオナイト	塩化ビニル	ゴム工業
		硫酸ミスト

（IARC Monographs：2014 年 10 月現在）

ノアゾトルエンの経口投与によりラットに肝がんをつくるという初めての内臓への発がんに成功した．以来，現在までに種々の化合物が実験動物に対して発がん性を示すことが明らかになってきた．これらの化合物の中には，疫学的研究あるいはその発がんの作用機序から明らかにヒトに対して発がん性を示す証拠が十分得られている化合物も数多くある（表 1-10）．

2　発がん性と変異原性

　がん，あるいはがん細胞とはどのようなものか．われわれヒトの身体は 1 つの受精卵を起源とするおよそ 60 兆個の細胞からなり，それぞれの細胞が身体の各部を構成し，多様な機能を果たしている．その 1 つ 1 つの細胞が巧妙かつ厳密に制御され，それぞれの機能を果たすことにより正常状態が維持されている．しかし，このような正常な細胞分裂と細胞増殖の制御から逸脱し，細胞分裂が無秩序に増殖を続けるようになった細胞の集団ががんである．さらに，がん細胞の中には，周りの組織に浸潤したり，離れた他の組織に転移する能力をもつ，いわゆる

悪性度が増したがん細胞も存在する．発がんの過程は，正常体細胞の染色体DNA が修飾を受け，その遺伝情報に変化を受けることにより，細胞が正常の増殖の仕方に従わないで自律的に増殖を繰り返すようになることである．

　DNA に傷害をもたらす性質を**遺伝毒性** genotoxicity または**変異原性** mutagenicity と呼び，変異原性物質 mutagen が体細胞に作用するとがんを誘発する可能性がある．また，突然変異が生殖細胞に起こると，後世代に遺伝的影響を与えることになる．遺伝子構造が変化して，ある集団の大多数の遺伝形質とは異なる形質が現れることを**突然変異** mutation といい，遺伝子の塩基配列に物理的変化が生じる遺伝子突然変異 gene mutation と染色体の数や構造に変化が生じる染色体突然変異 chromosomal mutation に大別される．細胞は，DNA 損傷を修復し，複製の誤りを校正する機構を備えて遺伝情報を後世代に正確に伝達する能力を備えているが，この校正機能が破綻すると突然変異が固定されることになる．

　遺伝子突然変異として，塩基対の置換，欠失，挿入などがある．DNA 中の 1塩基から数塩基での変化を点突然変異という．塩基対置換には，DNA 中のプリン塩基が他のプリン塩基に，あるいはピリミジン塩基が他のピリミジン塩基に変化するトランジション transition 変異と，プリン塩基がピリミジン塩基に，または，ピリミジン塩基がプリン塩基に変化するトランスバージョン transversion変異に分類される．このような塩基対置換は，種々の変異原性物質によって観察される．特に，メチル化剤によって高頻度に起こる．G·C 塩基対のグアニンのO^6 がメチル化（O^6–メチル–G）されると，複製時には O^6–メチル–G はシトシンとともにチミンとも塩基対をつくることができる．この時チミンが取り込まれると，次の複製の際にはチミンの対にアデニンが取り込まれる結果 G·C → A·T トランジションが起こる（図1-43）．DNA 鎖のタンパク質をコードする領域に塩基対置換が起こると，① コドンが変化して野生型とは異なるアミノ酸がタンパク質に取り込まれ，時にはその機能が消失する（**ミスセンス変異**），② 変化したコドンが終止コドンとなり，ペプチド合成は停止する（**ナンセンス変異**）ため，表現型として突然変異が引き起こされる．

　一方，DNA 上にヌクレオチドが欠失し，あるいは挿入することにより，それ以降のコドンの読み枠にずれが生じ，コードされるタンパク質の活性に変化が生

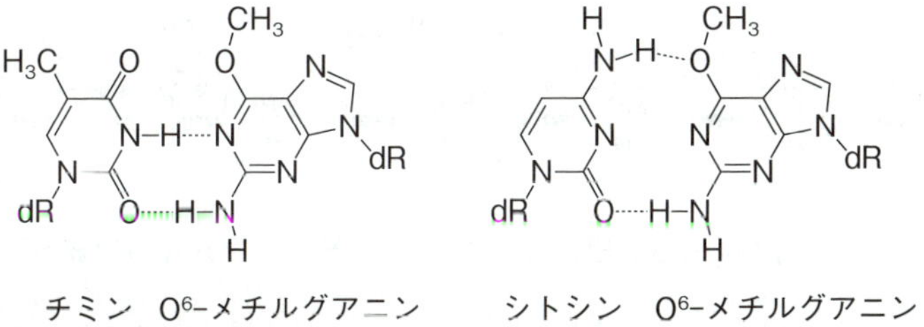

チミン　O^6–メチルグアニン　　　シトシン　O^6–メチルグアニン

図1-43　グアニンのメチル化による塩基対形成

じる．このような変異を**フレームシフト**frameshift **変異**といい，平面構造を有する複素環化合物や芳香族炭化水素などがフレームシフト変異を起こす．

① 発がんのイニシエーションとプロモーション

発がんの第1段階は，体細胞中のDNAが損傷を受けることが引き金となる．DNAに損傷を受けると，多くの場合は細胞のもつ修復機構により修復されて元の正常なDNAに戻るか，修復が不可能な場合には細胞は死滅する．しかし，DNAに損傷が残ったまま複製が起こると，誤った塩基が取り込まれ突然変異が起こる．このようにして変異細胞ができる過程が発がんイニシエーションinitiation段階であり，DNAに作用して突然変異を引き起こすものをイニシエーターinitiatorという．突然変異を起こした細胞は，この段階では形態的にも増殖能にもほとんど変化はみられない．

第2段階では，変異した細胞ががん細胞としての性質を獲得する過程であり，これを発がんプロモーションpromotion段階という．この段階で作用する物質は，発がんプロモーターpromoterと呼ばれ，DNAには直接作用せずに細胞膜レセプターなどを介して細胞増殖を促進する作用を示す．このように，発がんプロモーターは変異した細胞をがん化する物質であるので，プロモーター単独では発がん性を示さないし，プロモーターを作用させた後にイニシエーターを作用させてもがんは誘発しない．しかし，この段階で生成したがんは比較的良性であり，さらに化学的要因などの作用により，より悪性度の高いがん細胞になる過程をプログレッションprogression段階という．

このように発がんの過程は，概念的には単純化された2段階の過程に分けて考えられている（**発がん2段階説**）．

② 発がん多段階説

がんはたった1つの細胞に起源すると考えられ，最初の1個のがん細胞が生まれてからがんと診断されるまでには十数年以上の年月を要する．したがって，実際の発がん過程はより複雑である．1つの遺伝子の変異のみでがんが発生するのではなく，複数の遺伝子の変異が蓄積されて起こることが推定されている（発がん多段階説）．実際に，がん細胞の遺伝子を解析すると，種々のがん細胞で複数の後述するがん遺伝子・がん抑制遺伝子に異常が検出されている．図1-44には，ヒトの大腸がんの形成過程におけるがん遺伝子および抑制遺伝子の関与を示す．

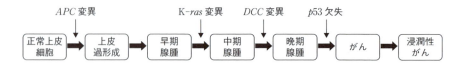

図 1-44　ヒト大腸がんの形成過程とがん遺伝子およびがん抑制遺伝子の変異

3 代表的ながん遺伝子とがん抑制遺伝子

がん化した細胞には，いくつかの遺伝子の変化が起きている．このような異常により細胞増殖や分化が正常に行われなくなることががんの発生につながる．通常，がん細胞では複数の遺伝子に異常が検出されるが，がんの発生に関与する遺伝子としてがん遺伝子とがん抑制遺伝子がある．

がん遺伝子 oncogene とは，突然変異によってその遺伝子産物が常に活性化された状態になり，その結果として細胞をがん化させるような働きをもつ遺伝子群をいう．突然変異を起こす前の正常な遺伝子をがん原遺伝子 proto-oncogene という．がん原遺伝子は細胞の分裂と分化の調節に深く関わっており，がん原遺伝子の産物（タンパク質）として増殖因子，受容体型および非受容体型チロシンキナーゼ，セリン/スレオニンキナーゼ，GTP 結合タンパク質，転写因子などがある（表1-11）．このがん原遺伝子が活性化されてがん遺伝子へ変化すると細胞増殖のシグナルが過剰かつ異常に伝達され，細胞は無制限に増殖してがん化へと向かう．がん原遺伝子は，遺伝子の発現の量的変化，遺伝子構造上の質的変化，あるいはその両方が起こることにより活性化される．がん遺伝子として，これまでに100種類もの遺伝子が知られている．

がん細胞では，点突然変異や欠失によってこれらの機能が失われるような突然変異が生じているので，その機能の喪失が細胞のがん化に関与している遺伝子群ががん抑制遺伝子 tumor supressor gene である．がん抑制遺伝子は，転写制御，細胞増殖の抑制，細胞周期の制御，アポトーシスの誘導，ゲノムの安定性などに関与する遺伝子が含まれる．

がんは，ある特定の家族に集積して起こることがある．これを家族性腫瘍という．その中には1つの病的な遺伝子の変異が親から子へ伝わることにより遺伝的

表1-11　代表的ながん遺伝子/がん抑制遺伝子とその遺伝子産物の機能

遺伝子産物の機能	代表的な遺伝子
がん遺伝子	
1) 増殖因子	*int-2, hst-1, sis*
2) 増殖因子受容体型チロシンキナーゼ	*erbB, erbB-2, kit, fms, ros, sea*
3) 細胞質チロシンキナーゼ	*src, yes, lyn, fgr, fps, abl*
4) セリン/スレオニンキナーゼ	*mos, raf, akt, rel*
5) キナーゼ活性をもたない受容体	*mas*
6) GTP 結合タンパク質	*H-ras, K-ras, N-ras, rho*
7) 核内タンパク質	*myc, myb, fos, jun, ski, maf, qin*
8) 細胞内調節因子	*crk, cbl*
がん抑制遺伝子	
1) 転写制御，DNA 修復	*BRCA1, BRCA2*
2) DNA ミスマッチ修復	*hMLH1, hMSH2, hPMS1, hPMS2*
3) 細胞周期制御，転写制御	*RB, p53, VHL, p16, WT1*
4) シグナル伝達	*APC, NF1, NF2, PTC*
5) アポトーシス制御	*Bax*
6) プロテインホスファターゼ	*PTEN*
7) 細胞接着	*DCC, CDH1*
8) 細胞増殖因子受容体	*RET*

表1-12　主な遺伝性腫瘍と関与する遺伝子

遺伝子	病　名	がんの発生する臓器
DNA修復に関与する遺伝子		
ミスマッチ修復（MSH2, MLH1, MSH6）	家族性非ポリポーシス大腸がん（リンチ症候群:HNPCC）	大腸，子宮内膜，胃，小腸，卵巣，腎盂・尿管
XP	色素性乾皮症	皮膚
CS	コケイン症候群	皮膚
RECQ	ブルーム症候群	造血組織
FACA, FACC, FACD, BRCA2	ファンコニー症候群	造血組織
BRCA1/2	家族性乳がん・卵巣がん	乳房，卵巣，卵管，膵臓
がん抑制遺伝子		
RB1	家族性網膜芽細胞腫	網膜芽細胞，骨
p53	リー–フラウメニ症候群	軟骨組織，乳房，造血細胞，脳，副腎皮質
WT1	ウィルムス腫瘍	腎
APC	家族性大腸腺腫症（FAP）	胃，十二指腸，膵臓
VHL	フォン・ヒッペル–リンドウ症候群	脳，網膜血管，腎
p16	家族性メラノーマ	皮膚，膵臓
FN1	神経線維腫1型	皮膚の末梢神経
FN2	神経線維腫2型	聴神経
がん遺伝子		
RET	多発性内分泌腫瘍症（MEN）1型	下垂体，副甲状腺
	多発性内分泌腫瘍症（MEN）2型	甲状腺,副甲状腺,粘膜神経

にがんに罹患しやすくなる疾患もあり，特に遺伝性腫瘍という．この遺伝性腫瘍も，がん遺伝子あるいはがん抑制遺伝子の突然変異が生殖細胞で生じていることに起因する．表1-12には，主な遺伝性腫瘍と関与する遺伝子を示す．ほとんどの遺伝性腫瘍では，常染色体遺伝により発症することが知られている．

4　発がん物質の種類

　発がん物質は多種多様であり，分子量的にも，構造的にもあまり共通性はないし，その発がん性の強さも大きく異なっている．発がん物質の作用機序を理解し，その化学的特性および生物学的特性に分類することは，化学物質の発がん性の可能性を推定するうえでたいへん重要である．

　発がん物質は表1-13に示すように，遺伝子傷害性をもつ発がん物質 genotoxic carcinogen と遺伝子傷害性のない発がん物質 epigenotoxic carcinogen に区分される．前者の遺伝子傷害性発がん物質は遺伝子を化学修飾して突然変異を誘発するイニシエーターで，代謝的活性化を必要としない一次発がん物質と必要とする二次発がん物質に区分される．これらに区分される発がん物質の反応活性体（究極発がん物質 ultimate carcinogen）の多くは究極活性体であるという共通の性質を有しており，核酸の求核性官能基を化学修飾する特性を有する．一方，後者の非遺伝子傷害性発がん物質はプロモーターを含め種々の機序を介してがんを誘

第 1 章　化学物質と毒性

表 1-13　発がん物質の分類

A. 遺伝子傷害性をもつ発がん物質
　1）代謝的活性化が必要でない発がん物質（一次発がん物質）
　2）代謝的活性化が必要な発がん物質（二次発がん物質）
B. 遺伝子傷害性のない発がん物質
　1）プロモーター
　2）細胞傷害性発がん物質
　3）ホルモンおよびホルモン様物質
　4）固形物
　5）無機発がん物質
　6）免疫抑制剤
　7）ペルオキシソーム増殖剤
　8）その他

発する．さらに，両者の発がん作用での大きな相違点として，遺伝子傷害性発が
ん物質には閾値が存在しないのに反して，非遺伝子傷害性発がん物質には閾値が
存在すると考えられていることである．

1）一次発がん物質

　化学的な反応性に富み，代謝的活性化を必要とせずに核酸を修飾してがんを誘
発するものを一次発がん物質 primary carcinogen という．一次発がん物質の代
表的なものを表 1-14 に示す．これらは主として投与部位を示すが，時には遠隔
組織にも発がん性を示すことがある．一次発がん物質は主に人工的に合成された
反応性に富む化学物質であり，ヒトに接する前に水や環境中の物質と反応して速
やかに消失するので，特殊な環境下（研究所や化学工場）を除いてほとんどヒト
に対する発がん要因とはならないと考えられる．

　この他の一次発がん物質としては，DNA 二重らせん構造の塩基対間に入り
（インターカレーション），二重らせん構造を変えるエチジウムブロミド，キレー
ト結合により DNA 塩基と複合体を形成する白金錯体，酸化剤として作用して核
酸塩基を修飾する過酸化水素などがある．

2）二次発がん物質

　それ自体は核酸塩基との反応性を示さないが，生体内で代謝されて反応性に富
む究極活性体となり，がんを誘発するものを二次発がん物質 secondary
carcinogen という．これらは原発がん物質ともいわれ，1 段階の代謝で究極発が
ん物質になることもあり，数段階の代謝が必要なこともあり，その場合の中間代
謝物は近接発がん物質 proximate carcinogen と呼ばれる．一般に，二次発がん
物質は投与部位とは異なった特定の臓器にがんを誘発することが多く，これは物
質の体内分布，活性化および不活性化酵素の活性や相対的存在比など，代謝によ
って生成する活性本態の濃度に依存するからである．二次発がん物質は安定でわ
れわれの環境中に長期間存在することができるので，ヒトにおける化学物質によ

表1-14　一次発がん物質とその反応性

分類と反応性	一次発がん物質
β-ラクトン CH$_2$-CH-R → $\overset{\oplus}{CH_2}$-CH-R O—C=O COOH	CH$_2$-CH$_2$ O—C=O β-プロピオラクトン
エポキシド H$_2$C-CH-R → $\overset{\oplus}{CH_2}$-CH-R O OH	H$_2$C-CH-CHO O グリシドアルデヒド H$_2$C-CH-CH-CH$_2$ O O ジエポキシブタン
アジリジン H$_2$C-CH-R → $\overset{\oplus}{CH_2}$-CH-R N NH$_2$ H	CH$_2$—CH$_2$ N H エチレンイミン H$_2$C-CH$_2$ N / トリアジン環 / H$_2$C-CH$_2$ N $\cdot$ N-CH$_2$ CH$_2$ トリエチレンメラミン
硫酸エステル H$_3$C-O—S(=O)$_2$—O-R → $\oplus$CH$_3$ H-O—SO$_3$R	CH$_3$OSO$_2$OCH$_3$ ジメチル硫酸 CH$_3$SO$_2$OCH$_3$ メチルメタン スルホネート
マスタード Cl-CH$_2$-CH$_2$ S: → CH$_2$-CH$_2$ $\overset{\oplus}{S}$ Cl-CH$_2$-CH$_2$ Cl$^{\ominus}$ Cl-CH$_2$-CH$_2$ → $\overset{\oplus}{CH_2}$-CH$_2$ S: Cl-CH$_2$-CH$_2$	ClCH$_2$CH$_2$ S ClCH$_2$CH$_2$ イペリット ClCH$_2$CH$_2$ N-CH$_3$ ClCH$_2$CH$_2$ ナイトロジェン マスタード
活性ハロゲン化物 R-CH$_2$-X → R-$\overset{\oplus}{CH_2}$ X$^{\ominus}$	C$_6$H$_5$CH$_2$Cl 塩化ベンジル ClCH$_2$OCH$_2$Cl ビス（クロロメチル） エーテル

る発がんの大部分は，二次発がん物質によると考えられている．

[5]　発がん物質の代謝的活性化

　二次発がん物質は，代謝の過程で親電子反応性に富む活性本態に変換され，DNA を化学修飾する．発がん物質の活性化に関与する代謝反応としては，酸化，還元，加水分解，抱合反応があるが，酸化反応と抱合反応によるものが多い．特に，酸化反応は P450 によるものが多く，主な発がん物質とその代謝的活性化に関わる P450 の分子種を表1-15 に示す．

第 1 章 化学物質と毒性

表 1-15 発がん物質の代謝的活性化に関与する主な P450（CYP）分子種と主な発がん物質

CYP1A1	ベンゾ[a]ピレン
CYP1A2	2-アセチルアミノフルオレン，アフラトキシン B_1，2-ナフチルアミン，4-アミノビフェニル，タンパク質熱分解生成物（Trp-P-1，Glu-P-1，IQ，MeIQ）
CYP1B1	3-メチルコラントレン
CYP2A6	NNK
CYP2E1	ベンゼン，クロロホルム，塩化ビニル，N-ニトロソジメチルアミン
CYP3A4	アフラトキシン B_1，1-ニトロピレン

① エポキシドを活性本態とする発がん物質

　炭素-炭素二重結合をもつオレフィン類や多環芳香族炭化水素の多くには発がん性が知られている．これらは，いずれも二次発がん物質で，P450 によって活性化され，アルキル化剤として反応性に富むエポキシドとなって核酸塩基を修飾する（図 1-45）.

　塩化ビニル樹脂の原料である塩化ビニルは強い発がん性を示し，CYP1E1 により活性体エポキシドが生成し，ヒトでの肝臓血管肉腫が誘発されることが確認されている．これは，塩化ビニルのエポキシド体の反応性が電子吸引基である塩素の置換により増強されたためと考えられる．類似のオレフィン構造をもつ化合物として，工業用不燃性溶剤として広く使われていたトリクロロエチレンやアクリル繊維やアクリル樹脂の原料であるアクリロニトリルも，同様に P450 により活性体エポキシドを経由して発がん性を示す．

　Aspergillus flavus が産生するアフラトキシン類や *Aspergillus versicolor* が産生するステリグマトシスチンなどのマイコトキシン類は，急性肝毒性と強力な肝発がん性を示す．特に，アフラトキシン B_1 は，知られている限り最も強力な肝発がん物質といわれている．これらはいずれもビフラノイド環のエポキシドが活性本態である．なお，この二重結合が還元された 2,3-ジヒドロアフラトキシン類や 2,3-ジヒドロステリグマトシスチンには急性肝毒性や肝発がん性がないことが知られている．

　多環芳香族炭化水素は，コールタールやたばこの煙などに含まれ，多くのものは皮膚がんをはじめとした種々の臓器にがんを誘発する．このうち，ベンゾ[a]ピレンは P450 によって種々の部位がエポキシ化される．がん誘発に関しては，CYP1A1 によって 7,8-エポキシド体が生成し，次いでエポキシド加水分解酵素によって容易に 7,8-ジヒドロジオール体へと加水分解される．さらにこの 7,8-ジヒドロジオール体が CYP1A1 によって酸化されて生成した 7,8-ジヒドロジオール-9,10-エポキシド（湾領域 bay region エポキシド）が活性本態であると考えられている．事実，このような湾領域ジヒドロジオールエポキシド構造を形成できない多環芳香族炭化水素には発がん性はないか，極めて弱いことが知られている．

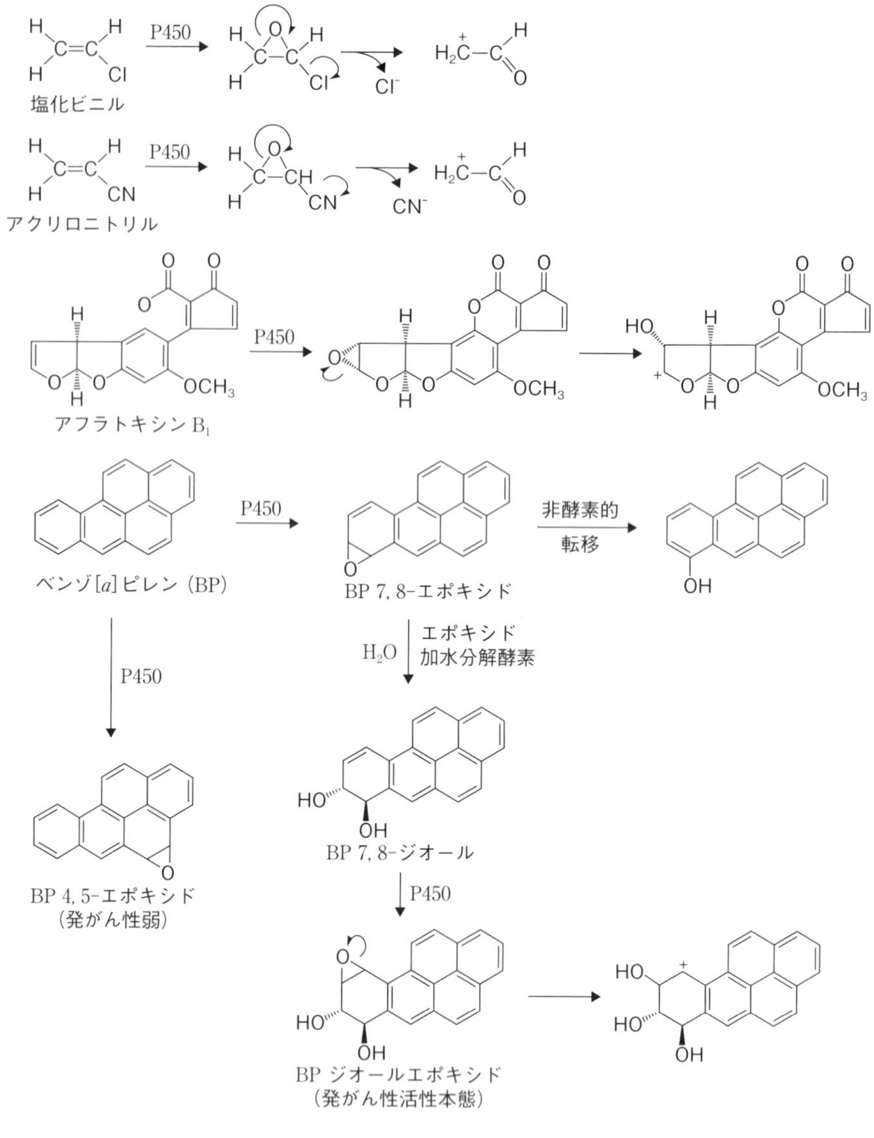

第1章　化学物質と毒性

図 1-45　エポキシドを活性本態とする発がん物質の活性化経路

② ベンジルアルコール型代謝物のエステル化を活性本態とする発がん物質

　多環芳香族炭化水素のベンゾ[a]アントラセン（B[a]A）の発がん性はあまり強くないが，その7位と12位にメチル基を導入した7,12-ジベンゾ[a]アントラセン（DMBA）は乳腺，卵巣など臓器特異的にがんを誘発する．DMBAの活性本態として，ベンゾ[a]ピレンと同様に3,4-エポキシドは加水分解され，さらにエポキシド化された3,4-ジヒドロジオール-1,2-エポキシドが考えられるが，あまり強い発がん性を示さない．むしろ，P450によるメチル基の水酸化と，その水酸基へのスルホトランスフェラーゼにより硫酸抱合された活性硫酸エステルが活性本態であると考えられている（図1-46）．同様なメチル基の発がん増強効果

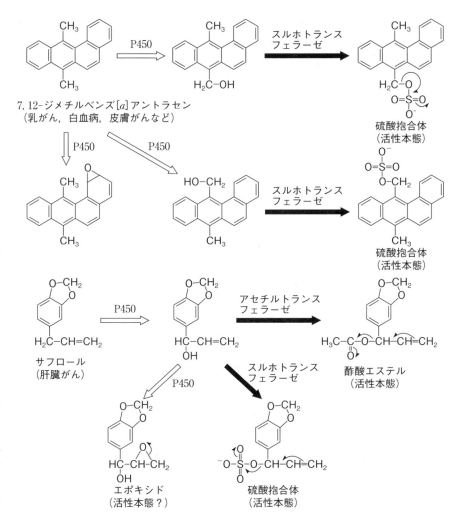

図 1-46 ベンジルアルコール型代謝物のエステルを活性本態とする発がん物質の活性化経路

はクリセン（CR）についても認められている．クリセンの発がん性はあまり強くないが，たばこ煙中に存在する 5-メチルクリセン（5-MCR）の発がん性は強い．

③ ヒドロキシルアミンのエステルを活性本態とする発がん物質

芳香族アミン類，例えば 2-ナフチルアミン，ベンジジン，4-アミノビフェニル，o-トルイジンなどを扱う染色工場労働者に，古くから膀胱や肝臓にがんが多発したことが知られている．これらの発がん性芳香族アミン類は，P450 によって N-水酸化を受けて芳香族ヒドロキシルアミンに変換され，さらにアセチル化抱合，硫酸抱合，グルクロン酸抱合などを受ける．この抱合体は化学的反応性に富み，これら抱合体の抱合残基が脱離基として働き，ニトレニウムイオンおよびカルボカチオンが生成し，DNA 塩基の求核性官能基と反応して共有結合を形成する．図 1-47 には，抱合反応としてアセチル化を例にして活性化経路を示す．

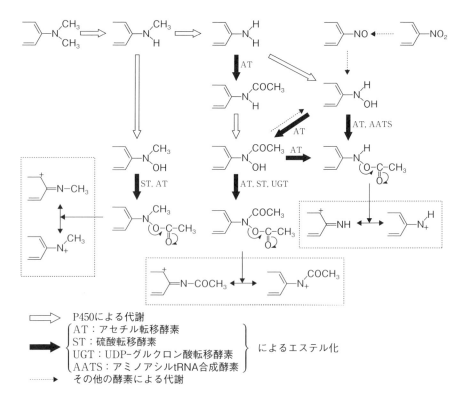

図1-47　ヒドロキシルアミンのエステルを活性本態とする発がん物質の活性化経路

　肝発がん性のアゾ色素の一種である4-ジメチルアミノアゾベンゼン（バターイエロー）もP450により脱メチル化を受けてモノメチル体に変換されたのち，P450ないしはフラビン含有酸化酵素FMOによりN-水酸化体となり，さらにスルホトランスフェラーゼによって活性本態である硫酸抱合体となる．また，腸内細菌によりアゾ基が還元されてo-トルイジンやナフチルアミンなどの発がん性芳香族アミン類を生成するアゾ化合物は，経口摂取により発がん性を示す．

　農薬として開発された肝発がん物質の2-アセチルアミノフルオレンも，P450によるN-水酸化を受け，さらにアセチル抱合，硫酸抱合，グルクロン酸抱合を受けて活性化される．

　食品を加熱調理した際に，タンパク質・アミノ酸が加熱変性して変異原物質が出現する．これらはいずれも複素環アミン類（ヘテロサイクリックアミン）と呼ばれる基本構造をもっており，これまでにトリプトファン由来のTrp-P-1，Trp-P-2，グルタミン酸由来のGlu-P-1，Glu-P-2のほか，イミダゾキノリン（IQ），メチルイミダゾキノリン（MeIQ），イミダゾキノキサリン（IQx），メチルイミダゾキノキサリン（MeIQx）などが知られている（図1-48）．これらの食品由来の複素環アミン類も，P450によるN-水素化反応とそれに続く抱合反応により代謝的に活性化される．特に，Trp-P-1については活性化機構が詳細に検

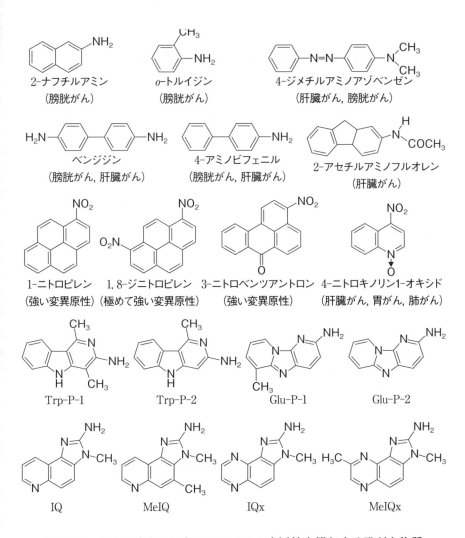

図1-48 ヒドロキシルアミンのエステルを活性本態とする発がん物質

討され，CYP1A2によりN-水酸化され，さらにアセチル転移酵素あるいはプロリル-tRNA合成酵素によりそれぞれ活性本態であるN-アセトキシ-Trp-P-1，N-プロリルオキシ-Trp-P-1が生成する．なお，プロリル-tRNA合成酵素は，タンパク質生合成の過程でプロピル-AMPとtRNAを脱水縮合してプロピル-tRNAの生合成に関与する酵素である．

芳香族ニトロ化合物も，ヒドロキシルアミンのエステルが活性本態となる．発がん研究で多用され，舌がん，肝がん，肺がん，胃がんなど様々な臓器にがんを誘発する4-ニトロキノリン-1-オキシド（4NQO）やディーゼル排気ガス中に多量に検出されるモノニトロピレンやジニトロピレン類は，NAD(P)H：キノン酸化還元酵素1（NQO1）やNADPH-シトクロムP450還元酵素（fp2）などによってヒドロキシルアミンに還元されたのち，アセチル転移酵素あるいはアミノアシルtRNA合成酵素により化学的反応性に富むヒドロキシルアミンのエステルが

生成される.

④ アルキルジアゾヒドロキシドを活性本態とする発がん物質

N-ニトロソジアルキルアミンおよびサイカシンなどがアルキルジアゾヒドロキシドを活性本態とする発がん物質に属する. N-ニトロソジアルキルアミン類それ自体は安定でDNAを化学修飾しないが,P450によりアルキル基の$α$位が水酸化された後,非酵素的に脱アルキル化されて生成する化学的に不安定なアルキルジアゾヒドロキシドからアルキルカチオンとなり,DNAをアルキル化する(図1-49).

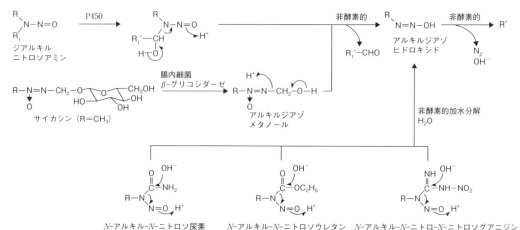

図1-49 アルキルジアゾヒドロキシドを活性本態とする発がん物質の活性化経路

N-ニトロソジメチルアミンをはじめとするN-ニトロソジアルキルアミン類は,肉や魚介類の加工品やしょうゆ,みそ,ビールなどに微量ながら含まれる.また,たばこの煙の中にも,ベンゾ[a]ピレンなどの発がん性多環芳香族炭化水素類の

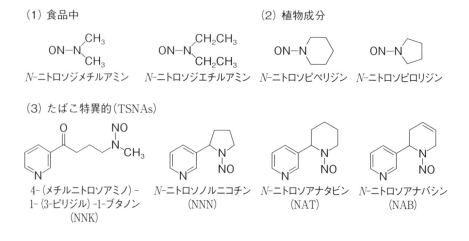

図1-50 発がん性N-ニトロソ化合物

第1章 化学物質と毒性

ほかに，種々の発がん性 N-ニトロソアミンが存在する．特に，喫煙によりニコチンから生成するたばこ特異的ニトロソアミン類 tabacoo specific nitrosoamines（TSNAs）はたばこ煙中の含有量が高く，喫煙による肺や食道にがんを誘発する主要な原因物質であると考えられている（図1-50）．N-ニトロソ化合物は酸性条件下で第二級アミン類と亜硝酸との反応により容易に生成することから，生体中でも第二級アミン類と亜硝酸から胃の酸性条件下で容易に生成される．亜硝酸塩は野菜類に含まれる硝酸塩が口腔内細菌により還元されて生成するほか，食肉製品などへ発色剤として添加されるものに由来し，第二級アミン類は食品中に多く含まれる．

N-ニトロソアミン類の活性本態は，P450による N 原子に結合したアルキル基の炭素（α-位炭素）が水素化されることによって開始される．この α-炭素の水酸化体は非酵素的に脱 N-アルキル化され，生成したアルキルジアゾヒドロキシドがただちにカルボカチオンを放出し，DNA を修飾する．これに対して，ソテツの実に含まれる発がん性グルコシドであるサイカシンは，経口的に摂取すると腸内細菌の β-グルコシダーゼによって加水分解され，メチルジアゾメタノールを生成する．さらにこれは非酵素的に分解され，メチルジアゾヒドロキシドとなり肝臓，腎臓，腸管にがんを誘発する（図1-49）．

このほかにもニトロソアミン類には，アルカリ性あるいは求核体の存在下で非酵素的に容易に加水分解して DNA との反応性を有する発がん性 N-アルキル-N-ニトロソ尿素，N-アルキル-N-ニトロソウレタンや N-アルキル-N-ニトロ-N-ニトロソグアニジンがあるが，これらの活性本態はいずれもアルキルジアゾヒドロキシドである（図1-49）．

⑤ グルタチオン抱合体を活性本態とする発がん物質

グルタチオン抱合反応は，発がん性エポキシドをはじめとする求電子体の解毒抱合反応としてきわめて重要な役割を果たしている．しかし，ハロゲン化アルキルに対しては，グルタチオン抱合反応が代謝的活性化経路であり，発がんの活性本態となる．

工業用溶剤あるいは金属脱脂洗浄剤などとして多用されているジクロロメタンは，Theta-クラスのグルタチオン S-転移酵素（GSTT1-1）により活性体 S-（クロロメチル）グルタチオンとなり，DNA と非酵素的に反応する．また，α,β-ジハロアルカン化合物である塩化ビニルの原料や殺虫剤として使われていた 1,2-ジクロロエタンや，柑橘類，野菜，穀草などの保存時の殺虫剤として使われていた 1,2-ジブロモエタンも，肝がん誘発物質である．これらの化合物は，Theta-クラスのグルタチオン S-転移酵素により1分子のグルタチオンの抱合を受けると，もう1つのハロゲン原子が脱離基として働いてサイアレニウムイオンを形成し，強力な親電子体として作用する（図1-51）．

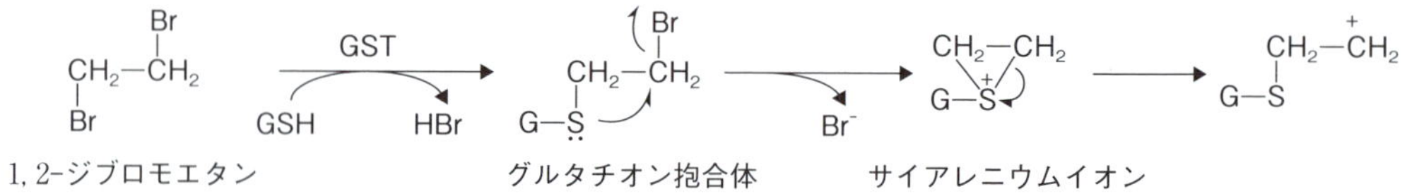

第1章　化学物質と毒性

図1-51　グルタチオン抱合体を活性本態とする発がん物質の活性化経路

　近年，印刷工場の従業員に多発した胆管がんの原因物質の1つと推定されている1,2-ジクロロプロパンについても，グルタチオン抱合体からサイアレニウムイオンの形成が活性化機構の1つとして考えられている．

⑥ その他の発がん物質

　キク科植物に含まれるピロリジンアルカロイドは肝がんを誘発するが，これはキロリジン環が酸化反応を受けてピロール誘導体となると，環外のエステルが脱離基として働きDNAと共有結合を形成する（図1-52）．

　ワラビに含まれる発がん物質でノルセスキテルペン配糖体であるプタキロシドは，弱アルカリ性条件下で非酵素的に加水分解を受けてジエノン体となり，さらにシクロプロパン環を開裂してカチオンが生成してDNAと共有結合を形成する（図1-52）．

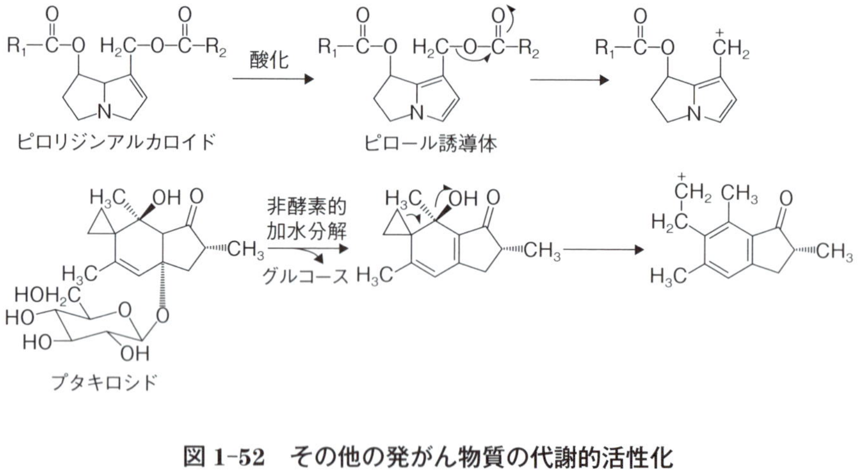

図1-52　その他の発がん物質の代謝的活性化

6　遺伝子障害性のない発がん物質

① 発がんプロモーター

　遺伝子の損傷性をもたず，発がんプロモーション作用のみを有するものを発がんプロモーターという．イニシエーションを受けた，すなわち遺伝子に突然変異を生じた体細胞に，発がんプロモーターを作用させるとがんが誘発される．突然変異は，環境汚染物質や食品中の発がん物質ばかりでなく，内因性物質によっても引き起こされるし，DNAの複製の誤りなどによっても引き起こされる．すな

わち，我々の体には突然変異を受けた細胞は多数存在しており，発がんプロモーターによってがんが誘発されるので，発がんプロモーターも発がん物質の1つと考えられる．

　熱帯植物からつくられるクロトン油に含まれる12-O-テトラデカノイルホルボール-13-アセテート（TPA）は最も強力なプロモーターとして知られている（図1-53）．それ自体では発がんしない少量の発がんプロモーターをマウスの皮膚に1回塗布し，その後TPAを連続的に塗布することによりほぼ100%のマウスに皮膚がんを誘発する．これは，TPAが細胞膜に存在するレセプターに結合することによってプロテインキナーゼCを活性化し，細胞内の情報伝達系を促進して皮膚がんを誘発する．放線菌 *Streptomyces mediocidicus* が産生するテレオシジンBも，同様な作用機構で皮膚がんを誘発する．また，渦鞭毛藻が産生するオカダ酸もTPAと同様な方法で皮膚がんを誘発するが，これはプロテインホスファターゼを阻害し，細胞伝達系で機能するリン酸化されたタンパク質が異常蓄積することになる．しかし，これらの発がんプロモーターは，ヒトに対してもがんを誘発するかは明らかではない．

　これに対して，ヒトに対して明らかに発がんプロモーター作用を有するものも

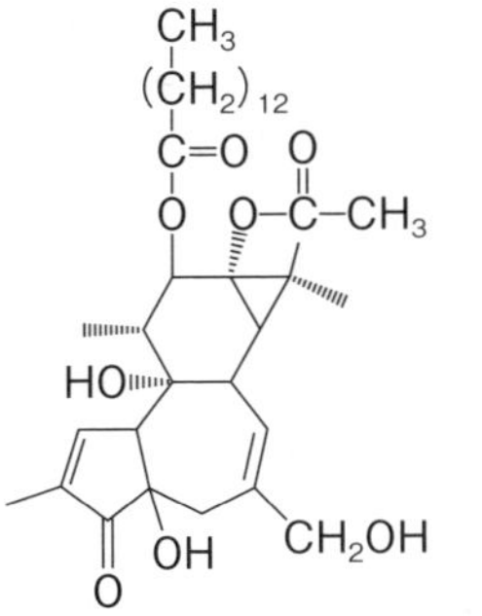

12-O-テトラデカノイルホルボール-13-アセテート（TPA） 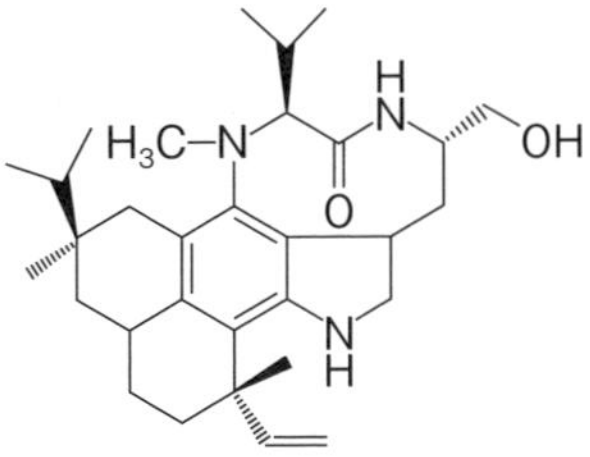　　テレオシジンB

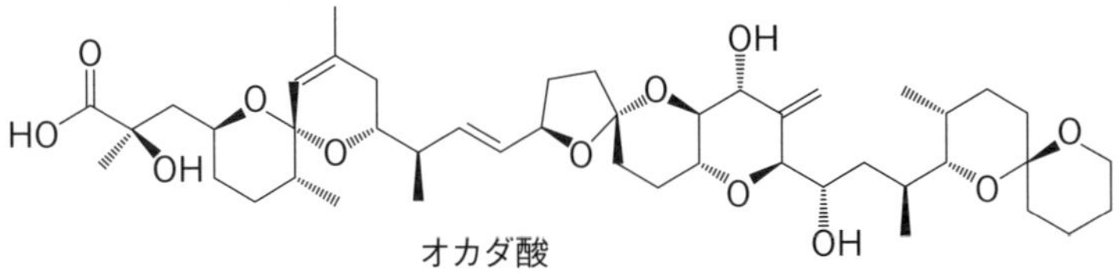

オカダ酸

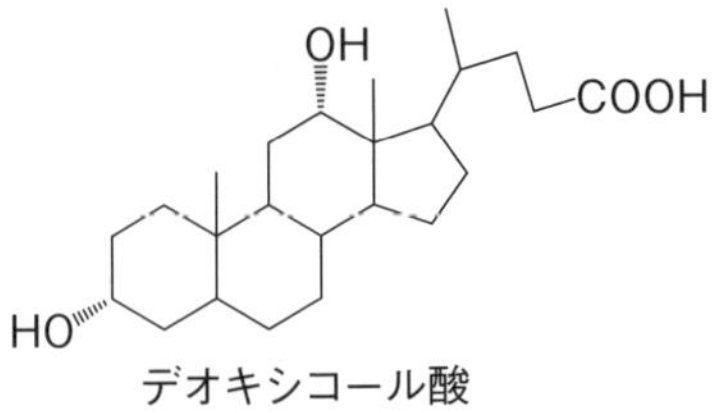

デオキシコール酸 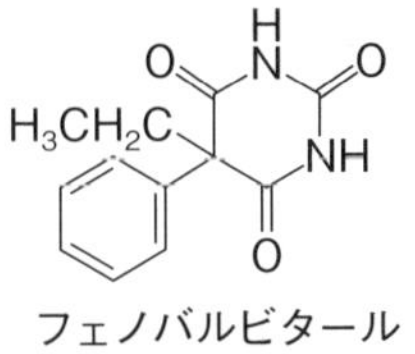　　フェノバルビタール 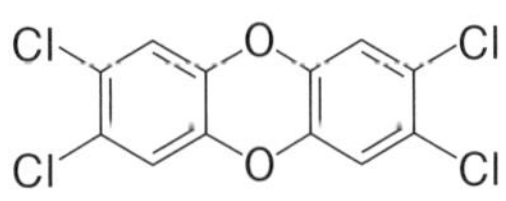　　2, 3, 7, 8-TCDD

図1-53　発がんプロモーター

あり，これらはいずれも臓器特異的にがんを誘発する．例えば，食塩は胃がんの，アルコール（酒）は食道がん，フェノバルビタールおよび $2,3,7,8$-TCDD，DDT，PCB などの有機塩素系化合物は肝がんのプロモーターであることが知られている．また，生体内因性物質である胆汁酸（デオキシコール酸）や脂質にも，大腸がんのプロモーター作用があると考えられている．

② その他の非遺伝子障害性発がん物質

キレート剤であるニトリロ三酢酸（$N(CH_2COOH)_3$）は，腹腔内投与することにより腎近位尿細管に酸化的傷害による細胞障害を起こし，最終的に高率で腎がんを発生される．

アスベスト（石綿）は，耐熱性，耐酸性，耐アルカリ性などの特性をもつ天然鉱物繊維で，安価なために耐火・耐熱・吸音などの目的で建材などに広く用いられてきた．アスベストの粉じんを吸入すると，肺がんとともに特徴的な胸膜や腹膜などに中皮腫を誘発する．発がんの機序は不明であるが，発がん性には形状や大きさが影響し，活性酵素の生成が関与することも考えられている．また，アスベストは喫煙者におけるがんの発生頻度で相乗的に高めることが知られていることから，発がんプロモーター作用によるものとも考えられている．ガラス繊維やプラスチックの微小固形物も，同様に発がん性を示す．近年新素材として注目されているカーボンナノチューブ，カーボンブラック，フラーレン，酸化チタンなどのいわゆるナノマテリアルも，肺肉芽腫や中皮腫などを誘発することが報告されている．

女性ホルモンのエストロゲンは，長期服用，大量投与により乳がんや子宮内膜がんを誘発する．その発がん機序は不明であるが，エストロゲンには乳房や子宮の細胞分裂を促進する作用があることから，発がんプロモーター作用によるものと考えられている．合成エストロゲンのジエチルスチルベストロール（DES）は乳がんを誘発する．また，胎児期に DES に曝露した女性には，通常ではまれな腟線がんが発生する．DES は発がん機序も複雑であり，ホルモン作用のほか，代謝過程で生成するエポキシドやセミキノンラジカルが DNA を損傷することも考えられている．タモキシフェンは抗エストロゲン作用を示し，乳がんに対するホルモン療法や，外国では乳がんのリスクの高い女性に対する予防策として使用されていたが，長期服用により子宮内膜がんを誘発する．タモキシフェンは遺伝

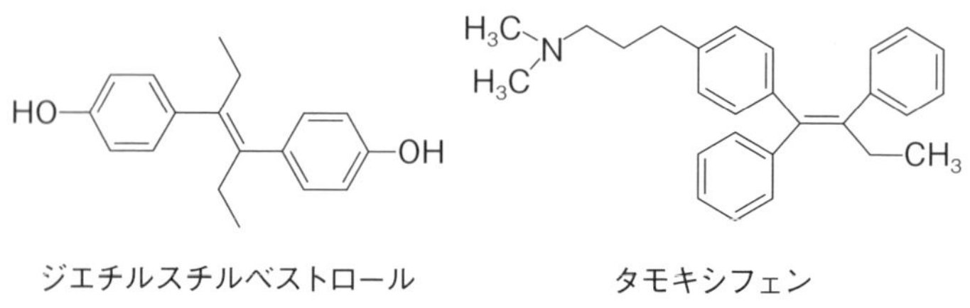

ジエチルスチルベストロール　　　　　　　　タモキシフェン

図 1-54　ホルモン様作用の発がん物質

子を修飾するという報告があるが，発がん機序の詳細については不明である．

　金属塩などの無機化合物にも発がんを誘発するものがある．これらは主に鉱山や金属精錬・加工などの職業病として知られ，クロム（肺がん），カドミウム（肺がん，胃がん），ヒ素（肺がん，皮膚がん），ニッケル（肺がん），ベリリウム（肺がん）などがある．これらの金属塩の発がんに関しては複数の機序が報告されているが，その1つとしてDNAの複製に誤りを発生させる，ないしはDNA修復過程を阻害することによって突然変異を増加させる機序が考えられている．

1-3-2　化学物質による障害

1　毒性の発現機序

　化学物質の体内への侵入経路は，多くは経口的に消化管粘膜より吸収されるが，一部，皮膚や呼吸器からも吸収される．体内に吸収された化学物質は血流にのって様々な組織に輸送される．肝臓や腎臓には異物代謝酵素が多数あるので，化学物質はここで代謝されて尿中や胆汁中に排泄される．一部の化学物質は代謝を受けずにそのままの形で排泄される．代謝活性化された化合物やもともと毒性のある化合物の細胞内濃度が閾値を超えると細胞障害が起こり生体毒性を示すことになる．

　化学物質の細胞障害は，それぞれ特定の器官・組織で起こるが，その発生のメカニズムには共通点がある．化学物質が直接的に作用する場合の他，活性中間体や活性酸素などの反応性の高い代謝物によりタンパク質や脂質などの細胞成分が変質を受けることで障害が現れる（図1-55）．一方，自然毒のように特定の受容体やイオンチャネルに結合し毒性を示すものや，ダイオキシンなどのように転写因子を介して遺伝子の発現に作用し細胞障害を与える化合物もある．

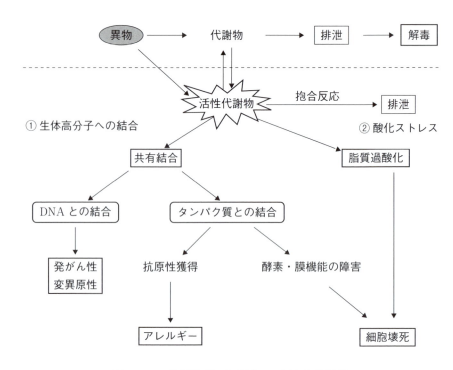

図 1-55　化学物質（異物）の毒性発現機構

2　生体高分子との共有結合による毒性

　反応性が高い化学物質や，代謝を受けて活性中間体となった化合物は，生体のタンパク質や核酸などと共有結合することで，細胞障害を引き起こす（図 1-55）．化合物の濃度が高い場合や，活性化体の解毒に関与する酵素系（グルタチオン抱合など）が不足したり，低下した場合に障害が起こりやすい．DNA や RNA などの核酸と結合すると変異原性，発がん性，催奇形性などの遺伝毒性につながり，タンパク質に結合すると細胞障害や臓器障害を発現する．

細胞障害
　cytotoxicity

遺伝毒性
　genotoxicity

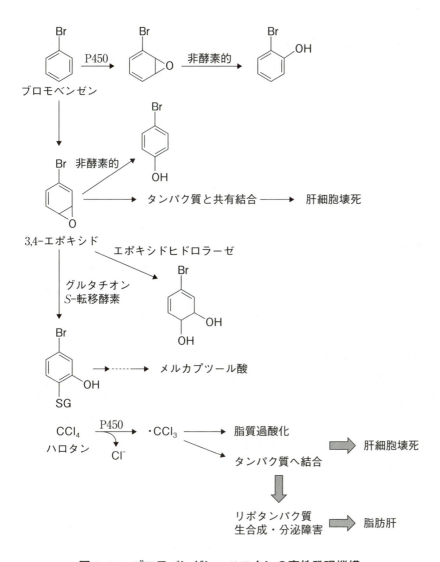

図 1-56　ブロモベンゼン，ハロタンの毒性発現機構

アセトアミノフェンは代謝を受け活性化体 NAPQI となり（図 1-29 参照），ブロモベンゼンはエポキシド体となって細胞内のタンパク質の SH 基と結合する．また，ハロタンや四塩化炭素は還元的脱ハロゲン化を受けラジカルとなり，生体高分子に結合する（図 1-56）．

このような活性化体のタンパク質への結合は，膜の受容体やチャネル，細胞内の種々の酵素を阻害し細胞障害を引き起こす．特に，生体膜やリソソーム膜への障害は，細胞内カルシウムの上昇，細胞内プロテアーゼの活性化を引き起こし，細胞の壊死（ネクローシス）へとつながる．また，二重結合を有するオレフィン類や多環式芳香族炭化水素は P450 によって求電子性代謝物のエポキシドに活性化されると DNA のアルキル化（特にグアニン塩基）や DNA 鎖切断を起こし，遺伝子の変異や発がんにつながる（図 1-11 参照）．

アセトアミノフェン
acetaminophen
NAPQI
N–acetyl-*p*–benzo-quinone imine

ネクローシス
necrosis

3 活性酸素による毒性

活性酸素
reactive oxygens (ROS)

生体にとって酸素はエネルギー産生に不可欠だが，その利用の過程で活性酸素と呼ばれる反応性の分子が産生される．一般に，スーパーオキシドアニオンラジカル $O_2^{\bullet-}$（スーパーオキシドと呼ばれることもある），ヒドロキシルラジカル $\bullet OH$，過酸化水素 H_2O_2，一重項酸素 $^1O_2$ が活性酸素と呼ばれる．この中でも，スーパーオキシドアニオンラジカル，ヒドロキシラジカルの反応性が特に高い．発生した活性酸素は様々な物質に対して非特異的に反応し，細胞障害を与えるので生体にとって有害である．生体にはそれを防ぐための防御系が備わっており，活性酸素・フリーラジカルを消去あるいは除去する酵素群が存在する．その抗酸化酵素としてカタラーゼやスーパーオキシドジスムターゼ，ペルオキシダーゼなどがある（図 1-57）．しかし，化学物質の中には，活性酸素やラジカルを発生するものや，活性酸素の防御系の活性を低下させるものがあり，酸化ストレスを増大させ細胞毒性を発現する．パラコートやアドリアマイシンなどはラジカルを発生することで，ブロモベンゼンやアリルアルコールは防御系を低下させることで，毒性を現す（図 1-58）．

カタラーゼ
catalase

スーパーオキシドジスムターゼ
superoxide dismutase (SOD)

ペルオキシダーゼ
peroxidase

発生した活性酸素は細胞内で局所的に生体高分子と反応し，脂質の過酸化や DNA 障害を引き起こす．特に，細胞膜やミトコンドリア膜の高度不飽和脂肪酸が過酸化を受けると自動酸化により脂質の過酸化が進行し，障害が拡大する．さらに，活性酸素はタンパク質や DNA の切断，分子間の架橋を形成し細胞毒性を発現する．

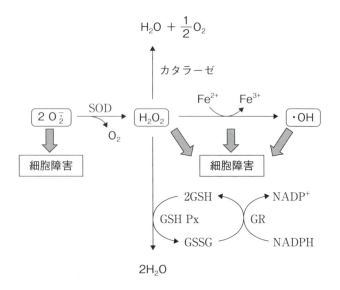

図 1-57 活性酸素種とその防御機構
SOD：スーパーオキシドジスムターゼ
GSH Px：グルタチオンペルオキシダーゼ

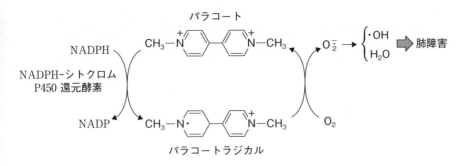

図 1-58　パラコートによる活性酸素生成

4　アレルギー

　一般に，低分子の化学物質が抗原性を示すことはまれだが，化学物質が体内で直接に，あるいは代謝活性化体が生体分子（タンパク質など）に共有結合すると，抗原性を示すようになることがある（表 1-16）．この際，生体成分がキャリアーとなり化学物質がハプテンとなる．このハプテンにより感作リンパ球（T 細胞）が産生され，免疫が成立する．ハプテンとなった化学物質に再度曝露されると，過剰な免疫反応が惹起され過敏症（アレルギー）が発現する．このようなアレルギー反応を起こしやすい化学物質として，ハロタン，イミプラミン，イソニアジド，ペニシリンなどがある（図 1-59）．

ハプテン
hapten

表 1-16

抗原性の分類	薬剤等
1. 完全抗原	生物製剤（ワクチン，酵素製剤，ペプチド製剤など）
2. ハプテン	抗菌薬，NSAIDs，ステロイド剤，ピラゾロン系解熱鎮痛薬（アミノピリン，アンチピリン）
3. 変性自己成分	金属類
4. アスピリン型*	酸性抗炎症薬

*抗体の産生はないが，ヒスタミン遊離などのアレルギー反応が惹起される．

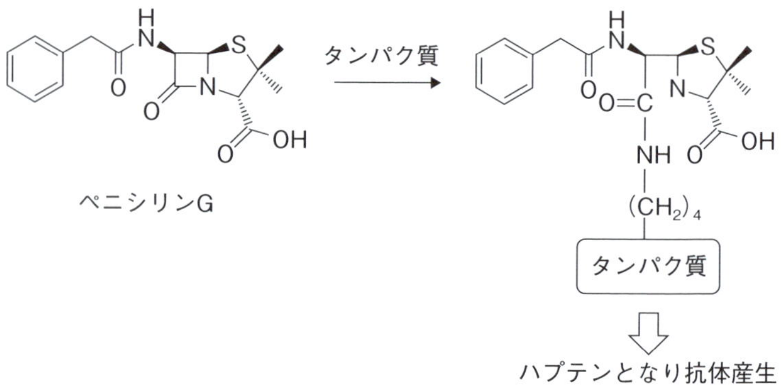

ペニシリンG　→　タンパク質

ハプテンとなり抗体産生

図1-59　化学物質によるアレルギー反応

> コラム
>
> 　化学物質過敏症は，微量の薬物や化学物質（主に揮発性有機化合物）の曝露によって障害が引き起こされる疾病であり，生体の薬物や化学物質に対する許容量を一定以上超えると起こるとされ，個人差が大きい．また，住宅内の揮発性有機化合物（VOC）が原因の1つとされるシックハウス症候群と混同される場合があるが，シックハウス症候群は単一の疾病を示す用語ではなく「住宅に由来する様々な健康傷害の総称」とされるため，両者は異なった概念である．シックハウス症候群の発症メカニズムについても不明な点が多い．

1-3-3　化学物質による組織障害

1-3-3-1　肝　臓

　肝臓は体内で最も大きな組織であり，消化管からの門脈血が全身に循環する前に通過する器官で，内因性および外因性物質の代謝の中心であり，消化管で吸収された栄養素の代謝・貯蔵，毒性物質の解毒・排泄，血液中のタンパク質，糖質，脂質の恒常性維持，胆汁の生成・分泌，食細胞系の生体防御作用など重要な役割を果たす．肝臓の7割を占める肝細胞は，**肝小葉**といわれる基本単位からなる．肝小葉は六角形の構造をとり，中心静脈を中心に配し，各頂点には肝動脈，門脈，胆管などが並走している（図1-60，肝小葉の構造）．肝臓には，肝細胞のほかに，**類洞**を構成する内皮細胞，クッパー細胞，伊東細胞などがある．

肝小葉
hepatic lobule

類洞
sinusoid

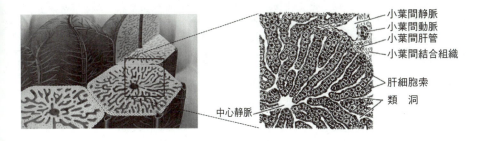

図 1-60　肝小葉の構造

肝臓は様々な種類の異物代謝酵素を発現し，その活性も高い．門脈血経由の高濃度の化学物質に高頻度でさらされるので，解毒のみならず，代謝活性化も起きやすい．したがって，多くの毒性物質の標的器官となる．化学物質による肝障害には，用量依存的で動物実験で再現できる毒性（**中毒性肝毒性**）と，通常の動物実験では再現しにくい**特異体質性肝毒性**が知られている．中毒性肝障害の程度は毒性の強さと曝露時間に依存し，可逆性の障害もあれば細胞壊死にいたる場合もある．また，障害を受ける部位も肝細胞，胆管系細胞，網内系細胞，間質など，一様ではない．

化学物質により生じる肝障害を大別すると細胞障害型，肝炎型，胆汁うっ滞型，蓄積型，その他に分けられる（表1-17）．

中毒性肝毒性
　toxic liver injury
特異体質性肝毒性
　idiosyncratic hepatotoxicity

表 1-17　肝障害を起こす化学物質と障害型

肝障害の分類		原因物質
中毒性肝障害（非炎症型）	細胞障害型	四塩化炭素，アセトアミノフェン，ブロモベンゼン，フェナセチン，カビ毒（アフラトキシン，ステリグマトシスチン）
	脂肪肝型	四塩化炭素，クロロホルム，テトラサイクリン，エチオニン
	胆汁うっ滞型	メチルテストステロン，エチニルエストラジオール
	蓄積型	クロロキン，キナクリン，ポリビニルピロリドン，DES
アレルギー性肝障害（炎症型）	肝炎型	ハロタン，イソニアジド，ヒドラジン類，スルホンアミド
	胆汁うっ滞型	クロルプロマジン

DES：ジエチルスチルベストロール

1　細胞障害型

肝細胞の変性壊死が主体で，炎症性のものは少ない．脂肪変性の強いものは脂肪肝を呈する．

① 肝細胞壊死

　化学物質による細胞膜や代謝系の障害により肝細胞の壊死が起こる．壊死に伴い萎縮や変性などの病変が現れる．このような壊死を引き起こす化学物質として，四塩化炭素，ハロタン，ブロモベンゼン，アセトアミノフェン，フェナセチンなどが知られている．壊死が起こる機序としては，活性中間体が構造タンパク質や酵素などに結合することによる変性，生体膜の過酸化，グルタチオンの枯渇などが考えられる．四塩化炭素やアセトアミノフェンなどのように，毒性発現にP450による代謝活性化が必要な場合，P450活性の高い肝小葉中心部の壊死が発現する．

② 脂肪肝型

　反応性の高い化学物質や代謝活性化体により，細胞内でフリーラジカルが生成すると膜の脂質過酸化が起こり，特に小胞体膜でのタンパク質合成を阻害する．その結果，アポタンパク質の合成阻害が起こり，肝臓からのVLDLの分泌が抑制され，中性脂肪が細胞中に蓄積し脂肪肝となる．四塩化炭素，クロロホルムやエチルアルコールなどがこのような機序で脂肪肝を引き起こす．また，ATPの合成阻害やゴルジ装置の輸送や分泌の機能障害によっても中性脂肪の蓄積は起こる．テトラサイクリンによるtRNA阻害やピューロマイシンによるペプチド鎖伸長阻害などによっても脂肪肝が起こる．

2　肝炎型

　特異体質性肝障害は，化学物質あるいはその代謝中間物を抗原として認識する宿主の免疫反応が仲介するアレルギー性の障害と考えられている．このタイプの障害の発生頻度は低いが，ウイルス性肝炎の臨床像に類似しており，肝細胞の変性壊死，門脈周辺域での炎症反応がみられる．このタイプの障害を引き起こす化学物質としては，ハロタン，イソニアジド，スルホンアミドなどが知られている．

3　胆汁うっ滞型

　胆汁は，ビリルビン，胆汁酸，コレステロールを主成分とし，肝細胞から毛細胆管へ排泄される．胆汁うっ滞型の障害は，胆汁の主成分であるビリルビンの代謝障害に起因する場合が多い．障害の種類として，溶血や赤血球の破壊によるビリルビンの生成過剰，肝細胞の変性による肝細胞への吸収・輸送障害，抱合反応障害，抱合体の毛細胆管への排泄障害などがある．エチニルエストラジオールやメチルテストステロンなどは，細胞膜の流動性を低下させ胆汁の排出を低下させる．クロルプロマジンやその代謝活性化体は胆汁酸合成と排出を低下させる．また，リファンピシンは非抱合型ビリルビンの類洞から肝細胞への取込みと抱合体ビリルビンの排出を阻害する．ファロイジンやコルヒチンは細胞内微小管の機能を阻害することで毛細胆管での胆汁排泄に障害を与える．

第1章　化学物質と毒性

エチニルエストラジオール　　　メチルテストステロン

グルクロン酸抱合

抱合体ビリルビン

4 　蓄積型

　肝細胞に蓄積するものと網内系細胞に蓄積するものがある．**キナクリン**や**クロロキン**は両親媒性低分子で生体膜と結合し膜の変性を起こし，多量のリン脂質の蓄積を起こす（リン脂質症）．リン脂質の蓄積は肝細胞，胆管上皮，クッパー細胞などで見られる．

キナクリン
quinacrine
クロロキン
chloroquine

キナクリン　　　　　　　　　　クロロキン

1-3-3-2 　腎　臓

　腎臓は血流量の多い器官であり，血中の化学物質の曝露を受けやすく，また，肝臓に次ぐ代謝活性の高い組織であるため，化学物質の活性化体の障害を受けやすい（表1-18）．腎臓は，体液の排出機能だけでなく，ビタミン D_3 やエリスロポイエチン，レニン，プロスタグランジン等のホルモンやオータコイドの産生，エネルギー代謝，糖質・脂質・タンパク質代謝など，多くの生理機能を有することから，腎臓の障害は QOL の低下につながる．

表 1-18 腎障害が起こりやすい理由

① 1日に180Lをろ過し，そのうち99%を再吸収し1%を排出する（1.5Lの尿）
→腎細胞は常に大量の体液（薬物・化学物質を含有する）に曝されている．
② 他の臓器に比べ，血管内皮細胞の表面積が広い．
→薬物・化学物質の障害を受けやすい．
経細胞的な排泄・再吸収では細胞内を通過するために障害を受けやすい．
③ 近位尿細管に分布するP450や抱合酵素によって異物が代謝活性化され毒性が増す（腎臓で活性の高い分子種がある）．
④ 異物が尿細管腔内で濃縮され毒性濃度に達する．
⑤ 尿細管腔内のpH変化により異物の溶解度が低下して析出し尿路を閉塞する．

ネフロン
nephron
腎小体
renal corpuscle

　腎臓の機能単位はネフロンであり，腎小体（糸球体とそれを取り巻くボーマン嚢からなる）と尿細管から構成される（図1-61）．尿細管は近位尿細管，ヘンレ係蹄および遠位尿細管からなる．糸球体では，1日当たり150L以上の血漿がろ過され，ろ液の99%は尿細管で再吸収されて，1～2Lが尿として排泄される．尿細管では水分や無機質，化学物質の再吸収と排出が起こる．特に，近位尿細管ではP450などの代謝酵素が多く分布し，化学物質の代謝活性化が起きやすい．また，尿中pHの変化により化学物質の溶解度が低下し，尿細管閉塞などが起こることがある．

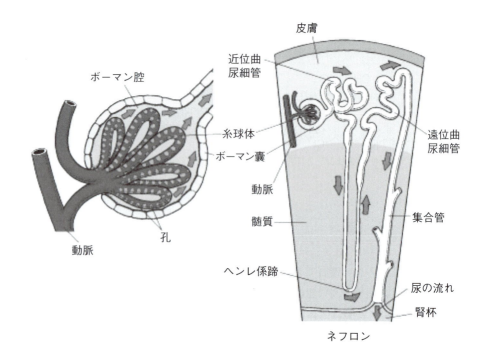

図 1-61 ネフロンの構造

1　糸球体毒性

　糸球体毒性は，直接障害とアレルギー性障害に大別できる．マイトマイシンC
やドキソルビシン，ピューロマイシンなどは，糸球体基底膜に直接障害を起こし
ネフローゼ症状を誘発する．ペニシラミンや金製剤などの抗リウマチ薬はアレル
ギー反応から生じた抗体と免疫複合体を形成し糸球体基底膜に沈着して糸球体腎
炎を引き起こす．水銀やビスマスも同様のアレルギー性の障害を起こす．

糸球体基底膜
　glomerular basement
　membrane
ネフローゼ
　nephrosis
糸球体腎炎
　glomerulonephritis

マイトマイシンC　　　　　ドキソルビシン

ピューロマイシン　　　　ペニシラミン

2　尿細管障害

　糸球体でろ過された化学物質の大部分は尿細管で再吸収されるので，化学物質
による近位尿細管上皮細胞の障害が現れる．ストレプトマイシン，カナマイシン，
ゲンタマイシンなどのアミノグリコシド系抗生物質は近位尿細管上皮細胞膜に結
合し，エンドサイトーシスにより取り込まれたのちリソソームに蓄積し破壊する
ことで，細胞壊死（ネクローシス）を起こす．セファロスポリン系抗生物質は近
位尿細管上皮細胞に能動輸送され高濃度に蓄積し，活性酸素を産生して障害を起
こす．シスプラチンはラジカルを産生して近位尿細管に障害を与える．鉛，カド
ミウム，水銀なども近位尿細管上皮細胞に障害を与える．カドミウムは重金属誘
導タンパク質メタロチオネインと結合して糸球体でろ過されたあと，近位尿細管
上皮細胞にエンドサイトーシスで取り込まれリソソームに蓄積して毒性を現し，
腎不全を引き起こす．抗真菌薬アムホテリシンBは細胞膜に作用して遠位尿細
管に障害を与える．

**アミノグリコシド系抗生物
質**
　aminoglycoside
　antibiotics

シスプラチン
　cisplatin

メタロチオネイン
　metallothionein

アムホテリシンB
　amphotericin B

ストレプトマイシン

カナマイシン

シスプラチン

3 尿路閉塞障害

　糸球体ろ過された化学物質が尿細管内で濃縮され高濃度になり，pH の変化で溶解度が低下すると結晶化して沈殿して尿路を塞ぎ障害を発生させる．メトトレキサートや抗ヘルペス薬アシクロビルは尿中溶解度が低く，閉塞性の腎障害を起こす．**エチレングリコール**の代謝物のシュウ酸は，尿中カルシウムと結合して結晶化し**尿路閉塞**を引き起こすことが知られている．

エチレングリコール
　ethylene glycol
尿路閉塞
　urinary obstruction

メトトレキサート

アシクロビル

エチレングリコール　　　　　　シュウ酸

4 尿細管間質性腎炎

　抗菌薬メチシリンは近位尿細管基底膜成分と結合し抗原性を獲得すると，アレルギー性の障害を起こし急性間質性腎炎を誘発することがある．**アスピリン**や**フェナセチン**などの NSAIDs の大量投与で慢性の**間質性腎炎**が誘発される．

アスピリン
　aspirin
フェナセチン
　phenacetin
間質性腎炎
　interstitial nephritis

第 1 章　化学物質と毒性

アスピリン　　　　　フェナセチン

1-3-3-3　神　経

　神経系は中枢神経系（脳・脊髄）と末梢神経系（運動神経，交感神経，副交感神経，知覚神経）に分類されるが，化学物質の障害により神経毒性が発現することがある．神経系に対して毒性を示す化学物質は脂溶性のものが多い．特に，脳に作用するものは血液-脳関門を通過するので，脂溶性が高い．一方，極性の大きな物質は末梢神経だけに作用することが多い．

1　末梢神経毒性

　一般に，中枢神経毒性物質は末梢神経に対しても毒性を示す．しかし，ボツリヌス毒素などのタンパク質性毒素やフグ毒，麻痺性貝毒などの4級アンモニウム化合物は血液-脳関門を通過できないので，末梢神経毒性のみを示す．破傷風毒素はタンパク質であるが，運動神経末端で取り込まれ，逆軸索流によって脊髄に達し，中枢神経毒性を現す．

ボツリヌス毒素
botulin

2　中枢神経毒性

　中枢に障害を与える化学物質は，一般に，脂溶性，非極性，低分子量である（例えば，有機リン剤やカルバメートなど）．重金属は，無機化合物よりも，メチル化合物やフェニル化合物などの有機化合物の方が強い中枢神経毒性を示す（例えば，メチル水銀やトリメチルスズなど）．

3　中枢性嘔吐

　嘔吐中枢の興奮により嘔吐反射が起こる．嘔吐は第四脳室底にある化学受容器引き金帯に対する刺激が延髄にある嘔吐中枢に伝わって発生する．モルヒネ，アルコール，ドパミンアゴニストやシスプラチンなどの抗がん剤などがCTZを刺激し，嘔吐を誘発する．

化学受容器引き金帯
chemoreceptor trigger
zone（CTZ）

4　パーキンソン症候群

　パーキンソン症は大脳基底核の変性疾患で，振戦，筋強剛，無動，姿勢反射障

クロルプロマジン
chlorpromazine
マンガン中毒
manganism

害を主徴とする錐体外路系神経疾患であるが，**クロルプロマジン**，フェノチアジン，レセルピン，マンガンなどで発生する．**マンガン中毒**では，マンガンが大脳基底核に沈着する．解毒にはキレート剤や L-DOPA が投与される．

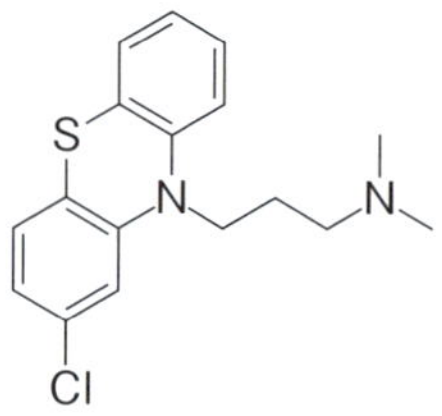

クロルプロマジン

コラム アクリルアミドの毒性

　アクリルアミドは，水溶性の合成樹脂であるポリアクリルアミドの原料であるが，毒物及び劇物取締法上の劇物に指定されており，神経毒性・肝毒性を有し，皮膚からも吸収される．最近，アクリルアミドが食品の加熱により生成することが報告され社会的に注目された．このアクリルアミドは食品中の糖質とアスパラギン酸のメイラード反応により生成すると推定されている（図1-62）．その後，アクリルアミドの摂取が卵巣がんや腎臓がんの発がんのリスクを高めるという報告もあり，アクリルアミドを含む食品の摂取を控えるべきであるという勧告が FAO/WHO から出されている．

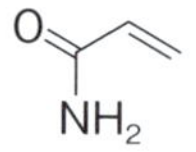

アクリルアミド

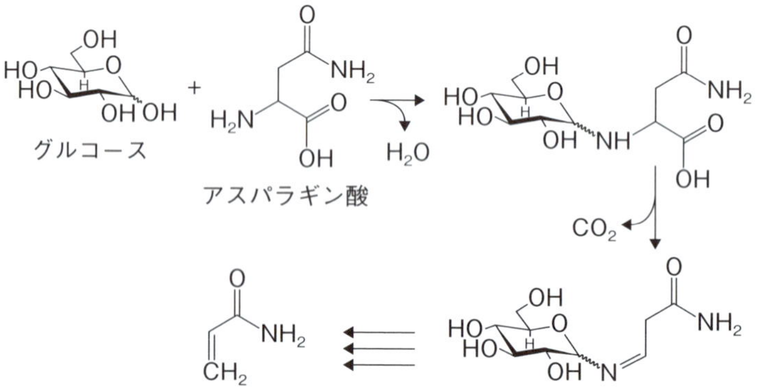

図 1-62　メイラード反応によるアクリルアミドの生成

1-3-3-4　血液障害

　血液は体内に吸収された化学物質に直接曝露するので，血液毒性は発生しやすい．化学物質により血液毒性は，造血系への障害，ヘモグロビン産生に対する障

害，血液凝固系に対する障害に大別できる．その作用メカニズムは，他の器官毒性と同様に，直接的障害と免疫学的機序による障害がある．

1 造血系障害

① 再生不良性貧血

化学物質による造血幹細胞の障害により，血液成分全体（赤血球，白血球，血小板）が減少する（図 1-63）．ベンゼンやトルエン，ビンクリスチンやシスプラチンなどの抗がん剤は直接的な障害により発生する．これらは投与量に依存するが，クロラムフェニコールやフェニルブタゾンは低容量でも発生することがあり，免疫的機序によると考えられている．

再生不良性貧血
aplastic anemia

ベンゼン
benzene

クロラムフェニコール
chloramphenicol

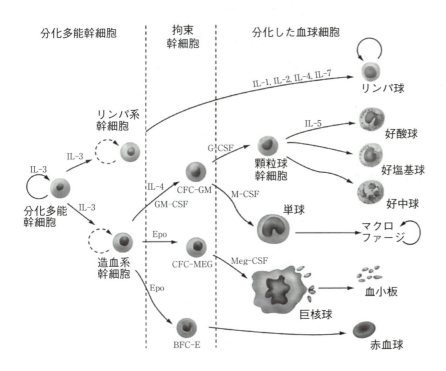

図 1-63　血球系細胞の種類

② 巨赤芽球性貧血

主に，ビタミン B_{12} や葉酸の欠乏により DNA 合成が阻害され，赤芽球の分裂

巨赤芽球性貧血
megaloblastic anemia

や成熟に異常をきたし，巨赤芽球が生じ正常な赤血球が減少し貧血となる（図1-64）．フラジオマイシンやコルヒチンはビタミン B_{12} の吸収を阻害し，メトトレキサートは葉酸の代謝を阻害する．フェノバルビタールやフェニトインは葉酸の消化管からの吸収を阻害する．多くの抗がん剤やアシクロビル，テトラサイクリンなどは，直接 DNA 合成を阻害することで，巨赤芽球性貧血を引き起こす．

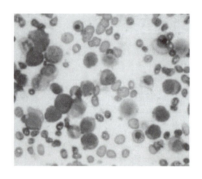

図 1-64 巨赤芽球性貧血

顆粒球減少症
  agranulocytosis

③ 顆粒球減少症

化学物質による顆粒球減少症は，骨髄系に対する障害による産生抑制と，免疫学的機序による血球への直接的な障害で発現する．抗がん剤，ベンゼンでは高用量での骨髄抑制が原因であり，アミノピリン，フェナセチン，クロルプロマジン等では投与量によらない急激なアレルギー症状が発生する．

アミノピリン

血小板減少症
  thrombocytopenia

④ 血小板減少症

化学物質による血小板減少症も，骨髄抑制あるいは免疫学的機序による障害が

原因となる．抗がん剤，抗菌薬，抗結核薬等が骨髄産生抑制を引き起こす．一方，NSAIDsやキニジン，クロルプロマジンは免疫学的に血小板を破壊する．

2 ヘモグロビン障害

ヘム合成が阻害されるとヘモグロビンが減少し，貧血が発生する．鉛やイソニアジド，クロラムフェニコール，フェナセチンなどがヘムの合成を阻害する．その結果，鉄欠乏性貧血となる（図1-65）．赤血球のヘモグロビンのヘム鉄(Fe^{2+})が酸化されメトヘモグロビン（Fe^{3+}）が増加すると，ヘムに酸素が結合できなくなり貧血性低酸素症のメトヘモグロビン血症となる．硝酸塩や亜硝酸塩，ニトログリセリン，アニリン，抗原虫薬（プリマキン），サルファ剤，イソニアジド，NSAIDs，ベンゼン，トルエン，などが**メトヘモグロビン血症**を誘発する（図1-66）．

メトヘモグロビン血症
methemoglobinemia

イソニアジド　　ニトログリセリン　　プリマキン

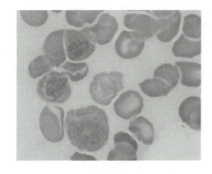

図1-65　鉄欠乏性貧血

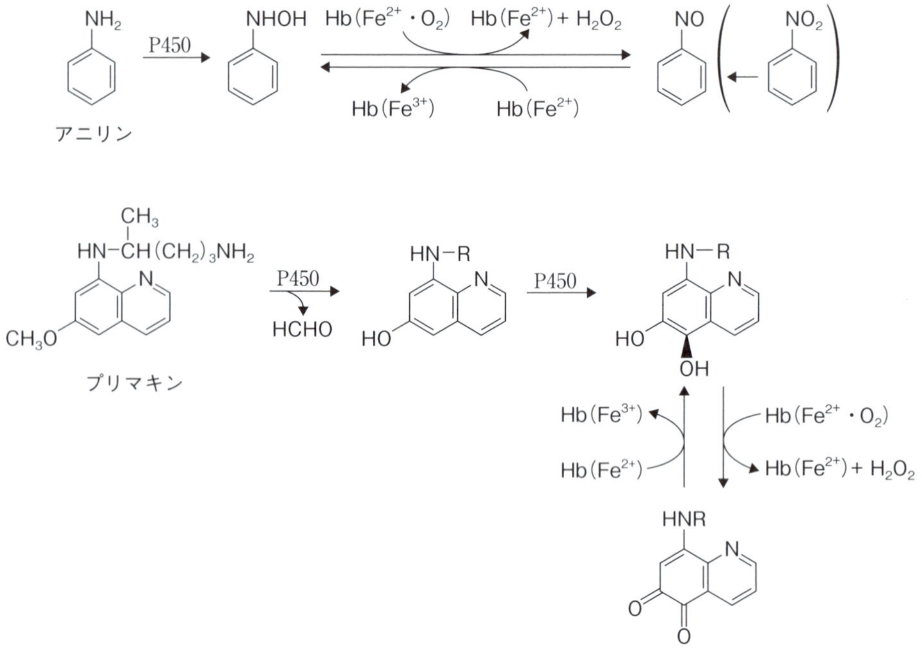

第 1 章　化学物質と毒性

図 1-66　化学物質によるメトヘモグロビン血症

3　血液凝固障害

　クマリン誘導体（ワルファリン，ジクマロール）はビタミン K 代謝を阻害し，血液凝固因子の活性を阻害することで，血液凝固を阻害する．一方，経口避妊薬はフィブリノーゲンや凝固因子を増加させ血栓の形成を促進し，血栓症を惹起する．

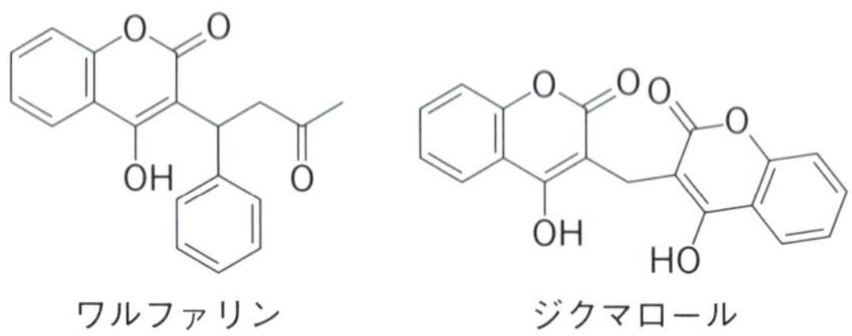

血栓症
（cerebral, coronary）
thrombosis

　　　　ワルファリン　　　　　　ジクマロール

1-3-3-5　肺

　肺は，鼻腔，咽頭，喉頭に続く気管からなり，気管は左右の気管支となる．気管支の機能単位は肺胞であり，肺胞では基底膜を挟んで外気と血液の間のガス交換が行われる（図 1-67）．肺胞内には肺胞マクロファージがあり，異物除去を行っている．除草剤パラコートは血行性に肺に移行し，肺胞上皮細胞に障害を与える．急性期には肺水腫，慢性化すると間質性肺炎となる．

間質性肺炎
Interstitial pneumonia

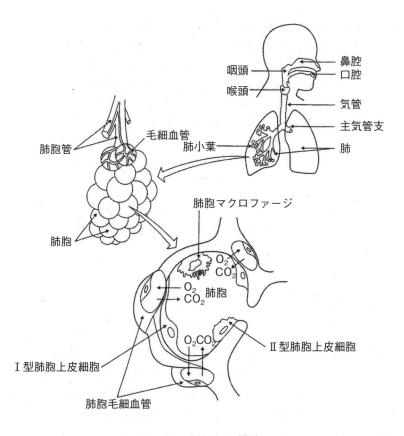

図 1-67 呼吸器の構造

繊維状のケイ酸マグネシウムの吸入により**アスベスト症**（石綿症，石綿肺）が発症し，肺線維症を呈する．アスベストの曝露から数十年後に胸膜において中皮腫が発症する．また，肺がんの発症につながる場合もある．

トリパラノールや**タモキシフェン**などの両親媒性の化学物質は，肺胞マクロファージのリン脂質分解を阻害し，リン脂質が蓄積し泡沫細胞となり**リン脂質症**を発症させる．

アスベスト症（石綿肺）
asbestosis

タモキシフェン
tamoxifen

リン脂質症
phospholipidosis

トリパラノール　　タモキシフェン

種々の化学物質の長期間の曝露により肺がんが誘発することが知られているが，ヒトでのリスクについては明確でない点も多い（表1-19）．

表1-19 化学物質により誘発される肺の非腫瘍性病変

化学物質	経路	病変
モノクロタリン	血行性	びまん性肺胞障害
パラコート	血行性	びまん性肺胞障害
ブレオマイシン	血行性	びまん性肺胞障害
アスベスト	吸入	肺線維症
珪酸	吸入	肺線維症
クロルフェンテルミン	血行性	リン脂質症
トリパラノール	血行性	リン脂質症
クロルサイクリジン	血行性	リン脂質症
タモキシフェン	血行性	リン脂質症

1-3-3-6 皮　膚

皮膚は外界からの攻撃に対し生体を防御するバリアーとして機能している．皮膚の構造は，表皮，真皮，皮下脂肪からなり，表皮はさらに，角質層，顆粒層，有棘層，基底層からなる（図1-68）．皮膚は外界の化学物質や環境物質にさらされているので，毒性を受けやすい．化学物質が皮膚に直接触れることで起こる障害を接触性皮膚炎と呼ぶ．化学物質自身の毒性による場合は刺激性皮膚炎であり，刺激性の溶媒や酸，塩基などで起こる．また，免疫が関与する場合はアレルギー性接触皮膚炎と呼び，ニッケル，ネオマイシン，ホルムアルデヒドなどがある．

接触性皮膚炎
contact dermatitis

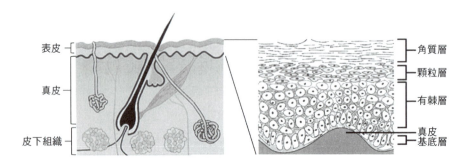

図1-68　皮膚の構造

第1章　化学物質と毒性

さらに，化学物質と太陽光による反応により誘発される皮膚炎もあり，**光過敏症**と呼ばれ，その機序から**光毒性皮膚炎**と**光アレルギー性皮膚炎**に分けられる．光毒性化学物質としては，アントラサイクリン，アクリジン，テトラサイクリン，クロルプロマジンなどがあり（表1-20），光アレルゲンとしては，スルホンアミド，**ソラレン**，p-アミノ安息香酸グリセリル（日焼け止め成分）などがある（表1-21）．

光過敏症
　photodermatosis
光毒性皮膚炎
　phototoxic dermatitis
光アレルギー性皮膚炎
　photoallergic dermatitis
ソラレン
　psoralen

アントラサイクリン

アクリジン　　　　スルホンアミド　　　　ソラレン

表 1-20　代表的な光毒性化学物質

フロクマリン類（8-メトキシソラレンなど）
多環芳香族炭化水素類（アントラセン，アクリジンなど）
テトラサイクリン類（デメチルクロルテトラサイクリン）
スルホンアミド類（クロルプロマジンなど）
非ステロイド性抗炎症剤（ベノキサプロフェン）
アミル-o-ジメチルアミノ安息香酸
染料（エオジン，アクリジンオレンジなど）
ポルフィリン誘導体（ヘマトポルフィリン）

第1章　化学物質と毒性

表 1-21　光アレルゲン化合物

ハロゲン化サリシルアニリド類および関連物質 （3,3',4',5-テトラクロロサリシルアニリドなど）
スルホンアミド類
フェノチアジン類（プロメタジン塩酸塩など）
クマリン誘導体（6-メチルクマリンなど）
ジャ香オクラ
日焼け止め成分（グリセル-p-アミノ安息香酸）

　化学物質の皮膚への接触後短時間に起こる急性の疾患は**接触皮膚炎，接触性じん麻疹**である．化学物質がマスト細胞を刺激し，ヒスタミンを遊離させることで引き起こされる．アスピリン，クラーレ，アゾ色素，自然毒などがある．一方，IgE を介した即時性過敏反応によっても起こる．

> **コラム　PUVA 療法**
>
> 　PUVA 療法（ソラレン長波長紫外線治療）は，ソラレン psoralen と長波長紫外線（UVA）を併用する光化学療法で，乾癬やアトピー性皮膚炎など，多くの皮膚疾患に有効な治療法である．ソラレンの光アレルゲンとしての性質を利用している．重篤な副作用として，高頻度の紫外線照射による発がんのリスクが指摘されている．

1-3-3-7　感覚器

　感覚としては，視覚，聴覚，嗅覚，味覚，平衡感覚などがあり，これらは感覚器に対する物理的あるいは化学的な刺激を受容し，大脳へと伝える．

　視覚障害としては，メチルアルコールの毒性が知られている．また，消毒薬のキノホルムを整腸剤として大量使用したことによる副作用として**スモン病**（p.160 参照）が発生したが，重篤な場合，視神経障害や呼吸麻痺が発生した．炎症治療としてステロイド剤の点眼使用で，緑内障，白内障，角膜潰瘍が発症する．抗マラリア薬クロロキンは，網膜細胞内へ沈着することで網膜症を発現する．

　聴覚障害としては，カナマイシン，ストレプトマイシンなどのアミノグリコシド系抗生物質による蝸牛の有毛細胞に対する障害により，非可逆性の**難聴**が発現する．また，フロセミドなどのループ利尿薬やクロロキン，キニーネなどは蝸牛の内リンパ液のイオン組成に影響を与え，難聴を惹起する．

　亜鉛の欠乏は**味覚異常**（味覚減退）を引き起こすので，亜鉛欠乏を誘発するペニシラミンなどのキレート剤で発生する．さらに，フロセミド，グルタチオン，アセチルサリチル酸，メフェナム酸などでも味覚異常が発生する．

スモン病
SMON（Subacute Myelo-Optico Neuropathy）

難聴
difficulty in hearing

味覚異常
dysgeusia

フロセミド　　　　(R)-クロロキン　　　　キニーネ

アセチルサリチル酸　　　　メフェナム酸

1-3-4　無機物質による傷害

1　カドミウム

　カドミウムは，亜鉛と化学的な性状が似ており，亜鉛鉱石中に含まれている．通常，鉛と亜鉛の鉱石は伴って産出され，銅と亜鉛の鉱石がともに産出することも多い．これらの金属の採掘・精錬の際に副産物として得られるとともに，鉱山や精錬所が汚染の原因となる．また，カドミウムは鉄や銅のメッキや蓄電池の極板，顔料の原料として用いられているので，都市周辺での汚染もみられる．人為的な原因だけでなく，温泉や火山活動などの自然的要因により，河川や湖沼のカドミウム濃度が高くなることもある．カドミウムの曝露経路には経気道と経口曝露がある．経気道曝露の例として，喫煙があげられるが，タバコ1本当たりに含まれる1〜2mgのカドミウムのうち，10〜20％が吸収される．一方，消化管からの吸収率は1〜6％と高くないが，様々な食品に含まれており，生物学的半減期が10〜30年と長いために，加齢とともに蓄積が認められる．例えば，野菜・穀類では0.005〜0.06ppmと低濃度であるが，動物や魚類の肝臓や腎臓には1ppm程度と高濃度に含まれている．また，米を主食とする日本人では，食品からのカドミウム摂取の約4割が米からの摂取で，食品衛生法によって，米（玄米および精米）のカドミウムの基準値が0.4ppm以下と定められている．また，水道水の水質基準では，カドミウムは0.003mg/L以下と定められている．

　体内に吸収されたカドミウムは全身の臓器に運ばれ，主として肝臓と腎臓に蓄積する．急性曝露の場合には肝臓の方が腎臓よりも蓄積量が高くなるが，慢性曝

亜鉛とカドミウムと水銀は同族体である．現在（2014年），日本では鉛および亜鉛の採掘は行われていない．

メタロチオネイン

メタロチオネインは，分子量6000～7000で，分子内を構成するアミノ酸残基の約1/3がシステインで，芳香族アミノ酸を含まないため，タンパク質の特徴である280 nmの特異吸収を示さない．ZnやCdなどの金属に曝露されると発現が誘導され，金属と結合することで毒性を軽減する．メタロチオネインと金属の親和性は，Zn < Cd < Cu < Hg, Ag.

アマゾンにおける水銀汚染

アマゾン流域で，砂金の精製に水銀が利用され，環境汚染が問題となった．

無機水銀の環境代謝

無機水銀はメタン細菌により，メチルコバラミンからメチル基を供与されて，メチル水銀に変換される．

露の場合は腎臓の方が肝臓よりも濃度が高くなる．これらの臓器では，カドミウムはメタロチオネインを誘導し，そのSH基に結合して蓄積する．メタロチオネインと結合することで，カドミウムの毒性が抑えられるが，過剰のカドミウムに曝露されると，遊離のカドミウム濃度が上昇して毒性が発現する．経口曝露の慢性毒性は，腎障害が顕著で，近位尿細管が強く傷害され，多尿となり，低分子タンパク質（β_2ミクログロブリンなど）や糖，アミノ酸などが尿中に排泄される．四大公害の1つ，イタイイタイ病では，腎臓が傷害され，ビタミンDの代謝やカルシウムの再吸収などが障害され，骨軟化症を発症したと考えられている．カドミウムの排泄経路は，主に糞便と尿で，毛髪や爪からの排泄はわずかである．

2 水 銀

水銀は常温・常圧で液体である唯一の金属で，比重が鉄よりも大きく，金属と合金をつくりやすいことから様々な用途に用いられてきた．例えば，金とアマルガムを形成するため，金の精錬や金メッキに用いられて，環境汚染を引き起こした事例がある．また，水銀化合物が顔料や防かび剤や殺菌剤に用いられている．身近なところでは体温計や蛍光灯に水銀が用いられているほか，神社の鳥居などに用いられている赤い色の顔料（朱）が硫酸水銀である．傷口の消毒剤として用いられていたマーキュクロムやワクチンの防腐剤に用いられているチメサロール，稲のいもち病予防の殺菌剤に用いられていた酢酸フェニル水銀や種蒔き用の小麦の防カビ剤としてメチル水銀が用いられた．四大公害の1つ，水俣病は，チッソ水俣工場からメチル水銀が排出され，汚染された魚介類を食べた人が中枢神経に障害を受けて発生した．人為的な汚染だけでなく，水銀は蒸気圧が高いため，自然活動である火山の噴火や地殻変動により大気中に排出され，それが雨とともに地表に降り，土壌や河川や海水中にも存在する．一般には大気中や飲料水中の水銀濃度は低く，曝露が問題となることはない．しかし，環境中で微生物によりメチル化されると，生物濃縮を受け，マグロなどの大型魚の体内に高い濃度のメチル水銀が見出される．また，ブリやマグロの肝臓で，無機水銀がメチル化される．セレン化合物によりメチル水銀の毒性が軽減されることが知られているが，マグロにはメチル水銀とともにセレンが豊富に含まれるため，毒性が認められないと考えられている．

水銀は化学態により，体内動態が異なり，毒性も異なる．無機水銀には，金属水銀（Hg^0），第一水銀（Hg^+），第二水銀（Hg^{2+}）の3種類の状態がある．無機水銀の腸管からの吸収率は約5%と低いが，第二水銀は腐食性が強く，経口曝露では消化管に潰瘍を生じ，皮膚に触れると皮膚炎を起こす．吸収された第二水銀は，腎臓に蓄積し，特に近位尿細管の上皮細胞が強く傷害される．腎臓ではメタロチオネインと結合しており，メタロチオネインが毒性軽減や蓄積性に関与している．水銀蒸気の肺からの吸収率は80%と高く，急性の吸入曝露では，胸痛・呼吸困難・咳・喀血を続発し，間質性肺炎を起こすことがある．また，吸入曝露

第1章　化学物質と毒性　91

で体内に吸収された水銀は，血液–脳関門を透過し，亜急性曝露で譫妄（一時的な精神錯乱）・幻覚を引き起こす．慢性的な曝露では，手足の振戦（ふるえ），記憶障害，不眠症，小脳運動失調症（バランスがとれない，運動障害）などの中枢神経障害を引き起こす．さらに，金属水銀は体内でカタラーゼにより第二水銀に酸化されるため，金属水銀の吸入曝露でも腎障害が認められる．水銀蒸気の吸入曝露の毒性は，高濃度曝露では主に肺障害がみられ，中等度曝露で腎障害，低濃度長期曝露では中枢神経障害が主に認められる．

　有機水銀は，アリル型とアルキル型で毒性が大きく異なる．アリル型であるフェニル酢酸水銀などは，消化管からの吸収率が約50％と吸収されやすいが，体内で分解されやすく，無機水銀と類似した毒性を示す．一方，アルキル型であるメチル水銀は，消化管からほぼ100％吸収され，肝臓や腎臓に分布する．また，メチル水銀は体内でシステインと複合体を形成し，メチオニンと類似した立体構造をとることで，アミノ酸輸送体を介して血液–脳関門を透過し，脳にも移行する．メチル水銀の標的臓器は脳で，四肢末端の知覚異常，構音障害，歩行障害，難聴，視野狭窄を引き起こす．また，胎盤を透過し，脳性麻痺，けいれんなどの症状を呈する胎児性水俣病を発生させる．メチル水銀はグルタチオンや含硫アミノ酸と結合した形で主に胆汁中に排泄されるが，腸管で再吸収されやすく，腸肝循環を繰り返すために体外へ排泄されにくい．生物学的半減期は約70日と推定されている．また，血液中のメチル水銀は一定の割合で毛髪中に排泄されるため，毛髪中の濃度が曝露指標となる．

> **コラム**　なぜメチル水銀による汚染が発生したのか
>
> 　チッソは水俣で水力発電の電力と石灰岩を利用して，カーバイトを原料にアセトアルデヒドや塩化ビニルなどの製造を行っていた．この中で，アセチレンを水和させてアセトアルデヒドを合成する過程では，希硫酸中に第二水銀（Hg^{2+}）を触媒として加え，アセチレンを吹き込むことで水和させてアセトアルデヒドを製造していた．この反応では，第二水銀の一部が還元されて金属水銀（Hg^0）になるため，触媒を再生するための酸化剤として二酸化マンガンが用いられていた．この製造方法は1932年から用いられていたが，水俣病患者が急増したのは1950年代であった．また，アセチレンの水和に水銀を触媒として用いていたのは水俣工場だけではない．なぜ，水俣で大規模なメチル水銀による環境汚染が生じたのか？　その要因の1つとして，水俣工場は海沿いの立地で用水中の塩化物イオン濃度が高く，メチル水銀の塩化物の蒸気圧が低いため，蒸留のプロセスで環境中に排出されやすい状態であった．もう1つの要因として，1951年に酸化剤が濃硝酸に変更され，メチル水銀の生成量が急増したと考えられている．新潟水俣病の原因となった昭和電工の鹿瀬工場でもアセチレンの水和反応に水銀が触媒に用いられていた．しかし，新潟での水俣病の発生が明らかになるとプラントが解体され，文書が破棄されたため，メチル水銀の生成メカニズムと汚染の要因は不明である．

鉛中毒

鉛白（炭酸鉛）と呼ばれる顔料が，おしろいや絵の具などに用いられている．米国では，鉛を含んだペンキの落屑を子供が口にすることで鉛中毒が問題となった．日本でもおしろいによる鉛中毒が発生した事例がある．また，スペインの画家ゴヤは鉛中毒のために作風が大きく変わったと考えられている．

欧州では鉛の有害性に対する認識から，電気・電子機器における特定有害物質の使用制限（RoHS）指令のように製品中の鉛の使用を規制する法律が策定され，2006 年 7 月から施行された．

3 鉛

鉛は精錬が容易で，低融点でやわらかく加工しやすく，表面に酸化被膜を形成して腐食しにくいことから，古代から様々な用途に用いられてきた．また，水銀を用いるアマルガム法とともに鉛を用いる灰吹き法が金や銀の精錬に用いられてきた．現在では，蓄電池の電極や鉛ガラス（クリスタルガラス），合金材料，放射線の遮へい材に用いられている．日本では，1980 年頃まで配水管に鉛管が用いられていたほか，はんだや銃弾にも利用されていたが，毒性の高さから他の材料への転換がはかられている．

鉛には無機の鉛と 4-エチル鉛のような有機鉛があり，化学態により体内動態および毒性が異なる．無機鉛の吸入曝露時の吸収率は約 40 ％で，消化管からの吸収率は成人では約 10 ％と低いが，小児では約 40 ％と高い．大気中の鉛濃度は 1970 年代と比べ，2000 年代には約 1/8 に低下している．現在では，職業曝露のない成人では，主な曝露経路は経口摂取で，食品からの曝露が 80 ％以上を占めている．一方，小児では手をなめるなど，室内塵に由来する曝露が約半分を占めると推定されている．体内に吸収された鉛は，石灰化組織（骨や歯）のカルシウムと置換し，沈着するため，成人では体内負荷量の 90 ％以上が骨に存在し，小児でも約 70 ％が骨に存在する．鉛の生物学的半減期は，成人の血液および臓器などの軟組織で 36 ～ 40 日に対して，骨では 17 ～ 27 年と長い．女性の骨に蓄積した鉛は，妊娠期に移行して胎盤を通過し，胎児の曝露源となる．また，授乳期においても鉛は母体骨から母乳へ移行するため，消化管からの吸収率の高さと合わせて，成人よりも乳・幼児の曝露のリスクが高い．小児では，血中鉛濃度が 10 μg/dL 以上で知能の低下や問題行動が出現することが報告されていて，胎児や小児の発達段階にある中枢神経系に対する影響が最も懸念されている．

有機鉛の 1 つ，ガソリンのアンチノック剤として使われていた 4-エチル鉛は，経気道あるいは経皮的に吸収され，容易に血液-脳関門を通過し，中枢神経系に障害を引き起こす．毒性が高いことから，日本では 1970 年代からガソリンへの添加が規制され，1987 年にガソリンの無鉛化が達成された．一方，無機鉛は吸収されにくいために，急性毒性が問題になることは少ない．慢性影響として，鉛中毒の初期には貧血がみられることが多く，ついで消化器症状（便秘，鉛疝痛），神経症状（末梢神経炎，鉛脳症），および腎機能障害がみられる．鉛は，主に尿中に排泄されるため，血中の鉛濃度とともに尿中鉛量も曝露指標として用いられる．

上記の通り，鉛中毒に特徴的な毒性は貧血であるが，ヘモグロビンの生合成における δ-アミノレブリン酸脱水素酵素とヘム合成酵素が阻害されるためである．その結果，血中および尿中の δ-アミノレブリン酸とコプロポルフィリンの濃度が上昇するため，これらが鉛中毒のマーカーとされている．また，ヘモグロビンの生合成に関与する δ-アミノレブリン酸合成酵素やコプロゲナーゼも阻害され

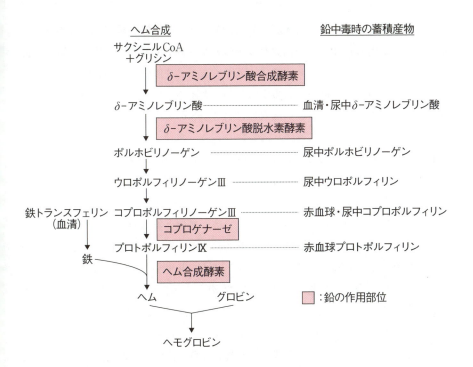

図 1-69　鉛の造血系に対する作用
（小野寺菊夫，小嶋仲夫，永瀬久光編，新しい衛生薬学 第7版，廣川書店，2013）

るため，ヘモグロビンの合成が減少し，貧血を発症する．

4　ヒ　素

　ヒ素（As）は，地殻中に広く分布し，火山活動などにより自然に，また鉱石・化石燃料の採掘や産業活動に伴って人為的に環境に放出される．自然条件によるヒ素汚染の例として，インドやバングラデシュで土壌中のヒ素濃度が高く，汚染された地下水を飲料水として利用した人々にヒ素中毒が発生し，問題となっている．人為的なヒ素汚染の例として，宮崎県の土呂久で亜ヒ酸の製造に伴い，深刻な汚染が発生した．この他に，日本におけるヒ素化合物による中毒事件には，森永ヒ素ミルク事件や和歌山カレー事件，茨城県神栖町の有機ヒ素化合物による地下水汚染事件などがあげられる．第一次世界大戦では毒ガスとして利用されただけでなく，殺鼠剤，防腐剤などに用いられた．また，人類が初めて合成した化学療法剤は，梅毒の治療薬として開発されたサルバルサンである．また，三酸化二ヒ素が急性前骨髄性白血病や多発性骨髄腫の治療薬として用いられている．さらに，ヒ素は半金属あるいは類金属と呼ばれ，金属と非金属の中間的な性質をもち，半導体の原料としても用いられている他，ガラス製造時の添加剤などに用いられている．

　地殻中では，銅，鉛，鉄などの金属とともに，3価と5価の硫化物，金属ヒ化物，酸化物として分布している．毒性学的に重要なのは，三酸化ヒ素（無水亜ヒ

ヒ素のLD$_{50}$

ラットを用いた動物実験で，経口投与におけるLD$_{50}$は，無機（3価）化合物の亜ヒ酸：14.6 mg/kg，無機（5価）化合物のヒ酸：48 mg/kg，有機ヒ素化合物のジメチルアルシン酸：644 mg/kgで，アルセノベタインにはほとんど毒性がないと考えられている．

耐容一週間摂取量

耐容一週間摂取量（PTWI）とは，ヒトが一生にわたり摂取し続けても健康影響が現れない一週間当たりの摂取量の指標で，無機ヒ素として15 μg/kg/wとされている．

ppb

parts per billionの略で，1 mL 中に10億分の1 gを表す単位．

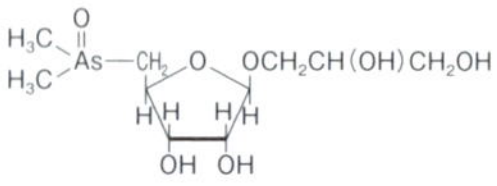

アルセノ糖

有機ヒ素の毒性

主要な代謝物のモノメチルアルソン酸（V）やジメチルアルシン酸（V）の急性毒性が低いことから，メチル化は解毒機構と考えられていた．しかし，代謝の過程で生じる3価のモノメチル化体およびジメチル化体が強い細胞毒性や遺伝毒性を示すことが明らかにされ，必ずしも有機ヒ素の毒性が低いとはいえず，代謝活性化と考えられている．

酸 As_2O_3）と**五酸化ヒ素**（無水亜ヒ酸 As_2O_5）および**有機ヒ素化合物**である．一般に，無機ヒ素の毒性は原子価数が3価の方が5価よりも強く，原子価数が5価の場合，有機ヒ素より無機ヒ素の方が毒性が強い．3価のヒ素が標的分子のチオール基と強く結合し，機能を阻害するためと考えられている．生態系の中では，海洋生物のヒ素含有量が高い．海水には約2 ppbのヒ素が溶け込んでおり，プランクトンや藻類が海水から無機ヒ素を取り込み，蓄積する．食物連鎖による生物濃縮の結果，魚介類でのヒ素濃度はppm（ppm：ppbの1000倍の単位）のレベルになる．しかし，魚介類の生体内で無機ヒ素は代謝されてアルセノベタインを主とする有機化合物となるため，魚介類によるヒ素中毒が問題となったことはない．一方，ヒジキやワカメといった海藻では，無機と有機の両方の化学形態で存在し，有機化合物は主にヒ素糖（アルセノシュガー）と総称されるトリアルキルアルシンオキサイド構造（ジメチルアルシノイル基）をもつ化合物群として含有される．無機化合物と有機化合物の割合は海藻の種類によって異なる．2004年に英国食糧規格庁（FSA）が海藻のヒジキに無機ヒ素が大量に含まれているという調査結果に基づいてヒジキを食べないよう国民に勧告した．日本人の海産物摂取量は多く，特にヒジキは無機ヒ素の含有割合が高い．しかし，無機ヒ素の耐容一週間摂取量（PTWI）を体重50 kgの人の一日量に換算すると107 μgとなり，これはFSAが調査した中で最もヒ素含有量が高いヒジキの4.7 gに相当する．日本人のヒジキ摂取量は，一日およそ0.9 gであり，平均的な食生活であれば生体への影響はほとんどないと考えられる．

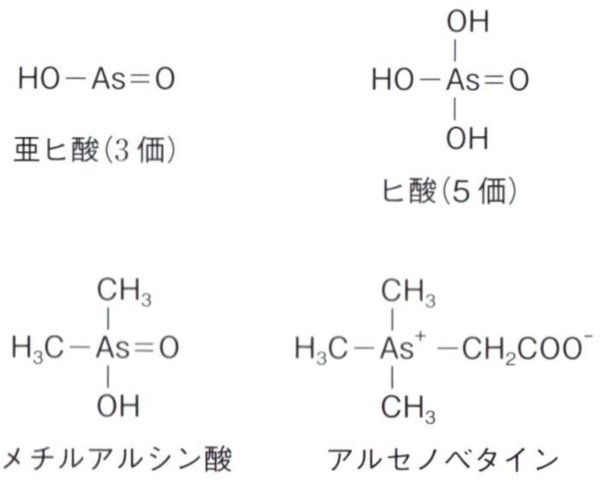

図1-70　自然界に存在する主なヒ素化合物の構造式

ヒ素化合物への曝露は，職業的な曝露を除くと，主に経口曝露である．無機ヒ素の消化管からの吸収率は，55～87%である．吸収されたヒ素の一部は，肝臓，腎臓，肺，脾臓，皮膚，毛髪などに蓄積されるが，大部分が速やかに尿中へ排泄される．無機ヒ素は，未変化体または肝臓においてメチル化もしくはジメチル化されて排泄されるが，代謝速度には個人差（遺伝子多型）が存在することが報告されている．有機ヒ素のアルセノベタインは100%が吸収されるが，未変化体と

して速やかに排泄される．また，3価の無機ヒ素化合物は皮膚からも容易に吸収され，局所に壊死をつくるが，皮膚から吸収されて中毒を起こすことはまれである．

大量に経口で曝露した場合の初期症状として，食道の疼痛や嚥下困難，悪心，嘔吐，焼けるような腹痛，コレラ様の下痢，血圧低下などがあげられる．また，呼気のニンニク臭が特徴で，重篤な場合には循環不全で死亡する．また，数日後から肝機能障害，2～3週間後から四肢の感覚異常が認められる．慢性ヒ素中毒の主な症状は，口内炎や食欲不振・体重の減少とともに皮膚の色素沈着と白斑（脱色），手掌や足底の角化症，知覚異常や麻痺などの末梢神経障害などがよくみられる．また，皮膚がんおよび肺がんを引き起こすため，ヒ素およびヒ素化合物はIARCによりグループ1（ヒトに対する発がん性あり）に分類されている．

ヒ素の毒性機序は明らかにされていないが，活性酸素の生成を介して，DNAの損傷や染色体異常を引き起こすこと，DNA修復系を阻害すること，エピジェネティックな影響を及ぼすこと，紫外線による発がんを促進させることなどが報告されている．

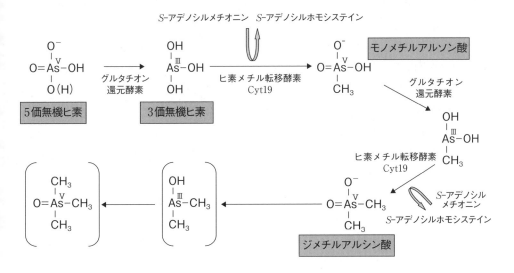

図1-71　ヒトやげっ歯類におけるヒ素の代謝

5　クロム

クロムは地殻に豊富に存在し，ステンレスなどの合金の材料やメッキ材料や塗料およびなめし皮の製造などに広く用いられている．原子価数−2から+6までの多様な酸化状態で存在するが，天然のクロムはほとんどが3価である．生物学的に重要なのは，3価と6価で，0価のクロムはほとんど生物学的な活性をもたない．6価のクロムは腐食性が強く，経口摂取により消化器障害を引き起こす．一方，3価のクロムの正常な血漿濃度は，0.05～0.50 μg/Lで，臓器中濃度は年

クロムの必須性

最近，クロムの耐糖能改善効果は過剰量による薬理効果である，という報告がなされ，クロムの必須性について議論されている．クロムの糖代謝改善作用のメカニズムとして，**クロモデュリン**と呼ばれるクロムと結合するオリゴペプチドがインスリン受容体に結合し，インスリンの刺激伝達に関与することが報告されている．また，ビール酵母から抽出されたクロム含有耐糖因子（GTF）にクロム欠乏動物の耐糖能障害を改善する作用があること，クロム濃度の低下する高齢者に対して有効な例が示されている．また，GTF が血清コレステロール低下など脂質代謝に影響することも示されている．

克山病

中国東北部の克山県に原因不明の心筋疾患が多発し，克山病と名付けられた．この地域の住民の血中セレン濃度が低く，セレン投与で有病率や死亡率が減少した．しかし，現在ではセレン欠乏だけではなく，セレン欠乏にウイルス感染が加わって発病したものと考えられている．

カシン・ベック病

カシン・ベック病は，関節と骨の変形・はれを主症状とする病気で，小児では四肢の発達がよくなく，小人（こびと）症になる．発見者の名前から命名された．

セレンと硫黄

セレンは硫黄と同族体で，化学的な性質が類似している．

齢，地域による差が大きい．また，出生時に肝，腎，肺，心臓に多く含有されているが，加齢とともに減少するという特徴がある．動物実験では低クロム食で耐糖能の低下がみられ，必須微量元素とされている．しかし，通常の食生活ではクロム不足が問題となることはない．また，クロムの過剰症に関する情報が十分でないため，「日本人の食事摂取基準（2010 年版）」でも耐容上限量は設定されておらず，推奨量のみ設定されている．長期間にわたる過剰摂取で，嘔吐，下痢，腹痛，腎尿細管障害，肝障害，造血障害，中枢神経障害などが報告されている．

クロムは経口，経気道および経皮吸収されるが，消化管からの吸収率は 3 価のイオンおよび 6 価のオキシ酸ともに数 ％ である．6 価クロムは 3 価クロムよりも経気道および経皮的に吸収されやすく，接触部位で炎症や潰瘍を起こす．また，鼻中隔穿孔，アレルギー性皮膚炎，喘息，肺がんの原因となる．

6 セレン

セレンは酸素や硫黄と同族体で，反応性に富み有毒であるとともに，微量元素として必須である．地殻中の濃度の測定値には幅があるが，平均濃度として，0.09 ppm と推定されており，存在量は非常に少ない．セレンの有毒性が知られるきっかけとなったのは，1930 年代にアメリカで放牧中のヒツジや牛などがセレンを蓄積した牧草を食べたために，視力障害，歩行障害，腹部疼痛，麻痺が起こり，呼吸麻痺で死亡した例もあり，アルカリ病または旋回病と呼ばれた．原因となった牧草の 1 つ，Astragalus（ソラマメ属の植物）には，セレンが 0.1 ％（1000 ppm）以上も含まれていた．逆に，動物実験でビタミン E の欠乏状態の治療にセレンが有効であることが報告されている．疫学研究では，セレンの血中濃度と，大腸がん，前立腺がん，肺がん，膀胱がん，皮膚がん，食道がん，胃がんのリスクとの間で，逆相関が示唆されている．また，ヒトにおけるセレン欠乏症として，中国北東部の克山（Keshan）病やシベリア東部から中国北東部と北朝鮮にみられるカシン・ベック病が知られている．一方，セレン濃度の高い地域に居住する住民に対する疫学調査において，皮膚炎，胃腸障害，脱毛と爪の脱落などセレン中毒に似た症状が報告されている．わが国では，第 7 次改定「日本人の栄養所要量」の食事摂取基準において，血漿グルタチオンペルオキシダーゼ活性値をもとに，日本人 18 ～ 29 歳男性の推定平均必要量として，25 μg/日 が設定されている．同時に，毛髪と爪の脆弱化と脱落をエンドポイントとして，NOAEL を 800 μg/日 とし，セレン上限量を 100 ～ 450 μg/日 に設定している．このように至適所要量の幅が小さいが，この調査ではセレンの化学態を考慮していないため，より詳細な調査が必要である．

セレンの化学態は，セレン酸（SeO_4^{2-}，$Se(VI)$），亜セレン酸（SeO_3^{2-}，$Se(IV)$），金属セレン（Se，$Se(0)$），セレン化物（Se^{2-}，$Se(-II)$）および有機態セレン（セレン化ジメチル，セレノシステイン，セレノメチオニンなど）に分類される．セレンを吸入曝露した場合，亜セレン酸は金属セレンよりも吸収率が高

い. また, セレンを経口投与した場合, 金属セレン, 亜セレン酸, セレノメチオニン, 食物由来のセレンのうち, 最も吸収されやすいのはセレノメチオニンで, 食物中のセレン, 亜セレン酸, 金属セレンがこれに続くことが示唆されている. 吸収後のセレンの多くは肝臓と腎臓に分布しやすい. また, 甲状腺では体内の他の臓器よりもセレン濃度が高く, ヨウ素と同様に, セレンも甲状腺ホルモンの合成や代謝に重要な働きをしている. 亜セレン酸塩はグルタチオン・グルタチオンリダクターゼ系により, セレン化物となる. 通常は, セレン糖と呼ばれる N-アセチルガラクトサミンと結合した化学態で尿中に排泄されるが, セレンの摂取量が増えるとトリメチルセレノニウムイオンとして排泄される. さらに過剰に摂取した場合は, 呼気中に揮発性のジメチルセレンの形で排泄されるため, 呼気のニンニク臭の原因となる.

急性毒性では, 呼気のニンニク臭, 疲労感, 焦燥感, 毛髪の脱落, 爪の変化, 悪心, 嘔吐, 腹痛, 下痢, 末梢神経障害などがみられる. 特に吸入曝露において重篤な影響がみられる. また, 有機・無機セレンを慢性的に大量摂取すると, 類似した影響がみられる. 過剰摂取の早期から, 呼気のニンニク臭や口中の金属味がみられ, 最もよくみられる臨床徴候として, 毛髪や爪がもろくなり, 脱落することもある. その他に, 皮膚や神経系の病変, 嘔気, 下痢, 皮膚発疹, 斑状歯, 疲労, 過敏症, 神経系異常などの症状がみられる. 一方, ヒ素, カドミウム, 水銀の慢性中毒に, セレン投与の効果が認められている. しかし, その機序は不明で, セレンの有効域が狭いため, 解毒法としては使用されない. また, マグロはメチル水銀濃度が高いが, セレンの含有量も多く, セレンによって毒性が抑制されると推測されているが, そのメカニズムは不明である.

[コラム] **セレンを含むアミノ酸と抗酸化能**

セレンの投与がビタミン E 欠乏症を軽減することが報告され, グルタチオンペルオキシダーゼの活性にセレンが必須であることが抗酸化作用のメカニズムとして注目された. 生体を構成する 20 種のアミノ酸に加えて, 21 番目のアミノ酸として, システインの硫黄がセレンに置換されたセレノシステインがあげられる. セレノシステインは特異的な tRNA と結合し, グルタチオンペルオキシダーゼなどの酵素の活性中心のアミノ酸残基として翻訳時に取り込まれる. グルタチオンペルオキシダーゼはカタラーゼとともに生体内で過酸化水素の分解に寄与している. また, カタラーゼとは異なり, 脂質分子中の過酸化物の分解・解毒に寄与することが明らかにされている. この他に, セレノシステインはチオレドキシン還元酵素, テトラヨードチロニン-5′-脱ヨウ素化などの酸化還元反応を担う酵素の活性中心で機能している. 他にも, メチオニンの硫黄がセレンに置換されたセレノメチオニンが重金属と結合し, 毒性を軽減することが報告されている. また, マグロから抽出された新規のセレン含有アミノ酸であるセレノネインが強い抗酸化活性を有することが報告されている.

7 スズ

スズはイオン化傾向が小さく，さびにくい．また，展延性に富み，他の金属と合金をつくりやすく，古代から利用されてきた．銅との合金は青銅で，鉄をスズでめっきしたものがブリキである．また，加工がしやすいために，食器などの日用品に用いられた．また，有機スズが合成され，触媒や樹脂原料などに用いられている．

金属スズおよび無機スズは消化管からの吸収率が低く，毒性は低い．急性中毒の事例として，缶詰のメッキとして使用されているスズが内容物との反応で溶けだし，吐き気や嘔吐などの消化器症状を発症した例があるが，全身性の毒性や後遺症を生じた例はない．現在はスズが一定以上溶出しないように工夫されているが，開缶後にそのまま保存すると急激にスズが溶出するため，内容物を別の容器に保存することが必要である．

一方，有機スズの中には強い毒性を有するものがあることが知られており，殺菌剤や殺虫剤などの農薬として用いられた．有機スズは一般式 R_nSnX_{4-n} で表されるが，アルキル基の数と種類により毒性が大きく異なり，トリアルキルスズが最も毒性が高く，哺乳動物に対してはトリメチルおよびトリエチル化合物の毒性が高い．トリ体は血液-脳関門を通過し，中枢神経に障害を及ぼす．その中毒症状は，経皮・吸入曝露ともに初期には強度の頭痛・嘔吐がみられる．確立期には四肢の脱力や麻痺および全身の振戦などがみられる．トリフェニルスズは，消化管の炎症や肝障害およびリンパ球の著しい現象などを引き起こす．また，ジアルキルスズの微量曝露では，胸腺の萎縮が特徴的である．

有機スズ化合物は，水に溶けにくく，水中から揮散しにくく，吸着性が強い（粒子に付着しやすい）ことが特徴である．1960年ころから藻や貝類の付着防止のために船底塗料や養殖用漁網防汚剤としてトリブチルスズやトリフェニルスズが大量に利用されたが，1980年代後半から魚介類への蓄積が明らかになり，日本では1990年に禁止された．海水中のトリブチルスズ濃度は，堆積物や生物に対して，数千から数万倍高い．また，間接濃縮は顕著ではなく，直接濃縮の寄与が大きいといわれている．生態系への影響として，内分泌撹乱作用がクローズアップされるきっかけとなったのは，イボニシなどの巻貝で，雌にペニス様の突起が認められる異常で，インポセックスと呼ばれている．有機スズがアンドロゲンからエストロゲンへの代謝を触媒するアロマターゼを阻害することがその原因と考えられていたが，より低濃度でレチノイン酸受容体のRXRのリガンドとして作用することが明らかとなり，内分泌撹乱作用のメカニズムとして，注目されている．

現在，ビス(トリブチルスズ)オキシドは化審法の第一種特定化学物質に，それ以外のトリブチルスズ化合物13種類とトリフェニルスズ化合物7種類は第二種特定化学物質に指定され，製造や輸入および使用が禁止または規制されている．

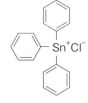

有機スズ化合物

塩化トリフェニルスズ

ビス(トリブチルスズ)オキシド
(TBTO)

塩化トリブチルスズ

8 ニッケルカルボニル

ニッケルカルボニルは，一酸化炭素と金属ニッケルとの反応により生成し，ニッケルの精錬，アクリル酸エステルやメタクリル酸エステルの合成，他の有機合成において使用される．無色・揮発性の液体である．ニッケルカルボニルの分解速度は，空気中の一酸化炭素濃度に反比例し，極めて速やかに分解されるため，職業曝露を除けば，ニッケルカルボニルに曝露される可能性は低い．しかし，30分間の吸入曝露におけるラットの半数致死濃度は 35 ppm で，極めて毒性が高い．中毒症状は 2 段階の症状によって特徴付けられる．第 1 期は数時間続く頭痛と胸の痛みで，通常すぐに収まる．第 2 期はおよそ 16 時間後に始まる間質性肺炎で，咳，息切れ，強い疲労感を伴う．心肺不全または腎不全によって死亡することが多い．

テトラニッケルカルボニルの構造式

9 金属アレルギー

金属アレルギーは，身近な接触皮膚炎の原因の 1 つであり，原因金属として頻度が高いのは，ニッケル，コバルト，クロムおよび水銀である．典型的な例では，ネックレスやピアスや腕時計などの金属と接触している局所で，接触後約 12 時間でかゆみが感じられ，つづいて紅斑，浮腫が出現し，24 ～ 72 時間後に反応が強くなる．その後，炎症反応は消退し，10 日程度で治癒する．また，歯科金属によって口腔内に症状が出ることもある．汗や唾液に微量の金属が溶けだし，タンパク質と結合して，抗原となると考えられているが，キャリアとなるタンパク質や詳細なメカニズムは不明である．さらに，局所におけるアレルギー反応だけでなく，食品中の金属や歯科金属が口腔粘膜や消化管より吸収され，血流から皮膚へ移行し，発汗などにより誘発される全身型金属アレルギーがある．手や足などの発汗しやすい部位に水疱がみられる掌蹠膿疱症や全身にじんま疹がみられるほか，自己免疫疾患との関連も示唆されている．また，チョコレートや豆類や海藻などにニッケルやコバルトやクロムなどの金属が多く含まれていて，これらの食品の摂取で増悪する場合がある．

> **コラム　必須微量元素**
>
> 　生体を構成する元素は，含有量によって多量元素と少量元素と微量元素に分類されている．多量元素は，酸素，炭素，水素，窒素の4種類で，その合計は人体の97%を占める．次いで，少量元素には，リン，硫黄，カルシウム，カリウム，ナトリウム，塩素およびマグネシウムが分類され，多量元素と合わせて11元素で人体の99.3%を占める．しかし，これらだけでは健康を維持できず，残りの0.7%の中に微量であるが，鉄，亜鉛，マンガン，銅，セレン，モリブデン，ヨウ素，クロムおよびコバルトの9元素が必須であることが明らかにされている．また，必須かどうか議論されている元素として，カドミウム，リチウム，ゲルマニウム，臭素，鉛，アルミニウムがあげられる．一般には，重金属の毒性が強調されるが，必須微量元素は，過剰症とともに欠乏症があり，生体にとって必要な栄養でもある．

10　じん肺

　鉱物，金属，研磨材，炭素原料，アーク溶接のヒュームなどの粉じんを吸入すると，比較的粒子の大きなものは鼻孔や気管支などに付着して「たん」となって体外に排出されるが，微細な粉じんは肺胞にまで到達し，沈着する．これらの粉じんに曝露し続けると，肺では線維性の増殖が起こり，肺が固くなって呼吸が困難になる．これを「じん肺」という．「じん肺法」では，「粉じんを吸入することによって肺に生じた線維増殖性変化を主体とする疾病」と定義されている．この定義では，じん肺起因物質を必ずしも非生物体のものだけに限定はしていない．しかし，じん肺の大部分は職業性の無機粉じん曝露が原因となっていて，原因物質ごとに，珪肺，石綿（アスベスト）肺，アルミニウム肺，溶接工肺（鉄肺）などのように疾患名がつけられている．わが国のじん肺有所見者は昭和57年には4万6千人いたが，平成18年には約6千人にまで減少している．しかし，じん肺またはその合併症で療養が必要と認定されるじん肺患者は毎年約千名近く発生している．じん肺の初期にはほとんど症状がないが，病気が進んでくると呼吸器症状が出現する．じん肺にみられる最も多い症状は咳，痰，喘鳴，息切れで，心不全を合併すると下肢に浮腫がみられることもある．また，肺炎などの呼吸器感染症にかかりやすく，病状悪化の主な原因になっている．結核，肺がん，気胸などの合併症がみられることもある．

11　アスベスト

　大気汚染防止法では，人の健康に被害を生じるおそれのある物質としてアスベストを特定粉じんに指定し，規制を設けている．特定粉じん以外を一般粉じんという．アスベストは化学的に安定で熱にも強いことから断熱材や建築材などに広く使用されていた．しかし，微小な繊維状になって飛散し，吸入曝露によって強い発がん性を示すことが明らかになって，現在では使用が禁止されている．

　アスベストの定量は，ろ紙上に捕集した粒子状物質を顕微鏡で確認し，長さが5 μm以上，幅（直径）3 μm未満，アスペクト比（長さ/幅）3以上のものを計

エアロゾル

　気体中に固体や液体の微粒子が浮遊した系をエアロゾルと総称する．霧とミストは，いずれも液体の微粒子が浮遊したエアロゾルで，霧は空気中で凝縮して微粒子が生じたもので，ミストは液体が飛び散って生じたものをいう．粉じんとヒュームは，いずれも固体の微粒子が浮遊したものであるが，粉じんは個体の微粒子が飛び散ったものをいい，ヒュームは金属などの蒸気が空気中で凝固して生じたものをいう．

数する（実際の直径 $0.02 \sim 0.15 \mu m$）．近年，肺を傷害する有害な繊維として，次の3つの条件が重要であることが明らかにされてきている．

① 細い：吸入性をもたらす十分に低い有効径（空気力学的径）．

② 長い：保持と蓄積をもたらす要因であり，毒性，前炎症性，発がん性が強まる要因でもある．

③ 生体残留性がある：肺組織環境において長期間，長い繊維の形状を保持すること．

アスベストは800℃に加熱すると繊維構造を失い，発がん性も失われることが報告されている．すなわち，化学的な性状ではなく物理的な性状が発がん性に影響している．これと関連して，カーボンナノチューブなどのナノマテリアルが健康影響を与えるのではないかと懸念されている．じん肺では，μm オーダーからサブ μm オーダーの大きさの粒子により引き起こされるが，ナノ粒子はさらに小さく，肺組織を透過して血中に移行することが明らかになっている点でも体内動態が異なっているため，安全に利用するために毒性の評価が行われている．

アスベストの吸入曝露による健康影響は，主に (1)石綿肺，(2)肺がん，(3)胸膜および腹膜の中皮腫の3つである．石綿肺は高濃度のアスベストに曝露するような作業環境で10年以上働いた人に発症するといわれている．肺がんはアスベストに初めて曝露してから $20 \sim 30$ 年後に発症するといわれ，石綿25本/mL×年の曝露で，肺がんのリスクが2倍になるといわれている．例えば，1 mL当たり1本（1000本/L）の環境で25年働いた場合に相当する．中皮腫は，通常は非常にまれながんで，アスベストの曝露に特徴的である．

12 シアン

シアンおよびシアン化合物は，合成原料や電気めっきおよび農産物の燻蒸に用いられている．また，ウメやアンズなどの未成熟な実や種に含まれるアミグダリンが分解されると青酸を生成し，中毒を起こす．青酸塩を経口的に摂取すると，胃酸との反応によりシアン化水素が遊離し，胃粘膜から急速に吸収される．青酸ガスは肺および皮膚から吸収される．シアンイオンは，ミトコンドリア内のシトクロム c オキシダーゼの3価のヘム鉄と結合し，酸化的リン酸化を阻害する．急性毒性として，脱力感，めまい，頭痛，嘔吐，代謝性アシドーシスがみられる．高濃度では，瞬時に昏睡に陥り，窒息性けいれんを経て，死に至る．慢性毒性には，めまい，頭痛，食欲不振などがみられる．

シアンイオンは，肝臓や腎臓に存在するロダネーゼによりチオシアンイオンに代謝され，毒性が1/500となり，尿中へ排泄される．中毒時に亜硝酸アミルの吸入または亜硝酸ナトリウムの静脈内投与後，チオ硫酸ナトリウムを投与する．亜硝酸によりシアンと親和性が高いメトヘモグロビンを生成させ，シトクロム c オキシダーゼとの結合を競合的に抑制するためである．さらに，チオ硫酸イオンの供給により，ロダネーゼによる代謝を促進することで，解毒効果を示す．

肺胞への沈着

微小粒子の空気中での沈降速度や吸入曝露した場合の肺胞への沈着率は，大きさにより大きく変わる．繊維の場合，その幅と長さで決まるが，長さよりも幅（太さ）の影響が強い．条件①の「細い」とは，「肺への沈着のしやすさ」を意味する．肺胞に沈着した粒子状物質はマクロファージによる貪食を受けて除去されるが，細胞の大きさが約 $20 \mu m$ であり，条件②の長さは，異物除去機構で「排除されにくさ」を意味する．

13 一酸化炭素

一酸化炭素は，常温・常圧で無色無臭の気体で，不完全燃焼により生成するため，中毒の頻度が高い．ヘモグロビンに対する親和性が酸素の約250倍高く，2価のヘム鉄に配位して，酸素との結合を阻害する．急性毒性は曝露濃度と曝露時間に比例し，1時間程度の曝露では，600〜700 ppmから酸素不足による症状が認められ，1000 ppm以上になると重篤な症状が現れ，1500 ppm以上では生命に危険が及ぶ．血中の一酸化炭素とヘモグロビンの複合体の割合が重篤度の指標となるが，10％を超えると中毒症状が出現し，10〜20％で頭痛，疲労，20〜25％で代謝性アシドーシスとなり，20〜30％で失神や吐き気や嘔吐を引き起こす．30〜40％で昏睡となり，70％以上で死に至る．また，慢性的な一酸化炭素中毒では，不可逆的な神経障害から認知症やパーキンソン病様症状がみられることがある．

14 硫黄酸化物

硫黄酸化物

硫黄酸化物は，一酸化硫黄（SO），二酸化硫黄（亜硫酸ガス，SO_2），三酸化硫黄（SO_3）などの総称である．

自然発生源として，火山の噴火や温泉地帯の噴気孔からの放出がある．また，人為的な汚染として，化石燃料の成分に含まれる硫黄分から燃焼時に生成し，排気ガスとして排出される．「四日市喘息」が硫黄酸化物により引き起こされたが，中東産の原油に比較的高い硫黄分が含まれており，化学コンビナートや火力発電所で硫黄含量の高い重油を燃料として用いたためである．二酸化硫黄は水に溶けやすく，強い酸性を示すため，吸入曝露では上部気道に傷害を引き起こす．0.5 ppm以上で臭気を感じるようになり，5 ppmで気道抵抗が増す．10〜20 ppmになると，のどや目に刺激を感じさせ，咳を引き起こす．30〜40 ppmで呼吸困難となり，400〜500 ppmで生命に危険が及ぶ．慢性中毒になると結膜炎や気道狭窄による喘息のような症状が生じる．

従来，一般に亜硫酸ガスの影響として受けとられているものは，亜硫酸ガス，硫酸ミスト，その他の硫黄酸化物の影響によるものと考えられるようになった．さらにこれらは浮遊粉じんと共存，あるいは粉じん表面への付着または吸着によりその影響を強めることがある．また，実際には，硫黄酸化物単独で大気中に存在することはまれである．したがって，硫黄酸化物に係る環境基準はこの複合汚染の状態を前提として設定されている．

15 窒素酸化物

窒素酸化物

窒素酸化物とは，一酸化窒素（NO），二酸化窒素（NO_2），亜酸化窒素（一酸化二窒素，N_2O），三酸化二窒素（N_2O_3），四酸化二窒素（N_2O_4），五酸化二窒素（N_2O_5）などの総称である．

落雷時などにも発生するが，健康影響が問題となるのは人為的な汚染で，化石燃料の燃焼時に発生し，排気ガスとして大気中に放出される．燃料に含まれる窒素分が燃焼時に酸化されて生成する**フューエルNO_x**と燃焼時の高温条件で大気中の窒素が酸素と反応して生成する**サーマルNO_x**がある．排出時には一酸化窒素が大部分を占めるが，大気中で二酸化窒素に酸化される．

第1章　化学物質と毒性

　窒素酸化物の中で，二酸化窒素が最も毒性が高い．二酸化窒素は，刺激臭のある気体で，水に比較的溶けにくいが徐々に反応して硝酸，亜硝酸となる．二酸化窒素の吸入曝露では，肺深部にまで達する．二酸化窒素は強い酸化作用を示して細胞を傷害し，気管支炎と肺水腫を引き起こす．その症状は二酸化窒素濃度と吸入時間に依存する．また，吸入直後は無症状でも数時間後に咳や発熱がみられ，急速に肺水腫へと進行する．さらに，数週間の潜伏期を経て，繊維性閉塞性細気管支炎を発症する可能性がある．0.12 ppm 以上で刺激臭を感じさせ，25 ～ 75 ppm で軽度の呼吸困難となり，50 ～ 150 ppm で咽頭痛や胸部痛を生じ，間質性肺炎を引き起こす．150 ～ 300 ppm で重篤な肺水腫となり，死に至ることがある．刺激性ガスであるため，結膜炎や鼻腔内への障害がみられる他，生成した亜硝酸によるメトヘモグロビン血症もみられる．

　二酸化窒素は主に肺に傷害を引き起こすが，一酸化窒素は血液に取り込まれて，鉄ニトロシルヘモグロビンを形成し，さらにメトヘモグロビンを生じる血液毒と考えられている．一酸化窒素の吸入曝露時には，チアノーゼ，けいれん，麻痺が認められ，メトヘモグロビン量の増加と動脈血の酸素分圧の低下が認められる．

16　硫化水素

　硫化水素は，空気より重く，無色，水によく溶け，弱い酸性を示し，腐った卵に似た特徴的な強い刺激臭があり，目，皮膚，粘膜を刺激する有毒な気体である．原油，天然ガス，火山ガス，温泉中に存在し，地下水にも見出される．また，下水道あるいはごみ処理場で嫌気的な腐敗の進行とともに硫酸塩およびイオウ含有有機化合物が微生物により還元されて発生する．

　硫化水素はシアンと同様，ミトコンドリア内のシトクロム c オキシダーゼの3価のヘム鉄と結合し，酸化的リン酸化を阻害する．酸素要求量が最も高い神経および心臓の組織は，酸化的代謝の阻害に敏感で，中枢神経への作用が呼吸停止による死亡につながる．また，水に溶けやすいために粘膜の水分に溶け，比較的低濃度で眼や気道や皮膚粘膜を刺激する．高濃度では直ちに中枢抑制，呼吸抑制を引き起こす．3 ～ 5 ppm 以上で，臭気を不快に感じるようになり，50 ppm で目の角膜表面が侵され，視野が不明瞭となる．硫化水素による目の損傷は「ガス眼」といわれ，低濃度硫化水素の長時間曝露を示す特徴の1つとされている．100 ppm 以上で嗅覚神経が麻痺し，不快臭が減少したと感じるが，この濃度に24時間以上曝露すると気管支炎や肺水腫による窒息死の可能性がある．170 ～ 300 ppm で気道粘膜に灼熱的な痛みを感じる．この濃度に1時間以上曝露すると重篤な症状を呈するようになる．700 ppm 以上では1，2回の呼吸後，神経毒性により呼吸麻痺を引き起こす．1000 ppm 以上では，ノックダウンといわれるように即死する．

一酸化窒素

　一酸化窒素は血管拡張作用があり，血管内皮細胞で一酸化窒素が合成されて血圧の調節に作用することや生体内で神経伝達物質としても作用していることが明らかにされている．また，ニトログリセリンが狭心症の発作の治療に用いられている．

1-3-5 有機物質による傷害

1-3-5-1 農薬の毒性と解毒

選択毒性

選択毒性の高い殺虫剤とは、農作物の害虫に対しては毒性（神経毒性）が強く、ヒトに対しては毒性が低いような農薬のことを意味する（p.110参照）.

農薬は**殺虫剤**，**除草剤**，**殺鼠剤**，殺菌剤などに分類され（表1-22），標的生物だけでなくヒトあるいはその他の生物にも毒性を示すことがあるため，選択毒性が高い農薬の開発が行われている．農薬による中毒は，製造や散布中に吸入，接触，誤飲するほか，食品に残留した農薬の摂取，環境汚染などからも引き起こされる．最近では冷凍食品に有機リン系農薬が混入され，中毒者が発生する事件がたびたび起こっている．

表1-22 主な農薬の分類

用 途	有機塩素系	有機リン系	カルバメート系	ジピリジリウム系	有機フッ素系
① 殺虫剤	DDT BHC（HCH） ドリン剤（アルドリン，ディルドリン，エンドリン） クロルデン類（クロルデン，ヘプタクロロール）	パラチオン フェニトロチオン マラチオン ジクロルボス クロルピリホス メタミドホス	カルバリル メソミル BPMC		
② 除草剤	PCP 2,4-D 2,4,5-T	グリホサート グルホシネート	ベンチオカルブ	パラコート ダイコート（ジクワット）	
③ 殺鼠剤					モノフルオロ酢酸アミド モノフルオロ酢酸ナトリウム

1 殺虫剤

主な殺虫剤として有機塩素系，有機リン系，カルバメート系がある．

1-1 有機塩素系殺虫剤

ドリン剤とクロルデン類

ドリン剤とクロルデン類を合わせてシクロジエン誘導体（塩素化環状ジエン類）にまとめられることもある．

有機塩素剤

これらの有機塩素剤のほとんどが難分解性，高蓄積性を有するため，化審法において第一種特定化学物質に指定されている．p.167参照．

有機塩素系殺虫剤には，DDT（dichlorodiphenyltrichloroethane），BHC（benzenehexachloride（HCH（hexachlorocyclohexane）），ドリン剤（アルドリン，ディルドリン，エンドリン），クロルデン類（クロルデン，ヘプタクロロール）などがある．有機塩素系殺虫剤の作用機序として，神経細胞へのK^+流入や細胞からのNa^+流出を抑制して，刺激の反復をもたらす神経毒であると考えられている．有機塩素系の殺虫剤は優れた殺虫効果を有し，ドリン剤を除いて哺乳類に対する急性毒性が比較的弱いため，農薬や防疫の目的で大量に使用された歴史がある．有機塩素系殺虫剤はいずれも難分解性であり，脂溶性が高いため食物連鎖を介して

第 1 章　化学物質と毒性　　　**105**

生物濃縮されやすい．また，生物体でも代謝されにくく脂肪組織に長期にわたり蓄積する．したがって，慢性毒性が問題になり，先進国では 1970 年代にいずれも使用禁止になった．一方，発展途上国では有機塩素系殺虫剤をマラリア対策のために止むなく使用するのみならず，今なお農業において使用している．このような背景から，有機塩素系殺虫剤による環境，食物および人体汚染はいまだに継続している．

① DDT（dichlorodiphenyltrichloroethane）

　DDT はマラリアの制御や農業生産に大きな貢献をした．DDT は神経系の毒であり，特に末梢神経系である知覚神経の脱分極による持続興奮をもたらす．大量摂取しても催吐作用が強いため人の死亡例は報告されていない．LD_{50}（ラット）は 250 mg/kg と安全域は大きく，皮膚からも吸収されにくい．DDT は脂溶性が高く食物連鎖を介してきわめて生物濃縮されやすく，体内ではゆっくりと脱塩化水素反応を受けて DDE に代謝される．DDT と DDE は薬物代謝酵素を誘導し，ヒトのリンパ球に染色体異常を誘発し，実験動物に対しては肺がんや肝がんを発現させる．また，DDT と DDE の中毒症状は，頭痛，めまい，吐き気，嘔吐，てんかん様発作，呼吸困難，肝障害，再生不良性貧血などがみられる．最近，DDT および DDE は内分泌撹乱作用（男性生殖器の発育異常）が疑われている（コラム参照）．わが国では 1971 年より DDT の使用が禁止され，さらに DDT は第一種特定化学物質に指定されたため，食品中から DDT が検出された事例は減少傾向にある．しかし，母乳中から検出される DDT の濃度は低下しているものの緩慢であり蓄積性が問題となっている．これは，環境に残存する DDT に加え，発展途上国で今でも使用されている DDT の移行が影響しているものと考えられる．

DDT の残存性
　散布 50 年後でも 50％近い DDT が残存する．

コラム　DDT および DDE の内分泌撹乱作用（男性生殖器の発育異常）

　最近，ヒトにおける DDT の新たな毒性として，男性生殖器の発育異常を引き起こすことが明らかにされた．この作用は，DDT が女性ホルモンのエストロゲンレセプターにアゴニストとして作用し，エストロゲン様作用を示すこと（図 1-72），そして DDE が男性ホルモンのアンドロゲンレセプターに対する強力なアンタゴニストで抗アンドロゲン作用を示すこと（図 1-73），さらに DDE が同受容体の発現も阻害するために引き起こされる．また，妊娠ラットに DDE を投与すると，生まれた雄ラットに通常では確認できない乳頭が認められた（図 1-74）．

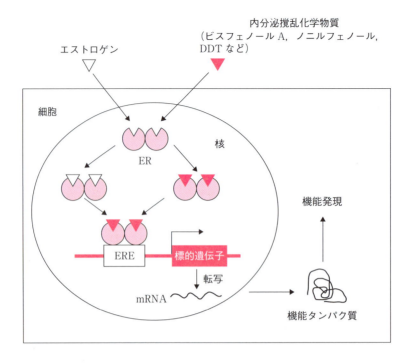

図1-72 内分泌撹乱化学物質のエストロゲン類似作用メカニズム

内分泌撹乱化学物質がERと結合してエストロゲン類似作用を引き起こす.
ERE：エストロゲン応答配列，ER：エストロゲン受容体

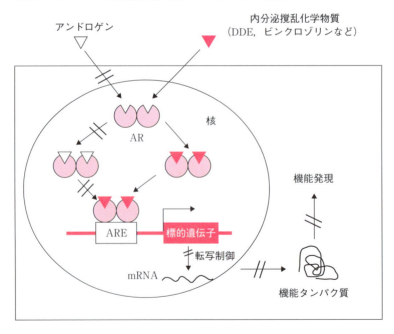

図1-73 内分泌撹乱化学物質のアンドロゲンの作用の阻害メカニズム

内分泌撹乱化学物質がARと結合してアンドロゲンの結合を阻害し，アンドロゲン作用を阻害する.
ARE：アンドロゲン応答配列，AR：アンドロゲン受容体

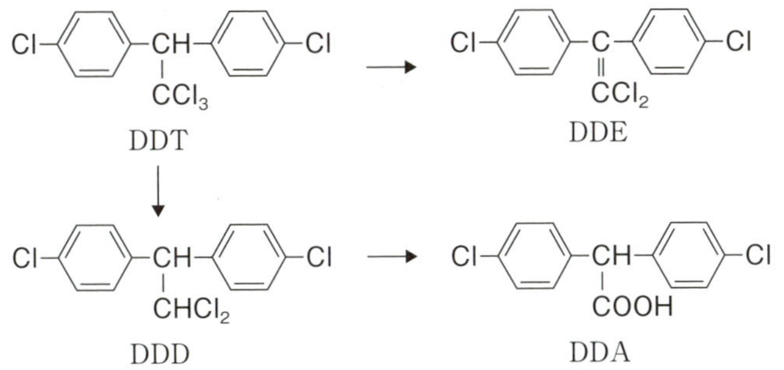

第1章　化学物質と毒性

図 1-74　DDTの生体内代謝

② BHC（benzenehexachloride）

　BHC は DDT 系殺虫剤と同様に神経系の毒であるが，その作用は異性体により異なる．α-および γ-体はけいれん毒として作用し，β-および δ-体は中枢神経抑制物質として作用する．

BHC
　BHC は, 別の殺菌剤である HCB(hexachlorobenezene) と混同しやすいことから, HCH (hexachlorocyclohexane) と表示されるのが一般的である.

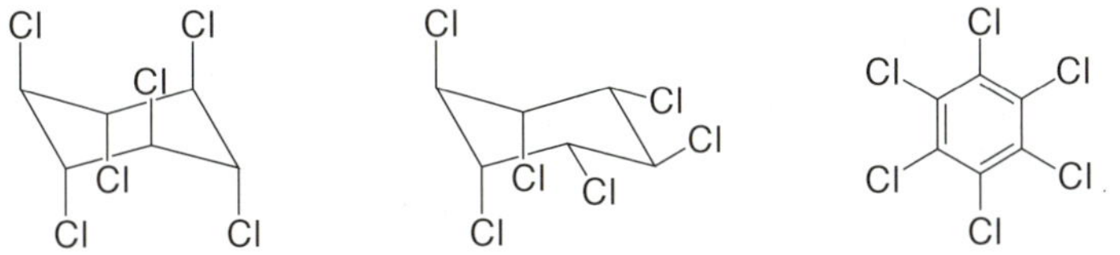

　最も殺虫力の強いのは**γ-体**であり，その純度を高めたものは**リンデン**（99 ％）と呼ばれる．リンデンの中毒症状は，頭痛，めまい，吐き気，嘔吐，振せん，けいれん，呼吸困難，肝および腎障害，造血障害，性機能障害，皮膚炎などがみられる．γ-体の代謝は段階的な脱塩化水素反応による芳香化，ついでエポキシ化を経由しクロロフェノールになる経路と，グルタチオン抱合体を経てメルカプツール酸になる経路があり，共に尿中に抱合体として排泄される（図 1-75）．

　一方，殺虫作用を示さない β-体は，塩素がすべてエクアトリアルの立体配置であるため，安定で環境中に長期にわたり残留する．さらに，β-体は生体内においても代謝が非常に遅く，脂肪組織に蓄積される．BHC は水田の害虫に有効なことから，わが国では安価な混合物が大量に使用されたため，その後 β-体による土壌汚染が深刻となり，食品衛生法による β-体の残留基準が設定された．

③ ドリン剤

　DDT や BHC に引き続き，より強力で広範に適用できる殺虫剤が探求され，**ドリン剤**と総称される**アルドリン**，**ディルドリン**，**エンドリン**（ディルドリンの立体異性体）が開発された．アルドリンはシトクロム P450 によりエポキシ化されてディルドリンになる．DDT と同様に神経毒性を有し，中枢神経系への影響

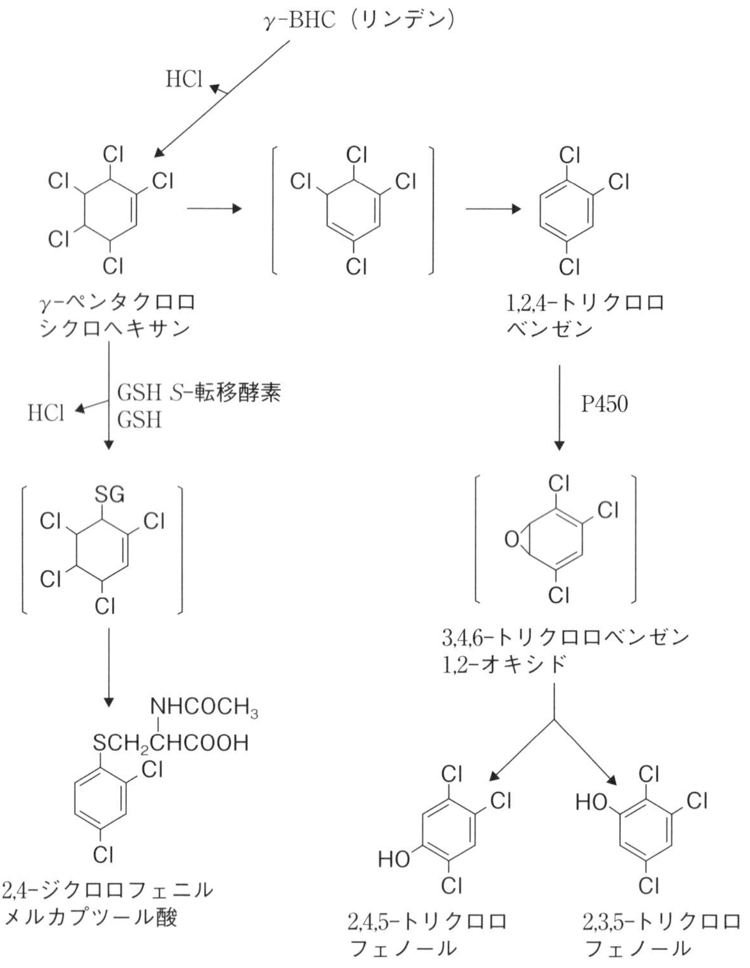

γ-BHC（リンデン）

HCl

γ-ペンタクロロ
シクロヘキサン

1,2,4-トリクロロ
ベンゼン

GSH S-転移酵素
GSH

HCl

P450

3,4,6-トリクロロベンゼン
1,2-オキシド

NHCOCH₃
SCH₂CHCOOH

2,4-ジクロロフェニル
メルカプツール酸

2,4,5-トリクロロ
フェノール

2,3,5-トリクロロ
フェノール

図 1-75　γ-BHC（HCH）の生体内代謝

が強く疑われる．ドリン剤は，エポキシ化されたほうが強い毒性を示す傾向があ
り，神経毒性作用はアルドリン＜ディルドリン＜エンドリンの順に強くなる．わ
が国においては，エンドリンによる人身事故が多発した．ドリン剤の中毒症状は，
初期に頭痛，めまい，吐き気，嘔吐を呈する．また大量摂取すると筋線維性けい
れん，てんかん様発作，散瞳，呼吸困難，肝障害，貧血などがみられる．

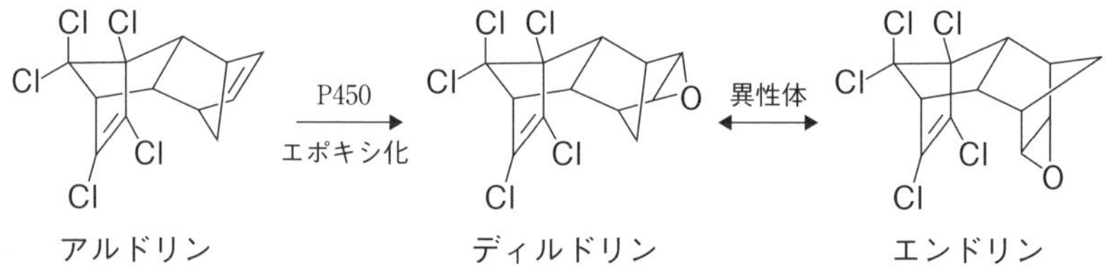

P450
エポキシ化

異性体

アルドリン

ディルドリン

エンドリン

接触殺虫剤
　直接害虫にかからなくて
も，散布された場所に害虫が
触れても殺虫効果が現れる
農薬．

④ クロルデン類

　ヘプタクロールおよびクロルデンは，ドリン剤よりも強力な**接触殺虫剤**である．

第1章　化学物質と毒性

ヘプタクロールは，哺乳動物，土壌中および植物体内でより毒性の強いヘプタクロールエポキシドに酸化されるが，ドリン剤と異なり加水分解酵素によって加水分解されず，体内の脂肪組織に長期間にわたって貯留する．したがって，体外排泄にはアルドリンよりも長期間を要する．**クロルデン**は，ヘプタクロールと異なり体内で酸化されやすい部位をもたないため，極性化が行われにくいため排泄が極めて遅く，投与量の1%が排泄されるのに60時間を要する．中毒症状は，吐き気，嘔吐，振せん，けいれんなどがあり，経皮毒性も強い．慢性中毒では中枢神経障害，肝および腎障害，肺水腫などを生じる．

ヘプタクロール　　　ヘプタクロールエポキシド

クロルデン

1-2　有機リン系殺虫剤

有機リン系殺虫剤は殺虫剤のうちで最も広範に使用されており，中毒事故はパラコートの次に多い．有機リン系殺虫剤の例には，**パラチオン** parathion，**フェニトロチオン** fenitrothion，**マラチオン** malathion，**ジクロルボス** dichlorvos，**メタミドホス** methamidophos，**クロルピリホス** chlorpyrifos がある．

パラチオン　　　　フェニトロチオン　　　　マラチオン

ジクロルボス　　　メタミドホス　　　　クロルピリホス

パラチオンをはじめ初期の有機リン系殺虫剤は，強い殺虫力を有する一方でヒトにも強力な毒性を示し，多くの事故を引き起こした．その後，昆虫に対する殺虫力を保ちつつもヒトに対しては毒性の低い**フェニトロチオン**や**マラチオン**が開

発された．いわゆる**選択毒性** selective toxicity が高く，より安全性の高い農薬が開発された．

　有機リン系殺虫剤は経口，経気道，経皮のいずれの経路でも吸収され，各組織に分布後，P450 によりチオン型（>P=S）はオクソン型（>P=O）に代謝されて毒性を発揮する．例えば，パラチオンはシトクロム P450 によって脱硫されて**パラオクソン**になって活性化される．マラチオンはパラチオンと同様に P450 によって脱硫されて**マラオクソン（アセチルコリンエステラーゼ（AchE）；阻害作用はマラチオンの 1000 倍）**になって活性化されるが，哺乳動物ではカルボキシエステラーゼ carboxylesterase（CES）活性が P450 に比べて大きくマラオクソンになる割合はわずかで，主としてマラチオン酸モノエステルおよびマラチオン酸または O,O-ジメチルジチオリン酸となって不活性化され，直ちに排泄される．これに対して，昆虫では P450 活性が CES に比べて大きいため主代謝経路は活性型のマラオクソンを経たのちにジメチルリン酸や O,O-ジメチルチオリン酸を生成する経路がある（図 1-76）．しかし，ヒトに対しては低毒性であるとはいえ多量に曝露した場合は死に至る．

　有機リン系殺虫剤の作用機序について，その活性代謝物であるオクソン体が神

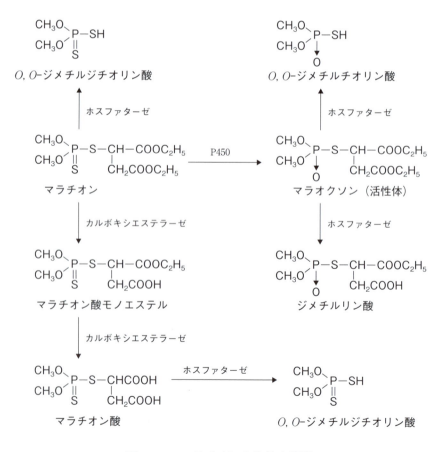

図 1-76　マラチオンの生体内代謝

経のシナプスに存在する**アセチルコリンエステラーゼ**（AchE）活性中心のセリン残基を有機リン酸化することにより阻害することが明らかとなっている．その結果，アセチルコリンの異常蓄積が起こり，神経刺激が無制限に継続している状態となり，ムスカリン様作用，ニコチン様作用および中枢神経作用が発現する．したがって，重症患者では，ムスカリン様症状の**縮瞳**，気管支分泌増加，肺水腫による呼吸困難が起こり，中枢神経症状の意識混濁，昏睡，体温上昇，ニコチン様症状の全身けいれん，呼吸筋麻痺が認められ死に至る．

パラチオンが脱硫された活性代謝物である**パラオクソン**によるAchE阻害機構は図1-77のように考えられている．すなわち，AchEにはアセチルコリンのトリメチルアンモニウム残基とイオン結合的に相互作用する**疎水性部位**（anionic siteともいう）とアセチル基と結合する**エステル作用部位** esteratic siteがあり，両部位にアセチルコリンが結合したのち，疎水性部位のセリン残基のアセチル化を経由して加水分解が進行すると考えられている．アセチル化されたAchEのエステル作用部位は加水分解されて酢酸を放出し，再びAchEが復元する．パラオクソンのジアルキルリン酸基はAchEのエステル作用部位に結合し，

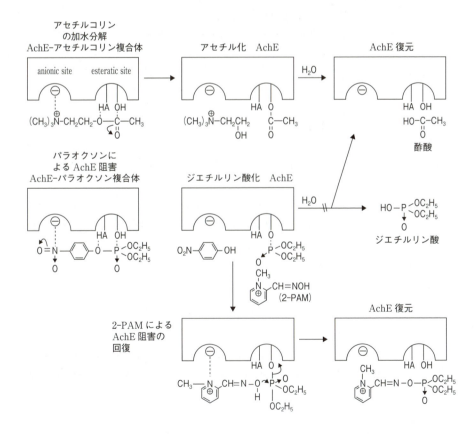

図 1-77 アセチルコリンエステラーゼ（AchE）によるアセチルコリンの加水分解機構とパラオクソンによるAchE阻害ならびに2-PAMによる阻害回復機構

AchEのHAは酸性基，OHはセリン水酸基．

これをジアルキルリン酸化するジアルキルリン酸化されたAchEはアセチル基の場合より加水分解に抵抗し，AchEが容易に復元しない．しかし，**2-PAM**（2-pyridine aldoxime methiodide）はAchEの疎水性部位とイオン結合して，オキシム水酸基によりジアルキルリン酸化されたAchEからジアルキルリン酸を受容する役割をするので，有機リン剤中毒症の治療にアトロピンと併用して用いられる（図1-78）．

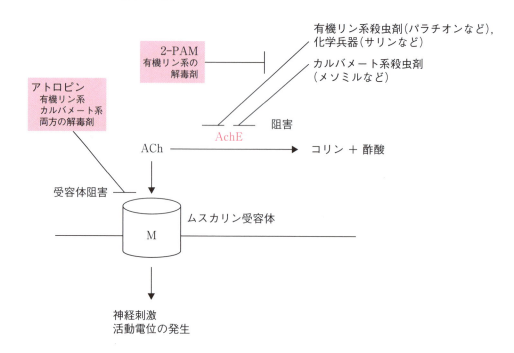

図1-78 有機リン系殺虫剤，カルバメート系殺虫剤の作用機序および解毒薬

その他，**ジクロルボス**，**メタミドホス**の構造の特徴は，パラチオン，フェニトロチオン，マラチオンのようなチオン体（P=S）ではなく，オクソン体（P=O）となっている点である．すなわち，初めからオクソン体のため，シトクロムP450による代謝的活性化（脱硫反応）を必要としない．そのため，害虫に対して即時的にコリンエステラーゼ阻害作用を発揮し，散布性も高いため農薬として用いられた経緯がある．**ジクロルボス**は，家庭用の殺虫剤としてもわが国を含む各国で広く用いられている．しかし，**メタミドホス**は毒性が強力であるため，わが国では農薬登録されていない．**クロルピリホス**は白アリ駆除剤として用いられており，シックハウス症候群の原因物質と考えられているため，厚生労働省により室内濃度指針値が定められている（p.274参照）．クロルピリホスはチオン体（P=S）であるため，P450により代謝される．一方，殺虫剤ではないが，**化学兵器**に用いられた**サリン**，**ソマン**，**タブン**，**VX**は，有機リン系の毒ガスであり，有機リン系殺虫剤と同様な機構で毒性を示す．

ジクロルボス

以前は劇薬に指定されており，購入には14歳以上かつ譲受書への記入と捺印が必要であったが，2012年に劇薬指定を解除され，譲受書不要で購入可能となった（ただし，一類医薬品の指定は変わらないため薬剤師が説明の上で販売する必要がある）．

サリン　　　　　ソマン

タブン　　　　　VXガス

　1994 年の松本サリン事件や 1995 年の地下鉄サリン事件のテロ事件で，サリンの毒性や危険性が国民に広く知られるようになった（コラム参照）．また，2007年には中国で製造された冷凍餃子に混入された国内使用禁止の有機リン系農薬であるメタミドホスによって中毒事件が起こり，2013 年に国内の冷凍食品にマラチオンが人為的に混入され，それを食べた人が嘔吐などの健康被害を訴えた事件などが起こっている．このように有機リン系化学物質による事件，事故が後を絶たない．

コラム　**地下鉄サリン事件に用いられた解毒薬**

　1995 年（平成 7 年）3 月 20 日，帝都高速度交通営団地下鉄（現在の東京メトロ）で，サリンを使用した化学テロ事件が起き，死者を含む多数の被害者が出た．重症患者が運ばれた救命センターでは，必死の蘇生が続いていた．患者は，自分の体を動かせず，目も見えない．そして筋肉の麻痺で呼吸が止まりかけていた．当時，救命にあたっていた医師は，症状を抑えようと硫酸アトロピンを点滴したが，症状は改善しなかった．その後，運ばれてきたすべての患者に共通する症状，縮瞳に気付いた．医師は，縮瞳が有機リン系の農薬中毒に特徴的に起こるといわれていたことだけでなく，半年前の松本サリン事件で当初，農薬中毒事件と報じられていたことを思い出し，この時に用いられた解毒剤 2-PAM の投与を試みようとした．2-PAM は筋肉麻痺を取り除く一方で毒性の強さが問題になる．一か八かの覚悟で2-PAM を投与したところ多くの患者の縮瞳などの中毒症状が改善した．しかし，有機リン系農薬中毒は滅多に起こらないので，首都圏には 2-PAM の在庫が十分になく，すべての患者に投与できるか大きな問題を抱えていた．そこで，全国の病院・薬品卸会社へ供出令が出された．さらに，薬卸業者は社員を東京行き各駅停車の新幹線に乗せ，停車駅でその周辺でかき集めた 2-PAM を受け取らせ，東京へ必要な量を運ぶという手段をとった．こうして，地下鉄サリン事件で重い中毒症状を患っていた多くの人命が救われた．当時，サリン事件で大量の被害者を受け入れた病院は，多くの患者を受け入れることのできる設備や医療体制がしっかり整っていたことから，災害医療のモデルケースとしても参考にされている．

1-3 カルバメート系殺虫剤 carbamates

カルバミン酸

カルバメートとは，カルバミン酸エステル類のことを意味し，構造中にOCONHが存在している．カルバメート系殺虫剤の例には，**カルバリル**，**メソミル**，**BPMC（フェノブカルブ）**がある．

カルバリル　　メソミル　　BPMC

カルバメート剤は，有機リン剤と同様AchEを阻害して殺虫作用あるいは毒性を示す．また，AchEのエステル分解部位であるセリン残基の水酸基に結合することによりAchEの活性を阻害するが，多くの有機リン剤のような代謝を受けなくともAchEを阻害する．カルバメート剤によるAchE阻害は，AchEのセリン残基の水酸基がカルバモイル化（カルバミン酸エステル結合を形成）することにより起こる．したがって，カルバメート剤中毒の治療においては，多くの場合2-PAMはかえって毒性を強めることがあり禁忌であることから，**アトロピン**の投与が対症療法として行われる．カルバミン酸の結合部位からの離脱は，有機リン酸と比較すると速いためAchE活性の回復も速く，中毒例は比較的少ない．中毒症状は，縮瞳，流涙，発汗，唾液分泌亢進，四肢のけいれんなどがみられる．

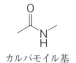

カルバモイル基

2 除草剤

主な除草剤には殺虫剤同様に**有機塩素剤**，**有機リン剤**のほか**ジピリジリウム系除草剤**がある．

2-1 有機塩素系除草剤

ペンタクロロフェノール pentachlorophenol（PCP）は除草剤だけでなく殺菌剤，シロアリ駆除剤，木材防腐剤および工業用防かび剤として使用されていたが規制され，現在では主に木材防腐剤の目的で使用されている．酸化的リン酸化の脱共役剤としてミトコンドリアにおけるATP産生を阻害する．皮膚から容易に吸収され，中毒症状としては発熱，発汗，頭痛，クロロアクネ皮膚の発赤，黒皮症などを生じる．また，PCPの製造過程でも不純物としてのダイオキシン類の混入が明らかにされており，環境汚染が懸念されている．

第1章　化学物質と毒性

2,4,5-T（2,4,5-trichlorophenoxy acetic acid）および **2,4-D**（2,4-dichloro-phenoxy acetic acid）はフェノキシ酢酸系の強力な成長ホルモン系除草剤で，広葉雑草を選択的に枯死させる．これらの農薬はいずれも被抱合基を有し，蓄積性が低いが，2,4,5-T はその合成過程でダイオキシン類を副生成物として生じることが問題となった．2,4-D は登録農薬であるが，2,4,5-T は使用禁止となっている．

2,4,5-トリクロロフェノキシ酢酸（2,4,5-T）　　　2,4-ジクロロフェノキシ酢酸（2,4-D）

2 -2　有機リン系除草剤（アミノリン酸系除草剤）

グルホシネート glufosinate は，植物のグルタミン酸合成酵素を阻害することによって細胞内にアンモニアを蓄積させ，枯死させる．誤飲すると悪心，嘔吐が出現し，その後目立った症状がなく，数時間を経てから意識障害，呼吸抑制，間代性けいれんなどが起こる．グルホシネートは界面活性剤と混合された製剤として市販されており，界面活性剤の中毒症状（嘔吐，消化管上部びらん）が寄与しているとの見方もある．

グリホサート glyphosate はクロロフィルやカロテノイドの生合成を阻害して植物を枯死させるので，動物に対する毒性はほとんどないとされている．誤飲すると，消化管刺激，嘔吐，下痢，消化管出血，血管透過性亢進，全身浮腫，血量減少性ショックを惹起する．グリホサート製剤も同様に界面活性剤を含んでいるので，これらの急性中毒の本態は界面活性剤とグリホサートの相乗効果によるものであると考えられている．

グルホシネート　　　グリホサート

2 -3　ジピリジリウム系除草剤

ジピリジリウム系除草剤の例には，**パラコート** paraquat と**ジクワット（ダイコート）** diquat があり，2つのピリジン環を有する．雑草の光合成を阻害することで除草効果を発揮する．自殺を含めて農薬中毒事故はパラコートによるものが最も多い．パラコートはヒトに対する毒性が強く，ジクワットはパラコートに比べ毒性がやや低い．最近ではジクワットの合剤が用いられるようになったため，これらによる中毒事故は減少している．一電子還元により生じるパラコートラジ

ジクワット（ダイコート）

英語読みにより2種の日本語表記があるがジクワットの方が一般的である．

カルが酸素と反応して活性酸素を生成し，組織傷害を起こす．多量を経口摂取した場合は，嘔吐，下痢を伴いショック状態になり死亡する．しかし，このショック状態を回避しても，1〜2日後に腎，肝障害が現れ，特徴的症状として肺障害（**肺線維症**）による呼吸困難を起こし死に至る（図1-79）．中毒症状を緩和もしくは解毒する有効な治療法はなく，致死率は高い．アルカリ条件下で$Na_2S_2O_4$（ハイドロサルファイト）を加えると緑〜青色を呈する．

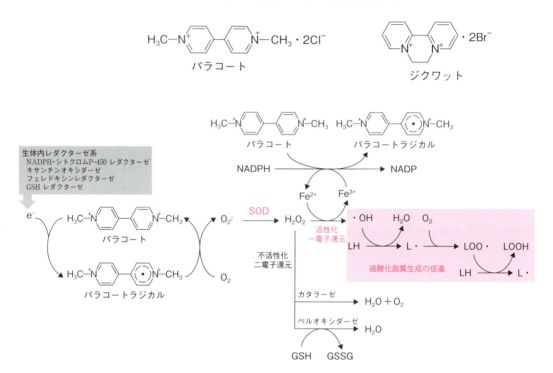

図1-79　パラコートの毒性発現機構

3　殺鼠剤

モノフルオロ酢酸アミド（CH_2FCONH_2）は，かつて，かんきつ類など浸透性殺虫剤として使用されていたが，現在は農薬の登録からは外れている．**モノフルオロ酢酸ナトリウム**（$CH_2FCOONa$）は，即効性の殺鼠剤として使用されているが，ヒトに対する毒性も強く特定毒物に指定されている．これらの毒性は，モノフルオロ酢酸がTCA回路の酢酸と同様に代謝されてモノフルオロクエン酸となり，これが**アコニターゼ**を阻害することによりTCA回路が止まり，エネルギー産生の低下，細胞内呼吸作用を阻害することによる（**致死合成**）．中毒状態になると嘔吐，けいれんなどがみられ，重症化すると昏睡状態に陥り死亡する．

4　その他の農薬

プロベナゾール，チウラムなど殺菌やかび類の防除に用い主に農作物に発生す

第1章　化学物質と毒性　　117

る病気（イモチ病など）を防ぐための**殺菌剤**，テトラヒドロチオフェンなど臭気や味覚によって虫や害獣等を寄せ付けぬようにする**忌避剤**，オイゲノールなど昆虫等を誘引する**誘引剤**がある．

1-3-5-2　プラスチック原料

　プラスチック（合成樹脂）は，変形・加工しやすい，電気を通しにくい，酸・塩基に比較的強い，腐敗しにくい，金属や陶磁器と比較すると軽いといった特徴をもつため，我々の生活用品に非常に多く利用されている．プラスチックの例には，ポリ塩化ビニル，ポリスチレン，ポリエチレンなど多数挙げられるが，焼却処分などによる加熱分解や製造工程において生じた原料（モノマー）が曝露されると，健康被害を及ぼすものがある．健康被害を及ぼす原料（モノマー）の例には，塩化ビニル，スチレン，アクリロニトリル，アクリルアミドなどがある．また，プラスチック製品を製造する際に加える**可塑剤**の溶出が毒性に影響することがある．

1　塩化ビニル

　塩化ビニル vinyl chloride（monochloroethylene）は，写真フィルム，ホース，パイプなどのポリ塩化ビニル樹脂製品の原料である．慢性的曝露によって，肝腫大，レイノー様症状（毛細血管・細動脈の閉塞），肝血管肉腫，肝がんが惹起される．塩化ビニルは，代謝活性化を受け**エポキシド体**となり，DNA やほかの生体高分子と反応し，発がんあるいは組織障害を引き起こす．

2　スチレン

　スチレン styrene は，発泡スチロール容器に代表されるようなスチレン樹脂の原料である．スチレンの毒性は比較的弱いが，代謝活性化を受け**エポキシド体**となり，高い反応性をもつようになる．発がん性が疑われている．スチレンは，皮膚や粘膜の刺激作用と中枢神経系の麻酔作用がある．また，スチレンの曝露指標には，血中の未変化体の濃度およびマンデル酸，フェニルグリオキサール酸，メルカプツール酸の尿中排泄量が用いられる（図1-80）．

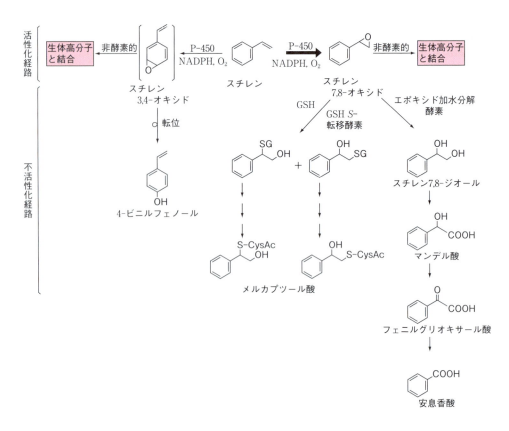

図 1-80　スチレンの代謝的活性化と不活性化機構

③ アクリロニトリル

アクリロニトリル acrylonitrile，$CH_2=CH-C≡N$ は，アクリル繊維，アクリル樹脂，合成ゴム，接着剤，塗料などの原料である．経気道的，経皮的に吸収され，皮膚粘膜刺激症状のほか，有機溶剤と同様，麻酔作用もあり，慢性的な曝露では，頭痛，不眠，悪心，黄疸が起こる．また，発がん性が疑われている．大量曝露では，頭痛，嘔吐，腹痛，下痢，運動麻痺がみられ，重篤な場合は意識喪失，けいれんを経て呼吸麻痺で死亡に至る．火災時には，生活用品の繊維や樹脂に含まれるアクリロニトリルが燃焼して**シアン化水素**が発生し，中毒を引き起こすことがある．アクリロニトリルは肺がん，大腸がんなどを発生させることがある（図 1-81）．

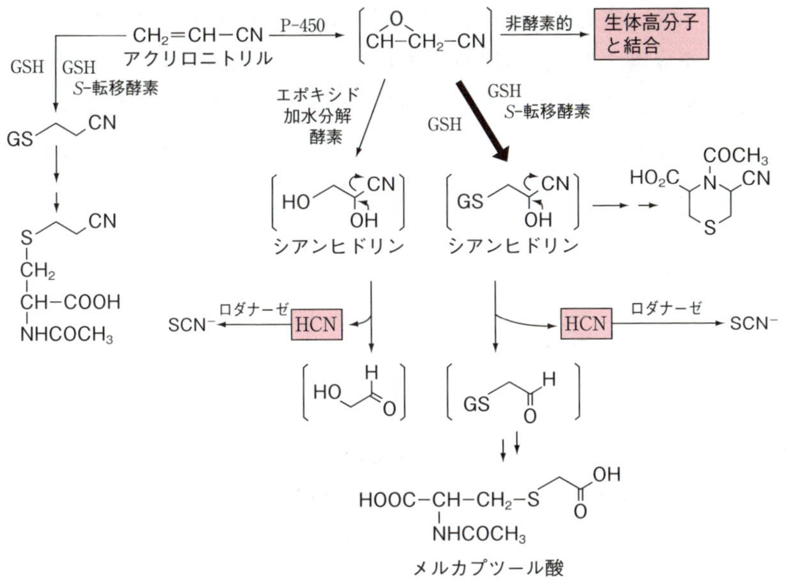

第1章　化学物質と毒性

図 1-81　アクリロニトリルの代謝的活性化と不活性化機構

4　アクリルアミド

　アクリルアミド acrylamide, $CH_2=CHCONH_2$ は, 合成樹脂, 合成繊維の原料として, また, その重合体であるポリアクリルアミドは電気泳動の支持体として利用されている. 経口, 経気道的に吸収され, 一部は P450 により代謝活性化を受け変異原性を示すエポキシ体のグリシルアミドに代謝され, そしてグルタチオン抱合により解毒されメルカプツール酸として尿中排泄される. また, アクリルアミドは血液中でヘモグロビンと付加体を形成する. 大量曝露により, 中枢神経症状（振戦, 運動失調, けいれん）が現れ, 重篤な場合は昏睡に陥り死亡する. 慢性中毒では, 末梢神経障害（しびれ, 味覚異常, 歩行障害）, 自律神経障害（異常発汗, 皮膚発赤）, 消化器障害が現れる. 接触した皮膚では剥離が起こる.

5　フタル酸エステル類

　ポリ塩化ビニル樹脂製の食品の包装や医療器具を製造する際に, 適度な柔軟性を与えるため可塑剤 plasticizer が加えられる. 粘土細工では粘土に水を加えて軟らかくするが, 可塑剤はこの場合の水と同じような働きをする. 可塑剤はフタル酸ジエチルヘキシル）（DEHP）のフタル酸エステル類が大半を占める. しかし, この物質は樹脂と結合してはおらず, 時間の経過とともに溶出する化学的性質を有するため, 食品や輸液など内容物の汚染が問題になる. フタル酸エステル類は, 生体内で容易に加水分解および酸化的代謝を受けて排泄されるため蓄積性は極めて低いが, 非経口的に血液や栄養液とともに摂取されると溶血が起こり肺出血やショックを起こす可能性がある. また, 一部のフタル酸エステルは内分泌

撹乱作用を示す．例えば，ラット妊娠動物に対し DEHP やフタル酸ジ-n-ブチル（DBP）を曝露すると，胎児のテストステロン生成およびアンドロゲンレベルの顕著な減少が認められ，ライディッヒ細胞の形態ならびに機能変化が生じ，オスの精巣毒性が誘発される．また，ラット妊娠動物の生殖器官形成期あるいは妊娠後期に DBP の無毒性量（NOAEL）以下の低濃度をそれぞれ曝露すると，オスの新生児に対し前者では雄性生殖器官や精巣上体の奇形が，後者では残留乳頭の発生率の増加が認められる．

6 ビスフェノール A

ビスフェノール A bisphenol A は，透明で硬く傷つきにくいため食器や哺乳瓶として用いられるポリカーボネート樹脂の原料である．ビスフェノール A を原材料とするプラスチックシャーレ中で乳がん細胞がエストロゲンを添加していないにもかかわらず増殖したことから，ビスフェノール A の女性ホルモン類似作用（内分泌撹乱作用）が見出された．

1-3-5-3 有機溶剤

1 四塩化炭素

四塩化炭素 carbon tetrachloride，CCl_4 は，難燃性の溶剤として油脂類の抽出に用いられてきたが，毒性が強いため溶剤としての用途は特殊な場合に限られるようになった．急性毒性としては麻酔作用が強く，また肝，腎などに障害を引き起こす．慢性中毒は，頭痛，めまい，悪心，倦怠感などを生じ，重症化すると肝や腎にも障害を及ぼす．四塩化炭素の肝毒性は，肝の P450 によって代謝的に生成するトリクロロメタンラジカルが引き金となって肝の脂質過酸化を誘導し，引き起こされる（P450 の還元反応の項参照（p.26））．実験動物に典型的な脂肪肝や肝細胞壊死を起こすので，肝障害機序の研究に広く利用されている．また，四塩化炭素に曝露されたヒトでは，肝硬変に随伴した肝腫瘍の発生や四塩化炭素曝露労働者に肝がん発生率が高いという報告もある．

2 クロロホルム

クロロホルム chloroform，$CHCl_3$ は，難燃性であるとともに優れた溶解性をもつため，油脂，ワックス，合成樹脂などの溶剤として用いられるほか，フッ素樹脂などの合成原料としても使用されている．急性毒性は中枢神経系に対して強力な抑制作用（麻酔，昏睡）を示すとともに，肝，腎，心臓などの障害も引き起こす．また，低濃度の中毒では脂肪肝や黄疸を引き起こす．近年，塩素消毒した水道水中に含まれるトリハロメタンが公衆衛生的な問題となっているが，このうち最も量が多いのはクロロホルムであり，その低濃度，長期曝露による発がんが

トリハロメタン
塩素消毒の問題点，p.227
参照

第1章　化学物質と毒性

疑われている.

3　トリクロロエチレン

トリクロロエチレン trichloroethylene, $CHCl = CCl_2$ は，金属の脱脂洗浄，ドライクリーニング用溶剤，塗料のシンナー，フッ化炭化水素の原料など広範に利用されていた．近年トリクロロエチレンによる河川，土壌，地下水の汚染が問題となっている．急性中毒では麻酔性が強いため，高濃度の蒸気を吸入し意識消失を起こし，中毒により死亡する例もある．また，慢性中毒症状としては，頭痛，関節痛，倦怠感などがある.

トリクロロエチレンは生体内で代謝され，尿中にはトリクロロ酢酸とトリクロロエタノール（これらの排泄物はトリクロロエチレンの曝露指標となっている）が排泄されるが，その代謝中間体として発がん性エポキシドが生成する．しかしながら，トリクロロエチレンの大量経口投与はマウスに肝細胞がんを引き起こす

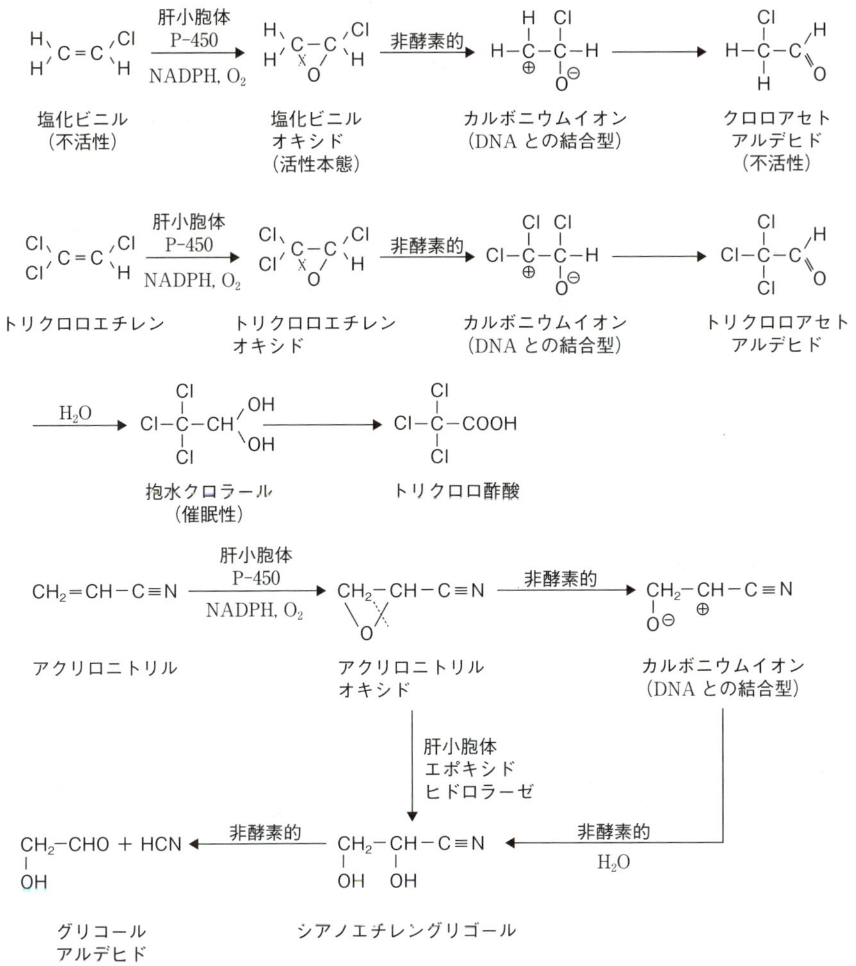

図 1-82　塩化ビニル，トリクロロエチレンおよびアクリロニトリルの代謝的活性化

が，ラットでは認められず，発がん性に種差があり，また，ヒトに対する発がん性も不明である（図1-82）．

4 ジクロロメタン

ジクロロメタン dichloromethane，CH_2Cl_2 は，非常に多くの種類の有機化合物を溶解する．また難燃性の有機化合物であることから，広く化学工業界で溶媒や溶剤として利用されている．ヒトに対しては，皮膚または目に接触すると炎症を引き起こす場合があることが知られている．さらに，蒸気を大量に吸引すると麻酔作用を示し，中枢神経系を抑制する．また，慢性毒性として肝機能障害が知られている．トリクロロエチレン同様，ヒトへの発がん性は証明はされていないものの，動物実験では発がん性が示唆されている．2012年，日本の印刷企業従業員に胆管がんが多発していることが判明し話題となったが，ジクロロメタンと1,2-ジクロロプロパンを当該職場にて大量使用していた事実との因果関係について現在調査が行われている．

5 ベンゼン

ベンゼン benzene，C_6H_6 は，スチレン，フェノール，シクロヘキサンなど他の化学物質を製造するための原料である．その他，ゴム，潤滑剤，色素，洗剤，医薬品，爆薬，殺虫剤などの製造に用いられている．かつては強力な有機溶剤として利用され，特に金属部品からグリースを除くのに使われていた．またペンキはがし，染み抜き，ゴム糊などの家庭用製品にも広く使われていた．ベンゼンの毒性が明らかになるにつれ，より毒性の少ないトルエンなどの他の溶剤に取って代わられた．日本では労働安全衛生法により溶剤としての利用は原則禁止されている．タバコの主流煙・副流煙にも含まれる．ベンゼンの毒性は，骨髄の造血幹細胞に障害を与え，慢性中毒では再生不良性貧血や白血病を起こす．また，酩酊作用があり，依存症を起こす．ベンゼンは，大部分が呼気中に未変化体のまま排出されるが，曝露されたベンゼンの約40%はシトクロム P450 によりエポキシ化され，次いでジヒドロジオール体またはフェノールへと代謝される．これらはさらにグルクロン酸抱合や硫酸抱合を受けて尿中に排泄される（図1-83）．

6 トルエン

トルエン toluene，$C_6H_5CH_3$ は，ベンゼンの誘導体で，独特の臭いをもち，有機溶剤として繁用される．トルエンはベンゼン同様に中枢神経系の抑制，酩酊作用，依存症を起こす．トルエンの代謝について，メチル基が芳香環部分と比較して酸化されやすく，P450 により酸化される．そのため，トルエンの95%は酸化されてベンジルアルコールとなる．ベンジルアルコールはアルコールデヒドロゲナーゼによりさらに酸化され，アミノ酸抱合（アシル抱合またはグリシン抱合）を受けた後に安息香酸や馬尿酸として尿中に排泄される．一方，残りの5%は環

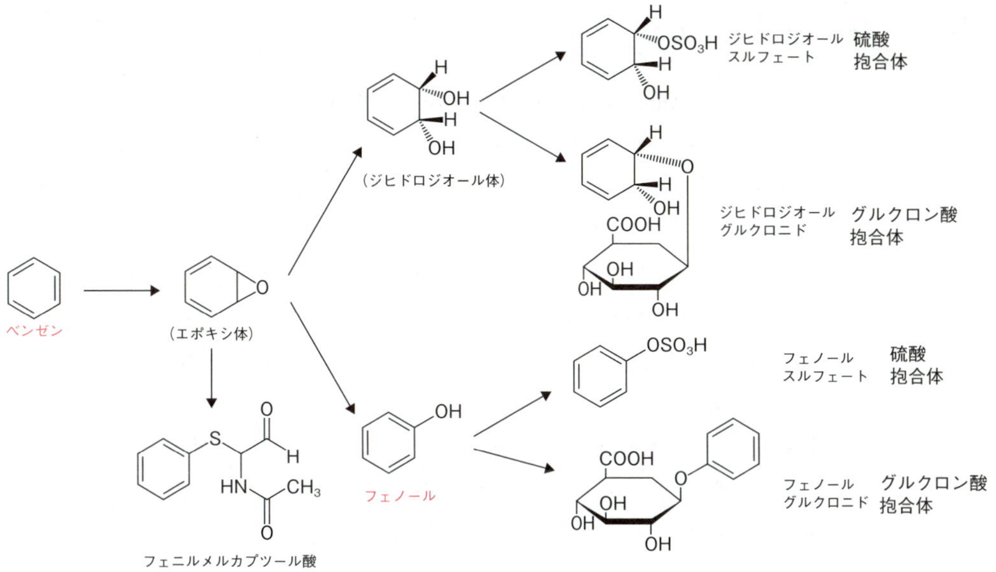

第1章　化学物質と毒性

図 1-83　ベンゼンの代謝経路

がエポキシ化される．このエポキシドの大部分はグルタチオン抱合を受ける（図1-84）．

　トルエンは，シンナーの主成分である．日本では，1960年代から青少年の間にシンナーの蒸気を吸引する「シンナー遊び」が流行して社会問題となった．これをきっかけに毒物及び劇物取締法を一部改定し，1972年よりトルエンのほかキシレン，メタノール，酢酸エチル，メチルエチルケトンの使用，販売などが規制されている．シンナー遊びでは，知的活動，時間・空間認識，記憶が障害され，幻視・幻聴，被害妄想，悪心，めまいが症状として現れる．以上の点を踏まえて，薬剤師がトルエンおよびシンナーの毒性を熟知し，青少年向けに啓発活動することは薬物乱用防止の観点からも重要である．

シンナー thinner
　塗料を薄めるために用いられる有機溶剤である．この語源は「薄める」を意味する英語 thin に由来する．

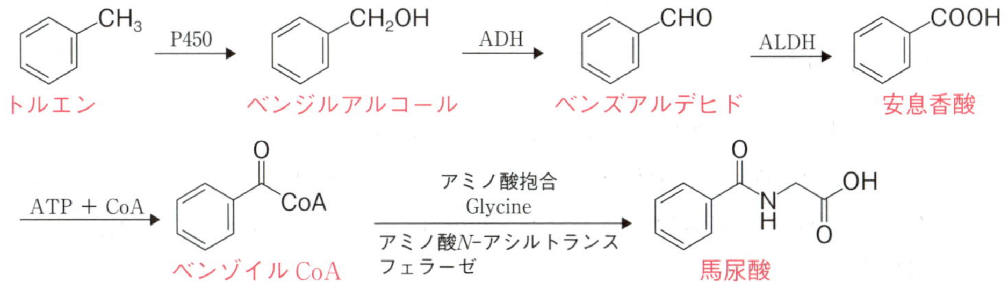

図 1-84　トルエンの代謝経路

7　エタノール

　エタノール ethanol，C_2H_5OH は，アルコール飲料として最も広く使用されるが，そのほか燃料や溶媒としても利用される．慢性アルコール中毒では，エタノールに対する**耐性** tolerance および**依存性** dependence が現れる．エタノールは胃，小腸，結腸から速やかに吸収され，通常 30 〜 90 分で最大血中濃度に達する．消化管吸収されたエタノールは，門脈を通って肝へ運ばれ肝細胞中のアルコール脱水素酵素 alcohol dehydrogenase（ADH）と microsomal ethanol-oxidizing system（MEOS）により悪酔いや二日酔いの原因となる有害物質であるアセトアルデヒドへと酸化される．アセトアルデヒドは，同じく肝細胞中のアルデヒド脱水素酵素 aldehyde dehydrogenase（ALDH）により無害な酢酸へと酸化される．したがって，飲酒量が多くなると，血中のアセトアルデヒド濃度が高くなり，悪心，嘔吐，頭痛といった有害症状が引き起こされる．また，エタノールは胎盤を容易に通過するので，妊婦のエタノール摂取は胎児の奇形（胎児性アルコール症候群 fetal alcohol syndrome を惹起する．

8　メタノール

　メタノール methanol，CH_3OH は，ホルマリンの原料，有機溶媒，シンナーの成分などに広く使われている．メタノールの代謝経路は，エタノールにほぼ等しいが，ADH によってホルムアルデヒドを生じ，さらに ALDH によってギ酸を生じる．しかし，毒性はエタノールと比較すると非常に強く，急性中毒は蒸気曝露で，粘膜の刺激と軽い麻酔作用がある．飲用した場合には，頭痛，めまい，悪心，視力低下，視野狭窄，失明などを生じる．特にホルムアルデヒドは，網膜組織に損傷を与え，精神・神経症状，腎機能障害が認められる．メタノールの ADH に対する親和性はエタノールよりも低いので，メタノールによる急性中毒時にエタノールを投与するとメタノールのホルムアルデヒドへの代謝が拮抗的に阻害されて中毒発症を軽減することができる．

9　その他

　n-ヘキサンの慢性中毒では四肢末端の知覚低下に始まって筋力低下，筋萎縮に至る多発性神経炎が発生する．二硫化炭素は有機溶媒の中で毒性の高いものの 1 つで，慢性中毒では神経障害がよく知られており，その他多発性神経炎や血管障害を発生させる．

1-3-5-4 加熱分解物

1 多環芳香族炭化水素

　石油，石炭などの化石燃料を燃焼すると，種々の多環芳香族炭化水素 polycyclic aromatic hydrocarbon（PAH）が生じる．したがって，タバコの煙，工場やゴミ焼却場の煤煙，自動車の排出ガスをはじめ石油ストーブ燃焼中の室内環境に PAH は存在している．また，加熱された食品や燻製中にも PAH が含まれている．PAH の中で強い発がん性を示すものには，ベンゾ[a]ピレン，ベンゾ[a]アントラセン，5-メチルクリセン，ジベンゾ[a,h]アントラセンなど，多数知られている．これらは，生体内において，P450/エポキシド加水分解酵素系により代謝的活性化を受け，発がん作用を発現する．

2 ニトロ化多環芳香族炭化水素

　ニトロ化多環芳香族炭化水素は燃料の不完全燃焼で生成した PAH と，高温下で空気中の窒素と酸素から生成した NO や NO_2 が反応してできる．ディーゼル排気ガスやタバコの煙に多く含まれる 1-ニトロピレンや 1,8-ジニトロピレンはその代表的なものである．また，環境中に排出された PAH と大気中の窒素酸化物が反応してニトロ化多環芳香族炭化水素が生じることも明らかになっている．ニトロ化多環芳香族炭化水素は，代謝活性化系の添加なしで微生物に対してきわめて強い変異原性を示すが，これは菌体内のニトロ還元酵素によって N-ヒドロキシル体が生成し，このものまたはそのアセチル抱合体によって核酸が修飾されるためである．ディーゼル排気ガスに含まれる 1,3-, 1,6-および 1,8-ジニトロピレンに強い発がん性があることが動物実験で証明されている．

3 ヘテロサイクリックアミン類

　タンパク性食品を加熱分解すると強い変異原性をもつ種々のヘテロサイクリックアミンが生成する．これらの物質はいずれもシトクロム P450 により代謝されて活性化される．例えば Trp-P-2 は N-ヒドロキシル体となり，これが直接 DNA を修飾するか，あるいはさらにアシル化されて DNA と結合し変異原性を現す．これらのヘテロサイクリックアミンの大部分は，変異原性のみならず発がん性をもつことが証明されている．

1-3-5-5　ダイオキシン類

1　種類と性質

PCB

PCBとは，ポリ塩化ビフェニル polychlorinated biphenyl の略のこと．コプラナーPCBとは，PCBのなかでも塩素原子がベンゼン環に結合している位置により平面構造をとることが可能な異性体（ビフェニル結合のオルト位：2,2′, 6,6′位に塩素置換がないもの）で，毒性が強い．

ダイオキシン類対策特別措置法において定義されている「ダイオキシン類」は，構造式の特徴からコプラナー PCB，ポリ塩素化ジベンゾフラン polychlorinated dibenzofuran（PCDF），およびポリ塩素化ジベンゾパラジオキシン polychlorinated dibenzo-p-dioxin（PCDD）の3グループに大別される．これらに共通の性質として，塩素置換数と置換位置によって毒性が大きく異なる．構造式中に赤字で示した番号の位置に塩素が置換したものは毒性が高い．特に，左右ベンゼン環の両方で，赤い数字の位置に，隣接する塩素を有するもの，すなわち塩素数が4個以上のものは毒性が高い（図1-85）．

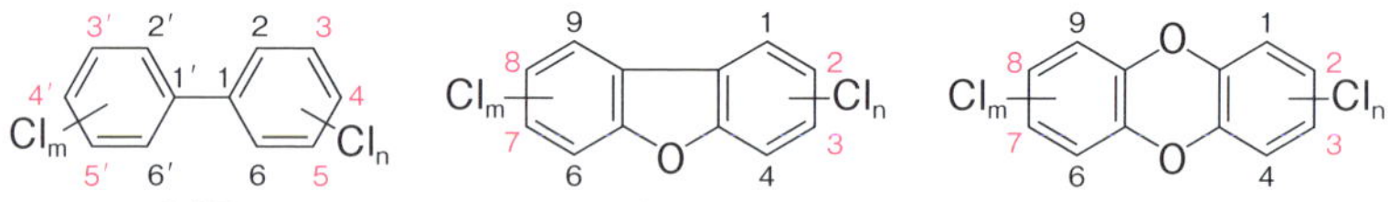

図 1-85　ダイオキシン類の構造

なかでも，**コプラナー PCB**（3, 3′, 4, 4′, 5-PCB，TEF 値 = 0.1）の毒性は強い．PCB は熱安定性が高く，電気絶縁性が良いなどの理由から，トランスやコンデンサーの絶縁油，加熱媒体などに広く用いられてきた．しかし，1968 年に九州を中心に発生したカネミ油症事件を背景に 1972 年に製造中止となった．さらに翌年にはこの事件をきっかけに「化学物質の審査及び製造等の規制に関する法律（化審法）」が施行され，これに基づき PCB は第一種特定化学物質に指定され，使用制限されている（p.168，図 1-93 参照）．カネミ油症とは，米ぬか油の製造工程で食用油精製中の熱媒体として利用されていた PCB が漏れて米ぬか油を汚染し，それを摂取したヒトに毒性症状が現れたものである．亜急性中毒症状として，塩素ニキビや，歯茎や爪の褐変にみられる色素沈着などの皮膚症状および倦怠感などが現れた．当初，その原因として PCB が考えられていたが，その後の研究により，PCB 以外にも，PCDF や PCDD など，複数の化合物が混入していることが判明した．また，PCDF は高温下での PCB の副生成物で PCB より毒性が数百倍も強く，カネミ油症の毒性は PCDF に起因すると考えられている．

ダイオキシン類の中で，最も毒性が強いものは 1 分子内に塩素原子を 4 つ有する tetrachlorinated dibenzo-p-dioxin（TCDD）であり，人工物質中で最強の毒性をもつといわれている．実験動物に致死量のダイオキシン類を投与しても直ちに死亡することはないが，徐々に体重が減少していき，数日後から数週間の間に死亡する．さらに，ダイオキシン類は催奇形性があるほか，慢性曝露により

発がん性，免疫能低下，抗エストロゲン作用に基づく後世代への影響などが知られている．

TCDD

2 発生源と異性体

　ダイオキシンは，塩素系農薬の製造過程，塩素含有物質の燃焼，パルプの塩素漂白過程により発生する．したがって，発生源は，**塩素系農薬製造工場，ゴミ焼却場の焼却炉および集塵装置，製紙工場，再生紙工場の排水**などに特定される場合が多い．塩素系農薬の製造過程で生じる例には，フェノキシ酢酸系除草剤（2,4,5-T，2,4-D）の合成過程で副反応物質としてダイオキシン類が生成し，それらの製品の中に不純物として微量混入する場合である．塩素含有物質の燃焼で生じる場合は，塩化ビニル，塩化ビニリデンなどのプラスチックがゴミとして焼却されるときである．特に，燃焼温度が600℃より低い時の不完全燃焼および集塵装置温度（250〜550℃）で起こる．

　PCBは，ビフェニルの水素が塩素で置換したものの総称で，化学安定性，不燃性，耐熱性，高絶縁性，粘着性などすぐれた物性を有する．PCBには1塩化物から10塩化物までの同族体があり，10塩化物を除いて各同族体には異性体の存在が可能で，理論上その総数は209種となる．しかし，実際には2〜6塩化物の異性体として約100種しか確認されていない．

3 TDI，摂取状況

　環境省が実施した「平成23年度　ダイオキシン類をはじめとする化学物質の人への曝露量モニタリング」では，年齢層が高くなるほど血中ダイオキシン濃度が高い傾向を示し，食事経由のダイオキシン類摂取量について耐容一日摂取量 tolerable daily intake（TDI）を超過した対象者はいなかったことが報告されている．また，平成14，15年度に調査参加した対象者の血中ダイオキシン濃度は低下していたことも明らかとなっている．

4 毒性発現機序

　通常，PCBは多種の塩化物の複雑な混合物であり，置換した塩素の数と位置により物理的性状が異なるため，代謝・排泄などの生体内挙動や毒性も異なる．塩素数の多いものほど難分解性で，動物体内に蓄積しやすい．中毒症状としては，痤瘡様皮疹などの皮膚疾患，目やにの増加などの眼部の症状，および肝障害がみられる．中毒の治療法は，胃洗浄，下剤によるPCBの除去と抗けいれん薬や鎮

枯葉作戦

　米軍はベトナム戦争中，2,4,5-Tと2,4-Dを1：1に配合した除草剤 agentorange を「枯葉作戦」で大量散布した．そのため散布地域では先天性異常が増加し，流産，死亡率も増加したが，その原因はダイオキシン類であるとの見方がある．

静薬などの対処療法が行われる．

　一方，ダイオキシンは猛毒と認知されているが，動物によって種差があり，ヒトではその急性あるいは亜急性中毒で死に至った例は報告されていない．ダイオキシンの慢性毒性は，発がん性や免疫機能低下に加え，内分泌撹乱作用があると報告されている．また，ダイオキシン類は細胞内に取り込まれると，細胞質内で熱ショックタンパク質Hsp90と複合体を形成していた不活性型芳香族炭化水素受容体（AhR）と結合し，核に移行する．核内でHsp90が解離し，AhR nuclear translocator(Arnt)とヘテロ二量体を形成し，さらにDNA上の異物応答エレメント（XRE）に結合することにより，転写活性化が引き起こされる．一方，AhRリプレッサー（AhRR）はAhR-Arnt結合やさらにはXREとの結合と競合して，AhRの転写活性化を抑制する．ダイオキシン類はこのような機構により，遺伝子転写の制御に関与すると考えられている．また，P450のCYP1A，グルタチオン-S-トランスフェラーゼ-Yaサブユニット，UDP-グルクロン酸トランスフェラーゼなどの薬物代謝酵素や種々の遺伝子の転写を変動させることから，毒性発現にかかわると考えられている（図1-86）．

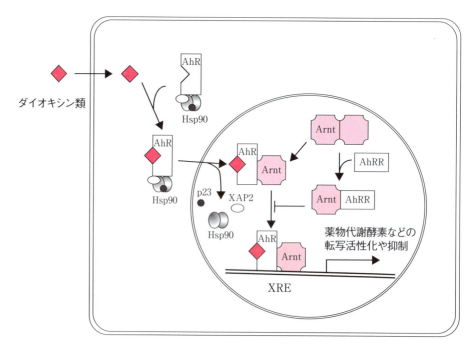

図1-86　ダイオキシン類による遺伝子転写制御

1-3-5-6　内分泌撹乱化学物質

　ホルモンは，内分泌腺から直接血流に分泌され，動物の発生過程での組織の分化やその成長，発育，生殖機能の発達など，生体の恒常性の維持に重要な役割を

第1章　化学物質と毒性　　129

果たしている．環境中に放出された化学物質に，ホルモン類似作用あるいは抗ホルモン作用を有するものが見出されており，これらは内分泌撹乱化学物質と称されている．内分泌撹乱化学物質の定義は，生体の内分泌系などの機能に変化を与え，それによって個体やその子孫に有害な影響を引き起こす外因性化学物質とされている．化学物質の生殖系（内分泌系），神経系，免疫系などへの異常を想定して，エストロゲン，アンドロゲンおよび甲状腺ホルモンの類似作用やそれらの拮抗作用についての検討が行われる．

内分泌撹乱化学物質

内分泌撹乱化学物質は，環境ホルモンとも呼ばれたりするが，学術用語ではない．

　内分泌撹乱作用が疑われている化学物質は，先述した PCB 類を含むダイオキシン類のほか，ビスフェノール A，プラスチック可塑剤のフタル酸エステル，DDT，有機スズ化合物，ポリカーボネート樹脂など約70種類である．さらに，合成化学物質ばかりでなく植物成分でも内分泌撹乱作用が疑われており，豆類に含まれるゲニステインなどでもエストロゲン作用が見出されている．現時点では，内分泌撹乱化学物質のヒトへの影響については結論が出ていない．しかし，内分泌撹乱化学物質は世代を超えた問題としてとらえるべきであり，検索方法の確立，胎児・新生児への影響，内分泌撹乱化学物質の相互作用の有無，作用機序の解明などを進める必要がある（表1-23）．

表1-23　内分泌撹乱作用が指摘されている化学物質

ホルモンレセプターを介するもの	
・エストロゲンレセプターに結合	DES（合成エストロゲン）
	アルキルフェノール類（界面活性剤原料）
	ビスフェノール A，ノニルフェノール（プラスチック樹脂原料）
	DDT（有機塩素系殺虫剤）
	ゲニステイン（大豆イソフラボノイド類）
・アンドロゲンレセプターに結合	DDE（DDT の分解産物）
・甲状腺ホルモンレセプターに結合	DEHP（フタル酸ジエチルヘキシル，プラスチック樹脂可塑剤）
ホルモンレセプターを介さないもの	
・芳香族炭化水素(Ah)レセプターに結合	ダイオキシン類
・アロマターゼ阻害	トリブチルスズ化合物（船底・漁網の甲殻類・藻類付着防止剤）

　これまで報告されている主な内分泌撹乱化学物質の作用機序は，本来ホルモンが結合すべき受容体に対し化学物質が結合し，誤った情報が遺伝子に伝達されることによって惹起されたものである．内分泌撹乱化学物質が直接受容体に結合して作用を発現する場合，その作用が本来のホルモンと類似の作用を示すもの（アゴニスト）とその作用を抑制するもの（アンタゴニスト）とがある．アゴニストの例には，エストロゲン類似作用を示すジエチルスチルベストロール diethylstilbestrol (DES)，PCB，DDT，ノニルフェノール，ビスフェノール A などが（図1-72），アンタゴニストの例には，アンドロゲン受容体に結合し，アンドロゲンの作用を阻害する p,p-DDE やビンクロゾリンなどが知られている（図1-73）．

　また最近では，ホルモン受容体に結合せず間接的に作用を発現する化学物質も報告されている．トリブチルスズは，エストロゲン生合成のキー酵素であるアロ

マターゼを阻害し，エストロゲンを減少させる．ダイオキシンや PCB は芳香族炭化水素受容体 AhR を介して，種々の遺伝子を活性化し各種の機能タンパク質の産生を促し，それらタンパク質が機能して本来のホルモン作用を撹乱させる．

1-3-5-7　自然毒

アルカロイドは植物に含まれる含窒素塩基性有機化合物であり，強い生理活性を示すものが多い．医薬品や農薬として使用されるものが，しばしば誤用されたり，自殺または他殺目的で使用されたりする．

1　アトロピン

アトロピン atropine は，チョウセンアサガオとヨウシュチョウセンアサガオの葉および種子，ハシリドコロの根茎（ロート根），ベラドンナの根と葉に存在するアルカロイドの l-ヒヨスチアミンが生薬の処理中にラセミ化したものである．これらの誤食による中毒がみられる．また，医薬品であるアトロピン硫酸塩の誤飲，自殺や他殺目的の使用がある．アトロピンは副交感神経を遮断し，中枢神経には興奮的に作用した後，麻痺させる．中毒症状で瞳孔散大，視力障害，口渇，嚥下困難，発汗抑制，幻視，錯乱，狂騒状態が現れ，重症の場合は呼吸麻痺を起こして死亡する．

l-hyoscyamine

2　アコニチン

アコニチン aconitine は，トリカブト属に存在するアルカロイドである．致死量は 3 〜 4 mg である．トリカブトは生薬ではブシ（附子），ウズ（烏頭）として用いられるが，誤用による中毒がみられる．自殺，他殺に使われることもある．天然はちみつに混入した花粉によって中毒を起こすこともある．アコニチン中毒では，中枢および末梢神経の麻痺が起こり，心臓血管，運動，呼吸，体温中枢に作用して悪心，嘔吐，口唇・舌のしびれ，脱力感，言語のもつれ，頭痛，めまい，発汗などが現れ起立不能に陥る．重症の場合でも意識は明瞭である．8 〜 10 時間生存するようであれば，回復が期待できる．

第1章　化学物質と毒性

aconitine

3　ソラニン，チャコニン

　ソラニン solanine，**チャコニン** chaconine はジャガイモの発芽部位に濃縮されているステロイドアルカロイド（配糖体）である．ソラニン，チャコニンは，水溶性，耐熱性であり，糖部が外れたアグリコン部を**ソラニジン** solanidine という．これらは，コリンエステラーゼ阻害作用を有しており，中枢神経毒である．消化管刺激作用，溶血作用もあり，食後数時間以内で，腹痛，下痢，嘔吐，めまいを生じる．

ソラニン
　ソラニンの語源は，学名*Solanum tuberosum* L. に由来する部分がある．また，ジャガイモはナス科植物Solanaceae である．

Solanindine　R：H
Solanine　　R：-Gal-Glc
　　　　　　　　　｜
　　　　　　　　Rha
Chaconine　R：-Gal-Rha
　　　　　　　　　｜
　　　　　　　　Rha

4　テトロドトキシン

　テトロドトキシン tetrodotoxin はフグ毒の原因物質であるが，フグによって生合成された物質ではない．すなわち，共生する海洋細菌がテトロドトキシンを産生し，フグの体内（卵巣や肝）に蓄積されたものである．フグ毒の中毒件数はここ数年減少傾向にあるが，致命率が高い．なぜならば，テトロドトキシンはシアン化カリウムの数千倍の毒性をもつといわれているからである．テトロドトキシンを理化学的に検出することは困難であるため，体重20 g のマウスを30分で死亡させる毒量を1マウス単位として定量する．テトロドトキシンは筋肉や神経のナトリウムチャネルを塞ぎ，神経伝達を阻害する．中毒症状は，食後20分〜3時間で現れ，主な症状は，口唇，顔面，指先のしびれ，嘔吐などである．さらに重症化すると，四肢の麻痺，運動障害，血圧低下，意識混濁，最終的には呼吸麻痺に至り死亡する．テトロドトキシンは，水に溶けにくく耐熱性であるため，

通常の調理条件では無毒化されない．フグ中毒事故のほとんどが素人料理による
ものである．したがって，わが国ではフグの取扱いについては免許制度をとって
いる．

tetrodotoxin

5 サキシトキシン，ゴニオトキシン

　サキシトキシン saxitoxin，ゴニオトキシン gonyautoxin は**麻痺性貝毒物質**の
代表例である．麻痺性貝毒物質は，赤潮をつくる渦鞭毛藻によって産生され，
これが二枚貝によって捕食されて蓄積する．マウスでのサキシトキシンの LD_{50} は
10 mg/kg で，テトロドトキシンの毒性に匹敵する．また，サキシトキシンはテ
トロドトキシンと類似した作用を示し，ナトリウムチャネルに結合してブロック
する．食後 30 分〜3 時間で中毒症状が現れ，主な症状は，口唇，手足のしびれ
が始まり，さらに重症化すると，運動失調，言語障害，嘔吐，最終的には呼吸麻
痺に至り死亡する．

saxitoxin　　　$R_1 = H$, $R_2 = H$, $R_3 = H$
gonyautoxin　$R_1 = OH$, $R_2 = H$, $R_3 = OSO_3$

1-3-5-8　その他（喫煙由来物質など）

　ニコチン nicotine は，タバコの葉中に 2〜8％含有されるアルカロイドであり，
ニコチン硫酸塩は農業用の殺虫剤として使用される．自殺目的によるニコチン硫
酸塩やタバコの煮出し液の摂取による中毒事故が後を絶たない．口腔，消化管
（胃を除く），呼吸器など粘膜，皮膚から急速に吸収されて速やかに毒性を発現す
る．ニコチンは青酸に匹敵する猛毒である．中枢神経，自律神経，神経筋接合部
に作用し，少量では刺激され大量では麻痺を引き起こす．唾液分泌，頭痛，めま
い，嘔吐，呼吸困難から意識不明となってけいれんを起こし，重篤な場合は死に

至る．タバコを誤食してもニコチンの嘔吐刺激作用によって重篤な結果となることは少ない．

nicotine

1-3-6　ドーピング薬物

1　ドーピングとは？

　ドーピングとは，スポーツなどの競技で好成績を挙げるために薬物を投与したり，その他の物理的方法を採ったりすることをいう．ドーピングは，短期的な効果（主作用）だけでなく，短期から長期に及ぶ影響が心身に悪影響を与えることもあり，競技の公平性を担保する目的だけでなく，競技者などの安全も目的としてオリンピックなどでの競技で禁止され，違反行為となっている．

2　ドーピング禁止薬物

　世界アンチドーピング機構 World Anti-Doping Agency（WADA）により禁止薬物が指定されている（WADA 禁止表：毎年更新）．WADA 禁止表では，大会中に行う競技会検査および不定期に実施する競技会外検査の対象となる物質を2つに分類し，さらに禁止物質，禁止方法，特定競技において禁止される物質について規定している（表1-24）．競技会検査ではすべての禁止物質と禁止方法が対象である．日本では，日本アンチドーピング機構（JADA）により指定されている（毎年更新）．また，日本薬剤師会は，「薬剤師のためのドーピング防止ガイドブック」を作成し，スポーツをしている人の薬の適正使用に努めている．

表 1-24　WADA 禁止表

常に禁止される物質と方法 （競技会時＆競技会外）	競技会時に禁止対象となる物質と方法 （競技会時）
S0　未承認物質	〈禁止物質〉
〈禁止物質〉	S6　興奮薬
S1　タンパク同化剤（アナボリックステロイド）	S7　麻薬
S2　ペプチドホルモン,成長因子および関連物質	S8　カンナビノイド
S3　β_2 作用薬	S9　糖質コルチコイド
S4　ホルモン拮抗薬と調節薬	特定競技に禁止対象となる物質と方法 （主に競技会時）
S5　利尿薬と他の隠蔽薬	
〈禁止方法〉	P1　アルコール
M1　酸素運搬方法の強化	P2　β_2 遮断薬
M2　化学的・物理的操作	
M3　遺伝子ドーピング	

③ ドーピング検査

　現在のドーピング検査としては，競技後，上位に入賞した選手または出場の全選手から尿または血液を採取して検査される．ドーピング検査による禁止薬物の検出を隠蔽するため，別の薬品を使用することもドーピングとみなされる．ドーピング禁止薬物の中には，法律上服用が許容されている物質，市販の医薬品や通常の飲食物に含有されている物質，および元々体内に存在する物質もあり検査が難しい場合も多い．また，新しいタイプのドーピングである遺伝子ドーピング（特殊な酵素・タンパク質・ホルモンを産出する遺伝物質を生体に導入する方法と，特殊な能力を秘めた遺伝子を生殖細胞系列に組み込む方法）は，理論上検出が非常に困難である．

1-3-7　乱用薬物

1-3-7-1　麻　薬

① モルヒネ

　塩酸塩・硫酸塩は鎮痛・鎮静薬として種々の原因による疼痛の軽減に有効であるが，依存性が強い麻薬の一種でもあるため，各国で法律により使用が厳しく制限されている（わが国における法的規制：麻薬及び向精神薬取締法）．主にアヘンから取り出される．

表1-25　モルヒネ

構造式・化学式	薬理・中毒作用・代謝
IUPAC名： (5α,6α)-7,8-didehydro-4,5-epoxy-17-methylmorphinan-3,6-diol 化学式：$C_{17}H_{19}NO_3$ 分子量：285.4	〈薬理・中毒作用〉 ・鎮痛作用，中枢抑制作用，縮瞳，便秘，呼吸抑制，血圧低下，傾眠． ・オピオイド神経を興奮させ，下行性疼痛制御により，侵害受容器（痛みを感じる受容器）で発生した興奮の伝達を遮断し上行性疼痛伝達を止めることにより中枢鎮痛作用を示す． ・副作用には依存性，耐性のほか悪心・嘔吐，血圧低下，便秘，眠気，呼吸抑制などがある．便秘はほぼ100%，悪心・嘔吐は40〜50%の症例でみられる． 〈代謝〉 ・大部分はグルクロン酸抱合体（ヒトでは6位水酸基（アルコール性水酸基）より3位水酸基（フェノール性水酸基）で起こりやすい）として尿中に排泄．一部は未変化体として尿中に排泄． ・代謝：肝臓90%，半減期：2〜3時間 ・排泄：腎臓90%，胆汁10%

2 コデイン（メチルモルヒネ）

コデインは自然界中にはアヘンアルカロイド中にわずかに存在するが，多くはモルヒネから合成される．局所麻酔，鎮咳，および下痢止めの作用をもつ μ 受容体アゴニストのオピオイドである．塩である硫酸コデインもしくはリン酸コデインとして製品化されている．リン酸コデインは鎮痛剤や下痢止めとして用いられるが，コデインを還元して製造したジヒドロコデインを鎮咳薬として風邪薬に配合するのが一般的である．日本では低濃度のコデインが含まれる医薬品は処方箋なしで入手することが可能であるが，単体のコデインは指定医薬品であるため購入は医師の処方箋によるものでなければならない．

3 ジアセチルモルヒネ（ヘロイン）

ジアセチルモルヒネ（ヘロイン）はアヘンに含まれるモルヒネからつくられる麻薬である．塩酸モルヒネを無水酢酸で処理し，生成する．依存性の極めて強い麻薬であり，日本国内では麻薬及び向精神薬取締法によって，その製造・所持・医療目的を含め，規制対象となっている．

表 1-26　コデイン

構造式・化学式	薬理・中毒作用・代謝
IUPAC 名： $(5\alpha,6\alpha)$-7,8-didehydro-4,5-epoxy-3-methoxy-17-methylmorphinan-6-ol 化学式：$C_{18}H_{21}NO_3$ 分子量：299.364	〈薬理・中毒作用〉 ・鎮痛作用・鎮咳作用（モルヒネより弱い），中枢抑制作用． ・μ-オピオイド受容体に弱い親和力を示す．主要な鎮痛作用は μ-オピオイド受容体へのモルヒネの親和性による．しかし他の作用または副作用は他のオピオイド受容体への作用による． ・一般的な副作用は，瘙痒感，吐き気，嘔吐，眠気，口内乾燥感，瞳孔縮小，起立性低血圧，排尿障害，便秘である．ほとんどの副作用への耐性，および作用への耐性は長期連用とともに形成する． 〈代謝〉 ・大部分はグルクロン酸抱合体（コデイングルクロニド）として尿中に排泄．一部はシトクロム P450（CYP2D6）により O-脱メチル化されてモルヒネとなり，モルヒネグルクロニドとして尿中に排泄．残りは N-脱メチル化（ノルコデイン）される． ・代謝：肝臓，CYP2D6 ・半減期：2.5 〜 3 時間 ・排泄：48 時間までに約 95% が尿中に排泄

表 1-27 ジアセチルモルヒネ（ヘロイン）

構造式・化学式	薬理・中毒作用・代謝
IUPAC 名： (5α,6α)-7,8-didehydro-4,5-epoxy-17-methylmorphinan-3,6-diol diacetate 化学式：C_{21}H_{23}NO_5 分子量：369.41	〈薬理・中毒作用〉 ・鎮痛作用・鎮咳作用（モルヒネより弱い），中枢抑制作用．陶酔作用が強く，依存症を起こしやすい． ・肉体面での依存症（禁断症状）と精神面での依存症の両方を形成する． ・禁断症状としては，身体中の関節に走る激痛，小風に撫でられただけで素肌に走る激痛，体温の調節機能に生じる狂いによる激暑と酷寒の体感の数秒ごとの循環（コールド・ターキー：スラング），身体中に湧き上がる強烈な不快感と倦怠感などが挙げられる．この症状に対しては，メサドンの定期的投与が有効である． 〈代謝〉 ・カルボキシエステラーゼにより脱アセチル化（加水分解）されて，6-アセチルモルヒネを経てモルヒネとなり，モルヒネグルクロン酸抱合体として尿中に排泄． ・代謝：肝臓，半減期：10分未満 ・排泄：90%はモルヒネグルクロニドとして尿中に排出，残りは胆汁

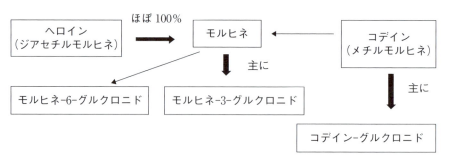

図 1-87 モルヒネ，コデイン，ヘロインの主な代謝経路

4 コカイン

コカインは，コカノキに含まれるアルカロイド（コカ葉から抽出）である．トロパン骨格をもちオルニチンより生合成される．

第1章　化学物質と毒性　　137

表 1-28　コカイン

構造式・化学式	薬理・中毒作用・代謝
化学式：C$_{17}$H$_{21}$NO$_4$ 分子量：303.35 無色の柱状結晶	〈薬理・中毒作用〉 ・局所麻酔作用，中枢興奮作用，瞳孔拡大，血圧上昇，不眠，食欲低下． ・局所麻酔作用は，電位依存性ナトリウムイオンチャネルの興奮を抑えることで，感覚神経の興奮を抑制することによる． ・コカインによる依存症は極めて強く，主に精神依存であり，肉体依存は弱い． ・中枢作用は覚せい剤と類似しており，モノアミントランスポーターの阻害により，カテコールアミンを遊離させ，脳のカテコールアミン作動神経に作用する．ただし，コカインは作用が強烈で短時間作用し，覚せい剤の作用はコカインより弱いが長時間作用する． ・コカイン中毒は対症療法により対処する． 〈代謝〉 ・加水分解されやすいので，尿中に未変化体はほとんど検出されない．

5　LSD（LSD-25，リゼルギン酸ジエチルアミド）

　リゼルギン酸ジエチルアミド（リゼルグ酸ジエチルアミド）は，非常に強烈な作用を有する半合成の幻覚剤である．ドイツ語「Lysergsäure Diäthylamid」の略称である LSD（エルエスディー）として広く知られている．開発時のリゼルグ酸誘導体の系列における 25 番目の物質であったことから LSD-25 とも略される．また，アシッド，エル，ドッツ，パープルヘイズ，ブルーヘブンなど様々な俗称がある．

　LSD は化学合成されてつくられるが，麦角菌やソライロアサガオ，ハワイアン・ベービー・ウッドローズやハワイアン・ウッドローズなどに含まれる麦角アルカロイドからも誘導される．

　LSD には D-LSD，L-LSD，D-iso-LSD，L-iso-LSD などの立体異性体が存在する．普通に「LSD」というときは右旋性の L-LSD を指し，他のものは薬理学的に不活性である．また，LSD に似た働きをするリゼルグ酸アミドもいくつかあり，l-アセチル-LSD（ALD-52）は LSD の 91% の効力をもつ．l-メチル-LSD（MLD-41）も LSD の 36% の効力をもっている．また，LSD はインドール核を有し，セロトニン，ノルアドレナリン，ドパミンによく似た構造をもつ（LSD の 4 つの環のうち 2 つはセロトニン分子の環系である）．LSD 分子は非常に脆弱で，ごく微量の塩素によっても破壊され，空気中の酸素等の影響を受けると，iso-LSD へと変化する．光で分解されてできる lumi-LSD は，LSD と区別が非常に難しくかつ不活性である．

表 1-29　LSD

構造式・化学式	薬理・中毒作用・代謝
IUPAC 名： (6a*R*,9*R*)-*N*,*N*-diethyl-7-methyl-4,6,6a,7,8,9- hexahydroindolo-[4,3-*fg*]quinoline-9-carboxamide LSD　[Base]　iso-LSD L-LSD　[Base]　L-iso-LSD 化学式：$C_{20}H_{25}N_3O$ 分子量：323.43	〈薬理・中毒作用〉 ・幻覚作用（時間，空間感覚の欠如）が強い． ・麻薬に指定されている． ・精神依存性が強く，耐性を生じやすい． ・セロトニン受容体に結合し，$5\text{-}HT_2$ のアンタゴニストとして，$5\text{-}HT_{1A}$ と $5\text{-}HT_{1C}$ のアゴニストとして働き，セロトニンの作用を阻害するために幻覚が起こると考えられている（LSD がなぜ幻覚を引き起こすのかについては未だにわかっていない）． ・精神症状発現前に散瞳，深部反射の亢進，心拍数や血圧や体温の上昇，軽い目まいあるいは吐き気，悪寒，疼き，振戦，緩徐な深い呼吸，食思不振，不眠等，交感神経系の症状が起こる． ・トリプタミン構造を含む． ・麻薬及び向精神薬取締法による取締りの対象． 〈代謝〉 ・酸化されやすく，尿中に未変化体はほとんど検出． ・代謝：肝臓，半減期：3 ～ 5 時間 ・排泄：腎臓

6　MDMA（3,4- メチレンジオキシメタンフェタミン 3,4-methylenedioxy-*N*-methylamphetamine）

　3,4-メチレンジオキシメタンフェタミンは合成麻薬の一種で，略称として MDMA，ほかエクスタシー Ecstasy（または XTC）という通称をもつ．なおエクスタシーは，錠剤型麻薬の通称としても使われる．類似の薬物として MDA（3,4-メチレンジオキシアンフェタミン），MDEA（3,4-メチレンジオキシ-*N*-エチルアンフェタミン）なども知られ，MDMA と同様にエンパソーゲンないしエンタクトゲンへ分類される．錠剤型麻薬が覚せい剤（アンフェタミンなど）を含んでいた場合，覚せい剤取締法により，譲り受け，譲り渡し，所持，使用は 10 年以下の懲役となる．

第1章　化学物質と毒性

表1-30　MDMA

構造式・化学式	薬理・中毒作用・代謝
IUPAC名： (RS)-1-(benzo[d][1,3] dioxol-5-yl)-N-methyl- propan-2-amine	〈薬理・中毒作用〉 ・LSDに類似した幻覚作用を伴う中枢興奮作用. ・40℃以上の高体温になることがある. ・錠剤型麻薬として, 近年若年層を中心とする乱用が問題となっている. ・脳内のセロトニンなどを過剰に放出させることにより, 人間の精神に多幸感, 他者との共有感などの変化をもたらすとされる. MDMAを経口的に摂取すると30分から1時間ほどで前述のような精神変容が起こり, それが4〜6時間程度持続するとされる. ・日本では, 麻薬及び向精神薬取締法によって規制. 〈代謝〉 ・尿中に未変化体として排泄される. ・一部は, シトクロム450により脱メチレン化を受ける.

7　サイロシビン（シロシビン），サイロシン（シロシン）

　サイロシビンあるいはシロシビン psilocybin（4-ホスホリルオキシ-N,N-ジメチルトリプタミン）は, シビレタケ属やヒカゲタケ属といったハラタケ目のキノコに含まれるインドールアルカロイドの一種である. 菌内で共存しているサイロシン（シロシン psilocin, 化学式：$C_{12}H_{16}N_2O$）のリン酸エステルで, サイロシビンが加水分解されるとサイロシンとなる. サイロシビンは, 生合成的にトリプトファンに由来するアルカロイド（インドールアルカロイド）で, 脱炭酸されたトリプトファンはトリプタミンとなり, それがインドールアルカロイドの前駆体となる.

表1-31　サイロシビン

構造式・化学式	薬理・中毒作用・代謝
化学式：$C_{12}H_{17}N_2O_4P$ 分子量：284.25	〈薬理・中毒作用〉 ・トリプタミン構造を有する麻薬（日本では, 麻薬及び向精神薬取締法で規制）. ・強い催幻覚性作用を有する. ・サイロシビンの毒素はトリプタミン誘導体で, その構造は脳内の神経伝達物質であるセロトニンと類似しており, 中枢神経系のセロトニン受容体に作用して幻覚・幻聴などを引き起こす. ・末梢神経系では, セロトニン-ノルアドレナリン経路を介して作用すると考えられている. ・リゼルグ酸ジエチルアミド（LSD）とも似た構造で, 効能も似ているために代替薬品としても用いられるが, 日本では麻薬及び向精神薬取締法により, シロシンとともに厳しく規制されている. 〈代謝〉 ・速やかに加水分解されてシロシンとなり, 腎・肝・脳・血液に分布する.

8 THC（Δ^9-THC，テトラヒドロカンナビノール）

THC はカンナビノイドの一種である（窒素を含んでおらず，アルカロイドではない）．多幸感を覚えるなどの作用がある向精神薬で，大麻樹脂に数パーセント含まれ，大麻（マリファナ）の主な有効成分である．THC は生きている大麻では THCA（THC のカルボン酸体）として存在し，伐採後に熱や光によって徐々に脱炭酸されて THC へと変化していく．乾燥大麻の中では THC と THCA が共存しており，この総 THC（THC + THCA）で大麻の THC 含有率を表す．ドロナビノールは THC の純異性体のための国際一般名，（−）-トランス-Δ^9-テトラヒドロカンナビノールであり，大麻より発見された主な異性体である．

表 1-32　THC

構造式・化学式	薬理・中毒作用・代謝
IUPAC 名： （−）-(6aR,10aR)-6,6,9-trimethyl-3-pentyl-6a,7,8,10a-tetrahydro-6H-benzo[c]chromen-1-ol 分子式：$C_{21}H_{30}O_2$ 分子量：314.46	〈薬理・中毒作用〉 ・幻覚作用，多幸感． ・用量により興奮および抑制の二相性を示し，特異な異常行動もみられる． ・脳などに存在するカンナビノイド受容体に結合することで薬理学的作用を及ぼす． ・麻薬及び向精神薬取締法により麻薬に指定されている． 〈代謝〉 ・極めて代謝（酸化を受けやすく尿中に未変化体はほとんど検出されない）されやすい． ・11 位（アリル位）が CYP450 により酸化（CH_3 → COOH）されやすい．

9 メサドン（メタドン）

メサドン（メタドン）methadone はオピオイド系の合成鎮痛薬である．メサドンは「麻薬に関する単一条約」で附表 II の薬物に分類されている．日本では未販売である．メサドンは海外の内科医の間でがん疼痛の治療薬として使用した症例報告が出ている．モルヒネやヒドロコドンのような短時間作用性の薬剤よりも投与頻度を抑えられるオピオイド薬を求める海外の医師によって試みられている．

表 1-33　メサドン

構造式・化学式	薬理・中毒作用・代謝
	〈薬理・中毒作用〉 ・耐性と依存性がしばしば発生する． 〈代謝〉 ・メサドンは代謝されるのが遅く非常に高い脂溶性をもつため，モルヒネ系の薬剤よりも持続時間が長い． ・半減期：24 〜 48 時間

第 1 章　化学物質と毒性

10　麻薬特例法

麻薬特例法において「規制薬物」とは次のものをいう.
1. 麻薬及び向精神薬取締法に規定する麻薬および向精神薬
2. 大麻取締法に規定する大麻
3. あへん法に規定するあへんおよびけしがら
4. 覚せい剤取締法に規定する覚せい剤

1-3-7-2　大　麻

1　概　要

　大麻ないしマリファナ marihuana とは，アサの花冠，葉を乾燥または樹脂化，
液体化させたものである．これに含有されるカンナビノイド（約 400 種類あり，
その 1 つに THC がある）には様々な薬理作用があり，嗜好品や医薬品として用
いられる．日本では，大麻には多幸感をもたらす鎮痛作用・食欲増進などの薬理
作用があることなどから，大麻取締法による規制を受ける麻薬の一種に分類され
ている．
　産業用のアサは，陶酔成分が生成されないよう改良された品種が用いられる．
また，品種が同じでも産業用と嗜好用とでは栽培方式が異なる．産業用は縦に伸
ばすために密集して露地に植えられる方式が主であるが，嗜好用は枝を横に伸ば
すために室内栽培が多い．また，大麻成分の研究が目的の場合，合成のカンナビ
ノイドが使用されるため，栽培はされない.

表 1-34　各種大麻

医療大麻	・大麻や合成 THC，カンナビノイドを利用した生薬療法があり，現在，アメリカ合衆国の 17 州，カナダ・イスラエル・ベルギー・オーストリア・オランダ・イギリス・スペイン・フィンランドなどで使われている. ・日本では大麻草は大麻取締法の規制により，大麻の化学成分（THC，カンナビジオールなど）は麻薬及び向精神薬取締法の規制により，医療目的であっても使用，輸入ならびに所持は禁止されている.
乾燥大麻	・花穂や葉を乾燥させた大麻加工品を乾燥大麻という．大麻の葉をリーフ，花穂をバッズ，無受精の雌花の花穂をシンセミアという．乾燥大麻は，嗜好品としての大麻の最も一般的な加工方法であり，世界で押収された大麻のうち 79％が乾燥大麻である．バッズの THC およびカンナビジオール含有率は，他の部位に比べて高く，シンセミアにおける含有率はさらに高い．市場で流通する乾燥大麻の THC 含有率は大麻の品種改良や栽培技法の確立により年々上昇している.
大麻樹脂	・花穂や葉から取れる樹液を圧縮して固形状の樹脂にした大麻加工品を大麻樹脂という. ・ハッシッシ，ハシシ，ハシシュ hashish，チョコ，チャラスとも呼ばれる.
液体大麻	・乾燥大麻や樹脂を溶剤で溶かし抽出した大麻加工品を液体大麻という．ハシシオイル，ハッシュオイル，ハニーオイルとも呼ばれる．溶剤には，アルコールや油，石油エーテル，ブタンなどが用いられる.

表 1-35　大麻の摂取方法

① パイプ（煙管様の喫煙具）で摂取する方法
② ジョイント（大麻を煙草の巻紙に巻いたものに点火）で摂取する方法
③ ボング（水パイプ）で摂取する方法
④ 調理して摂取する方法
⑤ ヴェポライザー（気化器）で摂取する方法
⑥ その他の方法（大麻樹脂を溶剤で溶かして，煙草に混ぜたり，煙草の紙に塗りつけたりして吸う方法，大麻成分の抽出物をカプセルや錠剤，スプレーなどで経口摂取する方法など）

2　人体への影響

　大麻の致死量は，カンナビノイドの含有量が品種によって違うため断定できないが，急性中毒による死亡はないといわれており，過剰摂取による死亡例の報告はない.

　大麻は低用量・中用量では交感神経系が優位になり，頻脈，心拍出量増加，血圧増加を起こす．高用量では逆に副交感神経系が優位になって，徐脈と血圧低下を起こす．さらに虚血性心疾患を起こし，わずかな労作で狭心症症状を示す頻度が増える．正常な心臓をもった人にも，血管攣縮による心筋梗塞を起こすことも報告されている．また，大麻使用の直後に，一過性脳虚血発作や脳卒中を起こした複数の若者の症例も報告されいる.

　大麻の検査方法は尿・血液・毛髪・唾液と 4 つの検査方法がある．主には尿検

第1章　化学物質と毒性　143

査で行われることが多く，大麻成分の検出期間は使用頻度に比例して，最低で48〜72時間，最大で12週間は検出可能とされている．また，簡易検査（スクリーニング・テスト）と精密検査がある．簡易検査では扱いが容易で安価な酵素増倍免疫測定法（EMIT）が用いられる．精密検査では，GC-MS が用いられる．

3 乱用問題

　近年，興味本位など安易な動機により大麻吸引目的での栽培に至る例が後を絶たない．大麻事犯増加の背景として，大麻の栽培が簡易であることや，大麻は古くから日本各地で栽培され，野生化していたことがある．野生化した地域では違法取引価格が他の地域より破格に安価であったり，採取が可能なことから，大麻事犯の増加の一因と指摘されている．そのほかにインターネットの普及で栽培方法を知ったり，ネット通販で観賞用としての名目で，大麻の種や栽培・吸引用具が販売されていることも挙げられる．また，覚せい剤事犯の減少によって取り締まりの矛先が大麻事犯へ向けられていることも大麻事犯の検挙数増加の一因となっている．

4 日本における法規制

　日本では，大麻は大麻取締法による規制を受ける．大麻は，あへん同様，麻薬及び向精神薬取締法とは別の法律で規制されている．ただし，麻薬及び向精神薬取締法においては，大麻の慢性中毒を，他の麻薬の慢性中毒と同じく麻薬中毒といい，同様に扱っている．さらに，麻薬特例法においても，規制薬物と規定されている．

　日本の大麻取締法は，大麻を「大麻草（カンナビス・サティバ・エル）及びその製品をいう．ただし，大麻草の成熟した茎及びその製品（樹脂を除く）並びに大麻草の種子及びその製品を除く．」と規定している（同法1条）．

1-3-7-3　覚せい剤

　覚せい剤とは，中枢神経を興奮させ覚せい作用をもたらす向精神薬の種類の総称である．覚せい剤は，中枢神経系に作用して，心身の働きを一時的に活性化する働きをもつ．多くはドパミン作動性に作用して，疲労感を麻痺させ，食欲を減退させる．また，反復的な使用によって薬物依存症となる危険性がある．中毒症状は統合失調症に酷似しており，嗜癖や依存による慢性的な使用に誘発された精神病は重篤になりやすい．

　覚せい剤に分類される薬物は，コカイン，ニコチン，カフェイン，アンフェタミン，メタンフェタミンといった中枢神経系の活動を増加させる薬物である．したがってメチルフェニデートも含まれる．MDMA は，覚せい剤に属するが幻覚特性があり，依存性がないなど異なった特徴をもつ．

第1章　化学物質と毒性

表 1-36　覚せい剤取締法における「覚せい剤」

① フェニルアミノプロパン（アンフェタミン），フェニルメチルアミノプロパン（メタンフェタミン）及び各その塩類

②①と同種の覚せい作用を有する物であって政令で指定するもの

③①又は②のいずれかを含有するもの

覚せい剤原料	酸性：フェニル酢酸 中性：フェニルアセトン，フェニルアセトアセトニトリル 塩基性：エフェドリン，メチルエフェドリン，ノルエフェドリン，クロロエフェドリン，ジメチルアンフェタミン，クロロメチルエフェドリン，セレギリン

　狭義には，日本の法律上の定義であり，覚せい剤取締法によって所持，製造，摂取が厳しく規制されている薬物を指す．アンフェタミン（フェニルアミノプロパン）やメタンフェタミン（フェニルメチルアミノプロパン，およびその塩類や原材料などの法律上の総称である．フェニル酢酸から合成する手法が一般的であるが，アミノ酸のフェニルアラニンを出発物質として合成することもできる．

　中枢神経を刺激して覚醒させる作用があるため，うつ病・精神病などの虚脱状態や各種の昏睡・嗜眠状態などの改善・回復に用いられる．神経終末からノルアドレナリン，ドパミン，セロトニンなどのアミン類を遊離させ，間接的に神経を興奮させる．さらに，モノアミントランスポーターの阻害作用によるアミン類の神経終末への再取込み阻害作用と，モノアミン酸化酵素の阻害作用によって，シナプス間隙におけるアミン類の濃度を上昇させる作用をもつ．

1　メタンフェタミン

　メタンフェタミン methamphetamine（methylamphetamine）とは，アンフェタミンの窒素原子上にメチル基が置換した構造の有機化合物である．1893 年，長井長義によりエフェドリンから合成され，1919 年，緒方章がその結晶化に成功した．

　日本では，シャブ，エス（s），スピード（speed）などの俗称で呼ばれる．ヒロポン（商品名）の名でも知られる．英語では ice（アイス），meth（メス），crystal meth（クリスタル・メス）などの俗称がある．

第1章　化学物質と毒性　　　　145

表1-37　メタンフェタミン

構造式・化学式	薬理・中毒作用・代謝
化学式：$C_{10}H_{15}N$ 分子量：149.24	〈薬理・中毒作用〉 ・覚せい作用，中枢興奮，幻覚，瞳孔散大，血圧上昇，不眠，食欲低下，フラッシュバック現象，耐性，精神依存． ・アンフェタミンより強い中枢神経興奮作用をもつ覚醒剤であり，日本では覚せい剤取締法により規制されている． ・医療の現場においては現在，昏睡，手術後の虚脱状態，統合失調症における遅鈍症，ナルコレプシーなどに対し施用されることがある． 〈代謝〉 ・大部分は未変化体で尿中に排泄される． ・一部は，シトクロム450により脱メチル化され，アンフェタミンとして排泄される． ・エフェドリンには代謝されない．

2　アンフェタミン

　アンフェタミン amphetamine（methylphenethylamine）とは，合成覚せい剤の一種である．

表1-38　アンフェタミン

構造式・化学式	薬理・中毒作用・代謝
IUPAC名： （±）-1-フェニルプロパン-2-アミン 化学式：$C_9H_{13}N$ 分子量：135.21	〈薬理・中毒作用〉 ・覚せい作用，中枢興奮，幻覚，瞳孔散大，血圧上昇，不眠，食欲低下，フラッシュバック現象，耐性，精神依存． ・医療用途として正規に認められたアンフェタミン製剤はない． 〈代謝〉 ・排泄：腎臓，半減期：10～13時間． ・大部分は未変化体で尿中に排泄される． ・一部は，代謝され，馬尿酸として排泄される．

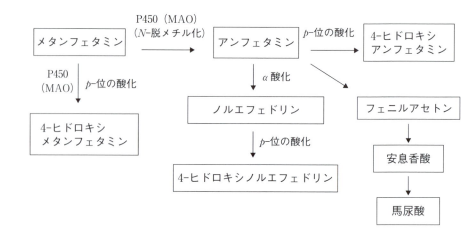

図 1-88　覚せい剤の代謝

1-3-7-4　向精神薬医薬品

　向精神薬 psychoactive drug(psychotropic) とは，中枢神経系に作用し，生物の精神活動に何らかの影響を与える薬物の総称である．主に精神医学の分野で研究され精神科で用いられる医薬品，また乱用と有害性に懸念のあるタバコやアルコール，また法律上の麻薬のような娯楽薬が含まれる．

　各国は，「向精神薬に関する条約（国際条約）」に批准しているため，薬物を管理するための同様の法律を有する．国際条約の付表に定義されているものが国際条約上の向精神薬である．後続の国際条約である「麻薬及び向精神薬の不正取引の防止に関する国際連合条約」の第1条1項において，「「向精神薬」とは，1971年の向精神薬に関する条約の付表Ⅰから付表Ⅳまでに掲げる天然若しくは合成の物質又は自然の産物をいう」と明確に定義されている．

　狭義には，日本において麻薬及び向精神薬取締法で個別に指定された物質を指す．薬物乱用の懸念があるメチルフェニデートや，ベンゾジアゼピン系やバルビツール酸系の抗不安薬・睡眠薬の一部が，第1種向精神薬から第3種向精神薬に指定されている．これは国際条約の付表ⅡからⅣに相当する．国際条約において付表Ⅰに相当するLSDやTHCは，日本では同法にて法律上の麻薬に分類されている．向精神薬の多くは依存症の危険性があるものが多い．また，乱用の危険性があるものが多い．薬物依存症の可能性は，個々の物質ごとにそれぞれ異なり，摂取量，摂取頻度，物質，投与経路，薬物動態などが，薬物依存形成の要素である．

　日本においては表 1-39 の通りに法的に管理されている．なお，法律上の便宜により，「麻薬」と「向精神薬」に分類されるが，医学的な分類ではない．

第1章　化学物質と毒性　　*147*

表 1-39　日本における向精神薬の法的管理

医学的な麻薬	麻薬及び向精神薬取締法にて法律上の麻薬と定められるか，あへん法および大麻取締法にて規制が定められている．
幻覚剤	麻薬及び向精神薬取締法で，法律上の麻薬として定められている．これらの類似構造をもつデザイナードラッグも指定薬物（医薬品医療機器等法：旧薬事法）に指定され流通が規制されており，さらに類似構造を規制する目的で包括指定が行われている．
覚せい剤	覚せい剤取締法にて，アンフェタミン（フェニルアミノプロパン），メタンフェタミン（フェニルメチルアミノプロパン），別表にて8種，また別表にてその原料が規制薬物と定められる．またメチルフェニデートなどは，麻薬及び向精神薬取締法により，第一種向精神薬などに定められる．
精神科で用いられる薬	麻薬及び向精神薬取締法および麻薬及び向精神薬取締法施行規則にて，法律上の第一種から第三種までの向精神薬として規制されている．それとは別に，医薬品医療機器等法（旧薬事法）にて，モルヒネや抗てんかん薬などが，習慣性医薬品として定められている．

　医療用に指定された向精神薬は，麻薬及び向精神薬取締法および麻薬及び向精神薬取締法施行規則にて医療上の有益性・乱用の危険を考慮し，表 1-40 のように等級分けされ規制されている．また，精神疾患の治療のために用いられる処方医薬品は表 1-41 のように分類されている．

第1章　化学物質と毒性

表1-40　日本の法律における向精神薬

第一種向精神薬	・セコバルビタール（アイオナール®） ・メクロカロン ・フェネチリン ・モダフィニル（モディオダール®） ・メチルフェニデート（リタリン®，コンサータ®） ・メタカロン ・フェンメトラジン ・ジペプロール
第二種向精神薬	・ブタルビタール ・グルテチミド ・ペントバルビタール（ラボナ®，ネンブタール®） ・アモバルビタール（イソミタール®） ・シクロバルビタール ・トレオ-2-アミノ-1-フェニルプロパン-1-オール ・フルニトラゼパム（サイレース®，ロヒプノール®） ・ペンタゾシン（ソセゴン®，ペンタジン®）
第三種向精神薬 （第一種・第二種 以外の向精神薬）	・アルプラゾラム（ソラナックス®，コンスタン®） ・エスタゾラム（ユーロジン®） ・ゾルピデム（マイスリー®） ・オキサゾラム（セレナール®） ・クアゼパム（ドラール®，ベノシール®，ダルメート®） ・クロキサゾラム（セパゾン®） ・クロチアゼパム（リーゼ®） ・クロナゼパム（リボトリール®，ランドセン®） ・クロバザム（マイスタン®） ・ジアゼパム（セルシン®，ホリゾン®，ダイアップ®，ソナコン®） ・クロルジアゼポキシド（コントール®，バランス®） ・トリアゾラム（ハルシオン®） ・ニトラゼパム（ベンザリン®，ネルボン®） ・ニメタゼパム（エリミン®） ・ブロチゾラム（レンドルミン®） ・ブロマゼパム（レキソタン®，セニラン®） ・ミダゾラム（ドルミカム®） ・メタゼパム（レスミット®） ・ロラゼパム（ワイパックス®）

第1章　化学物質と毒性

表1-41　精神疾患の治療のために処方される処方医薬品

抗精神病薬	主に統合失調症の症状の対症療法での治療薬を指し完治させるものではない．ベゲタミンに配合されているクロルプロマジンもここに分類される．統合失調症に有効な抗精神病薬は，すべてがドパミン D_2 受容体ファミリーに親和性を示し，ドパミンの働きを抑制，あるいはコントロールする． ・抗精神病薬の代表「リスペリドン」 ・ベンゾジアゼピン系抗不安薬（ユーロジン®，メイラックス®，デパス®，ソラナックス®） ・抗うつ薬の代表「ルボックス®」
気分安定薬	双極性障害における躁病とうつ病の波を安定化させる治療薬である．
覚せい剤	メチルフェニデートやアンフェタミンのように，突然強い眠気を催すナルコレプシーや注意欠陥・多動性障害（ADHD）の治療薬として処方される．メチルフェニデートやアンフェタミンは，ドパミン受容体に結合する．
抗不安薬	不安や緊張を鎮める作用があるベンゾジアゼピン系が多い．抗不安薬としてのベンゾジアゼピンは，後に抗うつ薬に置き換えられた．
睡眠薬	不眠症に対し，睡眠を誘導する治療薬として用いられる． ・従来は，バルビツール酸系など，強い催眠作用のある薬物が用いられた → バルビツール酸系よりも危険性が低いとしてベンゾジアゼピンへと置き換えられた → ベンゾジアゼピンよりも危険性が低いとして非ベンゾジアゼピン系へと置き換えられた（非ベンゾジアゼピン系の安全性については議論がある）． ・抗ヒスタミン薬は，薬局で購入できる医薬品として認可されている．しかしまた，安全性について議論がある．

1-3-7-5　依存性薬物

　依存性薬物とは，薬物の反復使用によって中枢神経系が変化し，薬物に適応した状態である．薬物によっては，精神依存や身体依存（禁断症状）を生じる．身体依存は，中枢神経を抑制する薬物で強く，中枢興奮作用をもつ薬物ではみられない．これらの薬物の多くは耐性を生じる（表1-42）．

　医学雑誌「ランセット」に報告されている20の薬物についての身体的依存，精神的依存，多幸感の程度（0～3の範囲）を表1-43に示す．

表 1-42 依存性薬物の特徴

薬物型	中枢作用	精神依存	身体依存	耐 性	薬物例
モルヒネ型	抑制	強	強	強	アヘン，モルヒネ，ヘロイン，コデイン
アルコール型	抑制	中	中	中	エタノール
バルビツール酸型	抑制	中	中	中	催眠薬，抗不安薬
大麻型	抑制	中	無	弱または無	マリファナ，大麻樹脂
コカイン型	興奮	強	無	無	コカイン
アンフェタミン型	興奮	強	無	無	アンフェタミン，MDMA，メタンフェタミン
幻覚剤型	興奮	弱	無	無	LSD，サイロシビン

表 1-43 薬物についての多幸感，精神的依存，身体的依存の程度

薬 物	平 均	多幸感	精神的依存	身体的依存
ヘロイン	3.00	3.0	3.0	2.9
コカイン	2.37	3.0	2.8	1.3
アルコール	1.93	2.3	1.9	1.6
たばこ	2.23	2.3	2.6	3.0
バルビツール酸	2.01	2.0	2.2	1.8
ベンゾジアゼピン	1.83	1.7	2.1	1.8
アンフェタミン	1.67	2.0	1.9	1.1
大麻	1.47	1.9	1.7	0.8
LSD	1.23	2.2	1.1	0.3
エクスタシー	1.13	1.5	1.2	0.7

第1章　化学物質と毒性　　*151*

まとめ

- ・化学物質による細胞障害の発生メカニズムには共通点がある.
- ・活性中間体のタンパク質や核酸などの生体高分子への共有結合により細胞障害が起こる.
- ・化学物質の代謝の過程で発生する活性酸素により脂質の過酸化や核酸の障害が起こる.
- ・化学物質のタンパク質への共有結合により抗原性が生じ, アレルギー反応を惹起することがある.
- ・化学物質による肝障害は, 細胞障害型, 肝炎型, 胆汁うっ滞型, 蓄積型に分類できる.
- ・化学物質による腎障害は, 糸球体, 尿細管, 尿路および間質などの部位ごとに, 障害を与える化学物質が異なる場合がある.
- ・化学物質による神経障害は, 中枢神経障害と末梢神経障害に分類される.
- ・SMON はキノホルムによる神経障害が原因で発症した.
- ・化学物質による血液障害は, 造血系への障害, ヘモグロビン産生に対する障害, 血液凝固系に対する障害がある.
- ・化学物質の肺への障害では, 肺胞および肺胞マクロファージへの障害が多い.
- ・皮膚は, 外界の化学物質や紫外線などにより障害を受ける.
- ・視覚や聴覚などの感覚器に障害を与える化学物質が多数存在する.
- ・カドミウムの毒性の特徴は腎障害である.
- ・無機水銀は腎障害, 有機水銀は中枢神経毒性が特徴的である.
- ・無機鉛の特徴的な毒性は貧血である.
- ・ヒ素の毒性上の特徴は, 無機ヒ素の毒性が高く, 色素沈着や末梢神経障害および皮膚がんや肺がんを引き起こす.
- ・クロムは六価の腐食性が強く, 鼻中隔穿孔や肺がんの原因となる.
- ・セレンの過剰症では, 皮膚炎, 胃腸障害, 脱毛と爪の脱落がよくみられる.
- ・アスベストの毒性はその物理的性質 (形状) に由来する.
- ・シアン化水素と硫化水素はともに3価の鉄イオンと結合するため, ミトコンドリアの電子伝達系を阻害する.
- ・硫黄酸化物は強い刺激性を有し, 喘息などの原因となる.
- ・窒素酸化物は強い酸化性を有し, 気管支炎や肺水腫の原因となる.
- ・我々は, 医薬品に限らず食品や日用品など無数の化学物質に囲まれて生活している.
- ・農薬, プラスチック原料, 有機溶剤, 加熱分解物, ダイオキシン類, 自然毒は本来我々にとって異物であり, 必要以上に曝露されることで生体に対する有害な作用が起こる.
- ・内分泌撹乱物質のような次世代に毒性が発現するようなものもある.
- ・化学物質について過度に恐れるのではなく, 化学物質の構造と生物活性について特徴を体系付けて熟知し, 有害な影響をいかに回避するか防衛策を理解することが大切である.
- ・乱用される代表的薬物の種類, 法的規制, 代謝, 依存性, 中毒症状などについてしっかり理解し, 予防することは, 薬剤師にとって重要な責務の1つである.

1-4 化学物質による中毒とその処理

医薬品を含む化学物質を原因とする急性中毒に関して，発生動向や解毒処理法，および各種情報の検索方法について理解する．さらには薬害の発生事例についても学習する．この節では，化学物質による中毒とその処理に関して以下のような項目を学習の到達目標とする．

SBOs
・代表的な中毒原因物質の解毒処置法を説明できる．
・化学物質の中毒量，作用器官，中毒症状，救急処置法，解毒法を検索することができる．
・薬害の事例について説明できる．

1-4-1 中毒の動向

わが国においては，家庭用品や医薬品などに起因する急性中毒に関する相談の受信件数は，**日本中毒情報センター**がまとめており，受信報告（年報）としてホームページ（http://www.j-poison-ic.or.jp/homepage.nsf）で公表している．表1-44には，2012年の受信件数および原因物質の内訳を示した．年間の受信件数は35,000件あまりであるが，そのうちの87%以上が一般市民からのものであり，日本中毒情報センターの社会的役割の重要性がうかがえる．

表1-44 原因物質別受信件数と連絡者の内訳（2012年）

原因物質	受信件数（件）			
	一般市民	医療機関	その他*	合計
家庭用品	19,960	1,467	593	22,020
医薬品	8,916	1,395	169	10,480
（医療用医薬品）	（5,804）	（1,003）	（132）	（6,939）
（一般用医薬品）	（3,112）	（392）	（37）	（3,541）
農業用品	222	275	17	514
自然毒	571	113	28	712
工業用品	694	272	62	1,028
食品，他	586	129	19	734
合　計	30,949	3,651	888	35,488

＊薬局，学校，保健所，消防等
（日本中毒情報センターホームページより抜粋）

受信件数の内訳としては，5歳以下の乳幼児における誤飲・誤食などの不慮の事例が圧倒的に多く，全体の約79%（約28,000件）を占めている．また原因物質としては，家庭用品（化粧品，たばこ関連品，乾燥剤・鮮度保持剤，洗浄剤，文具・美術工芸用品）が最も多く，これに医療用医薬品，一般用医薬品が続いている．これに対して，20歳以上では不慮の事例（約4,300件）のほか，自殺企図な

どの故意の事例も多い．故意の事例は 1,000 件を超えており，その原因物質とし
ては医療用あるいは一般用の中枢神経系用薬が主である．

　一方，医薬品を含む化学物質の中毒に起因する死亡事例については，厚生労働
省大臣官房統計情報部編集の「**人口動態統計**」から情報を得ることができる．表
1-45 は，2012 年の中毒死に関する死因別死亡数を示したものである．中毒死の
年間死亡数は約 5,000 人であるが，その多くは**一酸化炭素中毒**による死亡である．
次いで，その他の気体，フュームおよび蒸気の毒作用を起因とするものが多いが，
この中には硫化水素中毒による死亡が 184 人（男性 138 人，女性 46 人）含まれ
ている．農薬による死亡は 367 人であるが，そのうちの 135 人は有機リン剤もし
くはカルバメート剤による中毒死である．また，バルビツレート，ベンゾジアゼ
ピン系薬物，三環系抗うつ薬をはじめとする医薬品による中毒死も 1,000 人近く
に達している．これらに対して，水銀や鉛などの金属，ヒ素化合物やシアン化合
物が含まれる無機物質の毒作用による死亡は少なく，いずれも 10 人未満である．

表 1-45　中毒に起因する死亡に関する死因別死亡数（2012 年）

死　因	死亡数		
	男	女	総数
薬物，薬剤および生物学的製剤による中毒	447	519	966
全身性抗生物質による中毒	1	0	1
ホルモン類，その合成代替薬および拮抗薬による中毒，他に分類されないもの	10	8	18
非オピオイド系鎮痛薬，解熱薬および抗リウマチ薬による中毒	4	9	13
麻薬および精神変容薬［幻覚発現薬］による中毒	3	1	4
麻酔薬および治療用ガス類による中毒	1	0	1
抗てんかん薬,鎮静・催眠薬および抗パーキンソン病薬による中毒	117	144	261
向精神薬による中毒，他に分類されないもの	132	131	263
主として自律神経系に作用する薬物による中毒	0	1	1
主として全身および血液に作用する薬物による中毒，他に分類されないもの	3	4	7
主として心血管系に作用する薬物による中毒	1	11	12
主として平滑筋,骨格筋および呼吸器系に作用する薬物による中毒	4	4	8
主として皮膚および粘膜に作用する局所用薬物，眼科用薬，耳鼻咽喉科用薬および歯科用薬による中毒	5	7	12
利尿薬，その他および詳細不明の薬物，薬剤および生物学的製剤による中毒	166	199	365
薬用を主としない物質の毒作用	3,110	887	3,997
アルコールの毒作用	80	21	101
有機溶剤の毒作用	7	5	12
脂肪族および芳香族炭化水素のハロゲン誘導体の毒作用	2	0	2
腐食性物質の毒作用	3	6	9
石けんおよび洗浄剤の毒作用	8	9	17
金属の毒作用	3	1	4
その他の無機物質の毒作用	3	0	3
一酸化炭素の毒作用	2,416	600	3,016
その他の気体，フュームおよび蒸気の毒作用	341	78	419
農薬の毒作用	215	152	367
食物として摂取されたその他の有害物質による毒作用	2	1	3
有毒動物との接触による毒作用	20	8	28
その他および詳細不明の物質の毒作用	10	6	16

（厚生労働省「人口動態統計 2012 年 下巻」より抜粋）

1-4-2　代表的中毒物質の解毒処理法

　化学防質による急性中毒に対する解毒処理の基本は，未吸収化学物質の除去および吸収阻止，ならびに吸収化学物質の体外への排泄促進である．未吸収化学物質の除去および吸収阻止としては，水洗，催吐，胃洗浄，下剤や吸着剤の投与，腸洗浄などの処理が行われ（表 1-46），吸収化学物質の体外への排泄促進としては，強制利尿や血液浄化などの処理が行われる（表 1-47）．

第 1 章　化学物質と毒性

表 1-46　未吸収化学物質の除去および吸収阻止

	処理方法	禁忌事項
水洗	皮膚や粘膜に付着した化学物質は，流水と石けんで十分に洗浄する．眼や口腔・鼻腔については，水や生理食塩水で十分に洗浄する．	
催吐	中毒の原因となった化学物質が胃内にとどまっていると思われる場合には，水または牛乳を 250 mL 程度飲ませ，指で咽頭を物理的に刺激して吐かせる．この際，トコンシロップなどの催吐剤を用いるのも有効である．トコンシロップは，1 歳以上 12 歳未満には 1 回 12 mL，12 歳以上には 1 回 15 mL を投与し，投与後 30 分以内に嘔吐がない場合には，同量を再投与する．初回投与後 1 時間以内に嘔吐がない場合には，胃洗浄などの適切な別処置を行う．6 か月齢以上 1 歳未満には 1 回 8 mL を投与し，投与後 45 分以内に嘔吐がない場合には，胃洗浄などの適切な別処置を行う．なおトコンシロップは，規定用量以上を投与すると心毒性を発現する可能性がある．	昏睡，意識障害，ショック状態の患者，痙攣を引き起こす医薬品を服用している患者，酸やアルカリなどの腐食性物質を誤飲した患者，あるいは揮発性物質を誤飲した患者への適用は禁忌である．
胃洗浄	嘔吐が不十分な場合には，漏斗付きゴムチューブを胃内に挿入した後，原因化学物質に対して適した胃洗浄液（ぬるま湯，中和剤，酸化剤，沈殿剤，お茶など）を注入し，サイホンの原理で洗浄液を吸い出す．また活性炭を投与して原因物質を吸着させ，洗浄液とともに吸い出すと除去効率がよくなる．	禁忌事項は催吐と同じである．
下剤や吸着剤の投与	未吸収化学物質の吸着除去を目的として活性炭を投与する．さらに，腸に移行した化学物質および投与した活性炭を排泄させるため，ソルビトール，硫酸マグネシウム，酸化マグネシウム，人工カルルス塩などの小腸用下剤を投与する．	腸管閉塞や消化管穿孔での活性炭投与は禁忌である．また，腸管の蠕動運動を抑制する医薬品の服用時や蠕動運動の低下時も相対的禁忌となる．
腸洗浄	ポリエチレングリコール含有電解質液を消化管内に大量に注入して，原因化学物質を排泄させる．また原因化学物質が活性炭に吸着される場合には，活性炭（小児 25 〜 50 g/100 mL，成人 50 〜 100 g/200 mL をぬるま湯に懸濁）を投与し，化学物質を吸着させ排泄させる．	

第 1 章　化学物質と毒性

表 1-47　吸収化学物質の体外への排泄促進

	処理方法	禁忌事項
強制利尿	中毒の原因化学毒物が代謝されず未変化体で排泄される場合，タンパク質への結合率が低い場合，尿細管から再吸収されにくい場合には，時間尿量 250 ～ 500 mL を目標として，輸液を負荷し利尿剤を適時併用する．	重篤な腎障害やショック状態の患者，浮腫のある循環不全の患者などへの適用は禁忌である．
血液浄化	血液浄化は，一般的な治療法を行っても症状が進行性に増悪する場合，肝不全や腎不全などによって通常の代謝機能が失われている場合，原因化学物質の代謝産物が高い毒性を発揮する場合などに実施される．血液浄化法には血液透析，腹膜透析，血液灌流，血液吸着，血液ろ過，血漿交換などの種類がある．	

　中毒の原因化学物質が判明しており，その特異的な解毒薬が存在する場合には，それらの投与によって生体への侵襲を小さくできる．例えば，以下に例示した有機リン剤やカルバメート剤，シアン化合物，水銀や鉛などの重金属，あるいはヒ素化合物などを原因とする中毒では，解毒薬が奏効する．

1　有機リン剤とカルバメート剤

　有機リン剤中毒には，プラリドキシムヨウ化メチル 2-pyridine aldoxime methiodide（2-PAM）とアトロピンとの併用が有効である．2-PAM は，有機リン剤とコリンエステラーゼとのリン酸エステル結合を解離し，コリンエステラーゼの活性を復活させる．一方のアトロピンは，アセチルコリンのアンタゴニストであり，アセチルコリンの副交感神経ムスカリン性受容体への結合を阻害する．

　アトロピンはカルバメート剤中毒に対しても投与される．カルバメート剤とコリンエステラーゼとの結合は弱いが，2-PAM では解離されない．そのため 2-PAM の静注は有効ではない．

2　シアン化合物

　シアン化物イオンは，酸化型（Fe^{3+}）シトクロム c オキシダーゼに結合することにより細胞呼吸を阻害する．したがって，シアン化合物中毒に対しては，亜硝酸アミルの吸入や亜硝酸ナトリウムの静注が有効である．これらはヘモグロビン（Fe^{2+}）をメトヘモグロビン（Fe^{3+}）に酸化する．その結果，血液中のシアン化物イオン（CN^-）がメトヘモグロビンに捕捉されてシアノヘモグロビンとなり，その毒性が軽減される．このほか，チオ硫酸ナトリウムは，シアン化物イオンをチオシアン酸イオン（SCN^-）に変換することにより，またヒドロキソコバラミンは，シトクロム c オキシダーゼに結合しているシアン化物イオンを奪い取りシアノコバラミンとなることにより，その毒性を軽減させる．

3 重金属とヒ素化合物

　水銀や鉛などの重金属，あるいはヒ素化合物による中毒には，ジメルカプロールやD-ペニシラミンなどのキレート剤が投与される．ジメルカプロールはSH基を2個もっているため重金属やヒ素と強く結合できる．したがって生体内において，重金属あるいはヒ素が酵素などのSH基と結合して失活させる過程を競合的に阻害する．D-ペニシラミンはシステインのジメチル誘導体であり，水銀や鉛などと水溶性のキレート錯体を形成し，尿中への排泄を促進する．

ジメルカプロール
　商品名はBAL（British Anti-Lewisite）である．この化合物は，即効型のびらん性（皮膚をただれさせる）有毒ガス（化学兵器）として用いられた有機ヒ素化合物であるルイサイトLewisiteの解毒剤として，元々はイギリスにおいて開発された．

4 アセトアミノフェン

　アセトアミノフェンは，肝においてシトクロムP450による代謝的活性化を受け，反応性の高いN-アセチル-p-ベンゾキノンイミン（NAPQI）となる（図1-88）．その後，NAPQIはグルタチオン抱合を受けた後，メルカプツール酸抱合体として尿中に排泄される（図1-89）．ところが大量摂取による中毒では肝のグルタチオンが枯渇するため，生成されたNAPQIは生体高分子と結合し結果的に肝細胞に毒性を示す（図1-89）．したがって解毒処理には，グルタチオンの前駆体となるN-アセチルシステインが投与される．

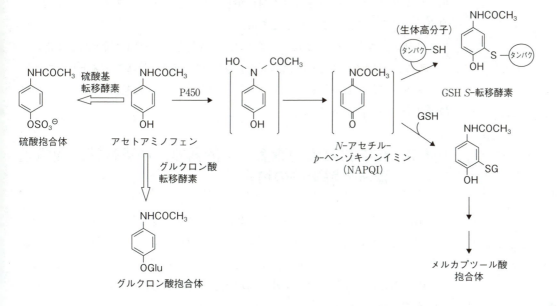

図1-89　アセトアミノフェンの代謝的活性化と毒性発現
（別府正敏・平塚明編，最新衛生薬学 第3版，廣川書店，2005）

5 三環系抗うつ薬

　拮抗薬はフィゾスチグミンである．フィゾスチグミンは，コリンエステラーゼに可逆的に結合してエステラーゼ活性を抑えることにより，三環系抗うつ薬の抗

コリン作用に拮抗する．また血液-脳関門を通過するため，中枢性の抗コリン作用にも拮抗する

6 ベンゾジアゼピン系薬物

拮抗薬はフルマゼニルである．ベンゾジアゼピン受容体に対して特異的な拮抗作用を示すため，鎮静の解除および呼吸抑制の改善に用いられる．

7 モルヒネ

モルヒネなどの作用にはナロキソンが拮抗する．ナロキソンはオピオイド受容体の全種類のサブタイプとの親和性が高いため，麻薬拮抗薬としてアヘン類による毒性，特に呼吸抑制の治療に用いられる．

8 その他

メタノール中毒に対しては，エタノールの投与が有効である．エタノールは，アルコール脱水素酵素およびアルデヒド脱水素酵素との親和性がエタノールよりも高い．そのため，ホルムアルデヒドおよびギ酸の生成が，抑制もしくは阻害される．この際，ギ酸の毒性が代謝性アシドーシスによって高まることから，炭酸水素ナトリウム溶液の投与による補正が必要である．またメタノールとギ酸は，血液透析によって効率よく除去できる．

アニリン，ニトロベンゼン，アニリン系除草剤などを原因物質とする薬剤性メトヘモグロビン血症に対しては，メチレンブルーが静注される．メチレンブルーは，メトヘモグロビン（Fe^{3+}）をヘモグロビン（Fe^{2+}）に還元することにより，酸素結合能力を回復させる．

1-4-3 化学物質の中毒量，標的器官，中毒症状，救急処理法や解毒法の検索

中毒が発生した際には，中毒の発生状況，患者から得られた中毒の症状，ならびに関係者からの情報に基づき，早期に原因物質を同定し，その後の患者の病態変化を予測して適切な解毒処理法を決定することが不可欠である．そのためには，中毒の原因となる化学物質の毒性や物理化学的性状などに関する正確な情報を入手することが重要である．

わが国では，日本中毒情報センターが中心となって，医療機関のみならず一般家庭からの問い合わせに対しても情報提供を行っている．また同センターでは，一般向け（無料）および医療機関向け（有料）の電話サービスとして，中毒110番を開設しており，中毒の発生時には情報を提供してくれる．

UMIN の中毒情報ホームページ（http://www.umin.ac.jp/chudoku/chudokuinfo）では，各種化学物質による中毒の症状や治療法が解説されている，

日本中毒情報センター
同センターからの各種情報は，大阪（ホームページ http://www.j-poison-ic.or.jp/homepage.nsf）のほか，つくば（ホームページ http://wwwt.j-poison-ic.or.jp/homepage.nsf）からも発信されている．

中毒110番
一般専用電話は 072-727-2499（大阪）および 029-852-9999（つくば），医療機関専用電話は 072-726-9923（大阪）および 029-851-9999（つくば）である．

第1章　化学物質と毒性　　*159*

また化学物質に関する情報については，国立医薬品食品衛生研究所が翻訳して公開している**国際化学物質安全性カード**（http://www.nihs.go.jp/ICSC/）あるいは国立環境研究所の化学物質データベース WebKis-Plus（http://w-chembd.nies.go.jp/）で検索することができる．書籍としては「**薬毒物試験法と注解 2006 分析・毒性・対処法**」（日本薬学会編，東京化学同人）がよく活用されている．このほか，代表的中毒物質の中毒症状や処理法などについては，メルクマニュアルオンライン版（http://merckmanual.jp/mmpej/index.html）でも閲覧できる．

1-4-4　薬害事例

　医薬品の開発に際しては治験が実施され，その有効性と安全性が検証される．しかしながら，危険な副作用や薬物相互作用の見落とし，重大な病原ウイルスの混入などによって，有害な事象が発生して社会問題化することがある．このような健康被害を薬害という．

1　ソリブジン薬害

　免疫力の低下したがん患者では，ヘルペスウイルスによる帯状疱疹が現れやすい．1993 年，**5-フルオロウラシル（5-FU）**系抗がん剤テガフールを投与されていたがん患者に対して，新規の帯状疱疹治療薬（抗ウイルス薬）**ソリブジン**を投与したところ，その副作用により患者が死亡する事例が相次いで発生した．そして，販売開始後わずか 40 日間で 16 人が死亡した．図 1-90 に示すように，この薬害は薬物代謝酵素が関連する薬物相互作用によって発生した．ソリブジンは腸内細菌の酵素によって臭化ビニルウラシル（BVU）に分解される．体内に吸収された BVU は，肝においてジヒドロ化されるが，この代謝産物は反応性が高く，5-FU をジヒドロ 5-FU に還元する酵素，つまり血中や組織中の 5-FU 濃度を調節している酵素ジヒドロピリミジン脱水酵素（DPD）を不可逆的に阻害する．その結果，血中や組織中の 5-FU 濃度が異常に高くなり，白血球減少や血小板減少などの血液障害，および重篤な消化管組織障害がひき起こされる．

2　サリドマイド

　サリドマイドは 1957 年に旧西ドイツで開発され，わが国では 1958 年から安全な鎮静睡眠薬として販売された．さらに 1960 年には，つわり防止を目的としてサリドマイドを配合した胃腸薬が市販された．ところが，妊娠初期にサリドマイドを服用した妊婦から，**アザラシ肢症**として知られる四肢の短い奇形児や聴覚器官の障害児が産まれること（サリドマイド胎芽病といわれている）が明らかとなり，1962 年には販売が中止となり市場から回収された．サリドマイド薬害の患者数は世界全体では 5,800 人，わが国では 1,000 ～ 1,200 人と推定されているが，わが国の被認定患者数は 309 人である．ところで，サリドマイドの催奇形性は医

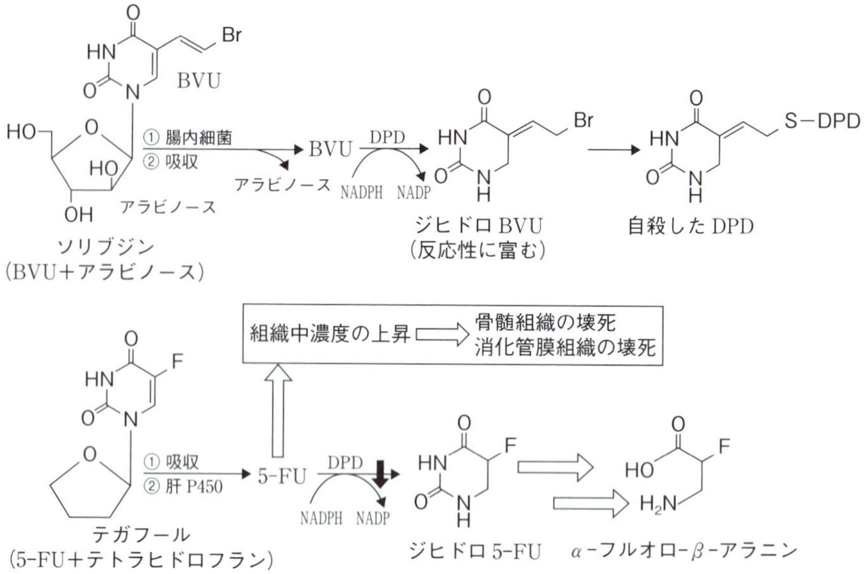

図 1-90　ソリブジンとテガフールの相互作用による毒性発現
（別府正敏・平塚明編，最新衛生薬学 第3版，廣川書店，2005）

薬品開発時の毒性試験では見出されなかった．その最大の理由は，催奇形性がウサギとサルに限られたものであり，毒性試験において一般的に用いられるマウスやラットなどでは観察されないことにある．このサリドマイド薬害を契機として，医薬品の安全性試験において，生殖・発生毒性試験が重要な位置を占めるようになった．

コラム　サリドマイドの復活

　サリドマイドの薬理効果に関しては，販売中止・回収となった後も海外の研究者によって研究が続けられ，ハンセン病や多発性骨髄腫に有効であることが示された．アメリカでは，1998年にハンセン病結節性紅斑の治療薬として，2006年に多発性骨髄腫の治療薬として，サリドマイドが承認され市場に復活した．わが国では，2008年に再発または難治性の多発性骨髄腫の治療薬として再認可された．ただし，薬害防止の観点から，サリドマイド製剤安全管理手順を適正に遵守することなどの条件がつけられている．

---

3 **スモン**

　スモン（SMON）という病名は，臨床症状，臨床経過あるいは病理学的所見から付けられたSubacute Myelo-Optico Neuropathy（亜急性脊髄視神経末梢神経症）の頭文字をとったものである．臨床症状としては，腹部の激しい痛みと下痢に始まり，その後には両下肢の自覚的なしびれ，下肢の脱力，起立や歩行困難が生じる．ときには視力障害を起こし失明にいたる．また内臓障害，膀胱直腸障

害，性機能障害など，その影響は全身に及び，患者の日常生活機能を著しく低下させる．現在スモンは特定疾患（難病）として，特定疾患治療研究事業対象疾患に指定されている．難病情報センター（http://www.nanbyou.or.jp/）によれば，わが国では 11,127 人のスモン患者が確認され，2011 年 4 月時点での患者数は 1,956 人となっている．

　スモンは 1955 年頃から日本各地で散発的に発生していたが，1960 年代後半になって患者数が急増した．夏季に多発し，かつ地域集積性が認められたため，感染症の可能性も示唆されていたが，その後**キノホルム**の服用を原因とする薬害であることが明らかにされた．キノホルムは外用消毒薬やアメーバ赤痢治療薬として戦前から使用されていた．ところが戦後になると，整腸薬として通常の下痢症などにまで適応が拡大された．また 1 日投与量や投与期間に関する制限も緩和された．その結果，キノホルムの生産・輸入量および使用量が年とともに増大し，それに伴って，スモンの患者数が急激に増加した．キノホルムは 1970 年に製造販売および使用が停止され，翌 1971 年からは患者の発生数が激減した．

キノホルム

4　薬害エイズなど

　1980 年代，主に血友病患者に対して，海外から輸入された加熱処理を行っていない血液凝固因子製剤（非加熱製剤）が治療のために用いられた．ところが，この血液製剤に**ヒト免疫不全ウイルス** human immunodeficiency virus（**HIV**）が混入していたため，数多くの HIV 感染者およびエイズ患者が発生した．非加熱製剤による HIV 感染は世界規模で発生したが，わが国では血友病患者数の 4 割にあたる 1,800 人が感染し，これまでに 600 人以上が死亡している．非加熱製剤による HIV 感染の危険性は 1982 年から指摘されていた．この指摘により，米国では 1983 年には加熱処理によってウイルスを不活化した加熱製剤が承認され，非加熱製剤は回収された．これに対して，わが国では 2 年後の 1985 年になって加熱製剤が承認された．なお，エイズの原因ウイルスとして HIV が分離され同定されたのは，1983 年である．

　同じく血液製剤（フィブリノゲン製剤および血液凝固因子製剤）を原因とするウイルス感染が，**C 型肝炎ウイルス** hepatitis C virus（**HCV**）においても問題となった．出産や手術などで多量に出血した際には，止血のためにフィブリノゲン製剤が広く投与されていたが，それらが非加熱あるいは加熱処理が不完全な製剤であったため，HIV 感染と同じく，混入していた HCV による感染が発生した．1980 年以降に限っても，約 28 万人に対してフィブリノゲン製剤が投与され，1 万人以上が HCV に感染したと推定されている．この薬害への対策として，HCV を不活化したフィブリノゲン製剤の販売が 1994 年に開始され，また 1998 年には適用疾病が先天性血液凝固因子欠乏症に限定された．

5 その他

　ゲフィチニブ（商品名はイレッサ）は，がん細胞の増殖に関与する上皮成長因子受容体のチロシンキナーゼ部分を選択的に阻害する分子標的薬であり，肺がん治療の内服薬として，2002年に世界に先駆けてわが国で販売された．ところが，ある頻度で急性肺障害や間質性肺炎などの重篤な副作用が発生することが明らかとなった．この副作用を原因として，2012年3月までに847人が死亡している．

　クロイツフェルト・ヤコブ病 Creutzfeldt-Jakob disease（**CJD**）は，異常プリオンの蓄積によって脳神経機能が障害されるプリオン病の1つである．発症の原因や機序は未解明であるが，特殊な例として硬膜移植を原因とする医原性 CJD が知られている（薬害ヤコブ）．硬膜は頭蓋骨と脳の間に存在する硬く白い皮革様の膜である．脳腫瘍や脳外傷などの脳神経外科手術によって硬膜に欠損が生じた際には，補填のために硬膜が移植される．1973年以降，わが国では医療器具として輸入されたヒト乾燥硬膜が用いられていたが，この製品に異常プリオンに汚染されていたものが混在していたために，移植手術を受けた患者が感染し，遂には CJD を発症した．薬害対策として，1987年からは NaOH 処理によって異常プリオンを失活させた製品が使用され，さらに 1997年からはヒト乾燥硬膜の使用は禁止され，ゴアテックス製品が使用されている．わが国では年間2万人以上にヒト乾燥硬膜が使用されたが，これまでに142人の患者が発生している．

まとめ

- ・急性中毒としては，5歳以下の乳幼児における家庭用品などの誤飲・誤食が圧倒的に多い．
- ・20歳以上の中毒については，中枢神経系用薬などを原因とする自殺企図などの故意の事例も多い．
- ・急性中毒に起因する死亡としては，一酸化炭素中毒による事例が6割を超えている．
- ・解毒処理の基本は，未吸収化学物質の除去および吸収阻止，ならびに吸収化学物質の排泄促進である．
- ・中毒の原因物質が判明しており，かつ特異的な解毒薬が存在する場合には，解毒薬が奏効する．
- ・中毒に関する各種情報は，日本中毒情報センターなどから発信されている．
- ・化学物質に関する情報は，国際化学物質安全性カードなどで検索できる．
- ・わが国ではソリブジン薬害，サリドマイド，スモン，薬害エイズなどの薬害が発生し，社会問題化した．

第1章　化学物質と毒性　　*163*

1-5　化学物質の安全性評価と規制

　化学物質による健康被害や環境汚染を生じさせないために，化学物質の定量的な毒性評価方法，および安全と考えられる用量の算出方法について学習するとともに，化学物質の安全性に関する法的規制について理解する．この節では，化学物質の安全性評価に関して，以下のような項目を学習の到達目標とする．

SBOs
・毒性試験の結果を評価するのに必要な量-反応関係，閾値，無毒性量（NOAEL）等について概説できる．
・化学物質の安全摂取量（1日許容摂取量等）について説明できる．
・有害化学物質による人体影響を防ぐための法的規制（化審法等）を説明できる．

1-5-1　量-反応曲線・閾値・無毒性量

　化学物質の安全性に関する情報を収集して適切に評価することは，その化学物質の便益を社会に供与して，健康被害や環境汚染等の不利益を生じさせないためには不可欠である．すなわち安全性評価の目標は，化学物質のヒトに対する影響を毒性および安全性の質と程度の観点から知ることである．しかしながら，ヒトを直接の対象として，化学物質の量を変化させながら生体への反応性を確かめることは不可能であり，実際には，すでに曝露されている化学物質のヒトに及ぼす影響を疫学的な調査結果等から評価したり，動物実験で得られた結果に基づいてヒトに対する影響を推測したりする手法が用いられる．

　化学物質の毒性評価は，その物質がもっている毒物としての固有の性質だけでは決定されず，もう1つの要因として曝露量（用量）が関わっている．用量とそれによって生じる生物反応に関して，その反応を反応率でみる場合を量-反応関係 dose-response relationship と呼び，ある集団において特定の反応（例えば死亡）を示す個体の割合（例えば死亡率）と用量との関係を示したものである．量-反応関係を明らかにすることは，その反応が対象の化学物質に起因していることを確認するうえで重要であり，安全性の評価には不可欠である．一方，生物反応をその強さで見たものを量-影響（効果）関係 dose-effect relationship と呼び，個体における生物学的変化の程度と用量との関係を示したものである．

　一般に生物反応の反応率（％）は，用量の対数に対して正規分布する（図1-91(A)）．また，縦軸を累積反応率（％）で表示すると図1-91(B)のようなシグモイド型の曲線を示し，これを量-反応曲線 dose-response curve と呼ぶ．50％致死量 LD_{50}（50% lethal dose）は累積死亡率が50％となる用量である．同様にして，50％薬効量 ED_{50}（50% effective dose）および50％中毒量 TD_{50}（50%

量-反応曲線
　化学物質の一般的な量-反応曲線においては閾値が存在する．しかし化学物質による発がんにおいては，発がん作用が確率に依存するため，量-反応曲線には閾値が存在しない．一方，必須微量元素等の栄養素では，量が正常よりも少なくなると欠乏状態による影響（欠乏症）が現れるため，量-反応曲線は2相性（U字型）となる．

toxic dose）は，それぞれ対象化学物質の薬理作用および毒作用に関する用量である．量-反応曲線では中央付近が直線状となるため，LD$_{50}$を算出する場合等には支障がない．しかし両端では緩やかなカーブとなるため大きな誤差が生じる．そこで，量-反応率曲線を直線で表す近似法として，プロビット Probit（probability unit の略）変換が用いられる（図1-91（C））．プロビット変換では平均値を 0，標準偏差を 1 単位として表す．すなわち，−3 から 3 までの単位によって，0.1 〜 99.9 までの累積反応率を表現することができる．実際には，プロビット変換単位に 5 を加えて負の値にならないようにしたプロビット単位が用いられる．プロビット単位の 2, 3, 4, 5, 6, 7, 8 は，それぞれ反応率 0.1, 2.3, 15.9, 50.0, 84.1, 97.7, 99.9 に相当する．プロビット単位への変換により LD$_{10}$ や LD$_{90}$ 等の値が算出しやすくなる．

（A）反応率は用量（対数）に対して正規分布する．
（B）累積反応率は用量（対数）に対してシグモイド曲線を描く．
（C）プロビット変換によりシグモイド曲線を直線化できる．

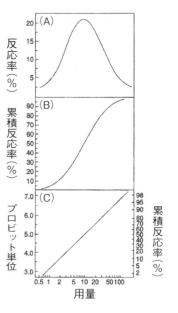

図 1-91　化学物質の用量と生物反応の関係
（岡野登志夫，山崎裕康編，New 衛生薬学，廣川書店，2009）

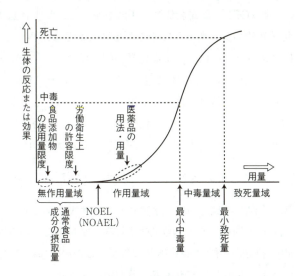

図 1-92　化学物質の一般的な量-反応曲線
（岡野登志夫，山崎裕康編，New 衛生薬学，廣川書店，2009）

　化学物質のヒトへの影響を考える場合には，動物実験の結果から類推することが多い．動物実験から得られた量-反応曲線は一般には図 1-92 のようになる．生体には解毒機構や障害に対する修復機構が備わっているため，化学物質が生体反応を引き起こすためには一定量以上の曝露が必要である．そして，何らかの生体反応を引き起こす化学物質の最小量を **閾値** threshold と呼ぶ．同時に，閾値は生体に対して影響を及ぼさない化学物質の最大量でもあるため，最大無影響量 no observed effect level（NOEL）ともいう．NOEL 以下では，生体は化学物質を速やかに代謝・排泄するため，全く影響を受けないか，受けたとしても影響は可逆的である．また毒性学的に重要ではない生体影響を除外した，つまり有害な生体影響を及ぼさない最大量は **最大無毒性量** no observed adverse effect level（**NOAEL**）と呼ぶ．NOAEL は NOEL と同値，もしくはやや高い値である．NOEL や NOAEL は，化学物質の安全性評価に広く適用されており，食品添加物や農薬等の基準設定の算出根拠となる重要なデータである．

1-5-2　安全性評価と規制基準

　ある化学物質に関して，ヒトが一生涯を通して毎日摂取し続けたとしても有害作用が発現しないと考えられる 1 日当たりの量を **1 日許容摂取量** acceptable daily intake（**ADI**）という．食品添加物や残留農薬に適用される ADI では，実験動物を用いた毒性試験から算出された NOAEL（あるいは NOEL）に対して，個体差に関する係数として 1/10，種差に関する係数として 1/10，あわせて 1/100 の安全係数を適用している．したがって次式のように，ADI は一般には

NOAEL（あるいは NOEL）に安全係数 1/100 を乗じて，ヒト体重 1kg 当たり 1 日に摂取する化学物質の mg 数として表される．しかしながら，量-反応曲線のプロビット変換による直線の傾きが急な化学物質の場合には，安全をより重視して係数を 1/200 ～ 1/1000 に設定する場合もある．また ADI の基礎となる NOAEL は，数種類の実験動物で得られた値の中で最も低いものが使用される．したがって，NOAEL が算出されている化学物質について，将来において別の系または種の実験動物によって，より低い値が算出されれば ADI も改められる．

$$\text{ADI（mg/kg/day）} = \text{NOEL（または NOAEL）} \times 1/100$$

　ヒトに対する用途がない環境汚染化学物質やダイオキシン等の非意図的化学物質に関しては，ADI と同様にして NOAEL（あるいは NOEL）から耐容１日摂取量 tolerable daily intake（TDI）が算出されるが，この場合には ADI 算出における安全係数に相当するものとして不確実係数が用いられる．
　一方，発がん性の化学物質については，発がん作用に閾値が存在しないため NOAEL（あるいは NOEL）が算出できない．したがって，ADI あるいは TDI を求めることが不可能であり，実際上全く使用できないこととなる．このような発がん性化学物質に対しては，ADI の代わりに実質安全量 virtually safe dose（VSD）が用いられる．VSD は，一生涯を通して摂取し続けたとしても発がんの危険性がある限られた確率以下であると考えられる量であり，数式モデルを用いて推定される．生涯危険率としては，化学物質の有害性に応じて 10^{-5} ～ 10^{-8} の値が用いられる．例えば生涯危険率を 10^{-6} とした場合には，人口が 1.2 億（1.2×10^8）人，平均寿命が 80 年であれば，年間 1.5 人のがん患者が発生することとなる．

$$\text{（人口} \times \text{生涯危険率）/ 平均寿命：}(1.2 \times 10^8 \times 10^{-6})/80 = 1.5$$

　許容濃度とは，食品添加物の使用基準や農薬の残留基準，あるいは食品における汚染物質の規制値等のことであり，摂取し続けても安全であると考えられる食品等における化学物質の濃度である．食品中の許容濃度は ADI あるいは TDI と栄養調査等に基づいた食品の平均的な１日摂取量から算出される．産業衛生上では，作業環境中における各種化学物質濃度の安全基準として許容濃度が設定されている．また環境汚染防止のため，大気，水，土壌等に関しては，環境中の化学物質濃度に関する環境基準値が設定されている．

1-5-3　化学物質の規制と法律（化審法等）

　化学物質の使用等については，種々の法律に基づいて規制されている．化学物質の使用規制に係る法律のうち，ヒトが直接曝露する化学物質を対象としたものとしては，薬事法，毒物および劇物取締法，麻薬および向精神薬取締法，覚せい

剤取締法，大麻取締法，あへん法，農薬取締法，有害物質を含有する家庭用品の規制に関する法律等があげられる．また環境を介して曝露され，ヒトの健康とともに環境への影響がある化学物質を対象としたものとしては，化学物質の審査及び製造等の規制に関する法律（化審法），特定化学物質の環境への排出量の把握等及び管理の改善の促進に関する法律（化管法，PRTR 法），農薬取締法，大気汚染防止法，水質汚濁防止法，土壌汚染対策法，廃棄物処理法等が該当する．

1 化学物質の審査及び製造等の規制に関する法律（化審法）

　わが国では5万種類を超える化学物質が流通しており，工業用途として届け出られるものだけでも毎年300種類程度が新たに市場に投入されている．これら化学物質の中には，大気や水等を経由してヒトや生態系に有害な影響を及ぼすものがある．こうした化学物質による環境汚染を未然に防止するには，化学物質を対象とした環境リスク評価を行い，適切な環境リスク対策を講じていく必要がある．わが国においては，PCB 等による環境汚染問題を契機として，環境中で分解されにくく（難分解性），ヒトの健康を損なう可能性のある化学物質を対象とした「化学物質の審査及び製造等の規制に関する法律（化審法）」が1973年に制定された．これは政令で定める数量以上の化学物質に関して，市場で使用される前に審査（事前審査）を行い，その製造，輸入，使用等を厳しく規制し，化学物質による被害を未然に防ぐことを目的としたものである．

　化審法は制定以来3回改訂され，現行法（2011年4月施行）では既存の化学物質を含むすべての化学物質について，1トン以上の製造・輸入を行った事業者に対して，毎年度その数量を届け出る義務を課している．図1-93には審査の概要を示したが，現行法では分解性，蓄積性およびヒトへの長期毒性（慢性毒性）または生態毒性の有無等に基づいて化学物質を次の4群に分けて規制している．

　まず，難分解性かつ高蓄積性であり，ヒトへの長期毒性または高次捕食動物への毒性を有する化学物質は，第一種特定化学物質に指定されている．これにはポリ塩化ビフェニル，ビス(トリブチルスズ)オキシド，ポリ塩化ナフタレン，ヘキサクロロベンゼン，DDT，HCB，アルドリン，ディルドリン，エンドリン，クロルデン等の30種類（平成27年1月現在）が該当する．これらの第一種特定化学物質については，特定用途以外の製造，輸入や使用が禁止されている．また，毒性が明らかでなくても難分解性かつ高蓄積性の化学物質については，毒性が明らかになるまでは監視化学物質に指定し，製造，輸入数量や用途等の届出を課している．この監視化学物質には37種類が指定されている．高蓄積性ではないが，ヒトへの長期毒性または生活環境動物への生態毒性や被害のおそれがある環境残留性の化学物質は，第二種特定化学物質に指定されている．これにはトリクロロエチレン，テトラクロロエチレン，四塩化炭素，ビス(トリブチルスズ)オキシド以外の有機スズ化合物等の23種類が該当する．第二種特定化学物質については，製造，輸入の予定数量の届出義務がある．さらに，第二種特定化学物質の指定要

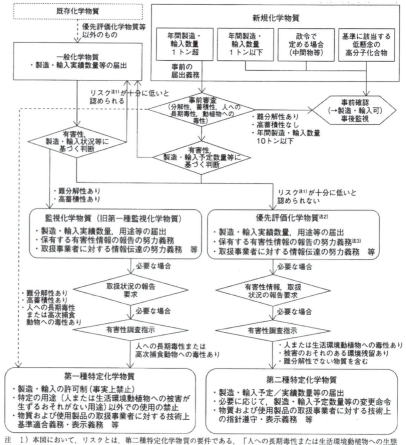

図 1-93　化審法の概要

(「2013/2014 年 国民衛生の動向」厚生労働統計協会より)

件となっているリスクが十分に低いとは認められない化学物質については，優先的に安全性評価を行う必要のある**優先評価化学物質**に指定している．

　化審法における試験法として，分解性に関しては活性汚泥を用いた分解度試験，蓄積性に関しては魚類（ヒメダカまたはコイ）を用いた濃縮度試験，および 1-オクタノール／水分配係数試験が実施される．生態毒性試験としては藻類生長阻害試験，ミジンコ急性遊泳阻害試験，魚類急性毒性試験，および鳥類の繁殖に及ぼす影響に関する試験が行われ，長期毒性試験としては，げっ歯類を用いる 28 日間または 90 日間反復投与毒性試験，変異原性試験（細菌を用いる復帰突然変異試験，ほ乳培養細胞を用いる染色体異常試験，マウスリンフォーマ TK 試験），がん原性試験が実施される．

2　その他の化学物質の規制に関する法律

① 特定化学物質の環境への排出量の把握等及び管理の改善の促進に関する法律

　事業者による自主的な化学物質の管理の改善を促進し，環境保全上の支障を未然に防止することを目的とした「特定化学物質の環境への排出量の把握等及び管理の改善の促進に関する法律（化管法，PRTR 法）」が 1999 年に制定された．この法律では，ヒトの健康や生態系に有害な影響を及ぼす可能性がある化学物質を第一種指定化学物質に定め，これらの環境中への排出量や廃棄量，事業所の外への移動量等に関する報告を義務付けられている．また，事業者が第一種指定化学物質や第二種指定化学物質，あるいはそれらを含む製品を出荷する際には，安全データシート safety data sheet（SDS）の添付を義務付けている．

② 有害物質を含有する家庭用品の規制に関する法律

　薬事法に規定する医薬品，および食品衛生法に規定する器具，容器，洗浄剤，おもちゃ等を除いた家庭用品については，家庭用品に使用する化学物質による健康被害の防止を図るため，有害物質の含有量等の基準が設定され，基準に適合していないものについては販売が禁止されている．現在，塩化水素，塩化ビニル，ホルムアルデヒド等，20 種類の化学物質について基準が定められている．

③ 医薬品医療機器等法，食品衛生法等

　医薬品は医薬品医療機器等法（薬機法，旧：薬事法）によって規制されており，その安全性評価には GLP（good laboratory practice）に適合した動物実験による毒性試験が実施される．さらに GCP（good clinical practice）に基づく臨床試験が実施され，健常者および患者を対象として有効性と安全性の確認が行われる．しかも医薬品として承認され市販された後には，市販後調査によって副作用情報が収集され医療関係者に提供される．そして緊急性の高い有害事象が確認された場合には，緊急安全性情報（イエローレター）として公開される．

　食品添加物については食品衛生法によって規制されている．使用基準や使用対象食品は実験動物を用いた毒性試験から算出された 1 日許容摂取量（ADI）に基づいて決定される．農薬については農薬取締法で規制されており，通常の毒性試験のほか，魚毒性試験や作物残留試験および土壌残留試験が課されている．毒性試験の結果から耐容 1 日摂取量が算出され，食品中の残留許容濃度が決定される．これらの結果を総合して安全使用基準が設定されるが，食品中の残留許容濃度は食品衛生法で規制されている．また工業用品等の化学物質については，急性毒性を指標に区分される毒物および劇物取締法により，取扱いや管理が規制されている．

まとめ

・化学物質の生物反応において，用量と反応率の関係性を量-反応関係という．

・量-反応関係を示したグラフにおいて，縦軸を累積反応率で表示したものを量-反応曲線という．

・生物反応を起こす化学物質の最小量である閾値は，その化学物質の最大無影響量（NOEL）でもある．

・有害な生体影響を及ぼさない化学物質の最大量を最大無毒性量（NOAEL）と呼ぶ．

・化学物質の1日許容摂取量（ADI）は，NOAEL（あるいはNOEL）に安全係数を乗じて算出される．

・環境汚染化学物質等，ヒトに対する用途がない物質には耐容1日摂取量（TDI）が用いられる．

・化審法では，難分解性かつ高蓄積性であり，ヒトへの長期毒性または高次捕食動物への毒性を有する化学物質は，第一種特定化学物質に指定されている．

・化審法では，高蓄積性ではないが，ヒトへの長期毒性または生活環境動物への生態毒性や被害のおそれがある化学物質は，第二種特定化学物質に指定されている．

1-6 ヒトの健康と放射線

　自然界には様々なエネルギー波が放射されており，人体へプラス・マイナス両面で多様な影響を与えている．また，放射性医薬品に代表される人工的につくられた線源も存在する．この節では様々な放射線とその生体影響を理解するため，以下のような事柄を学習の到達目標とする．

SBOs
・電離放射線を列挙し，生体への影響を説明できる．
・代表的な放射性核種（天然・人工）と生体との相互作用を説明できる．
・電離放射線を防御する方法について概説できる．
・非電離放射線（紫外線・赤外線など）を列挙し，生体への影響を説明できる．

1-6-1 放射線とは

　自然界には多様なエネルギー波が，様々な物質から放射されている．これらをまとめて放射線と呼ぶが，そのエネルギーの担い手として高運動エネルギーをもった粒子で構成される**粒子線**と，X線や可視光線などの高エネルギーをもつ波動で構成される**電磁波**とが存在する（図1-94）．さらに，照射された対象の原子から電子を引き離す能力（電離能）の有無で電離放射線と非電離放射線に分けられる．

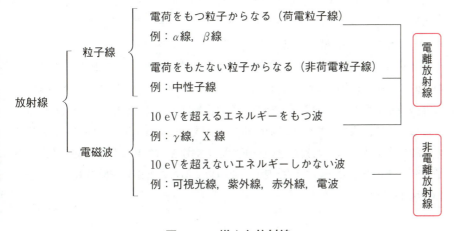

図1-94　様々な放射線

　電離放射線とは，一般に「放射性物質」，「放射能」という言葉から連想されるもので，原子や分子と直接，あるいは間接的に相互作用することでイオン化する電離作用をもつ高エネルギー波である．また，ある原子や分子を高エネルギー状

態へ移す**励起作用**や，写真の感光作用，物質を透過する作用などももつ．この電離放射線のもつ相互作用については，1-6-4項に詳しく示す．

一方，非電離放射線はマイクロ波などの**電波**，可視光線，紫外線や赤外線などの**光線類**といった電離作用をもたず，せいぜい励起作用程度までしかないエネルギー波である．

放射線は1895年にドイツの**W. C. Röntgen**がX線を発見したことから研究が進み，1896年にはフランスの**A. H. Becquerel**により外部のエネルギー源なしでウラン自体から写真乾板を感光させるエネルギーが放射されることが，1898年にはポーランドの**P. Curie**と**M. Curie**によりこれがウランの質量に依存し，他の外的因子の影響を受けない特有の現象であることが見出された．Curie夫妻は同様の放射現象がラジウムなど他の元素でも見られることも見出し，原子自体がエネルギーを放射する能力を**放射能 radioactivity**，この能力をもつ原子を**放射性元素**と名づけた．これらの発見から，放射能に対する研究が本格的に始まった．その功績から，彼らの名前はR（レントゲン）やCi（キューリー），Bq（ベクレル）などの放射線に関わる単位に名を残している．

1-6-2　核種と放射性同位体

放射線の発見に伴い，原子を構成する素粒子の研究も進み，1897年には**電子 electron**が，1911年には**陽子 proton**が，1932年には**中性子 neutron**の存在が明らかにされた．この発見により，それまで物質の最小単位とされてきた原子は，正の電荷を帯びた陽子と電気的に中性である中性子からなる**原子核 nucleus**と，それを取り巻く負の電荷を帯びた電子から構成されていることが明らかとなった．この原子核を構成する陽子と中性子の数，およびエネルギー状態で規定される原子核の種類を**核種 nuclide**という．

陽子の数は，その原子の元素表における位置を規定することから**原子番号 atomic number**と呼ばれる．また，電子は陽子や中性子のおおよそ1800分の1程度の質量しかもっておらず，その原子の質量は実質陽子と中性子の質量に依存することから，陽子と中性子の数の和を**質量数 mass number**と呼ぶ．ある原子の核種を表す際には，元素記号の左下に原子番号を，左上に質量数を記すが，原子番号はその原子のそのものを表す不変の数であることから省略されることが多い（図1-95）．

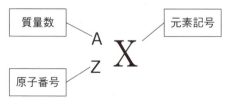

図1-95　核種の表記

第1章　化学物質と毒性　　173

　一方で，自然界には同じ陽子数，すなわち原子番号であっても，中性子の数の異なる原子が存在する．したがって，原子番号とは違い質量数は不変の値ではない．この原子番号は同じでも質量数の異なる核種を互いにある元素の同位体 isotope または同位元素と呼ぶ．同位体は同じ化学的性質を示すため，いったん混ぜると普通の化学的な方法で分離することは不可能である．しかし，原子核の安定性は同位体ごとに異なっており，安定に存在するものもあれば，時間とともに他の核種に転換するものもある．例えば，炭素には質量数 11 から 14 までの同位体が存在するが，^{12}C と ^{13}C は安定して存在するが，^{14}C と ^{11}C はそれぞれ ^{14}N と ^{11}B へと時間とともに核種が転換していく．その際に，大きなエネルギーが原子から放出される．このエネルギーこそ放射線の正体である．したがって，ある原子の同位体の中で，不安定で放射線を放出しながら核種が転換してしまう核種を放射性同位体 radioisotope と呼ぶ．また，転換前の核種を親核種 parent nuclide，転換後の核種を娘核種 daughter nuclide という．どの程度の時間で核種が変換するかを考慮しなければ，あらゆる原子に放射性同位体が存在しうる．

同位元素
　同位体と呼ぶのが一般的であるが，法律関係では同位元素という表記がなされることがある．

1-6-3　壊変と放射線

　ある同位体が放射線の放射を伴って別の核種に転換する現象を壊変 disintegration または崩壊 decay と呼ぶ．放射線には，表 1-48 に示すように α 線，β 線，γ 線，その他電子線や X 線など様々な種類が存在し，核種ごとに固有の放射線が放出される．

表 1-48　壊変形式による放射線の違い

	一次放射線	二次放射線	壊変による変化	
			原子番号	質量数
α 壊変	α 線		-2	-4
β 壊変				
β^- 壊変	β^- 線	制動放射線	1	0
β^+ 壊変	β^+ 線	制動放射線，消滅放射線	-1	0
軌道電子捕獲		特性 X 線	-1	0
γ 壊変				
γ 線放射	γ 線	光電子，コンプトン電子など	0	0
内部転換	電子（e^-）	特性 X 線など	0	0
内部対生成	電子（e^-, e^+）	制動放射線，消滅放射線	0	0

1　α 壊変

　α 壊変 α disintegration とは，大きく不安定な原子核から，陽子 2 個と中性子 2 個からなるα粒子（電子をもたないヘリウム原子核に相当する．核種表記では ^{4}He^{2+}）が放出され，小さく安定な原子核へと転換する現象である．したがって，α壊変が起きると親核種から原子番号が 2，質量数は 4 減少した娘核種に変

わることになる．

このα壊変に伴って発生する放射線を，α線と呼ぶ．すなわち，α線は壊変によって原子核から放出されたα粒子（ヘリウム原子核）で構成されている．α線は，放射性核種ごとに固有の運動エネルギーをもっているため，エネルギーと粒子数から描かれるグラフが離散的になる線スペクトルを示す．またα線は他の放射線に比べ質量がはるかに大きいため，あまり長距離を飛行できない特徴がある．

2 β壊変

β壊変 β disintegration とは，原子核に電子が出入りし，中性子や陽子の電荷が変化することで核種が転換する現象である．したがって，β壊変で生じた娘核種では，原子番号に変化が起きることがあるが，質量数が変わることはない．またα線と異なり，生じるβ線のもつエネルギーは連続的な分布をもつ連続スペクトルを示す．

β壊変は3種類の異なる壊変が存在する．すなわち，原子核内から負電荷をもった陰電子 negatron が放出されるβ⁻壊変と正の電荷をもった陽電子 positron が放出されるβ⁺壊変，および核外にある軌道電子が原子核に取り込まれる軌道電子捕獲 electron capture の3つである．

β⁻壊変では，原子核内の中性子が正の電荷をもつ陽子に変換されるため，負電荷をもつ電子が放出される．例えば ^{14}C は以下のようにβ⁻壊変をして ^{14}N となる（図1-96）．

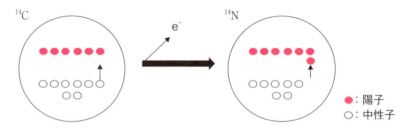

図1-96 ^{14}C のβ⁻壊変

この際に生じる陰電子 e⁻ の流れをβ⁻線，あるいは単にβ線と呼ぶ．

β⁺壊変では，原子核内の陽子が電荷をもたない中性子に変換されるため，正電荷をもつ電子，陽電子 e⁺ が放出される．例えば ^{15}O は以下のようにβ⁺壊変をして ^{15}N となる（図1-97）．

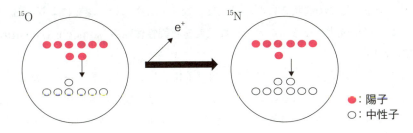

図 1-97 ^{15}O の β^+ 壊変

　この際に生じる陽電子の流れは**β⁺線**と呼ばれるが，陽電子が一般的な電子の反粒子の関係にあたるため，運動エネルギーを失い静止すると周囲に存在する電子と直ちに結合し消滅する．その際に，消滅した電子の質量に相当するエネルギー（0.51 MeV）が，2 つの光子として反対方向へと放射される．この放射線は**消滅放射線 annihilation radiation**，あるいは**消滅 γ 線**と呼ばれる．すなわち，β⁺壊変では β⁺線が放射された後に，周囲に二次的に消滅 γ 線を生じさせることになる．このように放射性壊変によって間接的に生じる放射線を**二次放射線 secondary radiation** という．

　軌道電子捕獲では，原子のもつ軌道上の電子，特に K 殻を回る電子が原子核に取り込まれ，陽子が中性子に変換される．それに伴い，さらに遠位の軌道を回る電子が内側の軌道へと転落してくるため，余剰のエネルギーが生じる．このエネルギーは電磁波として放出されるが，変換された核種に固有のエネルギーをもつため，**特性**または**固有 X 線**と呼ばれる．

　一般的に陽子が過剰で不安定となった核種は，壊変に必要なエネルギーが小さい場合にこの軌道電子捕獲を起こし，壊変エネルギーが大きくなると β⁺壊変を起こすようになる．

3　γ 壊変

　α 壊変や β 壊変など種々の原子核反応により新たに生成した娘核種は，必ずしも安定ではなくエネルギー的には励起状態にあることがある．このような励起状態にある原子核がエネルギー的に安定な基底状態に転移する現象を**γ 壊変 γ disintegration** と呼ぶ．励起状態を解消する方法は 3 種類存在し，軌道電子が関わる**内部転換**と**内部対消滅**，光量子 photon が関わる**γ 線放射 γ emission** がそれにあたる．このうち，狭義の γ 壊変は，励起エネルギーを光量子からなる γ 線の形で放射する γ 線放射である．

　一般に，α 壊変または β 壊変で生じた励起状態の娘核種が γ 壊変し孫核種になるまでの時間は極めて速く，2 つの壊変が同時に起こっているように見える．すなわち，γ 線と同時に α 線もしくは β 線が放射されているように観測される．このような壊変を**カスケード cascade** と呼ぶ．一方で，α 壊変または β 壊変で生じた励起状態が長時間維持される核種も存在する．例えば ^{137}Cs は，β⁻壊変によ

りエネルギー的に励起状態にある ^{137m}Ba となるが，さらにγ壊変により ^{137}Ba となって安定な核種となる．このような壊変を**核異性体転移 isomeric transition (IT)** という．

核種ごとに原子核のエネルギー準位は量子化されており，その差にあたるエネルギーがγ線として放出される．したがって，γ線のもつエネルギーは核種固有の値となり，**線スペクトル**を示す．ただし，先に挙げた ^{137}Cs のように異なる2種の壊変を起こす場合は，β線の連続スペクトルとγ線の線スペクトルを複合したエネルギーを放出しているように観察される．

コラム **Cs の放射性同位体について**

放射性セシウムである ^{134}Cs および ^{137}Cs は，原子爆弾や原子力発電所などのウランの核分裂反応に伴って生成する人工放射性物質である．Cs は水溶性が高いが生体内ではカリウムによく似た性質を示すため，70 日かけて半減する比較的長く生体に留まる性質をもつ．そのため ^{134}Cs と ^{137}Cs は ^{131}I とともに放射性物質による環境汚染の主要3核種といわれている．特に，β^-壊変による半減期が 2.07 年である ^{134}Cs に比べ，^{137}Cs は 30.1 年と長いβ^-壊変の後に生成した ^{137m}Cs が 2.55 分でγ壊変する核異性体転移を起こすため，透過性の高いγ線を長期間出し続けることがより健康上の問題となる．

また，放射性セシウムは自然にはほとんど発生しないため，人類が 1940 年代に核開発を行うまでは地球上にはほぼ存在しなかった．これを用いて，1940 年以前につくられたとされるビンテージワインの真贋の判定をした事件が 2006 年に起きている（ジェファーソンボトル事件）．

---

4 壊変図

放射性壊変には親核種と娘核種が 1 対 1 の単純なものもあるが，複数の壊変形式をもち，それが平行して起きたり連続して起きたりといった複雑な経路をたどるものや，複数の線種の放射線を放出するものなども多く存在する．このような複雑な壊変を視覚的にわかりやすくするために描かれる図に壊変図がある．壊変図では横軸に原子番号 Z をとり，縦軸にポテンシャルエネルギーをとる．半減期は核種の隣に（　）内に示し，核スピン状態がポテンシャルエネルギーを示す棒線の左に示してある．また，壊変の経路は矢印で示し，生じる放射線のエネルギーを電子ボルト（eV）の単位で，その経路の壊変の起こる確率を百分率で記している．壊変図の例を図 1-98 に示した．先に述べた ^{137}Cs の場合，半減期 30.04 年かけてβ壊変するが，全体の 5.6 ％は 1.176 MeV のβ^-線を放出し直接基底状態の ^{137}Ba になることがわかる．一方，残り 94.4 ％は 0.514 MeV のβ^-線を放出し励起状態の ^{137m}Ba を経由し，半減期 2.552 分で 0.662 MeV のエネルギーをもつγ線を発しつつ基底状態の ^{137}Ba となる．放射性薬品で用いられる ^{99}Mo では，約 65 時間の半減期で 3 種類の励起状態の核種が生じるが，2 種は直ちに ^{99m}Tc へと壊変する．その後，約 6 時間の半減期で 99 ％は励起状態を経て ^{99}Tc として安定状態になることがわかる．

テクネチウム
テクネチウムは安定同位体をもたないため，^{99}Tc を含めてすべての同位体が放射性同位体である．

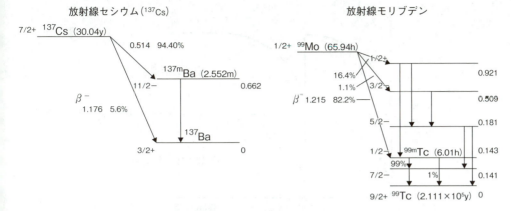

図 1-98 壊変図の例

5 放射平衡

　放射性壊変によって親核種から生成した娘核種が不安定な核種である場合は，安定した核種になるまで連続して壊変が続く．この一連の壊変の流れのことを**壊変系列 disintegration series** という．

$$\text{核種 A} \xrightarrow{\text{半減期 } T_A} \text{核種 B} \xrightarrow{\text{半減期 } T_B} \text{核種 C（安定）}$$

　親核種 A は，最初純粋であっても時間とともに娘核種 B や孫核種 C が生成するため放射性の混合物となる．この混合物の放射能の経時変化は，それぞれの半減期 T_A，T_B の大小関係で違ってくる．

　T_A が核種 A の減衰が無視できるほど非常に長く，T_B は比較的短い場合には，ある期間まで放射能が増加し，その後 B のもつ放射能と A のもつ放射能が等しくなり，混合物全体では親核種 A のみであった時に比べ 2 倍の放射能をもち続けることになる（図 1-99）．このような状態を**永続平衡 secular equilibrium** という．永続平衡の状態に至ると，核種 A と核種 B の存在比は各々の半減期の比に等しくなる．

$$\frac{\text{核種 A の原子数}}{\text{核種 B の原子数}} \fallingdotseq \frac{\text{核種 A の半減期} T_A}{\text{核種 B の半減期} T_B}$$

　一方，親核種 A の半減期が娘核種 B よりも長いが，A の減衰が無視できるほどではない場合にはこのような平衡状態にはならず，図 1-100 に示すような経時変化を示す．生成した娘核種 B の放射能はある時間で極大値となり，その後は親核種 A の放射能を超えて見かけ上親核種 A の半減期 T_A に従って減衰をしていく．また，混合物全体の放射能は，娘核種 B の放射能が極大となる直前まで増加を続け，その後は親核種 A の半減期とほぼ同じ半減期で減衰をしていく．この際にも A と B の原子数の比は一定値を示す．このような状態を**過渡平衡 transient equilibrium** という．

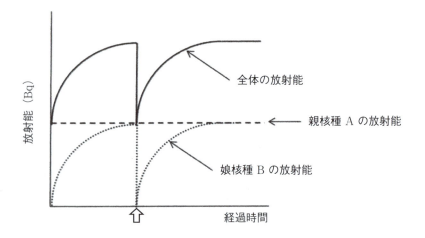

図 1-99　永続平衡（⇧の時点で娘核種 B を抽出除去）

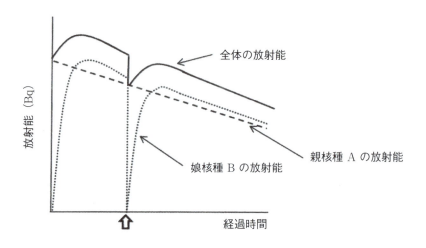

図 1-100　過渡平衡（⇧の時点で娘核種 B を抽出除去）

　永続平衡と過渡平衡の両者を合わせて**放射平衡 radioactive equilibrium** という．この状態では，平衡に達した時点で娘核種を抽出して取り除いてしまっても，またある期間が過ぎると親核種と娘核種の原子数の比率が一定となる平衡状態に戻る．放射平衡を利用することで，親核種をカラムに吸着させ，必要なときに娘核種だけをカラムから溶出させることで，半減期が短く短寿命な放射性核種をいつでも安定して得ることができる．このような娘核種の分離作業は，酪農で行われる牛の乳搾りに似ていることから**ミルキング milking** と呼ばれている．実際に後述する ^{99m}Tc の放射性医薬品としての利用には，^{99}Mo をアルミナカラムにセットして 23 時間サイクルで ^{99m}Tc を回収できるテクネチウムジェネレータが使われている．

1-6-4　放射能と放射線を表す単位

　放射性物質がどの程度の頻度で放射性壊変を行う能力をもつのか，すなわち放射能の強さは **Bq（ベクレル becquerel）** という SI 単位で表される．これは，放射性物質が 1 秒間に壊変する原子の個数で定義されており，例えば 20 秒かけて 380 個の原子が放射性壊変したならば，その物質の放射能は 19 Bq となる．かつてはラジウムの放射能を基にした Ci（キューリー curie）という単位が用いられており，$1\,\text{Ci} = 3.7 \times 10^{10}\,\text{Bq}$ で換算される．この他に，実験科学の世界では，放射線測定器が 1 分間に計測する放射線のカウント数である **cpm（count per minute）** や，1 分間当たりの放射壊変数である **dpm（disintegration per minute）** もしばしば用いられている．また，放射性物質を含む物質の単位質量当たりの壊変率を **比放射能 specific radioactivity** といい，Bq/mg や Bq/mmol，などが単位として用いられる．

　物質によって吸収された電離放射線の量，すなわち単位質量に与えられるエネルギーは **放射線量** と呼ばれ，その分類と単位には幾つか種類がある．

　照射線量 exposure dose は，放射線量を二次電子の電離作用によって生じる空気中のイオン対の電気量で評価する．これは，電磁波である γ 線や X 線のみに適用され，SI 単位は **C（クーロン）/kg** である．かつては R（レントゲン roentogen）で表記されており，$1\,\text{R} = 2.58 \times 10^{-4}\,\text{C/kg}$ で換算される．

　吸収線量 absorbed dose は，放射線によって物質が単位質量当たりに受け取るエネルギー量であり，SI 単位は **Gy（グレイ gray）** である．1 Gy は物質 1 kg に 1 J（ジュール）のエネルギーが与えられたときの吸収線量で定義される．かつては rad（ラド）で表記されており，$1\,\text{rad} = 10^{-2}\,\text{Gy}$ で換算される．

　詳しくは後述するが，放射線の生体に与える影響，いわゆる **生物学的効果** は，放射線の種類や照射条件などで著しく異なる．そのため，吸収線量が同じ値であっても生物学的効果が同じであるとはいえない．そのため，放射線への防御の観点から，吸収線量に対して生体への影響を考慮し補正をした値が必要となる．以前は以下の式で表される **線量当量 dose equivalent** が広く用いられていた．

$$\text{線量当量 } H = \text{吸収線量 } D \times \text{平均線質係数 } Q \times \text{修正係数 } N$$

　この内，平均線質係数 Q はある 1 点における吸収線量の放射線の線種による補正値で，γ 線，X 線，β 線などでは 1.0，エネルギー不明の中性子線などでは 10.0，エネルギー不明の α 線などでは 20.0 を用いて計算をしていた．また，線質以外の因子による修正係数 N は通常 1.0 が用いられていた．しかし，この計算法ではある 1 点の微小な体積に対する放射線の影響値しか想定していない．実際の生体への影響を反映するためには，ある程度の広がりをもつ組織や臓器への平均した線質の影響を補正できるものでなくてはならない．そのために線質係数の代

SI 単位

　国際単位系（Le Système International d'Unités）のこと．メートル法を基に 7 個の基本単位と 20 個の組立単位からなる世界共通の単位系である．わが国では公的には国際単位系で表記することが義務付けられている．なお，国際単位は英語では International System of Units となり略称が SI にならないが，これは SI がメートル法の発祥地であるフランス語の略称から来ているからである．

わりに表1-49に示す**放射線荷重係数 radiation weighting factor（w_R）**が用いられるようになった。この放射線荷重係数と吸収線量を掛けた値を**等価線量 equivalent dose** といい、身体すべての組織・臓器の等価線量を足し合わせたものを**実効線量 effective dose** という。実効線量は放射線防護における防護量として、ヒトの被曝量の評価・規制に用いられている。一方、線量当量は施設などの放射線量の測定のための量として現在は用いられており、ヒトや生体への影響には用いられない。ただし、線量当量、等価線量、実効線量はいずれも SI 単位は **Sv（シーベルト）**で表されるので注意が必要である。

表1-49　放射線荷重係数

放射線の種類とエネルギー	放射線荷重係数 w_R
γ 線，X 線	1
β 線，電子および μ 粒子	1
中性子でエネルギーが 10 keV 未満のもの	5
10 keV ～ 100 keV	10
100 keV ～ 2 MeV	20
2 MeV ～ 20 MeV	10
20 MeV を超えるもの	5
反陽子以外の陽子でエネルギーが 2 MeV 以上のもの	5
α 線，核分裂片，重い原子核	20

　また、放射線は線種や使用意図によって適切な測定器を使う必要がある。ヘリウムやアルゴンなどの**不活性ガス inert gas** を封入し、放射線がその気体を電離する力を測定する **GM 計数管 Geiger-Müller counter** は、電離能の高い β 線や一部 γ 線が測定できるが、荷電粒子でない γ 線や X 線の検出感度は低い。また、直接測れるものは単位時間に電離された数、すなわち cpm 値のみで、放射線のもつエネルギー（J）や吸収線量（Sv）は測定できない。そのため吸収線量とカウント数の関係がわかっている ^{60}Co や ^{137}Sc を校正に用いることでこれらを推算している。また、GM 管の検出窓をガラスから雲母に変える（マイカ窓）ことで α 線も測定でき、β 線の検出感度も増加するが、非常に壊れやすい欠点がある。

　電離放射線により励起状態となった原子（シンチレータ）からの蛍光を利用して測定する**シンチレーション検出器 scintillation detector** は、シンチレータの種類を変えることで γ 線や中性子線を、**液体シンチレータ**を用いることで β 線の線量を測定できるが、適切なシンチレータを用いなければ正しい値が測定できない。また、γ 線についてはゲルマニウムなどを用いた半導体測定器を用いることで高度にエネルギー測定の分解能を上げることができる。しかし、高価で運用が難しい。

　このように放射線の測定はいずれの測定器も一長一短があり、核種や線種が不明であったり放射性物質が混合物であった場合は測定が非常に困難になる。このため、単一の測定器から得られる線量だけで放射線汚染の有無を判断することは

第1章　化学物質と毒性　　181

慎むべきである.

1-6-5　放射線のもつ相互作用

　放射性壊変に伴って放出されるα線, β線, γ線, X線などの放射線は, いずれも照射された先の原子や分子のもつ軌道電子を弾き出し陽イオン化する電離作用をもつ. また, この際に生じる1組の電子と陽イオンをイオン対といい, その生成に要するエネルギーは放射線の種類などに関係なく, 照射された側の原子や分子のイオン化エネルギーにのみ依存する. 先に述べたように, これら電離作用をもつ放射線を電離放射線と呼んでいるが, その他にも以下のような作用を共通してもつ.

　励起作用：放射線は, ある種の物質にあたるとその物質中の原子もしくは分子が励起状態にすることができる. また, 励起状態の物質が低いエネルギー状態に戻る際に, そのエネルギーの差の分が光として放出される. これを蛍光といい, 放射性物質のもつ励起作用は**蛍光作用**とも呼ばれる. 放射性物質で起きた蛍光のエネルギーは, 放射された放射線のもつエネルギー量と密接に関係があることから, 蛍光作用は放射線のエネルギー測定にも応用されている.

　写真作用：ハロゲン化銀は光を吸収すると銀イオンが還元され金属銀が析出する. 写真はこの現象を応用したもので, 臭化銀や塩化銀をゼラチンに懸濁させた**乳剤**の形でフィルムのような支持体に塗布して用いられる. 放射線は光と同じく写真乳剤中のハロゲン化銀に作用し, 放射線が通った道筋が黒い点列として現れるようになる. この作用を写真作用といい, 放射線の通った道筋を**飛跡**という.

　化学作用：放射線がある物質を通過する（**透過作用**）際には, 照射された物質が電離作用や励起作用を受けて化学的に変化をする. 放射線が通過する際に物質に与えるエネルギーは線エネルギー付与 linear energy transfer（LET）と呼ばれ, 放射線化学や生体への影響などでよく用いられる. 主に生じる化学反応として, 酸化反応, 炭素二重結合（C＝C）の切断, 重合反応, 脱イオウ反応などがあり, 多量の放射線の照射は核酸やタンパク質, 脂質など生体成分に与える化学的な影響も大きい.

1　α線と物質の相互作用

　放射線によってどのような変化が物質に起きるかは, 放射線の種類, 核種, 照射された物質側の種類や状態で大きく違う. α線は**ヘリウム原子核（$^4He^{2+}$）**が加速した粒子線で, 物質を通過する際にはその物質を構成する原子の主に軌道電子と相互作用して, 電離や励起を起こしつつエネルギーを失い, 最終的にはヘリウム原子（^4He）になって飛程が止まる.

　α線は他の放射線に比べはるかに質量が大きいため, 通過する物質の原子核で散乱したり, 飛程が曲げられることはほぼなく直進を続ける. さらにα線の透過

力は他の放射線に比べ著しく小さく，固体では数十 μm，空気中でも 10 cm 以下しか飛程がない．また，平均飛程と最大飛程がほぼ同じ，すなわちほとんどのα線が同じ距離だけしか進まない特徴がある．これは，α線のもつエネルギーが一定であり止まるまで直進を続けること，1回の衝突で失われるエネルギー量もほぼ一定であることに基づいている．

　一方で，短い飛程の間にすべてのエネルギーを失うということは，その分飛程に存在する他の原子や分子に与えるエネルギーが大きいことを意味しており，その結果α線は非常に大きい電離作用をもつ．また，通過時間が遅くなるほど周囲を電離する期間が長くなるため，図 1-101 に示すようにα線が止まる直前に比電離度が最も大きくなる．図 1-101 の曲線をα線の **Bragg 曲線**という．

Bragg 曲線
　イギリスの物理学者 William Henry Bragg によって発見された．息子の William Lawrence Bragg とともに 1915 年にノーベル物理学賞を X 線回折の研究で受賞している．

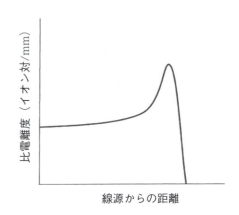

図 1-101　α線の Bragg 曲線

2　β線と物質の相互作用

　β⁻線は電子からなる粒子線で，質量はα線の約 1/7,000 と非常に小さい．そのため，同じだけのエネルギーをもったα線と比較すると非常に速いスピードで飛行する．その過程でα線と同じく透過する物質への励起作用や電離作用を示し，それに伴い運動エネルギーを失っていく．最終的にはβ⁻線は自由電子となる．一方で，α線と異なり軽い粒子であることから，透過する物質の構成原子との相互作用の影響を大きく受け，飛程は直進せず曲げられることが多い．

　構成原子の軌道電子をはじき出す際にもβ⁻線の飛程は曲げられるが，より大きな湾曲はβ⁻線と通過する原子の原子核や軌道電子との間のクーロン力によって起きる．このクーロン力による進行方向の湾曲を**散乱 scattering** という．散乱が起きる確率は，β⁻線のもつエネルギーにほぼ反比例し，透過する物質の原子番号の二乗に比例する．すなわち，よりエネルギーの小さいβ⁻線がより重い原子の側を通るほど，散乱が起きやすいということになる．さらに，質量数の大きい原子で構成される物質にβ線があたった場合，何度も散乱が起きてしまうためにβ⁻線の進行方向が 180° 近く変わってしまう**後方散乱 back scattering** が起

きることがある.

　また，β^-線が原子核周辺を通過する際に，原子核の電荷に引かれてブレーキがかけられ減速することがある．この減速によって発生するエネルギーは電磁波として放出される．この現象を**制動放射 bremsstrahlung** といい，発生する電磁波を**制動放射線**または**制動 X 線**という．また，このような本来の親核種から放出される放射線ではなく二次的に生じる放射線を**二次放射線**と呼ぶ．制動放射が起きる確率は，β^-線のもつエネルギーおよび透過する物質の原子番号の二乗に比例する．すなわち，よりエネルギーの大きいβ^-線がより重い原子の側を通るほど，制動 X 線が発生しやすいということになる．

　また，高エネルギーβ^-線を発生する核種（^{32}P など）では，水などの媒体中で荷電粒子が光速を超える際に発生する**チェレンコフ光**が観測されることがある．この現象は高エネルギーβ線核種の測定に応用されることがある．

　このようにβ^-線は物質を透過する際に電離，散乱や制動放射によって進行方向が湾曲し，ジグザグに進むことになるため，またもっているエネルギーも連続スペクトルであるため，α線と異なり飛程の長さは一定にならず，ある範囲をもった平均値で示される．

　陽電子からなるβ^+線もおおむねβ^-線と同じであるが，陽電子の寿命は 10^{-10} ～ 10^{-7} 秒と非常に短く，運動エネルギーを失った陽電子は近くの陰電子と結合して消滅（**陽電子消滅**）する．その際に，陰陽 2 つの電子のもっていた質量に相当するだけのエネルギーが光量子として放出される．これは**消滅放射線**と呼ばれ，正反対の 2 方向に組となって放射される．

3　γ 線と物質の相互作用

　γ線は電波や光，X 線と同じ電磁波に属するエネルギー波である．あえてγ線をエネルギー粒子として捉えるならば，光と同じく光量子からなるといえる．しかし，電波や光と異なり，原子核から発生すること，波長が電波や光に比べるかに短い高エネルギーな波動である．そのため，それらと異なり，照射された物質に様々な相互作用をもたらす．

　γ線が物質を透過する際に，構成原子の軌道電子にすべてのエネルギーを与えて自身は消滅し，受けた電子が原子から放出されてしまう現象を**光電効果 photoelectric effect** という．放出された電子を**光電子 photoelectron** というが，この光電子はγ線から受け取った大きなエネルギーをもっており，二次的に他の原子と相互作用をする．また，光電効果は，1 MeV 以下のエネルギーの小さいγ線が，質量の大きい原子からなる物質を透過する際に起こりやすい．

　一方，γ線が物質を透過する際に，エネルギーをすべてではなく一部だけ軌道電子に与えた場合，電子がはじき出されるとともに，γ線の進行方向が変わってしまう．このような散乱を**コンプトン散乱 Compton scattering** といい，エネルギーの一部を失い進行方向が変わったγ線を**散乱 γ 線**，はじかれた電子を**コ**

制動放射

　Nikola Tesla によって発見された現象．Bremsstrahlung はドイツ語であるが，英語でもこの表記が使われる．

コンプトン散乱

　この散乱で起きる X 線の波長が長くなる現象（コンプトン効果）を見出した Arthur Holly Compton の名から命名された．

ンプトン電子という．コンプトン散乱は，中程度のエネルギーをもつγ線で起きやすく，起きる確率は透過する物質の原子の質量に比例する．また，発生するコンプトン電子のもつエネルギーは，入射してくるγ線のエネルギーではなく出て行く散乱γ線の散乱角の大きさに依存する．ただし，入射するγ線のエネルギーが大きいほど散乱角が小さくなるため，実際にはγ線のエネルギーとコンプトン電子のもつエネルギーは間接的に関係がある．

さらに1.02 MeVを超えるエネルギーの大きいγ線では，原子核周辺を通過する際に自身のもつエネルギーと引き換えに一対の陰電子と陽電子を生み出すことがある．この現象を電子対生成 electron-pair creation という．この現象で生じた陰電子は電子線として放出され，陽電子は先にβ^+線で述べた陽電子消滅を起こし一対の消滅放射線を生じる．電子対消滅の起きる確率は，γ線のもつエネルギーおよび透過する物質の原子番号の二乗に比例して大きくなる．

このように，γ線は透過する物質と3種類の相互作用を示すが，いずれも最終的には電子を二次的に放出させて消滅する．生じた電子はおおむねβ線と同じ相互作用を示すことになる．

また，電磁波であるγ線は粒子線であるα線やβ線と異なり，運動エネルギーに基づく一定の飛程という概念がない．γ線は光と同じく物質を透過する際に起きる相互作用によるエネルギーの減弱によってエネルギーを失うまで飛び続けるため，極めて物質の透過力が高い特徴をもつ．

4 中性子線と物質の相互作用

中性子線はウランやそれよりも大きな元素の核分裂反応，サイクロトロンや粒子加速器を用いて人工的につくり出すことなどで発生する．中性子は，自身が電荷をもたないため他の荷電粒子とクーロン力による相互作用をせず，もっぱら通過する物質の原子核に衝突する形で相互作用をする．そのため，中性子のもつ運動エネルギーの大きさによって物質との相互作用が異なる．また，衝突以外で減速する要因がないため，中性子線は極めて透過力が高い特徴がある．

エネルギーが100 keVを超える速い中性子 fast neutron は，原子核と弾性衝突を起こし，中性子線の散乱が起きる．それよりも低エネルギーの中性子は衝突した原子核に吸収されてしまう率が高くなる．速い中性子も物質の原子との間で弾性衝突を繰り返し，次第にエネルギーと運動速度を失い，最終的にはその温度における気体分子の熱運動エネルギーと同じ値になる．この状態になった中性子のことを熱中性子 thermal neutron と呼ぶ．熱中性子は原子核と反応し吸収されるか，陽子と電子と中性微子の3つに壊変するかして消滅する．中性子を吸収した原子核の多くは不安定になり，放射壊変を起こしやすく，すなわち放射能をもつ核種になる．これを中性子による放射化という．熱中性子を吸収しやすい原子には^{10}Bや^{6}Liがあり，いずれもα線を放出しながら^{7}Li，^{3}Hになる．

1-6-6　放射線の生体への影響

　放射線が人体に有害な作用をもつ可能性は，X線発見当初から認識されていた．実際，Becquerelを始め初期の放射線研究者は脱毛や皮膚炎，血液障害などの放射線障害に悩まされることが起きている．なぜ発見当初に専門家でさえも放射線の有害性が十分認識されていなかったのかは，放射線がもつ他の有害物質とは大きく異なる特異的な生体相互作用がその理由として挙げられる．放射線は非常に強いエネルギーをもっており生体を構成する分子に化学的作用を及ぼすにもかかわらず，視覚で認識することができず痛覚や温感などの刺激も人体に与えない．例えば，25 Gyの照射線量の放射線被曝は熱量に換算すると0.006 cal/gでしかない．1 calは水1 gを1℃上げるのに必要な熱量であることを考えると，同程度の熱量をもつ水では到底火傷のようなことは起きないことがわかる．しかし，放射線では火傷状の紅斑が起き，潰瘍を生じることもある．また，その場では大きな変化が生体に起きなくても，DNAに損傷を与え数代にわたる遺伝的影響を与えることもある．

　また，放射線による生体への影響には様々な介在因子が存在する．まず放射線による電離や励起といった**物理的過程**で生体内の種々のラジカルや励起分子が生じ，**化学的過程**と呼ばれる細胞内の他の生理活性物質の変性や異常を誘発した後，細胞の機能不全や細胞死，生殖細胞への遺伝的障害などの**生物学的増幅過程**を介してから，初めて生体に放射線障害という症状が現れる．また，生体には自己の損傷を修復する機構があるため，放射線被曝が起きても必ずしも障害が発生するとは限らない．つまり放射線の有害性の発現は，放射線の性質や被曝状況に加え，受ける生体側の性質や状態も考慮する必要があり，極めて複雑な過程を経て起きる現象である．

1　体内被曝と体外被曝

　放射線が生体に影響を与える際に一番重要なことは，線源がどこに存在するかである．線源が生体の外部環境に存在する場合，線源と生体を後述する何らかの手段で遮蔽すればよく，その防御は比較的容易である．これを外部被曝 external exposureという．体外被曝では，放射線防護を通り抜けてくる透過性の高い線種が問題となるため，その危険性はα線＜β線＜γ線，X線の順に高まる．

　一方，線源が経呼吸，経口，経皮的に体内に入り込んだ場合を内部被曝 internal exposureという．内部被曝の場合，体内から常に放射線に曝されることになるため，放射線障害が起きやすく，重篤化もしやすい．また，核種によっては特定の組織に集積し体外へ排出されにくいこともあり，長期にわたって周辺に被曝被害を与え続ける．体内被曝では飛程は問題ではなく，線種のもつエネル

ギーが問題となるため，γ線，X線＜β線＜α線の順に危険性が高まる．

内部被曝は外部被曝に比べて危険度が高いため，特に核種ごとの放射線と核種自体の物理化学的性質を把握し，その線源がどの程度の期間体内に留まり，放射線を出し続けるのかを知ることが内部被曝による障害を評価する上で重要である．生体内である核種が代謝などにより体外に排出され，その量が半分になるまでの期間を，生物学的半減期 biological half-life という．生物学的半減期は薬物の代謝などでも用いられるが，放射性核種の場合は生理代謝的な半減期間に加えて，自身の放射能が半減するまでの期間である物理学的半減期も存在する．したがって，内部被曝の減少を評価する場合は物理学的半減期と生物学的半減期の双方を加味する必要がある．このある核種が生体内で発する放射線が半減するまでの期間を実効半減期 effective half-time といい，次の式で算出される．

$$\frac{1}{T_e} = \frac{1}{T_p} + \frac{1}{T_b} \quad \text{もしくは} \quad T_e = \frac{T_p \times T_b}{T_p + T_b}$$

T_e：実効半減期　T_p：物理学的半減期　T_b：生物学的半減期

生体内に長く留まる核種では，放射性元素そのものの半減期は短くても，障害作用が大きくなる．

2 放射線のもたらすリスク形式

放射線が生体にもたらす作用の発現形式には，2種類が存在する．1つは，図1-101に線Aで示したように，放射線量がある一定の値（閾値）までは目立った影響は認められないが，その値を超えると急激に効果・影響が現れる形式をとる．このような形式で現れる作用は，確定的影響 deterministic effect と呼ばれる．確定的影響の形式での作用は，主に放射線に被曝した直後に発症する火傷状の皮膚炎などの急性効果でみられる．また，閾値は存在するが，先に述べた複雑な過程を経て有害作用が現れることもあり，薬物作用などでみられる閾値に比べて放射線量については明確な閾値でない場合も多い．

一方，発がんや突然変異の発生率は，図1-102に線Bで示したように被曝線量に比例して増加していくことが知られている．このような形式で現れる作用は，確率的影響 stochastic effect と呼ばれる．遺伝子の変異は放射線に関係なく一定の確率で自然発生するため，線Bに破線で示したように低放射線量では発がんや突然変異の発生リスクの線量依存性は立証が困難であるが，放射線防護では低線量の状況が重要であるため実験的に得た高線量領域での結果から発がんなどのリスクを確率係数として算出している．

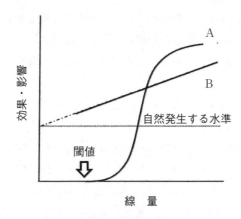

図 1-102　放射線の線量と効果の関係

3　放射線の直接作用と間接作用

　放射線による生体への様々な作用は，生体内に存在する分子，特に水や酸素の電離や励起が基になっているので，放射線の生物作用の強さは放射線がもつ電離能に強く依存している．そのため，照射された線量が同じでも，放射線の種類によってもその作用の程度が異なることになる．放射線の電離能の強さは，各放射線が水中を進む際のLETと関係がある．すなわち，LETの高い放射線はエネルギーを失いやすく，そのエネルギーを通過する物質に与えやすいため，電離能が強く生物学的作用も強くなる．また，その分短距離でエネルギーを失うため，物質の透過力は低い．逆にLETの低い放射線は，生物学的作用は弱いが透過力が高くなるといえる．

　したがって，LETの高いα線は，生体分子に直接作用し，特にDNAに作用することで染色体の二本鎖の切断を起こす．このような一次的な作用を放射線の直接作用という．

　一方，LETの低いβ線，γ線，X線は直接作用は弱いが，生体の主成分でもある水分子を放射線分解することで生物学的作用をもたらす．水は放射線のエネルギーを吸収すると，一部は電離してH_2O^+とe^-を生じ，一部は励起状態のH_2O^*分子となる．これらはさらに以下の反応を経て，反応性の高い**活性酸素種 reactive oxygen species（ROS）**を生じる．

$$H_2O^+ \longrightarrow H^+ + \cdot OH \text{（ヒドロキシラジカル）}$$
$$e^- + H_2O \longrightarrow H_2O^- \longrightarrow OH^- + \cdot H \text{（水素ラジカル）}$$
$$e^- + nH_2O \longrightarrow e^-_{aq} \text{（水和電子）}$$
$$H_2O^* \longrightarrow \cdot H + \cdot OH$$
$$\cdot OH + \cdot OH \longrightarrow H_2O_2 \text{（過酸化水素）}$$

　水の放射線分解では主にヒドロキシラジカルと水和電子が生じ，特に反応性の

高いヒドロキシラジカルが，生体内分子と速やかに反応して DNA の塩基変化や切断，重要なタンパク質・脂質類の酸化分解などを引き起こす．これらの生物学的作用は放射線が二次的に生み出した要因によるものであるため，これを放射線の間接作用という．

さらに，放射線の間接作用においては酸素分子が存在するとその障害作用が増強されることが知られている．これは，水から生じた遊離ラジカル類や励起分子が O_2 と反応し，過酸化ラジカル superoxide radical や過酸化水素を生じるためであり，これによって生体膜成分などの有機成分は過酸化物となる．この酸素のもつ放射線障害の増強効果のことを酸素効果 oxygen effect といい，障害作用はおおよそ 3 倍程度増強される．また，酸素の存在下と非存在下で同じ生物学的作用を引き起こすのに必要な線量の比を酸素増感比 oxygen enhancement ratio (OER) という．酸素効果は LET の高い α 線などによる直接作用では認められない．

$$酸素増感比(OER) = \frac{無酸素状態で生物作用を起こすために必要線量}{酸素存在下で生物作用を起こすために必要線量}$$

したがって，低酸素状態では放射線による組織障害は起こりにくくなるが，これはがんの放射線治療においてしばしば問題となる．一般にがん組織は血流が不足気味であることから，特にがん組織深部で低酸素状態となっており，放射線治療で用いられる X 線や電子線のがん細胞への障害作用が期待される効果より弱まってしまうのである．そのため，一部治療施設では酸素濃度に左右されにくい高 LET の重粒子線の照射を用いる試みがなされ，効果を上げている．

また，間接作用がもたらす現象として，温度効果や希釈効果がある．温度効果は，放射線による生物学的作用が温度が高いほど大きくなる現象である．すなわち，同じ照射線量でも対象の温度が低いほど放射線障害は起きにくく，温度が高くなるにつれ障害が起きやすくなる．これは，放射線の間接作用がラジカルなどの化学反応を介することによる．したがって，α 線などの直接作用が主な線種ではみられず，β 線や γ 線，X 線など間接作用が主である線種に認められる現象である．

希釈効果は，溶液に存在する溶質の濃度が放射線により受ける影響を左右する現象であり，線種によって全く異なる効果となる．α 線のような高 LET の線種では，放射線は溶質に直接作用をするため，濃度が濃いほど放射線による影響を強く受ける．一方，β 線や γ 線，X 線など LET の低い線種では，溶質への直接作用はほぼなく，多量に一定量が存在する水を介した間接作用が主になるため，一定の線量であれば常に一定のラジカル類が発生する．そのため，溶質分子が少ないほど 1 つの溶質分子が受けるラジカルの攻撃が密になることになる．結果として，低 LET の線種では溶液の濃度が薄いほど放射線の影響を強く受けることになる．

第1章　化学物質と毒性

4　放射線と生体分子の反応

　生体を構成する分子で放射線の影響を受けて生体機能に障害をもたらすものには，タンパク質，脂質，核酸などがある．放射線はこれらに直接・間接的に働きかけ，結合の切断，重合，過酸化物生成などの種々の反応を起こさせ，その生理機能を失わせる．

　タンパク質に対する放射線の影響は，主として酵素類に与える影響が研究されている．酵素類は高度な高次構造によりその機能を維持・調整されているため，放射線による構成アミノ酸の分解，ペプチド鎖の切断や重合による二次・三次構造の変化，溶解性の変化による凝集などの物性変化が起きることで，酵素活性の変動や消失が起きることがわかっている．

　細胞内の遺伝情報を担う核酸にはDNAとRNAが存在するが，RNAは生体内半減期が短いため，放射線作用の標的としてはDNAが重要である．DNA分子が放射線で受ける影響としては，リン酸とリボース環の切断・分解やDNA塩基の二次修飾や二量体形成，架橋形成によるDNA修復機構の阻害などがある．特にDNA鎖の切断は直接作用で，DNA塩基は間接作用で生じるラジカルの攻撃を受けやすい．実際，DNA塩基が酸化されて生成する **8-hydroxy deoxyguanosine（8-OHdG）** は放射線によるDNA損傷のマーカーに利用されている．

　生体膜を構成するリン脂質は，放射線照射によってエステル結合の開裂とリン酸の遊離が起き，過酸化脂質も生じる．その結果，生体膜の物性が大きく変化し，イオンなどの膜透過性の変化や膜に埋め込まれたタンパク質類の活性変化が起きる．

　これら細胞の様々な生理活性物質の放射線による変化は，細胞分裂の阻害，細胞死，突然変異などの障害を最終的に引き起こすことになる．細胞が放射線にどの程度感受性をもつかは，一般には細胞死を指標として評価する．細胞死には外的要因により引き起こされる **壊死 necrosis** と細胞内情報伝達系によって起きる自死（**アポトーシス apoptosis**）があるが，多量の放射線による急性障害では壊死が，少線量で起きる細胞死はアポトーシスの形式をとることが多い．

5　組織の放射線感受性

　放射線の人体への影響は，各組織ごとに大きく異なる．この組織ごとの放射線から受ける影響の違いを**放射線感受性 radiosensitivity**という．これについてはBergonieとTribondeauが見出した「分裂頻度の高い細胞，分化・成熟過程の長い細胞，そして形態的・機能的に未分化な細胞はいずれも放射線感受性が高い

という法則がある．この法則は，細胞の新陳代謝が盛んで新生と脱落が恒常的に行われている組織である造血組織や消化管，生殖細胞，皮膚組織などが放射線感受性が高く，分裂増殖が盛んでない筋肉組織や神経細胞では感受性が低い事実に

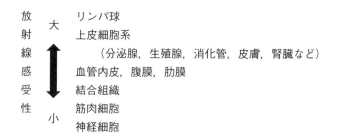

図 1-103　組織ごとの放射線感受性の違い

裏付けられている（図1-103）．

① **造血組織**

　血液成分は常に新しいものにつくり替えられており，赤血球は約120日，白血球は短いもので2〜3日（B細胞），長いもので半年程度（T細胞），血小板は10日ほどでその寿命を終える．そのため造血組織では，骨髄中に未分化な**幹細胞 stem cell** をストックしており，これが細胞分裂と細胞分化・成熟を常に行い続けることで持続的に血球を供給している．放射線は分裂を繰り返す幹細胞に最も感受性が高く，ついで成熟途中の細胞に感受性が高くなる．放射線に被曝するとそれぞれの血球成分の寿命に応じて特徴的な影響を受ける（図1-104）．

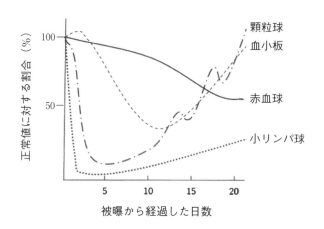

図 1-104　被曝後の血球成分の変動

　一方で成熟し終わった血球細胞では感受性は低いが，リンパ球のみ例外的に成熟後も感受性が高い．そのため，末梢血液像でのリンパ球の所見が放射線の被曝管理に用いられている．

② **皮　膚**

　皮膚は放射線の外部被曝を受ける機会が多く，皮膚の病態変化も放射線の被曝管理に利用されている．皮膚の病理変化は，大線量の放射線を浴びた直後の急性症状と，微量放射線に長期にわたって曝されたことによる慢性変化に分けられる．

急性症状は放射線の高エネルギーによるもので熱による火傷に似ていることから放射線火傷と呼ばれる．慢性変化は皮膚萎縮や表皮の脱落，重度の場合は潰瘍，皮膚がんの発生に至る．

③ 生殖腺

生殖腺は放射線感受性が高いだけでなく，その影響が子孫にまで及ぶ可能性があるため特に防御が重要である．特に女性の場合，1.5 〜 2 Gy で一時不妊，3 〜 8 Gy で永久不妊が誘発される．卵母細胞は胎児期に増殖を終え，出生後は未分化な状態で維持されているため加齢に伴い卵母細胞数が減ることもあり，放射線被曝は若年女性で特に問題となる．男性の場合，精原細胞の細胞分裂が続くことから精原細胞の感受性が高く，0.5 Gy で分裂障害が，4 〜 6 Gy で永久不妊が誘発される．

6 放射線が生体に与える影響

放射線が生体に与える影響は，被曝した個体のみに現れる**身体的影響 somatic effect** と，子孫にまで影響する**遺伝的影響 genetic effect** がある．また，身体的影響には被曝後数週間以内に症状の現れる**急性障害 acute effect** と，数か月以降経って現れてくる**晩発性障害 late effect** がある．

① 急性障害（早期効果）

生体に高線量の放射線を短時間，全身に浴びせると死に至る（**急性放射線死**）．一般に，被曝後 30 日以内に半数の人間が死亡する線量 $^{30}LD_{50}$ は約 3 Gy といわれる．また，そこまでには至らない程度の高線量に一度に曝露された場合は，吐き気，嘔吐，下痢といった消化管障害，発熱やショック状態，放射線宿酔や強い倦怠感といった神経症状などの**急性放射線症**が現れる．

哺乳類など高等生物では動物の種類にかかわらず被曝線量と死に至る時間との関係が似かよっている．まず，被曝線量が 3 〜 10 Gy の場合は，主に骨髄障害が起き，造血系や免疫系に深刻なダメージが現れる．それにより，通常は問題となるような症状を起こさない常在菌などの日和見感染による感染症や血小板減少による出血が頻発し，30 日程度で死に至る．このような死は**骨髄傷害死**と呼ばれる．10 〜 100 Gy の範囲では，平均生存期間は 3 〜 5 日程度しかない．これは，3 〜 5 日で入れ替わる腸管の上皮細胞に放射線障害が起きるからである．これは**腸管死**または**消化管傷害死**と呼ばれる．

100 Gy を超えるような高線量の場合は，2 日以内に痙れん，後弓反張，振せんなどの神経症状が現れて死に至る．これは神経細胞の深刻な損傷と脳血管の障害によることから，**中枢神経死**と呼ばれる．さらに数万 Gy レベルの大線量では細胞内の分子が実験室でみられるような化学反応や放射化学的な反応を示すと思われることから，**分子死**と呼ばれる死亡障害に至る．

② 晩発性障害（晩発効果）

急性障害を起こすほどではない程度の線量を被曝した場合，また急性障害から

回復した後に，かなりの年月が経ってから現れる障害を晩発性障害と呼ぶ．慢性障害とは異なり，過去の被曝歴によって起きることが特徴である．晩発性障害には悪性腫瘍，白内障，再生不良性貧血および寿命の短縮がある．

悪性腫瘍は，化学物質による発がんと異なり全臓器でがんの発生率を上げるが，特に甲状腺がんと白血病の発症率が高い．いずれも潜伏期間は 10 年以上で，若年層で被曝するほど潜伏期間が短くなる傾向がある．これらのデータは 1945 年の原子爆弾の被災者などから得られたもので，比較的大線量の低 LET 放射線による被曝データである．したがって，現在わが国で問題となっている東日本大震災に伴う原発事故のような低線量の被曝でどのような晩発性の影響が出るか推定することは困難である．現在のところは放射線による悪性腫瘍の発症リスクは線量依存的な確率的影響であると仮定し，大線量の被曝データから導いた式から小線量領域の類推をしている（図 1-102 の線 A）．また，妊娠期の放射線への被曝は胎児の奇形を誘発するが，人間ではほとんどが中枢神経系への影響で，その他の身体への放射線誘発奇形はまれである．胎児の中枢神経への影響が最も大きいのは，脳皮質の神経細胞の増加が盛んな妊娠 8 〜 15 週の期間である．

③ 遺伝的影響

放射線が細胞核に達することで核内の DNA に損傷が生じ，突然変異が誘発される．この変異が体細胞で起きている場合には影響はその代限りだが，生殖細胞に起きている場合は子孫にまで影響を与えることになる．このような放射線による遺伝的影響は大きく分けて**点突然変異 point mutation** と**染色体異常 chromosomal aberration** に分類される．

点突然変異は，染色体構造の変化は伴わない DNA 塩基配列の変化である．点突然変異は，線量依存的に確率が増し，線質としては高 LET の放射線ほど起きやすい．これは，高 LET の放射線は，生体がもつ DNA の変移修復機構が働きにくい DNA の二本鎖の切断を起こすためである．

染色体異常は，DNA の集合体である染色体が放射線で切断された際に起きる．つまり，染色体が切断後，元に戻ろうとする際に，元の形に戻らず断片化したり，位置が変わる（転座），欠けてなくなる（欠失），環状染色体を形成するなどの異常な再結合をすることがある．この変化は奇形を誘発することもあるが，大抵の場合細胞死を誘発するため，後世代に受け継がれることは少ない．染色体異常は線量と線質に依存して起き，線量が高いほど起きやすくなる．

これらの遺伝的変化はいずれも確率論的に起きる事象であり，個人というよりもある集団全体が均一に被曝した際の将来の集団構成員への影響が問題となる．そのため，ある放射線の遺伝的影響の指標には，生殖腺に障害を与える放射線量に，将来生まれるであろう子供の数の期待値を乗じた**遺伝有意線量**が用いられている．これは主に医療用 X 線などの評価で用いられており，わが国では X 線診断による遺伝有意線量は約 100 μSv とされている．

7 放射線ホルミシス

　放射線は様々な障害をもたらすが，一方でラジウム温泉のように昔から身体に良いとされている放射線曝露もある．このような生体に有害な作用をもつ因子が，少量であれば逆に有益な作用を発揮できる現象を**ホルミシス hormesis** と呼ぶ．これは 1940 年代から実験動物レベルで報告されており，近年では植物においても低線量の放射線が初期成長を促すことや，低線量 X 線を照射されたマウスはその後の高線量 X 線による個体死が減少したなどの報告もある．放射線によるホルミシスの原因としては，放射線による軽度のストレスが生体の免疫や DNA 修復，抗酸化システムなどを活性化することが考えられているが，はっきりとした確証には至っていない．

1-6-7　天然放射性核種と人工放射性核種

1 天然放射性核種

　天然に存在している放射性核種は以下に示す 3 種類に分類できる．代表的なものを表 1-50 に示した．
- ① **一次天然放射性核種**：半減期が極めて長く，地球誕生から現在まで壊変を続けている核種．
- ② **二次天然放射性核種**：一次天然放射性核種と放射平衡の状態にあり，安定に供給され続けている核種．
- ③ **誘導天然放射性核種**：他の天然放射性核種や宇宙から降り注ぐ宇宙線によって放射化した核種．

　一次天然放射性核種には，一度の壊変で安定核種になるものと，複数回の壊変を経て安定化するものがある．前者としては，^{87}Rb や ^{40}K が，後者としてはタリウムやウランがある．

　このうち，^{40}K はカリウムの 0.0117 % を占めており，生体にとってナトリウムとともに必須な元素であることから，自然環境下でのヒトの被曝の主な要因となっている．

　また，^{232}Th，^{235}U，^{238}U は長い半減期を経た後は比較的短い半減期で次々に壊変を行い，最終的には鉛の同位体として安定化する．^{232}Th から始まる壊変系列の核種は質量数が 4 の倍数（$4n$），^{235}U は $4n + 3$，^{238}U は $4n + 2$ となり，各々**トリウム系列，アクチニウム系列，ラジウム系列**もしくは**ウラン系列**と別称されている．このとき生じる娘核種が二次天然放射性核種となるが，特にラジウム系列に属する ^{234}U，^{230}Th，^{226}Ra は比較的長期間存在する．

　誘導天然放射性核種は，宇宙から地球に降り注ぐ 1.0 GeV ～ 10×10^{17} eV もの高エネルギーの陽子線と少量の α 線からなる**宇宙線 cosmic ray** によって生じる．

表 1-50　代表的な天然放射性核種

	半減期	転換核種	放射線種
一次天然放射性核種			
^{87}Rb	4.57×10^{10} 年	^{87}Sr	β^- 線
^{40}K	1.28×10^9 年	^{40}Ca	β^- 線
^{232}Th	1.41×10^{10} 年	^{228}Ra >トリウム系列	α線
^{235}U	7.04×10^8 年	^{231}Th >アクチニウム系列	α線
^{238}U	4.47×10^9 年	^{234}Th >ラジウム系列	α線
二次天然放射性核種			
トリウム系列		^{208}Pb	$\alpha \cdot \beta^-$ 線
アクチニウム系列		^{207}Pb	$\alpha \cdot \beta^-$ 線
ラジウム系列		^{206}Pb	$\alpha \cdot \beta^-$ 線
^{234}U	2.46×10^5 年	^{230}Th	α線
^{230}Th	7.54×10^4 年	^{226}Ra	α線
^{226}Ra	1.60×10^3 年	^{222}Rn	α線
誘導天然放射性核種			
^{3}H	12.3 年	^{3}He	β線
^{14}C	5.73×10^3 年	^{14}N	β線

また，宇宙線が大気と相互作用して生じる中性子，γ 線，陰陽電子のような二次宇宙線も生成に関与している．特にトリチウムと呼ばれる ^{3}H と，^{14}C が主要な誘導天然放射性核種として知られており，いずれも ^{14}N から生成される．

$$^{14}N + n \longrightarrow {}^{12}C + {}^3H$$
$$^{14}N + n \longrightarrow {}^{14}C + p$$

^{3}H は 12 年ほど，^{14}C は 5.7 千年ほどの半減期をもつが，常に降り注ぐ宇宙線で生成され続けるため，生成量と壊変による減少量とで平衡状態にあり，常に一定の割合で地球上に存在する．このため，水や有機物の年代測定にこれらの放射性核種が用いられている．

これら自然界に存在する放射線により，ヒトは年間 2.4 mSv の放射線曝露を受けている．その内訳は，宇宙線から 0.39 mSv，地殻や建材などに含まれるものから 0.48 mSv の外部被曝を，自然に存在する 40 K などから 0.29 mSv と大気中に含まれる ^{222}Rn（1.26 mSv）の吸引による内部被曝を受けていることになる．

2　人工放射性核種

通常の化学反応は 2 つの物質分子が衝突することで起き，新たな分子ができるが，各分子を構成する原子には変化はない．これに対して 1919 年にイギリスの **Ernest Rutherford** は世界で初めて窒素原子にα線を当てることで ^{17}O という別の原子に変換する原子核反応に成功した．さらに 1934 年には Jean Frédéric

Joliot-Curie らによりホウ素やアルミニウムにα線を当てることで^{30}Po という放射性核種を人工的につくり出すことに成功した．これが世界初の人工放射性核種である．さらに 1938 年には Otto Hahn と Fritz Strassmann により，^{235}U に中性子線を当てることでウランより小さい原子が生じることが見出された．これはウランの原子核が不安定となって複数の原子に分裂したことを示しており，この現象は核分裂 nuclear fission と呼ばれている．現在はこれらの技術を応用して，核分裂による原子力発電や，有用な放射性核種が人工的につくり出されて実験や非破壊検査，放射性医薬品などに用いられている．現在，人工的に放射性核種をつくる方法としては，原子炉から出る副生成物を利用する方法と，サイクロトロンなどの粒子加速器を使ってつくり出す方法がある．原子炉を利用してつくられる人工放射性核種には ^{3}H，^{14}C，^{32}P，^{90}Sr，^{99}Mo，^{131}I，^{137}Cs などが，加速器でつくられる核種には ^{11}C，^{13}N，^{15}O，^{18}F，^{67}Ga，^{122}I，^{201}Tl などがある．放射化学や生化学などでは ^{3}H，^{14}C，^{32}P，^{131}I がトレーサー実験などに，放射性医薬品としては ^{99}Mo，^{15}O，^{18}F が用いられている．特に ^{15}O，^{18}F はポジトロン CT（PET）に用いられるため，病院内の小型サイクロトロンでつくられている．

　一方でこれらの技術は原子爆弾の開発をもたらし，1980 年に大気圏内での核実験が禁止されるまで様々な人工放射性物質が**フォールアウト（放射性降下物 fallout）**として地球を汚染していた．また，1986 年に当時のソ連のチェルノブイリ原子力発電所で，2011 年には東日本大震災に伴う津波により福島第一原子力発電所でそれぞれ大規模な放射性物質の放出が起きる事故が発生した．これらにより生じた人工放射性核種の中でも，特に健康被害が深刻なものとして**放射性ヨウ素**，**放射性セシウム**，**放射性ストロンチウム**などによる体内被曝が挙げられる．放射性ヨウ素は通常のヨウ素と同じく甲状腺に集積するため甲状腺がんのリスクを上げる．放射性セシウムはカリウムに，ストロンチウムはカルシウムに似た体内動態を示すため，それぞれ心筋と骨髄に蓄積されて体外に排泄されにくい．そのため，周辺組織が長期間 β 線被曝に曝されることのリスクが指摘されている．現在，わが国では福島第一原発事故を受けて，表 1-51 に示す食品中の放射性セシウム値の基準が設けられている．

表 1-51　放射性セシウムの基準値（2012 年 4 月以降）

食品群	基準値（Bq/kg）
飲料水	10
乳児用食品，牛乳	50
一般食品	100

　また，放射化学実験などで用いられる人工放射性核種としては，揮発性がある ^{131}I や，半減期は短いが高エネルギー β 線核種である ^{32}P が問題となる．これらの核種はいずれも生体内成分として存在する元素の放射性核種であるため，体内

に取り込まれた際の生物学的半減期が長く，内部被曝の危険性が特に高い．その
ため，実験者の被曝や実験施設内外の汚染を定期的に検査している．また，^{14}C
や ^3H もトレーサー実験などでよく用いられるが，二酸化炭素や水蒸気として揮
発するため，取り扱いに注意しなければ広範囲に人体と環境を汚染してしまう．

1-6-8　放射線の防護

1　放射線防護における ICRP の役割

　放射線はその発見当初から研究者を中心に様々な健康被害をもたらしてきた．
そのため，第二次世界大戦前の 1928 年には国際 X 線・ラジウム防護委員会が発
足し，1950 年にこの組織が改組される形で現在の**国際放射線防護委員会
International Commission on Radiological Protection（ICRP）**になった．
この委員会から出される **ICRP 勧告**は各国ならびに国際機関の放射線防護の基
礎となっている．わが国における放射線防護の法律や諸規制も ICRP 勧告に従っ
ている．

　放射線防護は，ICRP ではその目的を「放射線被曝を伴う行為であっても明ら
かに便益をもたらす場合には，その行為を不当に制限することなく人の安全を確
保すること」，「個人の確定的影響の発生を防止すること」，「確率的影響の発生を
減少させるためにあらゆる合理的な手段を確実にとること」の 3 つに定義してい
る．そして，放射線防護体系に，**正当化 justification**，**最適化 optimization**，
線量限度 limitation という 3 つの基本原則を導入することを勧告している．

　正当化とは，「放射線に関わるいかなる行為も，その導入が結果として有益な
効果を生むものでなければならない」というものである．

　最適化とは，「ある行為に含まれるすべての放射線源に関連した個人の被曝線
量，被曝する人数，被曝の可能性などを，経済的，社会的な要因を考慮しながら，
合理的に達成できる限り低く保たなくてはならない」という考え方であり，この
文中の最後の表現「合理的に達成できる限り低く保つ as low as reasonably
achievable」の頭文字から **ALARA の原則**とも呼ばれる．

　線量限度とは，「個人に対する線量当量は，ICRP が各々の状況に応じて勧告
する限度を超えてはならない」とするものである．この各々の状況は職業被曝，
医療被曝および公衆被曝に大別される（表 1-52）．なお医療被曝については治療
目的での被曝であれば線量限度は考慮から外される．

第1章　化学物質と毒性

表1-52　線量限度（ICRP Pub60 に基づく）

1. 職業被曝	
実効線量	決められた5年間の平均が年20 mSv 以下
組織線量	水晶体：150 mSv/年，皮膚：500 mSv/年，手足先：500 mSv/年
妊娠中の女性	腹部表面：2 mSv/年
2. 公衆線量	
実効線量	1 mSv/年 （特別な状況下ではこれを超えることが許されるが，5年間平均で1 mSv/年を超えてはならない）
組織線量	水晶体：15 mSv/年，皮膚：50 mSv/年
3. 緊急時被曝	実効線量：0.5 Sv
	皮膚：5 Sv

　また，近年の調査から天然放射線核種であるラドンについて，室内濃度が極めて高い家屋が存在することがわかったため，2007年のICRP勧告では自然放射線などによる被曝に対しても，正当化，最適化，線量限度の3つの基本原則が拡大して適用されることとされた．

2　放射線被曝からの防護の方策

　特定の放射線源からの放射線から身を守るうえで基本となる考え方に，距離・時間・遮蔽からなる**放射線防護の三原則**がある．

① 距　離

　放射線の強度は線源からの距離の二乗に反比例して減弱する**逆二乗の法則**が成り立つ．したがって，線源からできるだけ離れて作業を行うことが被曝線量の軽減に有効である．そのため，飛距離の長いγ線を扱う際には機械的に遠隔操作できる器具が用いられる．

② 時　間

　放射線の集積線量は曝露時間に比例するため，できるだけ放射線に曝される時間を短縮することが重要である．そのため，原発作業などでは労働時間が規制されている．

③ 遮　蔽

　放射線源との間に適当な遮蔽体を置くことで放射線を減弱することができる．放射線の透過力は線種ともつエネルギー，遮蔽体の素材によって異なる．

　α線はほとんど透過力をもたないため，外部被曝について遮蔽を考える必要はほぼない．極端な話，紙一枚でも遮蔽可能である．α線は遮蔽ができない内部被曝で問題となる．

　β線は，比較的遮蔽は容易であるが，エネルギーによっては制動放射線の発生が問題となる．先に述べたように，制動放射線の発生率はβ線のエネルギー量に比例し，透過する物質，この場合は遮蔽体の原子番号の二乗に比例する．したがって^{32}Pのような高エネルギーβ線を発する核種の遮蔽には**プラスチック**のような原子番号の若い原子で構成される容器で制動放射線の発生を抑えることが適切

であり，その外側を鉄や鉛で覆うことで生じた制動放射線を封じる2段構えの遮蔽が最も有効である．

　γ線やX線は，透過力が非常に高いため，原子番号の大きな物質で構成される分厚い遮蔽体を用いることでγ線のエネルギーを削ぐ必要がある．そのため，γ線やX線の遮蔽には厚めの**鉛**や**コンクリート**が用いられる．

1-6-9　非電離放射線の分類

　非電離放射線は，電離作用をもたない放射線の総称で，いずれも光量子と呼ばれる質量をもたない波動エネルギー，いわゆる電磁波に区分される．したがって，非電離放射線のもつエネルギーは波長の長さに依存する．短波長のものほどもつエネルギーは大きいが，その分透過力は低く，長波長のものは透過力が高いが，もつエネルギーは小さい．

表1-53　電磁波の分類

名　称		波　長	用　途
電離放射線	γ 線	〜 10 pm	医療
	X 線	10 pm 〜 10 nm	X 線撮影
非電離放射線	**紫外線**	10 〜 400 nm	殺菌
	可視光線	400 〜 760 nm	光学機器
	赤外線	760 nm 〜 1 mm	通信，暖房
	ミリ波	1 mm 〜 1 cm	レーダー
	センチ波	1 cm 〜 10 cm	電子レンジ，携帯電話
	UHF（極超短波）	10 cm 〜 1 m	無線
	VHF（超短波）	1 〜 10 m	テレビ，FM ラジオ
	短波	10 〜 100 m	アマチュア無線
	中波	100 m 〜 1 km	AM ラジオ
	長波	1 〜 10 km	船舶・航空機通信
	超長波	10 km 〜 100 km	
	超低周波	不明	高圧送電線

1　紫外線

　紫外線 ultraviolet は地表に到達する太陽光の6％を占める．波長によって**UV-A**（315 〜 400 nm），**UV-B**（280 〜 315 nm），**UV-C**（10 〜 280 nm）の3つに分かれる．紫外線は高エネルギー波であることもあり，活性酸素の産生や突然変異誘発，皮膚がんのリスク増大などを引き起こすことが知られている．

①UV-A

　地表に達する紫外線の大部分を占める紫外線で，最も低エネルギーである．その分透過力が高く，皮膚に当たった場合真皮にまで達し皮膚に**即時型黒化**を引き起こす．また，当然変異誘発作用があり皮膚がんの原因となるが，これはUV-Aが直接DNAに作用するのではなく，細胞内の光増感物質の励起を誘発す

ることで発生した活性酸素などの二次的な作用によるものと考えられている.

② UV-B

ドルジ線とも呼ばれ,多くはオゾン層で吸収されるため,地表に到達する紫外線の1割程度しか存在しない.しかし,生体に与える影響は大きく,皮膚において**プロビタミン D_3（7-dehydrocholesterol）**の開裂によるビタミン D_3 への活性化を起こす.

一方で高エネルギーであるため,皮膚に発赤,水疱を起こす**サンバーン sunburn** を誘発する.また,DNA の吸収波長を含むため直接作用をもち,電離放射線同様 DNA 塩基の修飾や二本鎖切断などの損傷を起こし,皮膚がんの原因となる.さらに角膜炎や結膜炎,老人性白内障などの眼球疾病の原因でもある.

③ UV-C

最も短波長で高エネルギーであるため,生物への障害作用が最も大きく,254 nm の UV-C は殺菌灯などに用いられる.ただし透過力が弱いため,殺菌力は対象の表面に限られる.特に DNA に吸収され,チミンダイマーを始めとした**ピリミジン二量体 pyrimidine dimer** を形成させる.しかし成層圏にあるオゾン層で吸収されるため,UV-C を含む 290 nm 以下の波長の紫外線は地表に達しない.なお,100 nm 以下の紫外線は厳密には電離作用をもつため,電離放射線の区分になる.

2 赤外線

赤外線は 760 nm よりも長波長側の光線で,波長域により近赤外線（760～2500 nm）,中赤外線（2500 nm～4 μm）,遠赤外線（4 μm～1 mm）に分類される.遠赤外線は,エネルギーは低いが代わりに透過力が高いため,真皮の温感受容体に達し,生体分子との共鳴振動などを介して温熱作用を発揮する.中赤外線は様々な分子構造の吸収スペクトルが含まれるため,化学物質の同定に用いられ,近赤外線は赤外線通信やリモコン,カメラのフォーカスや CCD モニタなどの電子機器類の機能に利用されている.

人体に対しては,透過力が高いため目の水晶体から深部にまで達し,熱性白内障を起こす.特にガラス加工や溶接を生業とする人々でガラス工白内障と呼ばれる職業病が認められる.また熱中症の原因にもなる.

参考文献
1) 日本アイソトープ協会編,アイソトープ手帳,丸善,2002
2) Jurgen Kiefer,代谷次夫監訳,放射線生物学,シュプリンガー・フェアラーク東京,1993

まとめ

・電離放射線の線種と特徴
電離放射線：通過した物質をイオン化あるいは励起状態にすることのできるエネルギー波.

	線　体	相互作用力	透過力	飛　程	危険性	
					内部被曝	外部被曝
α線	He 原子核	大	小	短　い	高　い	ほぼない
β線	電子	↑	↓	長　い	高エネルギー核種で高い	
γ線	電磁波	小	大	無限に近い	—	高い

制動放射線（制動 X 線）：高エネルギーβ線が原子番号の大きい物質を通過する際に発生.

・実効半減期
ある核種が，人体内でどの程度の期間放射線を出し続けるかの指標.

$$\frac{1}{T_e} = \frac{1}{T_p} + \frac{1}{T_b} \quad \text{もしくは} \quad T_e = \frac{T_p \times T_b}{T_p + T_b}$$

T_e：実効半減期　　　T_p：物理学的半減期　　　T_b：生物学的半減期

・放射線の生体への影響
確定的影響：放射線量がある閾値を超えて始めて相互作用が認められるような影響形式. 急性効果でみられる.

確率的影響：放射線量に比例して相互作用のリスクが上がっていくような影響形式. 発がんなどの慢性効果でみられる.

LET（linear energy transfer）：線エネルギー付与. 放射線が物質を透過する際に周囲に与えるエネルギーの値. この値が高いほど生物作用が高くなるが，飛程は短くなる.

直接的影響：放射線が DNA などの生体成分に直接作用することで起きる. 高 LET 線種（α線）などが起こす. 効果は線種に依存する.

間接的影響：放射線が生体に存在する水や酸素に作用して生じたラジカル類（ROS，水素ラジカル，過酸化ラジカルなど）が，間接的に生体成分に作用する. 効果は線種や温度に左右される.

酸素効果：放射線の間接的影響による障害作用が，酸素の存在により増強されること.

温度効果：ラジカルの反応性が温度に依存するため，放射線の間接的影響が温度によって増強されること.

希釈効果：溶液の濃度によって，相互作用の起きる度合いが変わること. 高 LET 線種では濃度が濃いほど相互作用が起こりやすく，低 LET では濃度が薄いほど相互作用が起きやすい.

・放射線の組織感受性
　細胞分裂，細胞分化の盛んな造血系，生殖器，消化管，皮膚などは放射線の影響を受けやすく，増殖能の低い神経系は受けにくい.

・天然放射性核種と人工放射性核種
天然放射性核種：自然界に元々存在する核種で，地球創世記から存在する一次天然放射性核種と，他の天然放射線核種や宇宙線で放射化した核種に区分される. ^{3}H，^{14}C，^{40}K，^{87}Rb，$^{235,\,238}$U など.

人工放射性核種：人類が原子炉やサイクロトロンなどの加速器を利用して人工的に生み出した核種. ^{15}O，^{16}F，^{30}P，^{32}P，^{131}I など.

- 電離放射線の防護

　防護の三原則

　1. 距離：線源から距離を取る.

　2. 時間：作業時間を短くする.

　3. 遮蔽：線源との間に適切な遮蔽材を置く.

　　　α線…不要. 紙一枚でよい.

　　　β線…厚めのプラスチック. 制動放射線は鉄や鉛を外装することで封じる.

　　　γ線…厚めの鉛やコンクリート

　ICRP：国際放射線防護委員会. この委員会の提言に従って各国が放射線の規制を行っている. 基本的な放射線防護の考え方は，① 正当性，② 防護の最適化，③ 線量限度の設定を遵守することになる.

- 非電離放射線

　物質を電離させる能力のないエネルギー波.

　可視光線：波長 400 ～ 760 nm の光量子波. ヒトが視覚的に認識できる.

　紫外線：可視光線より短波長で，エネルギーの高く，透過性の低い光量子波. 波長によって A ～ C に区分される. ビタミン D の生合成に関わる一方，日焼け（サンタン，サンバーン）や皮膚がんの原因となる.

　赤外線：可視光線よりも長波長で，エネルギーは低いが，透過力の高い光量子波. 透過性と温熱性から電化製品などで応用される.

第 2 章

化学物質と生態系

この章では，地球環境や生態系と化学物質との関係について述べる．まず地球環境および生態系の構成要素について理解する．さらに生態系の中で有機物をつくり出す生物とそれを消費する生物が存在し，食物連鎖と呼ばれる一連のサイクルを形成し，化学物質は食物連鎖の中で濃縮されたり，希釈されたりと変化することを理解する．また，環境中における化学物質の変化とヒトへの影響についても理解する．

SBOs
・地球規模の環境問題の成因，人に与える影響について説明できる．
・生態系の構成員を列挙し，その特徴と相互関係を説明できる．
・化学物質の環境内動態（生物濃縮など）について例をあげて説明できる．
・地球環境の保全に関する国際的な取組みについて説明できる．
・人が生態系の一員であることをふまえて環境問題を討議する．

2-1　生態系の構造と特徴

1　人類の生存環境

約 46 年前に地球が誕生して以来，その環境は，海の形成（41 億年前）→光合成生命の誕生（35 億年前）→藻類の大繁殖（20 億年前）→多細胞生物の出現（10 億年前）→生命の爆発的進化（5.7 億年前）→最古の陸上生物（4.2 億年前）→恐竜の登場（2.5 億年前）→恐竜の絶滅（6,500 万年前）→猿人の登場（360 万年前）→人類の誕生（20 万年前）と変化してきた．原始大気の変化やオゾン層の形成などが生物の誕生・生育に大きく影響した．

現在の地球の環境は，非生物的環境である気圏，水圏，地圏と生物圏から成り立っており，地殻表層の約 70％が海洋であり，陸地は約 30％である．気圏は，対流圏（地表〜約 10 km），オゾン層がある成層圏（約 10 〜 50 km）などに区分される．

第2章　化学物質と生態系

表2-1　大気の主な組成

成　分	容量比（%）	備　考
窒素	78	大気中で容量比最大．
酸素	21	植物の光合成と大気圏上部での水分子の光分解によって供給される．
アルゴン	0.93	二酸化炭素より多い．
二酸化炭素	0.03〜0.04（300〜400 ppm）	炭素化合物で最も多い．
メタン	0.00014　（1.4 ppm）	
一酸化炭素	0.00001　（0.1 ppm）	
オゾン	0.000002　（0.02 ppm）	

表2-2　地球環境における主要構成元素の存在率（%）

元素	非生物的環境			生物圏	
	気圏	水圏	地圏	人体	その他
O	21.0	33.0	60.4	25.7	24.9
H	–	66.4	2.92	60.6	49.8
C	0.03	–	0.16	10.7	24.9
N	78.3	–	–	2.4	0.27

表2-3　地球環境において主要構成元素の重量比の多い順

気圏	$N > O > Ar > C$
地圏	$O > H > C$
水圏	$O > H > C$
生物圏	$O > C > H$

　ヒトを取り巻く地球の環境は，人間の生産活動に必要な原材料を提供するとともに，それによって生じる様々な不用物や汚染物質を受け入れ，同化するという役割を果たしてきた．しかし，産業革命以降，人間の生産活動が急激なスピードで拡大した結果，排出される不用物の量も飛躍的に増加し，また，容易には分解されない汚染物質が環境に捨てられるなど，地球の環境にも種々の影響が現れるようになり，今日，地球環境問題として認識されるようになった．その典型的なものとして次の9つがある．

1. 地球の温暖化
2. オゾン層の破壊
3. 酸性雨
4. 森林（特に熱帯林）の減少
5. 野生生物の種（生物多様性）の減少
6. 砂漠化
7. 海洋汚染

8. 有害廃棄物の越境移動
9. 開発途上国における環境問題

2 生態系

　生態系とは，生物集団（生物圏）とそのまわりの非生物環境（地圏，水圏，気圏）が相互に関係しあって物質とエネルギーの流れを形成する系（システム）をいう（図2-1）．生態系において，エネルギーは一定方向に流れ，最終的に熱エネルギーとして生態系外に放出される（図2-2）．

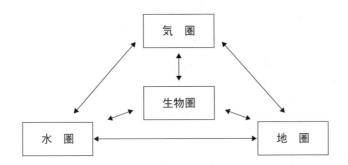

図 2-1　生態系

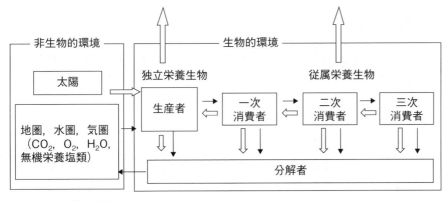

図 2-2　生態系におけるエネルギーの流れ

3 生態系の構成—栄養物質の循環

　地球上で生物が生育している場所全体を生物圏（陸地表面と海面上下数km）といい，地圏（土），水圏（海，川），気圏（大気）にまたがっている．生物圏は，生産者，消費者，分解者よりなる（表2-4）．植物や植物プランクトン（生産者）が太陽エネルギーを利用して有機物を光合成しているので，生物的エネルギーのほとんどが太陽エネルギーに依存している．また，生物体を構成する元素は，

表 2-4　生物圏の構成

構成員	特記事項
生産者	独立栄養生物（自分で無機物から有機物を合成できる生物：植物・植物プランクトン，硝化細菌など） 植物・植物プランクトン：無機物質のみを栄養素として，太陽光のエネルギーを利用して光合成を行い，有機物（炭水化物）を生産する（太陽エネルギーを化学エネルギーとして固定） 水中植物と陸上植物の有機物生産量は，陸上生物の方がやや多い（水中植物（4）：陸上植物（6）） 硝化細菌（亜硝酸菌，硝酸菌など）：無機物から化学合成により有機物を合成する細菌 エネルギー同化率（生成エネルギー／摂取エネルギー×100）は約1%
消費者	従属栄養生物（自分で有機物を合成できず，他の生物から有機物を得る：動物やほとんどの微生物） 動物，動物プランクトンなど 一次消費者：草食動物，二次消費者：小型肉食動物，三次消費者，肉食動物を捕食する大型肉食動物 有機物を栄養として摂取 エネルギー同化率は約10%（生産者＜消費者）
分解者	従属栄養生物 細菌，真菌など 動植物の死骸，排泄物（有機物）を無機物に分解する

化学系を変えながら生物的環境と非生物的環境を循環している．

4　食物連鎖を介した生体濃縮

生物は，捕食，被捕食の関係で連続的に繋がっている．この関係を食物連鎖という．その過程は，水生生物では，植物プランクトン→動物プランクトン→小型魚→大型魚（→鳥類・ヒト），陸生生物では，植物→草食動物→肉食動物（→ヒト）である．

生態系における個体数，生物体量（バイオマス），生産力（生物体に同化されるエネルギー，単位面積当たりの生物による生産量）は，生態ピラピッドの上位段階に進むほど減少する（図 2-3）．

生物は，食物連鎖または環境中の水，空気，土壌などとの相互作用により，栄養素を含めた種々の化学物質を体内に取り込んでいる．物質の生体内濃度と生息環境中濃度の比を**濃縮係数**という．濃縮係数が 1 より大きい場合（物質の生体内濃度が生息環境中濃度よりも高くなる）を**生物濃縮**という．濃縮係数が 1 より小さい場合は生物希釈という．

濃縮係数＝（物質の生体内濃度）/（物質の環境中濃度）

生物濃縮には，直接濃縮と間接濃縮がある．呼吸（エラ呼吸など）や経皮的経路などにより環境中の化学物質を取り込んで蓄積するのを直接濃縮，食物連鎖により消化管から化学物質を取り込み蓄積するのを間接濃縮という．陸生生物は間接濃縮，水生生物は間接濃縮と直接濃縮，植物は直接濃縮による．

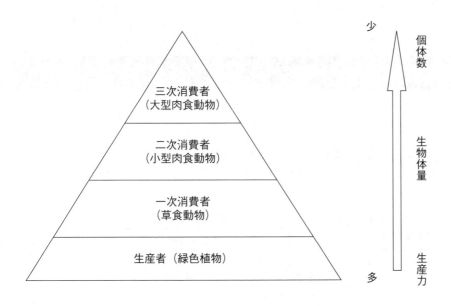

図 2-3　生態ピラミッド

表 2-5　海洋生態系における PCB と DDT の食物連鎖による生体濃縮の例

	PCB 濃度（μg/kg）	DDT 濃度（μg/kg）
表層水	0.00028	0.00014
動物プランクトン	1.8	1.7
ハダカイワシ	48	43
スルメイカ	68	22
スジイルカ	3,700	5,200
シャチ	41,000	

・PCB・DDT とも表層水から動物プランクトンに濃縮されている．
・PCB・DDT とも食物連鎖により生物濃縮が生じている．
・スジイルカにおける PCB の濃縮係数＝ 3,700/0.00028 ＝約 1,321 万
・スジイルカにおける DDT の濃縮係数＝ 5,200/0.00014 ＝約 3,714 万
（第 92 回薬剤師国家試験　問 92 より）

2-2 物質の環境内動態

2-2-1 生物圏における物質循環

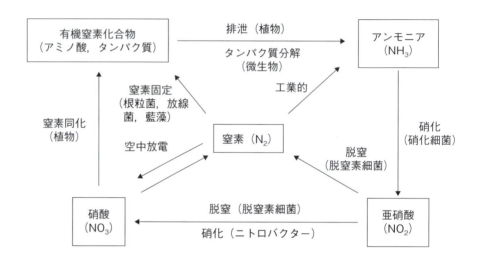

図 2-4 窒素循環

表 2-6 窒素循環に関わる細菌・微生物

細菌・微生物	分類
硝化細菌	独立栄養生物
脱窒素細菌	従属栄養生物
根粒菌	

2-2-2 生体内の物質移動と化学形の変換

　生物的環境における化学物質（体外異物 xenobiotics）の生体内変化（広義の代謝）は，物理的作用や化学的作用より酵素による生物的作用の寄与が大きい．生物は，種々の物質を代謝・分解する酵素をもち，自然界にもともと存在する無機物質や有機物質を摂取した場合，消化・吸収・代謝・排泄の過程で物質の化学形態を変化させる．また，人工有機物には，酵素による分解を受けにくい物質や生体から排泄されにくい物質が多く存在する．

2-2-3　環境汚染物質の動態

　化学物質の多くは生態系において物理的作用，化学的作用，生物的作用により化学形態が変化している．この変化による物質の分布量と化学形態の変動を環境内動態という．非生物的環境における物質の変化は物理的作用と化学的作用によるものであり，物質のヒトの健康に対する影響は物質の化学形態により異なる．化学物質のリスクを把握するために，当該化学物質の環境内動態を知ることが重要である．

1　カドミウム（Cd）

　Cd は，自然界に広く分布している．亜鉛鉱は Cd を含み，亜鉛精錬所付近の流域は Cd で汚染されやすく，水質汚濁によりイタイイタイ病が発生した．生体内では SH 基をもつタンパク質と結合しやすく腎障害（近位尿細管障害）を引き起こす．無機水銀など他の重金属と同様，腎や肝においてメタロチオネインと結合し無毒化される．

2　水銀（Hg）

　Hg は，環境中において金属水銀，無機水銀塩，メチル水銀（有機水銀）の各形態間を相互に移行する．メチルコバラミンを基質として微生物により無機水銀からメチル水銀が生成される．メチル水銀は，食物連鎖によって魚介類に高濃度に蓄積され，水俣病の原因となった．メチル水銀は経口で吸収されやすく，中枢神経障害を起こす．金属水銀は容易に気化し経気道的に吸収される．

3　スズ（Sn）

　Sn は，環境中に金属スズ，有機スズとして存在する．有機スズはアルキル基やアリール基が 1 ～ 4 個結合したスズ化合物が塩化ビニル安定化剤などとして使用されている．ビストリブチルスズオキシド（TBTO），トリブチルスズ（TBT）化合物，トリフェニルスズ（TPT）化合物は難分解性であり，化審法による規制対象物質である．TBTO は船底や漁網への貝類の付着防止のためなどに使用されていたが，海水→プランクトン→魚介類へと食物連鎖を起こし，雌巻貝を雄性化する内分泌かく乱作用を示す．

4　ヒ素（As）

　As は，自然界に広く分布し，海水中に As_2O_3（3価），As_2O_5（5価）として存在する．海藻中にはジメチル化されて糖と結合したアルセノ糖として，魚介類中にはアルセノベタインとして生物濃縮されている．3価の As_2O_3 は毒性が強いが，アルセノ糖は毒性が著しく弱く，アルセノベタインにはほとんど毒性がない．地

下水にヒ素が含まれている地域があり，飲料水として摂取することにより，慢性毒性として皮膚の変質や発がん性が報告されている．

5 ポリ塩化ビフェニル（PCB）

PCBは，耐熱性，不燃性，電気絶縁性，油溶性など優れた物性をもつため，絶縁油，熱媒体，潤滑油，塗料などとして多方面で使用された．塩素化が高度になるにつれて難分解性となり，環境汚染を引き起こす．食物連鎖により生物濃縮が起こり，野生生物およびヒトに蓄積している．化審法において第一種特定化学物質に指定されている．

6 トリクロロエチレン，テトラクロロエチレン

トリクロロエチレンおよびテトラクロロエチレンは，脂溶性が高く，電子機器部品の洗浄やドライクリーニングの洗浄剤として使用された．これらは比重が大きく難分解性であるため，地下水汚染や土壌汚染を引き起こした．慢性毒性として肝障害，中枢神経障害，発がん性を示す．化審法の第二種特定化学物質に指定されている．

7 DDT

DDT（有機塩素系農薬）は，わが国において殺虫剤として使用されていたが，難分解性，高蓄積性，慢性毒性があるため，化審法の第一種特定化学物質に指定され，1981年までに使用されなくなった．しかし，現在もDDTの分解産物であるDDEが土壌，食品，人体中から検出されている．食物連鎖による生物濃縮が野生生物に起こっていることが報告されている．

8 陰イオン界面活性剤

主な陰イオン界面活性剤は，合成洗剤中に含まれるアルキルベンゼンスルホン酸塩である．アルキルベンゼンスルホン酸塩は，アルキル鎖の構造より直鎖型（LAS）と分枝型（ABS）の2種類に分けられる（図2-5）．直鎖型（LAS）は，生分解されやすく（水圏において好気性菌によるβ酸化），残留性は低い．一方，分枝型（ABS）は生分解されにくく（難分解性），残留しやすい（高残留性）．アルキルベンゼンスルホン酸塩は，発泡や水生生物に対する毒性などが問題となっている．

ABS：分枝型

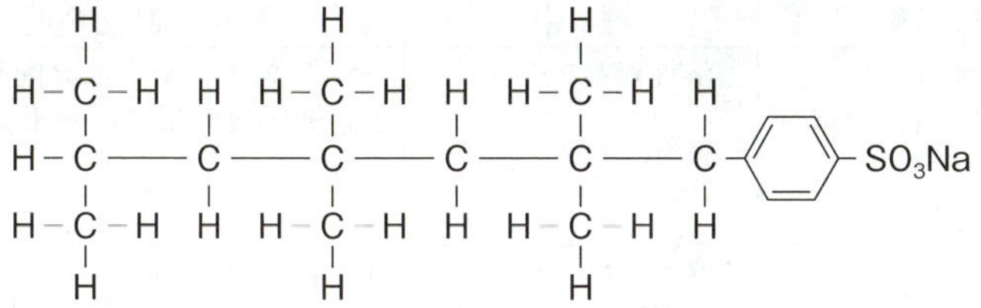

LAS：直鎖型

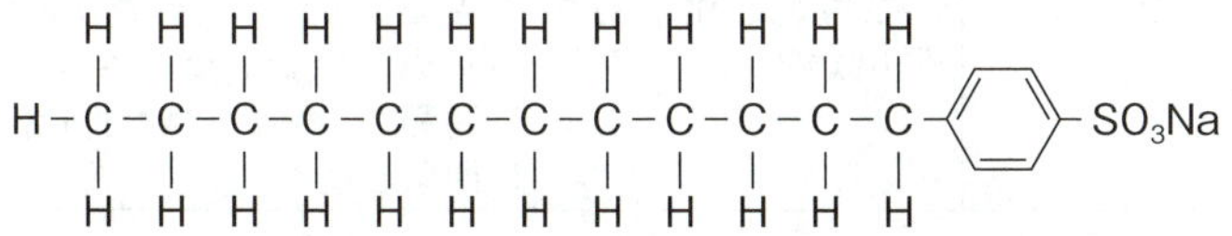

図 2-5　ドデシルベンゼンスルホン酸ナトリウム（ABS, LAS）の化学構造

9　非イオン界面活性剤

　環境中で問題となっている主な非イオン界面活性剤は，ノニルフェノールポリエトキシレートである．ノニルフェノールポリエトキシレートの生分解によって生じるノニルフェノール（ノニルフェノールポリエトキシレート→ノニルフェノール）は，内分泌かく乱化学物質（環境ホルモン）として問題視されている．ただし，NやPは含んでおらず，富栄養化の原因にはならない．

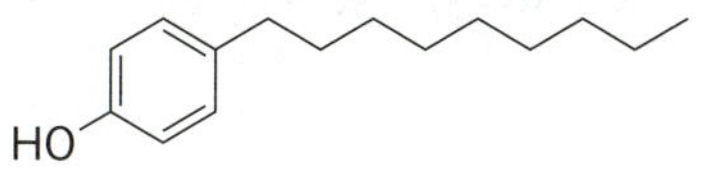

ノニルフェノール

2-2-4　食物連鎖

　生物種は，捕食・被捕食の関係で連続的につながっている．この関係を食物連鎖という（p.206 参照）．

2-2-5　化学物質の生体内蓄積

　生物濃縮は，栄養素（必須物質）でも有害物質でも起こるが，脂溶性の高い物質が生物濃縮しやすい．脂溶性の指標として，1-オクタノール/水分配係数（Po/w）が用いられる．

第2章　化学物質と生態系

表 2-7　生物濃縮される物質の特徴

物　質	理　由	特記事項
有機塩素化合物（PCB，DDT，ダイオキシン類など）	脂溶性が高い．	1-オクタノール／水分配係数（Po/w）と濃縮係数の間に正の相関がある．
メチル水銀		
無機水銀	生体成分，タンパク質やSH基などと結合しやすい．	重金属はメタロチオネインの誘導能があり，メタロチオネインに結合する．
カドミウム		
亜鉛		
セシウム，ラジウム	栄養物質と化学的性質が似ている．	栄養物質と化学的性質が似ているので，生体成分元素と交換されることで体内に蓄積される．放射性元素なので，特に問題となる．

2-2-6　残留性有機汚染物質

残留性有機汚染物質 persistent organic pollutants（POPs）とは，下記の4つの性質をもつ化学物質で，国際的な枠組み（残留性有機汚染物質に関するストックホルム条約：POPs 条約）で早急な対策が必要とされている物質である．

1. 難分解性（環境中で分解しにくい）
2. 高蓄積性（食物連鎖で生物体内に濃縮しやすい）
3. 長距離移動性（長距離を移動して極地などに蓄積しやすい）
4. 毒性（ヒトの健康や生態系に対し有害性がある）

表 2-8　ストックホルム条約の対象となる POPs

起源	対象化学物質
農薬類	1. DDT 2. アルドリン 3. ディルドリン 4. エンドリン 5. クロルデン 6. ヘプタクロル 7. ヘキサクロロベンゼン 8. トキサフェン 9. マイレックス 10. ペンタクロロベンゼン 11. クロルデコン 12. リンデン（γ-HCH） 13. α-HCH 14. β-HCH 15. エンドスルファン
工業製品	1. ポリ塩化ビフェニル（PCB） 2. パーフルオロオクタンスルホン酸（PFOS）とその塩 3. パーフルオロオクタンスルホン酸フルオリド（PFOSF） 4. ポリブロモジフェニルエーテル類（テトラブロモジフェニルエーテル） 5. ペンタブロモジフェニルエーテル 6. ヘキサブロモジフェニルエーテル 7. ヘプタブロモジフェニルエーテル 8. ヘキサブロモビフェニル
非意図的生成物	1. ポリ塩化ジベンゾ-p-ジオキシン（PCDD） 2. ポリ塩化ジベンゾフラン（PCDF）

表 2-9　POPs 条約における各国がとるべき対策

物質	対策
アルドリン等	製造・使用・輸出入を原則禁止
DDT 等の 2 物質	マラリア予防（DDT），工業製品製造（PFOS 等）等の特定の目的・用途での製造・使用に制限
ダイオキシン類（非意図的生成物）	できる限り廃絶することを目標として削減

表 2-10　POPs 条約で掲げる物質の製造，輸入および使用の禁止についてのわが国の主な対応

対象物質	対応
非意図的生成物のダイオキシン類以外の物質	化審法や農薬取締法などにより規制
ゴミ焼却などに伴って非意図的に発生するダイオキシン類	ダイオキシン類対策特別措置法に基づき排出規制

まとめ

　地球環境と生態系の構成要素などの基本的事項を把握し，地球環境や生態系を保全維持できるようになる．また，環境中に存在する物質の一連のサイクル（食物連鎖）などについて理解し，ヒトの健康と環境との関連についてしっかり修得することが重要である．

第 3 章

環 境 衛 生

3-1 水の衛生

水に関する基礎的知識，水と我々の生活の関わり，水道の種類について学習し，さらに水系感染症をはじめとする疾病についても理解する．この節では，水の衛生について以下のような事柄を学習の到達目標とする．

SBOs
・水の必要性について説明できる．
・水道の種類について説明できる．
・水の汚染により引き起こされる疾病について説明できる．

3-1-1 生活と水環境

地球表面の70%（約14億 km³）が水に覆われている（水の惑星と呼ばれる由縁）．その97%が海水，3%が淡水である．淡水の約70%が氷（南極・北極）である．生活に利用できる水（河川水，湖沼水，地下水）は0.3%である．

水は，生活（炊事，洗濯，入浴，洗面，掃除など）に必要なものであり，その必要量は290 L／日／人とされている．飲料水の条件としては，安全な水（安心して飲める水）であることが必須である．安全な水とは，生物学的安全性（病原微生物に汚染されていない）と化学的安全性（有害な物質が一定以上含まれていない）が担保されている水である．また，望ましい水とは，安全な水という条件だけではなく，健康によい水（人の細胞の溶質と同じ位の浸透圧の水，水分子のクラスターが小さい水など）およびおいしい水（表 3-1）という条件が加味される．しかし，そのすべてがそろった水を上記生活必要量供給することはほとんど不可能である．そこで，浄水処理により安全性が確認された水が飲料水（上水）として供給される．

第3章　環境衛生

表 3-1　おいしい水とは

蒸発残留物	$0 \sim 200\,mg/L$
硬度	$10 \sim 100\,mg/L$
遊離炭酸	$3 \sim 30\,mg/L$
過マンガン酸カリウム消費量	$3\,mg/L$ 以下
臭気度	3 以下
残留塩素	$0.4\,mg/L$ 以下
水温	20℃以下（$10 \sim 15$℃）

（厚生労働省：おいしい水研究班 1985）

　飲料水は，安全かつおいしい水が望ましい．水をおいしくする成分として，ミネラル（無機塩類）の総量，硬度（$\Sigma(Ca + Mg)$を$CaCO_3$に換算），炭酸ガス（遊離炭酸），酸素などがある．また，表3-2に水をまずくする成分を示した．

表 3-2　水をまずくする成分

嫌な味をつける物質	有機質（TOC，過マンガン酸カリウム消費量）：味悪 塩素イオン：塩辛さ Fe，Cu，Zn：渋味 Mn，Mg：苦味
嫌な臭いをつける物質	残留塩素・さらし粉：塩素臭 フェノール：クレゾール臭（←塩素と反応） シクロヘキシルアミン：不快臭（←塩素と反応） ジェオスミン，2-メチルイソボルネオール：かび臭 硫化水素：腐敗臭，油系物質：石油臭

3-1-2　水と疾病

　人体の約$60 \sim 70$％は水分であり（表3-3），体重 70 kg の人では，約 42 L が水分である．人が生命活動をするためには約 2 L（生理的必要量）の水が外部から供給されなくてはならない．

　体重の 6％の水分（体重 70 kg の人→約 4.2 L）が減少した時点から脱水状態による体調不良が現れる．また，食物なしでは 10 日間位は生存可能であるが，水分なしでは 10 日間位で死に至るとされている．

表 3-3　人体の構成成分

構成成分	男（%）	女（%）
水分	61	51
タンパク質	17	14
脂質	16	30
灰分	5.5	4.5
炭水化物	0.5	0.5
計	100	100

（林淳三，高橋徹三 共著，栄養学総論（第2版），建帛社，2005）

第 3 章　環境衛生

水の体内における機能として，溶媒としての機能（生体反応の場，消化・吸収，物質の輸送，物質の分泌・排泄，体内電解質の平衡維持など）と体温調節機能がある．また，成人での水の出納は，摂取＝飲料水＋食物中の水＋代謝水（代謝：体内化学反応により生成する水），排出＝尿（随意尿＋不可避尿）＋糞便＋肺・皮膚からの蒸発である．不可避尿とは，体内の老廃物を溶かすのに最低限必要な尿（この量を出さないと体内に老廃物が貯まって病的状態となる），随意尿とは，摂取した水分の量によって調節される分の尿である．

一方，水中には，種々の病原微生物（表 3-4）が存在し，水系伝染病などの原因となる．これを予防するため，浄水工程において塩素などによる消毒・滅菌を行う．

また，水中の有害化学物質による健康被害事例も知られている．カドミウムによるイタイイタイ病，メチル水銀による水俣病などは，公害病として広く知られている．

表 3-4　水中の主要病原微生物

寄生虫（原虫等）	赤痢アメーバ，クリプトスポリジウム*，回虫，日本住血吸虫等
細菌	コレラ菌，チフス菌，パラチフス菌，赤痢菌，病原性大腸菌，レジオネラ菌，腸炎ビブリオ菌等
ウイルス	ポリオウイルス，A 型肝炎ウイルス，アデノウイルス等

*クリプトスポリジウム：クリプトスポリジウム科の単細胞の原虫（寄生虫）で，経口侵入して，人，牛の腸管に寄生し，下痢症（腹痛を伴う激しい下痢および発熱）を起こす．塩素消毒に耐性を有する（オーシストを形成するため塩素処理では死滅しない）．

まとめ

- 水は人体組織の約 60 〜 70％を占め，生命維持に欠かすことができない．
- 水道は「清浄にして豊富で低廉な水を供給することにより公衆衛生の向上と生活環境の改善に寄与する」ことを目的とするものであり，日常生活や社会活動に必要な清浄な水を十分に供給するための施設である．
- 直接または間接的にヒトに摂取，利用される飲料水や生活用水はその安全性，清浄さがきわめて重要である．
- 病原体によって汚染された水を利用すればそれらの感染症に罹患したり，感染は一気に蔓延する．したがって，水道の普及は伝染病発生の阻止にきわめて有効である．

3-2　上　水

　ヒトの生活における水の役割を正しく理解し，水道原水の種類とそれに対応した水の浄化法を学ぶ．さらに，水系感染症の予防のための塩素消毒の原理と問題点について学習する．この節では，上水について以下のような事柄を学習の到達目標とする．

SBOs
・水道原水として利用される水域の種類とその特徴を説明できる．
・一般的な浄水処理工程の流れを列挙し，各項目について概説できる．
・塩素消毒による殺菌作用の原理とそのメリット，デメリットについて説明できる．
・水道水の水質基準の主な項目を列挙できる．

3-2-1　環境水とヒトの生活

　水は，ヒトが生命を維持していく上で欠かすことのできない大切な物質である．ヒトの体重の約 **60 〜 70%** は水で構成されており，そのうち約 2/3 は細胞内液として，残りの 1/3 は血液やリンパ液などの細胞外液として存在する．体液の量は，ホルモンなどによって厳密に管理されており，このバランスがわずかでも崩れると重篤な症状が発現する．体重の 2%（体重 60 kg の人で約 1.2 L）の水分が失われると強い喉の渇きや尿量の減少，全身倦怠感が現れ始め，10% で精神障害や運動失調などの重度の脱水症状，20% 以上が失われると死の危険性がある．逆に短期間に過剰に摂取した場合には血液が希釈され電解質のバランスが崩れたり，血圧上昇や浮腫の原因となる．健康な成人が 1 日に体内から排泄する水の量はおよそ **2.5 L** であり，その内訳は尿として 1.5 L，呼気や皮膚からの不感蒸泄として 0.9 L，糞便として 0.1 L 程度である．体液量のバランスを維持するためには，排泄した水とほぼ等量を摂取する必要がある．水の摂取は飲料水だけでなく，食品中の水分や栄養素を体内で酸化分解する際に発生する水（代謝水）も含まれる．その内訳は飲料水として 1.2 L，食品中の水分として 1 L，代謝水が 0.3 L 程度である．

1　生活と水

　水は生命の維持に必要なだけでなく，炊事，洗濯，入浴，洗面，掃除，水洗トイレなどの生活用水としても利用される．またこれら家庭用水だけでなく，飲食店や公園などの公共用水，工業用水，農業用水など多量の水が使用されている．平成 22 年におけるわが国の年間水使用量は約 809 億 m^3 で，生活用水が 152 億 m^3，工業用水が 113 億 m^3，農業用水が 544 億 m^3 である．また，1 人当たり

の1日の水の平均使用量は約 **290 L** であり，節水の意識向上によるものか平成10年頃の 322 L をピークとして減少傾向にある．家庭用水の内訳としてはトイレでの利用が 28% と最も多く，次いで風呂（24%），炊事（23%），洗濯（16%）となっている．

2 水道とは

水道は，「清浄にして豊富低廉な水の供給を図り，もって公衆衛生の向上と生活環境の改善とに寄与することを目的とする」ことが水道法で定められており，水をヒトの飲用に適する水として供給する施設と定義されている．生活用水が清浄であることは感染症などの予防に極めて重要である（図3-1）．水を感染経路とする病原性の細菌やウイルスはコレラや赤痢，腸チフスなど非常に多く，水道普及率が不十分であった時代にはたびたび流行が起こっていた．わが国では水道普及率が急増した昭和35年頃を境に感染症の患者数が激減している．健康で安全な生活を営む上で，水道は欠かすことのできない施設である．わが国の水道普及率（平成25年3月現在）は **97.7%** であり，地域による格差は少なく，全国各地に安全な水が提供されている（表3-5）．

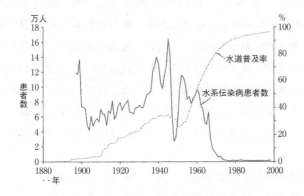

図 3-1　水道普及と水系伝染病患者数の推移

（厚生労働統計協会，国民衛生の動向 2015/2016，Vol.62，No.9，p.294 より引用）

第3章　環境衛生

表3-5　水道普及率の推移

各年度現在

		総人口（A） （千人）	給水人口（B） （千人）	普及率（B）/（A） （%）
昭和45年度	（'70）	103 720	83 754	80.8
55	（'80）	116 860	106 914	91.5
平成　2年度	（'90）	123 557	116 962	94.7
7	（'95）	125 424	120 096	95.8
12	（'00）	126 901	122 560	96.6
17	（'05）	127 709	124 122	97.2
22	（'10）	128 000	124 817	97.5
25	（'13）	127 255	124 370	97.7

資料　厚生労働省健康局水道課調べ
注　　平成22年度は，東日本大震災および東京電力福島第一原子力発電所事故の
　　　影響で，福島県において，給水人口等のデータの提出ができなかった市町村が
　　　ある．
（厚生労働統計協会，国民衛生の動向 2015/2016，Vol.62，No.9，p.293 より引用）

3　水道原水

　地球上に存在する総水量は約14億 km^3 であり，そのうちの97.5%は海水として存在し，次いで氷雪として1.75%，地下水0.73%，湖沼0.016%，河川水0.0001%程度と見積もられている（表3-6）．飲料や農業・工業用に利用できるものは塩分濃度が0.05%以下の淡水に限られ，海水を水源として利用するためには大規模な海水淡水化施設が必要となる．わが国においても長崎県や沖縄県など，水資源の乏しい離島地域の簡易水道に設置がなされているが，処理にかかるコストが比較的高く，全世界的に見てもサウジアラビアなどの一部地域を除き，あまり利用されていない．つまり，地球上で容易に利用可能な水はわずか0.8%にすぎないのである．

　わが国における主な水道原水は，ダム水，河川水，湖沼水，井戸水などがある．これらは地表水と地下水の2種類に大別される（図3-2）．

地表水：surface water

地下水：ground water

　地表水の特徴：地表水としてはダム水，河川水，湖沼水などが挙げられる．こ

表3-6　地球上の水の量と割合

分　布	量(km^3)	割合(%)
海　洋	1,349,929,000	97.5
氷　雪	24,230,000	1.75
地下水	10,100,000	0.73
土壌水	25,000	0.0018
湖沼水	219,000	0.016
河川水	1,200	0.0001
水蒸気	13,000	0.001
総　計	1,384,517,200	100.0

（井手速雄ら編，衛生薬学－新しい
　時代－［第3版］，p.402，廣川書店，
　2011 より引用）

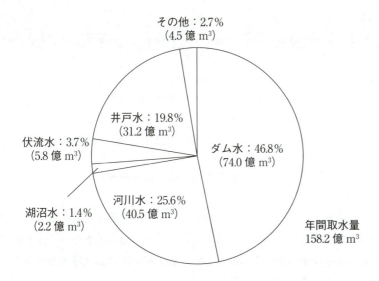

図 3-2 水道原水の種類と取水率（2009 年度）
（社団法人日本水道協会資料より）

れらは陸地表面に存在し，取水が容易であることからわが国でも利用量が多い．地表水は一般に，浮遊性有機物を多く含み，生物の増殖や排水の流入などにより溶存酸素や濁度などの変動が大きい．好気性微生物による酸化分解も活発に行われることから，自浄作用は高い．閉鎖性水域であるダム湖や湖沼では富栄養化が進行して藻類などが繁殖し，水道水の異味臭問題が発生する場合があるので，それらを水道原水とする水域では特に水質管理の徹底が必要である．

地下水の特徴：地下水としては井戸水や伏流水などが挙げられる．井戸水は第一不透水層を境に浅井戸と深井戸に分けられる．伏流水とは河川水が地下に浸透し，不透水層の上層を流れる水のことである．地下水は土壌に浸透する際にろ過や有機物分解を受けているため，濁度が低く，細菌や有機物の混入が少なく，溶存塩類が多く溶解するため硬度が高い場合が多い．また，遊離炭酸を多く含む地域もあり，その場合，液性は弱酸性となる．水質は地表水と比べ良好な場合が多いが，微生物がほとんどいないため自浄作用が小さく，いったん汚染が起こると長期にわたって汚染状態が続く．豊富な水量が蓄えられており安定した取水が可能であるが，近年では地下水の汲み上げ過ぎによる地盤沈下が問題となっている．

不透水層

土粒子は，粒子の小さいものから粘土，シルト，砂，礫に区別される．粘土，シルトからなる層は水を通しにくいため不透水層と呼ばれ，砂，礫からなる層は水を通しやすい．これらの層は地下において幾重にも重なっており，地表から順に一番上にある不透水層を第一不透水層という．

3-2-2　浄水法

水道原水を水質基準に適合させるためには，適切な処理によって不純物を除去し清浄化する必要がある．この処理を浄水処理という．上水道における浄水法は原水の種類や汚染度合によって若干異なるが，基本的には，沈殿，ろ過，塩素消毒の3つのプロセスからなる（図3-3）．地下水，伏流水，湧水など，原水自体

浄水処理：water purification

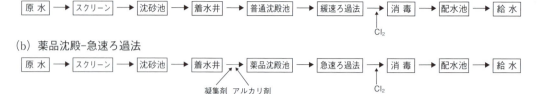

図 3-3 水道における一般的な浄化法のフローチャート

が清浄で水道水として使用する上で問題となるような汚染物質をほとんど含まない場合は消毒のみを行う地域もある．また，近年では水道水のさらなる清浄化やおいしく・安全な水の提供を目的として，各工程の間に高度浄水処理を1つまたは複数導入する処理場の割合が増えている．

1 沈殿およびろ過

① 普通沈殿-緩速ろ過法

原水はまず大きなごみをスクリーンで除去し，沈砂池中を静かに流すことによって沈降しやすい砂や浮遊性物質を除去する．この水を沈殿池に導き，平均流速30 cm/分以下の非常にゆっくりとした流れで8～24時間かけて比較的微細な浮遊物質を沈殿させる．その後，砂層と砂利層からなる緩速ろ過池で3～5 m/日のゆっくりした速度でろ過を行う．この場合，砂層表面から5 mmくらいの範囲に好気性微生物などで形成される生物膜ができる．この膜は細菌や藻類などの微生物とそれらの活動による代謝廃物，原水中の懸濁物などが混じったゼラチン状の生物膜で，この生物膜を原水がゆっくりと通過する際にろ過，吸着などの物理化学的作用だけでなく，好気性微生物による生物学的な酸化により有機物やアンモニア，マンガンイオンなどの不純物が分解または除去される．また，この過程において細菌類も99％以上を取り除くことができる．緩速ろ過法は浄水能力は高いが，不純物濃度が高い原水に用いると目詰まりなどによりその効率は顕著に低下する．目詰まりが生じた場合は，適宜ろ過を停止して表面の砂をかきとり入れ替える必要がある．緩速ろ過法では比較的水質が良好でおいしい水が得られるが，大量の水を得るためには広大なろ過面積が必要となるため，国土の狭いわが国ではほとんど用いられていない．また，トリハロメタンの原因となるフミン質がほとんど除去されないという問題点もある．

フミン質（腐植質）：枯木や落葉が地面に堆積し，微生物によって分解された結果生じる不定形高分子有機化合物の総称．褐色の水溶性物質であり，雨の日などに河川水が褐色に濁るのはこの物質が原因である．有機物をさまざまな微生物が分解した後に残る分解しきれない最終産物であるため，微生物による分解はほとんど受けず，水溶性なので吸着も起こりにくいため，緩速ろ過法では除去しに

くい物質である．分子量が比較的大きいものは後述の薬品沈殿法により除去が可能であるが，分子量が小さいものは凝集沈殿でも除去できず，活性炭による吸着除去などが必要となる．

② 薬品沈殿-急速ろ過法

ろ過には非常に長い時間がかかるため，原水中の微細な浮遊物質を薬品により凝集させることであらかじめ沈殿除去し，ろ過池での処理時間を短縮することが薬品沈殿法の目的である（図3-4）．

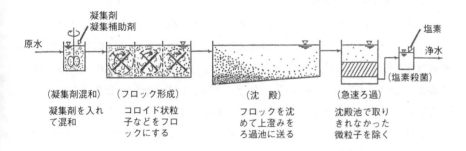

図 3-4 急速ろ過システム
（丹保憲仁，小笠原紘一，浄水の技術，技報堂出版，1985 より改変）

普通沈殿と同様にスクリーンと沈砂池で比較的大きな不純物を除去した後，急速混和池で凝集剤と混合し，フロック形成池で水中の浮遊物質を凝集塊（フロック）とすることで沈殿しやすくし，沈殿池で1～4時間静置することで大部分の浮遊物質を沈殿除去する．

薬品沈殿に用いられる主な凝集剤は，硫酸アルミニウム（硫酸ばん土：$Al_2(SO_4)_3 \cdot nH_2O$）やポリ塩化アルミニウム（PAC：$[Al_2(OH)_nCl_{6-n}]_m$）である．これらの凝集剤は，原水中のアルカリ分や凝集助剤として投入するアルカリ剤（水酸化カルシウムなど）によってpH 7～8に調整すると水酸化アルミニウムコロイドを生成する．

$$Al_2(SO_4)_3 + 3Ca(OH)_2 \longrightarrow 2Al(OH)_3\downarrow + 3CaSO_4 + 6CO_2$$

生成した水酸化アルミニウムコロイドは正電荷をもつため，負電荷をもつ原水中の懸濁粒子と電気的に中和してフロックを形成する．成長したフロックは凝集塊として沈降する際に水中の無機物質や有機物質，微生物なども吸着して沈降除去する作用がある．沈殿による不純物の除去を良好に行うには，ゆっくりとした撹拌で生成したフロックを急速撹拌による水流運動で互いに衝突・合一させることで沈殿しやすい大きさのフロックにまで成熟させる必要があり，その際の凝集剤，凝集助剤の至適投入量や撹拌速度および時間などは現場であらかじめ決定されている．

薬品沈殿によって得られた上澄水は，砂ろ床層と砂利層からなる急速ろ過池に

導かれる．薬品沈殿により大部分の浮遊物質は除去されているため，120 ～ 150 m/日という速い速度でろ過する．急速ろ過法によるろ過効果は砂表面に沈着したゲル状フロックによる吸着と砂層によるろ過の物理的作用によるものであり，緩速ろ過のような微生物膜による生物学的作用は期待できない．急速ろ過池で長期間処理を続けて砂粒子表面に付着したフロックの厚さが増してくると，付着フロックの剥離やそれ以上の付着ができなくなることで浄化効率が低下するため，およそ1日おきに水流ジェットによる表面洗浄と下部からの逆流洗浄を行い，ろ床の再生作業を行う必要がある．

　薬品沈殿-急速ろ過法は，細菌などの除去率は普通沈殿-緩速ろ過法に比べて劣るが，ろ過速度が非常に速い（緩速ろ過法の30 ～ 50倍）ため，同じ敷地面積で大量の水を処理することができる．このことから，わが国の大都市域の浄水場ではほとんどが本法を採用している．ただし，除去しきれなかった不純物による異味臭や凝集剤として添加されるアルミニウムがわずかに残留する可能性など，水質・安全面での問題も指摘されている．近年では，本法で除去できない成分に対して高度浄水処理を組み合わせて除去することで，さらに良質な水とする処理場が増えている．

2　塩素消毒

　ほとんどの病原性微生物はろ過過程において取り除かれるが，完全に除去されたとはいえない．また，給水管によって各戸に給水する過程や，給水塔内で水道水が細菌汚染を受ける可能性もある．そのため，ろ過システムで処理された水にわずかに含まれる病原菌を殺して無害化することを目的として，殺菌・消毒処理が行われている．水の消毒には，塩素，オゾン，紫外線などが用いられるが，わが国では塩素剤による消毒のみが認められている．塩素剤としては液化塩素，次亜塩素酸ナトリウムまたは次亜塩素酸カルシウムなどがあるが，わが国では液体塩素を利用することが多い．塩素剤を用いる理由は，安価で，消毒効率がよく，容易で，かつ残留性があることが挙げられる．特に残留性が高く給水末端まで消毒効果が持続することは，浄水処理場以降の給水管や貯水塔での汚染の可能性を考えた場合に非常に有用な消毒方法であるといえる．

3　塩素による殺菌作用の原理

次亜塩素酸：hypochlorous acid

　塩素を水に注入すると加水分解により次亜塩素酸を生じる．水に溶けた次亜塩素酸は，その水のpHによって分子型（HClO）とイオン型（ClO⁻）の両化学形をとる．

$$Cl_2 + H_2O \longrightarrow HClO + HCl$$
$$HClO \longrightarrow H^+ + ClO^-$$

HClOのpK_aはおよそ7.5であり，pH 4 ～ 5の水ではほとんどが分子型

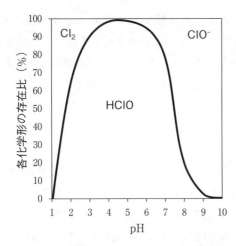

図 3-5 残留塩素の化学形と pH の関係

（HClO），pH 9 以上ではほとんどがイオン型（ClO⁻）として存在する（図3-5）．HClO と ClO⁻ は遊離残留塩素と呼ばれる．これら遊離残留塩素は，微生物の細胞膜に作用して膜結合酵素の活性を阻害，または膜のバリアー機能を破壊することによって殺菌効果を発揮すると考えられている．次亜塩素酸の殺菌力は分子型のほうがイオン型よりも強い．これは負に帯電している ClO⁻ は同じく負に帯電している細胞膜を通過しづらいため細胞内に侵入できないが，HClO は容易に通過し細胞の中と外の両方から細胞膜を破壊するためと考えられている．一方，残留性はイオン型の方が高い．

残留塩素：residual chlorine

水中にアンモニア，アミン類，アミノ酸などの窒素化合物が存在すると，次のようなクロラミン生成反応が起こる．

$$NH_3 + HClO \longrightarrow NH_2Cl + H_2O \quad (\text{pH 6.5 以上で進行，8.5 で最大})$$
$$NH_2Cl + HClO \longrightarrow NHCl_2 + H_2O \quad (\text{pH 5.0 ～ 6.5 で最大})$$
$$NHCl_2 + HClO \longrightarrow NCl_3 + H_2O \quad (\text{pH 4.4 以下で進行})$$

浄水処理ではおよそ pH 7 付近に維持されるので，おもにモノクロラミンとジクロラミンが生成する．これらクロラミン類も殺菌消毒作用をもつため，結合残留塩素と呼ばれる．ただし，結合残留塩素の殺菌作用はそれ自身によるものではなく，この反応は可逆反応であるため逆反応によって生じる遊離残留塩素（HClO）によるものであると考えられている．結合残留塩素は，遊離残留塩素に比べて安定性は高いが，殺菌作用は低い．

4 塩素消毒基準

水道法における水道水の塩素消毒基準は，次のように規定されている．

「給水栓における水が，遊離残留塩素を 0.1 mg/L（結合残留塩素の場合は 0.4 mg/L）以上保持するように塩素消毒をすること．ただし，供給する水が病原生物に著しく汚染されるおそれがある場合又は病原生物に汚染されたことを疑わせるような生物若しくは物質を多量に含むおそれがある場合の給水栓における水の遊離残留塩素は，0.2 mg/L（結合残留塩素の場合は 1.5 mg/L）以上とする」

（水道法施行規則第 17 条）

わが国の浄水場においては，次に述べる不連続点塩素処理法により遊離残留塩素に基づく消毒が行われているため，給水末端におけるクロラミンは浄水場以降の汚染による場合を除きほとんど存在しない．水道水中の残留塩素は汚染などがなくとも浄水場から各家庭に至るまでの配管内で徐々に減少していくので，給水末端までこの濃度を保持するためには浄水場での塩素注入は比較的高濃度に残留するように設定されている．しかし，多ければ多いほど良いわけではなく，過剰の残留塩素は特異的な臭気（カルキ臭）や皮膚・粘膜への刺激があるため，水質管理目標として 1 mg/L 以下の目標値が設定されている．

5 不連続点塩素処理法

塩素消毒は次亜塩素酸の酸化力によって細菌の細胞膜を破壊し殺菌効果を示すが，水道原水中には細菌以外にも次亜塩素酸と反応する物質が存在する．水に塩素を注入した時の残留塩素の増加パターンは，その水に含まれる不純物の違いによって大きく 3 つのパターンに分けられる（図 3-6）．

次亜塩素酸と反応する物質を含まない清浄な水では，塩素注入を開始した直後から残留塩素が検出され，その濃度は直線的に増加する（Ⅰ型）．

鉄（Ⅱ）イオン（Fe^{2+}），マンガン（Ⅱ）イオン（Mn^{2+}），亜硝酸イオン（$NO_2{}^-$），硫化物イオン（S^{2-}）などの還元性無機物質が存在する水では，それらと次亜塩素酸が直ちに反応し，酸化反応が終了しきるまでは残留塩素は検出されないが，還元物質がすべて酸化されきると塩素注入量に依存して残留塩素は直線的に増加する（Ⅱ型）．

アンモニアやアミン類，アミノ酸などを含む水では，塩素を注入するとクロラミン生成反応により結合残留塩素が生じるため残留塩素は直ちに検出される．塩素注入を続けるとある点を境に残留塩素濃度が低下し始める．これは生成したクロラミンが過剰の次亜塩素酸による酸化を受け，脱窒素反応により分解するためである．さらに塩素を注入していくとクロラミンがすべて分解されて検出される残留塩素濃度が 0 に近くなり，その後塩素注入量に依存して遊離残留塩素が直線的に増加する（Ⅲ型）．この結合残留塩素と遊離残留塩素の変曲点を**不連続点**という．

不連続点：break point

実際の浄水過程では還元性無機物とアンモニア性窒素の両方が存在することが多いため，Ⅱ型とⅢ型の混合パターンを示すことが多い．この場合，アンモニア

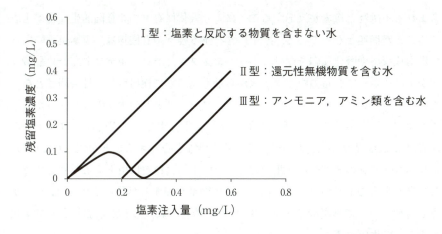

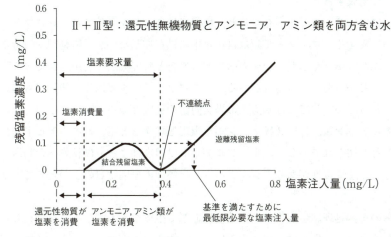

図 3-6　塩素注入量と塩素消費量の関係

性窒素よりも還元性無機物のほうが速やかに反応するため残留塩素が検出されない期間が続き，還元性無機物が反応し終えると結合残留塩素が検出され始める．その後結合残留塩素の分解を経て，遊離残留塩素が注入塩素量に依存して増加する．

　水に塩素を段階的に注入し，遊離・結合を問わず初めて残留塩素が検出されるまでに必要な塩素注入量を**塩素消費量**という．また，初めて遊離残留塩素が検出されるまでに必要な塩素注入量を**塩素要求量**という．わが国の浄水処理場では不連続点を超えて塩素を注入することでアンモニア性窒素や還元性無機物質を除去し，微生物を完全に死滅させ，遊離残留塩素によって消毒効果を維持する方法が採用されている．このような塩素処理法を**不連続点塩素処理法**という．

塩素消費量：chlorine consumed
塩素要求量：chlorine demand

6　塩素消毒の問題点

① 塩素処理副生成物

　塩素消毒は安価で簡便な優れた消毒方法として広く利用されているが，水中に

含まれる不純物と塩素が反応することにより人体に有害な非意図的生成物が生成することが問題となっている．水中に含有する種々の有機物は，塩素処理によって塩素化反応や酸化反応を受け，トリハロメタン，ハロアルデヒド，ハロ酢酸などが生成する．これらの中で水道水から最も高濃度に検出され，社会問題となったのがトリハロメタンである．トリハロメタンはメタンの水素のうち3つが塩素または臭素で置換された低沸点有機ハロゲン化合物で，代表的なクロロホルム（$CHCl_3$）は変異原性，発がん性，肝・腎毒性などを有することが知られている．トリハロメタンの典型的な前駆物質は，土壌中の腐植質に由来するフミン質である．臭素を含むトリハロメタンは，水中に微量存在する臭化物イオン（Br^-）が塩素処理によって臭素酸イオン（BrO^-）に酸化され，これが前駆物質を臭素化することで生成する．

原水中にフェノール類が存在すると，塩素処理により塩素化されクロロフェノール類が生成する．フェノール類は自然水中には存在しないが，防腐剤や消毒剤として，また医薬品や農薬，合成樹脂などの原料として幅広く利用されており，工場排水などから混入する場合がある．クロロフェノール類はごく微量でも強い異臭を感じるため，しばしば水道水の異臭問題の原因となる．

アルキルアミン類，特に3級アミン類を塩素処理するとホルムアルデヒドが生成することが知られている．ホルムアルデヒドは濃度によっては粘膜への刺激性を中心とした急性毒性があり，シックハウス症候群の原因物質の1つとしても知られている．

これらの塩素処理副生成物は塩素濃度に応じて生成するので，生成を抑えるためには殺菌に用いる塩素量をできるだけ少なくする必要がある．つまり，塩素消毒を実施する前に原水中の有機化合物や窒素化合物をできるだけ除去することが有効な手段であり，その方法の開発が進められている．なお，これら塩素処理副生成物は一般に揮発性の低分子有機化合物であるため，飲用する前に10分以上煮沸することで大部分を除去することが可能である．ただし，煮沸直後は逆に増加している場合があるので，注意が必要である．

コラム　利根川水系でのホルムアルデヒド検出事件

平成24年5月，利根川水系の浄水場から基準値を超えるホルムアルデヒドが検出され，関東1都4県で同様の理由で取水停止措置がとられた．千葉県の一部地域では断水となり約35万世帯の生活に影響が出た．調査の結果，埼玉県の電子材料メーカーが群馬県の産廃業者に処分を依頼した廃液中に含まれるヘキサメチレンテトラミンが処理不十分な状態で放流されたことによるものと断定された．ヘキサメチレンテトラミンは4個の窒素原子がメチレンによって結合した複素環化合物で，これが塩素消毒の際に分解し，副生成物としてホルムアルデヒドが生成したのである．ヘキサメチレンテトラミンの放流に関する規制は事件発生当時にはなかったことから立件はされず，県による行政指導に留められることとなった．この件を受けて，水質汚濁防止法の一部改正によりヘキサメチレンテトラミンを指定物質に追加する処置が講じられた（平成24年10月施行）．

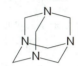

ヘキサメチレンテトラミン

② 耐塩素性病原微生物

多くの病原微生物に対して殺菌効果を発揮する塩素消毒であるが，一部耐性を示すものも存在する．代表例としてはクリプトスポリジウムが挙げられる．クリプトスポリジウムはヒトなどの脊椎動物の消化管に寄生して下痢症状を引き起こす病原性微生物である．原虫であるクリプトスポリジウムは環境中ではオーシストと呼ばれる殻に守られた状態で存在し，塩素消毒に対する高い耐性をもっている．クリプトスポリジウムオーシストは，砂ろ過の操作を確実に行うことにより99.9%以上が除去できることが知られているので，ろ過の操作を確実に行うことが対策の1つとなる．また，クリプトスポリジウムオーシストの除去にはオゾン処理が有効であることも知られており，高度浄水処理の併用により集団感染を防ぐことができると考えられている．

7　高度浄水処理

近年の浄水場では，通常行われる沈殿－ろ過－消毒の工程以外に特別な目的で行う処理工程が組み込まれる場合がある．これらはまとめて高度浄水処理と呼ばれている（図3-7）．

① オゾン処理

原水の富栄養化によって藍藻類が異常増殖した場合，ジェオスミンや2-メチルイソボルネオールなどのかび臭物質が産生され，しばしば異臭味の問題が発生する．これらの除去の目的のほか，前塩素処理によるトリハロメタン生成の低減化のための前駆物質の除去，フェノール類などの酸化分解による除去などの目的

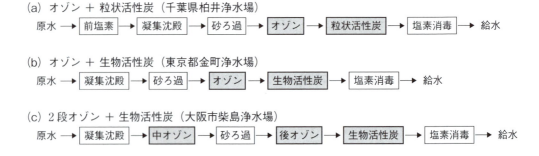

図 3-7 代表的な高度浄水処理の組合せ

でオゾン処理が行われている．しかし，オゾンは強い酸化剤であり，オゾン処理によって原水中の有機物が酸化されてホルムアルデヒドなどのアルデヒド類やカルボン酸類が生成するほか，原水中の臭化物イオンが酸化されて発がん性を有する臭素酸イオンが生成することもある．そのため，オゾン処理後に後述の活性炭処理を行うことで，分解生成物の除去が行われる．

② 活性炭処理

活性炭は多孔性の炭素質吸着材で，細孔表面積は 700 ～ 1400 m^2/g と極めて大きく，一般に疎水性物質をよく吸着する．粉末活性炭を着水井に投入することによって異臭物質を吸着除去することや，粒状活性炭を砂ろ過層に重層することによって異臭味物質，着色物質，界面活性剤，フェノール類などの吸着除去が行われている．また，近年では活性炭の細孔内に好気性微生物を住まわせ，吸着と同時に微生物分解も行うことで浄水効率向上と活性炭の寿命延長を期待した生物活性炭も利用されている．

3-2-3 水道水質基準

水道水は飲用よりも他の用途に使用される量のほうが圧倒的に多い．しかし，浄水場から供給される水は 1 系統の給水管によって供給される場合がほとんどであるため，水道水として供給される水はすべて飲料水としての基準を満たしている必要がある．わが国においては，水道法に基づく水質基準に関する省令（2003年）によって水道水の安全性が担保されている．水道水の水質基準は，次のような考え方に基づき，3 つに大別された．

① 全国的に見れば検出率は低い物質（項目）であっても，地域，原水の種類または浄水方法により，ヒトの健康の保護または生活上の支障を生じるおそれのあるものについては，すべて水質基準項目として設定する．

② すべての水道事業者に水質検査を義務付ける項目は基本的なものに限り，その他の項目は，各水道事業者等の状況に応じて省略することができる．

水道法は1993年（平成5年）に初めて施行され，2003年（平成15年）に全面的に改訂され新しい水道基準が交付された．さらに平成20年からは，常に最新の科学的知見に照らして改正していくべきという考えから，必要な知見の収集などを実施し，厚生科学審議会生活環境水道部会における審議を経て逐次改正が行われている．

1 基準項目（51 項目）

この水質項目には "ヒトの健康の保護に関わる項目（31 項目）" と "生活利水上の支障をきたすおそれのある項目および水道水の性質として基本的に求められる項目（20 項目）" が含まれる．前者には病原微生物の指標，重金属，有機溶媒，塩素消毒副生成物などが含まれ，後者には水の味や臭い，泡立ち，混濁など，水を飲用または生活用水として利用する上で望ましい水の性状を規定するような項目が含まれている．

2 水質管理目標設定項目（26 項目）

水質基準として設定するまでには至らないが，一般環境中で検出されている物質や，使用量が多く今後水道水中でも検出される可能性がある物質など，水道水質管理上留意すべき物質で，水質目標値とともに関連情報を付して公表し，関係者の注意を喚起すべきであるとされた項目である．

水質管理目標設定項目の1つには，"農薬類" という項目で "検出値と目標値の比の和として，1以下" という目標が定められている．農薬については，現在までのところ浄水中から評価値の10% を超えて多く検出される項目として該当する品目がないため，水道基準が設定されている項目はない．しかし，農薬に対する国民の関心は高く，これに対応する特別の取り扱いが必要であることから，いわゆる総農薬方式が導入された（2009年4月施行）．総農薬として検討対象とする農薬は別途定められた120農薬であり，それぞれの農薬の検出値を定められた目標値で除した値の総和が1を超えないこととなっている．

3 要検討項目（47 項目）

毒性が定まらない，浄水中の存在量が不明であるため水質基準項目および水質管理目標設定項目のいずれにも分類できない項目であり，つぎの見直しの機会には適切な判断ができるよう，必要な情報・知見の収集に努めていくべきであるとされた項目である．

コラム	水道水が飲める国は？

「海外旅行の際にはおなかを壊すので水道水をそのまま飲むのはやめましょう」

　海外旅行のマニュアルなどには必ず記載されている内容であるが，日本のように水道水をそのまま飲むことのできる国はほとんどないことはよく知られている．では，ほかに水道水を安全に飲むことのできる国はどれほどあるのだろうか？「平成16年版『日本の水資源』国土交通省調べ」によると，日本を含めわずか13か国しかない．フィンランド，ドイツ，アイスランド，アイルランド，オーストリア，スロベニア，クロアチア，UAE（アラブ首長国連邦），ニュージーランド，南アフリカ，レソト，モザンビーク，そして日本の13か国である．その他の国では一部都市部では飲用も可能である場合があるが，国全体で飲用可能な水道水が提供できる国は非常に限られている．その中でも日本の水道水は飲めるだけでなくとりわけおいしいと他の国からも評判で，各地区の水道局で徹底した水質検査をクリアした水だけが私たちの家庭に供給されている．

参考文献
1）大沢基保，内海英雄編，環境衛生科学，南江堂，2006
2）井手速雄，井上義雄，福井哲也編，衛生薬学－新しい時代－［第3版］，廣川書店，2011
3）日本薬学会編，スタンダード薬学シリーズ　健康と環境，東京化学同人，2006
4）日本水環境学会編，水環境ハンドブック，朝倉書店，2006
5）藤田四三雄，園欣彌著，新版 水と生活（水の生活科学），槇書店，1982

まとめ

・水道原水として利用される環境水は地表水と地下水に大別され，その特徴は大きく異なる．
・浄水処理過程は沈殿，ろ過，消毒の順に行われる．わが国では，薬品沈殿－急速ろ過法と塩素消毒を組み合わせた処理法が主流である．
・塩素による殺菌消毒の原理は次亜塩素酸の酸化力を用いたものである．
・わが国では，不連続点を超えて塩素を注入し，遊離残留塩素によって消毒効果を担保する不連続点塩素処理法を採用している．
・塩素処理過程では，ろ過などで除ききれなかった有機物などの塩素化反応や酸化反応により，塩素処理副生成物が非意図的に生成する．

3-3 下　水

下水および下水道に関する基礎知識，下水道普及率の動向，下水処理について学習する．この節では，下水に関して以下の事項を学習到達目標とする．

SBOs
・下水とは何かについて説明できる．
・下水処理および排水処理の主な方法について説明できる．

3-3-1　下水道について

下水とは，「生活もしくは事業（耕作の事業を除く）に起因し，もしくは付随する排水又は雨水をいう」と下水道法（昭和33年4月24日法律第79号）に定義されており，下水道とは「下水を排除するために設けられた排水管，排水渠（きょ）その他の排水施設（かんがい排水施設を除く），これに接続して下水を処理するために設けられた処理施設（屎尿浄化槽を除く）又はこれらの施設を補完するために設けられるポンプ施設その他の施設の総体をいう」と下水道法に定められている．つまり，下水道は，都市部の雨水や汚水を地下水路などで集め，浄化などの水処理を行い，公共用水域に排出するための施設である．

全国の下水道処理人口普及率（下水道利用人口／総人口）は77.6%（平成27年3月31日現在，福島県を除く）であり，10年前の普及率と比較すると，約10%上昇しているが，都道府県別にみると地域差が大きい（表3-7）．

下水道には，

① トイレの水洗化，汚水による悪臭，蚊・ハエの発生防止など快適な生活環境の創出
② 浸水被害の防止
③ 汚染物質の流出の防止
④ 下水処理水の活用などの資源の有効利用

の役割がある．

下水道の種類としては，公共用下水道，流域下水道，都市下水路の3種類がある．公共用下水道は下水を道路の下の下水管を通して排水区域内の下水処理施設に運搬する施設であり，流域下水道は河川や湖沼の水質汚染防止の効率化を目的とした都道府県が管理する施設である．都市下水路は上に市街地の雨水排除と浸水防止を目的とした前2者でない施設をいう．

家庭や工場などから排出された下水は，道路下に埋設された下水管を通って，

表 3-7 都道府県別下水道の普及

(平成 27 年 3 月 31 日現在)

都道府県名	普及率	都道府県名	普及率	都道府県名	普及率
北海道	90.4	新潟	72.3	岡山	64.7
青森	57.8	富山	83.3	広島	72.0
岩手	56.3	石川	82.2	山口	63.7
宮城	79.3	岐阜	74.2	徳島	17.2
秋田	62.6	静岡	61.6	香川	43.8
山形	75.1	愛知	75.6	愛媛	51.4
福島	—	三重	50.7	高知	36.1
茨城	60.0	福井	76.5	福岡	79.8
栃木	63.7	滋賀	88.3	佐賀	57.1
群馬	51.9	京都	93.3	長崎	60.8
埼玉	79.2	大阪	95.0	熊本	66.2
千葉	72.1	兵庫	92.3	大分	48.4
東京	99.5	奈良	78.2	宮崎	56.8
神奈川	96.4	和歌山	24.6	鹿児島	41.0
山梨	64.4	鳥取	67.9	沖縄	70.6
長野	82.3	島根	45.4		

(社団法人日本下水道協会資料より)

下水処理場まで運ばれる．下水が下水管を通る際は，通常，重力を利用して流れていくが，ところどころにポンプ場があり，下水は引き上げてから，下水処理場に運ばれる（図3-8）．

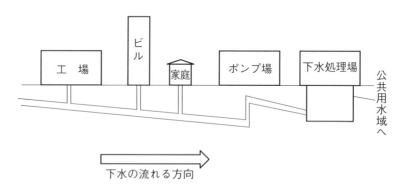

図 3-8 下水道の流れ方

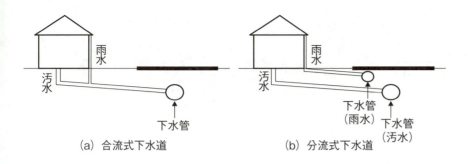

図 3-9　合流式下水道（a）と分流式下水道（b）

　下水の流し方には，合流式と分流式がある（図3-9）．
　合流式下水道は，汚水と雨水を1つの下水管で一緒に下水処理場まで送る方式である．この方式では，雨水が洗い流した道路上の汚濁物質を下水処理場で処理ができるうえ，1つの下水管ですむため整備コストが安いなどの利点がある．一方，大雨が降ると大量の雨水の流入によるオーバーフローのために汚水が未処理のまま公共用水域に放流されるといった問題点がある．このため，国土交通省は，平成15年度に下水道施行令を改正し，緊急改善対策の完了を義務づけている．
　分流式下水道は，汚水用の下水道と雨水用の下水道を2つ埋設し，汚水は下水処理場へ，雨水は河川などへ放流する方式である．この方式では，大雨時でも汚水はすべて下水処理場で処理することができるという利点がある．他方，雨水の汚れはそのまま河川などへ放流されるので，埋設する下水管が2本必要となり，道路幅が狭い場所では施工が困難であり，かつ，費用も大きくなるという欠点がある．

3-3-2　下水の処理

　わが国の下水処理には，標準活性汚泥法が最もよく用いられている．
　標準活性汚泥法とは，好気的微生物を主体として利用する方法で，有機物の分解能力が高く，沈降性のよい汚泥を利用するものであり，次のように行われる．
　①沈殿，ろ過などの物理的処理により，比重の大きい浮遊物などの除去（一次処理）．
　②好気的微生物による生物学的処理により有機物などの除去（二次処理）．
　③化学的処理により，窒素，リンなどの栄養塩類などの除去（三次処理）．
　標準活性汚泥法を用いる下水処理場では，大量に集められた下水を，沈砂池，最初沈殿池，反応タンク，最終沈殿池，接触タンクを通すことで処理する（図3-10）．

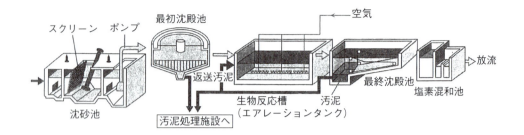

図 3-10　下水処理システム（標準活性汚泥法）

（井手速雄，武田健編，衛生薬学−新しい時代［第3版］，p.404，図 B.28，廣川書店，2011）

　沈砂池では，下水をゆっくりと流し，大きなごみ，石，木片などを取り除く（物理的処理，一次処理）．

　最初沈殿池では，さらにゆっくりと時間をかけて，沈砂池では除去できなかった小さなごみや油分などの表面に浮かんだごみも除去する（物理的処理，一次処理）．

　反応タンクでは，下水に大量の空気を送り込むこと（曝気）で好気的微生物が水に溶け込んでいる汚れ（微生物にとっては栄養分）を分解する場所である．汚れを分解して増殖した好気的微生物がかたまり（フロック）を形成する．このフロックは泥のように見えるので，活性汚泥と呼ばれる（生物学的処理，二次処理）．

　最終沈殿池は，活性汚泥を時間をかけてゆっくりと沈殿させるところである．上澄みを処理水という．沈殿した汚泥の一部は，再び反応タンクに戻す（返送汚泥）．残りは汚泥処理施設で，適切に処理される（生物学的処理，二次処理）．

　処理水は，接触タンクにおいて，塩素消毒し，その後，川や海に放流される．最近では，環境型まちづくりの観点から，処理水の再利用が促進され，水資源の有効利用が図られている．処理水を，高度処理施設で三次（高度）処理すると，中水として利用できる．中水の用途としては，水洗トイレの用水など，人体に直接接しない場所などで利用されている．

　汚泥処理施設では，下水処理中に発生した汚泥を無害なものにするために，汚泥が処理されやすいように加工される．下水中から取り除かれた汚泥はそのまま処分されると，埋め立て地の問題や環境汚染問題などの深刻な問題を引き起こす．また，ロンドン条約を批准したことにより，わが国で廃棄物処理法が改正され，2007年（平成19年）から公共下水道から除去した汚泥の海洋投棄ができなくなり，全量が陸上処理されるため，焼却や溶融スラブ化を行っている（下水汚泥リサイクル）．加えて，下水汚泥には，多量の肥料成分が含まれているので，コンポスト化などによる堆肥などへの有効利用がなされている．

第3章 環境衛生

コラム 　9月10日は「下水道の日」

　1961（昭和36）年，著しく遅れている下水道の全国的な普及（当時6%）を目的に，「全国下水道推進デー」として始まった．2001（平成13）年に，日本における近代下水道の基である旧下水道法が制定されてから100年を迎えその記念行事が行われたこと，2001（平成13）年が21世紀のスタートの年にあたることなどから，より親しみのある名称として「下水道の日」に変更された．9月10日に定められたのは，下水道の大きな役割の1つである「雨水の排除」を念頭に，台風シーズンである210日を過ぎた220日（立春から数えて）が適当であるとされたことによる．9月10日を中心とした前後1週間の間，下水道事業者である地方公共団体による各種催しが全国で展開されている．国土交通省では，毎年開催される「いきいき下水道フェスティバル」において，国土交通大臣賞（いきいき下水道賞）の表彰を行っている．

(国土交通省ホームページより一部改変)

まとめ

・下水は，生活もしくは事業に起因し，もしくは付随する排水または雨水である．
・下水処理では，標準活性汚泥法が用いられている．

3-4　水質汚濁

　水はヒトを始めとした生物の体を構成する物質の中で，最も比率が多く，生命活動の根幹である．したがって，その清濁，水質はヒトのみならず周辺の動植物を含めた環境の保持において極めて重要な事項である．この節ではヒトと環境の両面から水質保持の重要性と必要な技能を理解するため，以下のような項目を学習の到達目標とする．

SBOs
・水質汚濁の主な指標を列挙し，測定できる．
・富栄養化の原因とそれによってもたらされる問題点を挙げ，対策を説明できる．

3-4-1　自然水域の自浄作用

　自然界に存在する水系（河川，湖沼，海洋）に何らかの理由で本来存在しない，あるいは本来存在する量を超える量の物質が流れ込むことで水質が悪化，汚濁状態になる．しかし，自然界の水系はある程度の汚濁物質は処理できるため，元の水質の水準にまで浄化回復する．この浄化能力を水の自浄作用 self purification といい，**物理的作用**に由来するものと**生物学的作用**によるものがある．

① 物理的作用

　河川のように常に流れ続ける流水系では，汚濁物質は比較的容易に希釈され，その水系から排出される．また，湖沼やダムのような滞留時間の長い水系では汚濁物質の沈降も自浄作用の重要な要因になる．

② 生物学的作用

　水中の微生物，特に好気性微生物は，有機物を中心とした汚濁物質を酵素的に分解し，水や二酸化炭素，硝酸イオン（NO_3^-），硫酸イオン（SO_4^{2-}），リン酸イオン（PO_4^{3-}）などの無機物まで酸化分解する．その際に水に溶けている溶存酸素 dissolved oxygen (DO) を消費するが，大気中の酸素が水に溶け込むことや，水系内に存在する藻類などが光合成する際に発生する酸素により徐々に DO 値は回復していく．また，好気性微生物が有機物をエネルギー源として利用するため，微生物の自己増殖も盛んになり，水系の自浄作用能力が維持・促進されていく．しかし，過剰な量の有機物が流入した場合には，急激に溶存酸素が消費され好気的微生物が生存できない環境に至る．この場合，有機物は嫌気的な分解，いわゆる腐敗を起こし，メタン CH_4 や硫化水素 H_2S などの有害・悪臭ガスを発生させることになり，同時に汚濁も悪化させる．したがって，生物学的作用ではその水系の自浄処理能力を把握しておくことが重要になる．

3-4-2 水質汚濁の原因と影響

1 水質汚濁の原因

　水質汚濁は，水の自浄能力を超えるような汚濁物質の流入で起きる．また，水の自浄能力を低下させるような有毒成分の流入でも間接的に水質汚濁が誘発される．このような水質汚濁の原因となる要因には以下のものがある．

① 産業排水

　農林水産業，鉱業，工業など諸産業に伴って発生する主・副生成物，余剰物や廃棄物は種類も量も非常に多く，水質を悪化させるだけでなくヒトや動植物に毒性をもつような有害物質も含まれていることが多い．実際，わが国で高度成長期に起きた四大公害病のうち3つ（水俣病，第二（新潟）水俣病，イタイイタイ病）は工業排水による水質汚濁が原因であった．このため，様々な物質に排水基準や環境基準が決められているが，人体に与える影響が不明なまま使用・廃棄されている物質も多い．

② 生活排水

　わが国は人口当たり98％ほど普及している上水道に比べ，下水道は75％をやや超える程度しか普及しておらず，未だに生活排水の垂れ流しが河川や海洋汚染の原因として問題となっている．生活排水には我々が日々暮らす上で排出する大量の有機物だけでなく，後述する富栄養化にも関わる洗剤成分も含まれている．また，厳密な基準と監視が決められている産業排水と違い，生活排水には明確な基準もなければ，検査・管理もされていない野放し状態で排出されている状態であることも極めて重要な問題である．

2 水質汚濁と水域の関係

　都市部の中小河川では，主に下水処理をしていない生活排水のたれ流しが問題となる．これは地域の下水の普及率に大きく左右される．また，湖沼や内湾，内海などの閉鎖系水域では，水や有害物質の外部環境との交換が起こりにくく，一度自浄作用能力を超える汚染物質が流入すると環境の悪化が加速度的に進む傾向がある．また，汚染物ではないが，窒素やリンの化合物が流入することで富栄養化が起きやすい問題もある．

3 富栄養化の原因と問題点

　海・湖沼・河川などの水系が，栄養の欠落した状態から栄養分に富む状態へと移行する現象を富栄養化 eutrophication という．元々富栄養化は，できたばかりで単なる巨大な水たまりでしかない水域が，周辺環境から無機・有機成分が移行してくることで生命活動を内包する湖沼型水域に変化していく過程を指す言葉

四大公害病
　有機水銀による水俣病，第二水俣病，カドミウムによるイタイイタイ病，硫黄酸化物を中心とした大気汚染による四日市ぜんそくを指す．1950 ～ 1970 年代に相次いで問題となった．

であった（**自然富栄養化**）．しかし近年は，人為的な影響による水中の栄養塩類（窒素やリンの化合物など）の濃度上昇を示している場合が多い．

富栄養化の要因では，農牧業・工業排水などの産業排水だけでなく，家庭からの生活排水も大きな比重を占めている．そのため，下水では**エアストリッピング法**や**硝化細菌**を利用して窒素を，**生物学的脱リン法**や**硫酸アルミニウム・石灰**と反応させ不溶化させ沈殿除去するなどしてリンを除去するなどの三次処理を行い，富栄養化を防止している．

富栄養化は一見その水系の生命にとって有利に働くように思えるが，実際には生態系における生物の構成バランスを大きく崩し，その水域の生物の多様性を減少させる方向に向かわせ，最悪の場合は嫌気的な腐敗を引き起こしその水系の生命を死滅させることもある．

① 水の華（アオコ）

水域の富栄養化に伴い，浮遊性藍藻や緑藻，珪藻や渦鞭毛藻などの微小藻類が高密度に発生し水面付近が変色する現象を水の華もしくは**藻類ブルーム algal bloom** という．また，この現象と構成する藻類をまとめて「アオコが発生した」と表現することもある．欧米では海水域の現象も藻類ブルームと呼ぶが，日本では淡水域における現象を指すことが多く，海水域で起きる現象は赤潮と呼ぶことが多い．

この現象による悪影響としては，水面を藻類が覆うことによる遮光による影響や，溶存酸素を多量に消費することによる貧酸素化，有害物質の産生などが挙げられる．藻類が産生する有害物質としては，ミクロキスティス属が産生する**ミクロシスチン microcystin** がある．ミクロシスチンは強い肝毒性があり，海外ではミクロシスチンによる水質汚濁により死亡例もある*．わが国においても霞ヶ浦や印旛沼，琵琶湖などでアオコの発生にともなって水から検出されることがある．その他に，取水源として利用する水道水のカビ臭・異味の原因にもなる**2-MIB**（2-methylisoborneol）や**ジェオスミン geosmin** がある．また，アオコの発生は養魚，淡水漁業，観光産業など湖沼の商業的利用の障害となるほか，多量の藻類が魚のエラを詰まらせてしまい大量死を引き起こすなど，周辺の生態系など自然環境を損なうおそれも高い．

② 赤潮・青潮

赤潮は，珪藻や渦鞭毛藻などの微小藻類の異常増殖により主に海水域の水が変色する現象である．原因となる微小藻類は，アオコと異なり色素としてクロロフィルの他に種々のカロテノイドをもつ場合が多いため，水は赤から褐色に変化することから赤潮と呼ばれる．日本においては，瀬戸内海，東京湾，伊勢湾，大阪湾などの内湾部で赤潮の発生が多く報告されている．その原因としてこれらの水域は，外洋の影響を受けにくく河川から流れ込むリンに富む生活排水が希釈分散

---

*最も大規模なものは 1996 年ブラジルの病院で透析に使う水にミクロシスチンが混入した事件で，50 名の死亡者を出している．

アオコ

漢字で表記すると「青粉」．同様の水面の変色が見られてもカビ臭が伴わない場合は，ミドリムシ属 Euglena の大量発生によるもので水田など浅い淡水系で起きる．また，浮草が大量発生する場合もある．これらはミクロシスチンを生じず，アオコと呼ばれない．

第3章　環境衛生

されにくいため富栄養化しやすいためではないかと考えられている．赤潮の有害性は水の華の項で述べたものとほぼ同じであるが，渦鞭毛藻類の中にはサキシトキシンのような麻痺性貝毒やオカダ酸のような下痢性貝毒，シガトキシンのようなシガテラなどの食中毒の原因となる有毒物質を産生するものがあり，これらで汚染されることで魚介類が有毒化することが問題点として指摘されている．

　また，微小藻類の多量発生による水系の貧酸素状態は**青潮**を誘発する．青潮は，海水に含まれる硫黄がコロイド化し海水が白濁する現象で，これが発生している海は薄い青色に見える．溶存酸素の極端に少ない貧酸素状態では嫌気性細菌が優位に増殖するが，その一種である緑色硫黄細菌などの光合成細菌の一部は大量の硫化水素を発生させる．この硫化水素が水中の酸素によって酸化され，硫黄または硫黄酸化物の粒子コロイドが生成される．微粒子はコロイドとして海水中に漂い，太陽光を反射して海を青白く見せる原因となる．そのため，多くの場合青潮は未酸化の硫化水素による独特の腐卵臭を伴っている．この状態の水系では多くの生物は生きられず，赤潮同様に海洋生物の大量死を引き起こすことになる．

3-4-3　水質汚濁の防止

　わが国では水質汚濁を防止するために，**環境基本法**に基づいて水質汚濁に係る環境基準が定められている．これは**人の健康の保護**，ならびに**生活環境の保全**を目的に定められた改善目標の基準値である．そのため，規制のための基準としては用いられず，基準を満たしていない場合でも罰則は存在しない．一方，排出される産業廃水や生活排水については，水質汚濁防止法で規制がされている．この法律は，公共用水域および地下水の水質の汚濁を防止するための基準を定めるとともに，健康被害が生じた場合の損害賠償責任や違反した際の罰則についても定められている．

　人の健康の保護に関する環境基準では，すべての**公共用水域**について一律に水質環境基準が決められており，直ちに達成し維持するように努めることとされている．公共用水域とは水質汚濁防止法によって定められる公共利用のための水域や水路のことで，河川，湖沼，港湾，沿岸海域，公共溝渠，かんがい用水路，その他公共の用に供される水域や水路が含まれている．また，生活環境の保全に関する環境基準では，河川，湖沼，海域など場所の違いと，水系の利用目的の違いに応じてそれぞれの水域類型の指定が行われており，水域ごとに達成期間を区切って達成と維持を図ることを求めている．

　また，特定の施設を有する工場・事業所の排出水については全国一律の**排水基準**が定められており，さらに厳しい上乗せ排水基準が各都道府県によって課せられている．これは水質汚濁防止法第3条3項を根拠としている．

水質汚濁防止法

　水質保全法と工場排水規制法を統合し1970年に公布，翌年から施行された法律．一般的な法律と異なり，汚染を引き起こした当事者に過失や故意性がない場合でも法的責任を問える無過失責任が規定されている．

1 水質汚濁に関する環境基準

人の健康の保護に関する環境基準は**健康項目**として区分されるもので，平成26年時点では公共用水域で27項目，地下水で28項目について環境基準が定められている（巻末付録表3-4-1）．また，検出状況などからみて直ちに水質環境基準健康項目とするほどではないが，人の健康に係る物質は**要監視項目**として別途規定されており，現在公共用水域において26項目，地下水において24項目が定められている．

生活環境の保全に関わる環境基準は**生活環境項目**として区分されるもので，使用用途とともに水域ごとで設定される基準が異なる．巻末付録表3-4-2に示すように，水系のpH，溶存酸素，大腸菌群についてはすべての水域で検査されるが，海域については浮遊物質が定められる代わりに油分の項目が追加されている．また，酸素要求量については後述する測定方法の関係から，海域では生物学的な測定法が採れないため代わりに化学的な方法で測定された値が用いられる．

さらに，その水域に生息する生物に応じて基準が決まっている物質もある．合成洗剤由来の汚染物であるノニルフェノールとアルキルベンゼンスルホン酸類，水の白い濁りなどに関わる亜鉛については全水域に基準が設定されているが，富栄養化の基準となるリンと窒素については赤潮やアオコなどの発生の可能性のある湖沼と海域で基準が決まっている．

2 排水基準

排水については，罰則をもつ水質汚濁防止法で排出先の水域などに関わらず一律に規制されている．こちらについても健康保護に関わる健康項目（巻末付録表3-4-3）と，環境に関わる生活環境項目（巻末付録表3-4-4）に区分されている．

3 水質基準に関わる諸因子とその測定法

① 溶存酸素（DO）

水質を維持する上で重要なのは，有機物からなる汚濁物質と，それを自浄するために必要な酸素量である．また，水中に存在する酸素はその水域の生態系の維持にも必須である．この水中の溶け込んでいる酸素を溶存酸素（DO）と呼ぶ．酸素の溶解度は温度，気圧，水中の溶質の濃度によって異なるが，清浄な地表水の酸素濃度は飽和濃度（8.11 mg/L，25℃，一気圧）に近い．汚水中の有機物は大部分が水中の好気性生物によって酸化分解されるため，DOは汚濁が進行すると減少し，大気中の酸素が溶け込むことで元に戻る．そのため，酸素の飽和溶解量が低下する気温が高い場合や他の塩類が多く溶けている場合はDO値が低下したまま戻らず，水の自浄作用が減弱する．

測定はウインクラー法が一般的に用いられる．この方法は，**ウインクラー採水器**を用いて採取した試料水を，**硫酸マンガン MnSO₄** で溶存酸素を亜マンガン酸

として固定化（**酸素固定**）したのち，アルカリ性ヨウ化カリウム KI と硫酸を加え，生成したヨウ素分子 I_2 を**チオ硫酸ナトリウム $Na_2S_2O_3$** で滴定するものである．本法の妨害因子には，鉄（II）イオン Fe^{2+}，亜硝酸塩 NO_2^-，亜硫酸塩 SO_3^{2-} などの溶存酸素を低下させる還元性物質，鉄（III）イオン Fe^{3+} のように I_2 の遊離を促進する酸化性物質が挙げられる．前者はアジ化ナトリウム NaN_3，後者はフッ化カリウム KF を添加することで防ぐことができる．

② 酸素要求量

水中の有機物が酸化的に分解される際には，酸素が必要である．ある水系の水の中の有機物を分解するために必要な酸素量を**酸素要求量**と呼ぶ．一般的に有機物の酸化分解は微生物が担うため，生物化学的に消費される酸素要求量である **BOD（biochemical oxygen demand）** が汚染の指標に用いられる．これは試料水を暗所で20℃で5日間インキュベートすることで消費される酸素量（mg/L）である．この反応は2段階で進み，10日目までの**第Ⅰ段階**では主に**炭素化合物**の酸化分解が，続く10～100日目の**第Ⅱ段階**では主に**窒素化合物**が分解される．第Ⅰ段階では第Ⅱ段階に比べ大量の酸素が消費され，特に最初5日間はほぼ時間に対して直線的に酸素消費が起きるため，BOD 測定にはこの期間を用いている．ただし，植物成分などが腐敗してできる**フミン質**（腐植質）は微生物で分解されないため，BOD に反映されない．

また，排水においてはどの程度環境の自浄作用に負荷をかけるのかの指標として汚濁負荷量が用いられる．これは排出される水に存在する有機物の絶対量を擬似的に表す値であり，下水処理計画や工場廃液の浄化率の評価などに用いられている．

$$汚濁負荷量 ＝ BOD（mg/L）× 水量（L）$$

BOD では試料水中に微生物が存在することが必須であるため，存在しない場合河川や下水の上澄み液などの微生物を含む水を添加する（**植種水**）．また，水道水などに含まれる残留塩素は微生物を殺すため，**チオ硫酸ナトリウム $Na_2S_2O_3$** で還元除去する必要がある．

しかし，工場排水のように生物に対しての有毒物質を多く含む水であったり，海水のように微生物が生存できない環境であった場合は BOD は測定できない．この際には，酸化剤を用いて化学的に有機物を酸化し，酸化剤の消費量を測定することで汚染の度合いの指標とする．この値を **COD（化学的酸素要求量 chemical oxygen demand）** と呼び，値が大きいほど水の汚染度が高い．

COD は使用する酸化剤によって概ね3つの方法がある．

1. **重クロム酸法（ニクロム酸法）**：三法の中で有機物に対する酸化力が最も強い．

2. **アルカリ性過マンガン酸法**：三法の中で唯一塩素イオンの影響を受けない．塩素イオン濃度の高い試料水（海水など）の測定に用いる．

チオ硫酸ナトリウム

淡水魚の飼育の際の水道中の塩素などの脱ハロゲン剤として市販されており，ハイポとも呼ばれる．また，写真の定着剤やシアン化物による中毒に対する解毒剤としても使用されている．

3. **酸性高温過マンガン酸法**：水質検査の衛生試験法は **JIS（日本工業規格 Japanese Industrial Standards）** の工場排水試験法に採用されたものとほぼ同一であり，工場排水についての公的試験ではこの方法で測定したものだけを COD と呼んでいる．

　COD 値は酸化剤の種類，濃度，反応温度，反応時間などにより大きく影響されるので，COD 値には試験法を付記する必要がある．COD の特徴は簡易迅速なことであり，同一の下水について有機物濃度の変化を知りたい場合や BOD 試験の希釈度を求める場合に用いられる．また，毒劇物を含むなど BOD 測定を阻害する物質を含む汚水の測定に適している．しかし，BOD と COD は原理から全く異なる方法であるため，**両者の値は一致せず，比例関係もない**ことには注意すべきである．また，水質汚濁にかかわる環境基準のうち，滞留性の高い湖沼および海域では，有機物による汚染の指標として COD 値を使用する．

③ その他の汚濁指標

1. SS（浮遊物質）suspended solids

　水中に浮遊する物質のうち粒形 2 mm 以下のものの量で，プランクトンなどの有機物，粘土などの無機物がある．この値が高くなると水の透明度が低下し，水生植物の光合成阻害などが起き，二次的に溶存酸素低下，自浄に関わる微生物の減少などの環境劣化を起こす．

2. n-ヘキサン抽出物含有量

　海域ではタンカーや大型客船などの船舶や，工業地域からの排液などから油成分が流入してくる．この油分を n-ヘキサンで抽出し，加熱した後に残った残渣重量で評価する．

3. TOC（全有機炭素 total organic carbon）

　有機物による汚染指標で，試料水中の有機炭素を燃焼し発生する二酸化炭素を赤外線吸収法で測定することで評価する．

4. 窒素含量

　水中に存在する窒素化合物は，家畜や下水中のし尿による汚染の可能性を示している．その指標としてアンモニア性窒素，亜硝酸性窒素が測定される．また，水中の硝酸塩の大部分は動物性有機物質が細菌により酸化分解されてアンモニア，亜硝酸を経て生成した最終分解産物であるため，硝酸窒素量は過去の汚染を示す指標として用いられる．

参考文献
1）厚生労働省 HP　水質基準について
2）日本薬学会編，衛生試験法と注解，南江堂，2010
3）井手速雄，他編，衛生薬学―新しい時代 第 3 版，廣川書店，2010

第 3 章　環境衛生

まとめ

水の自浄作用

　物理的作用：流水による希釈，沈降による汚濁物の減少などがある．

　生物学的作用：水中の微生物により有機物が分解されること．好気的であれば酸素消費で汚染改善．嫌気的であれば悪臭・有毒気体の発生などを伴う腐敗であり，汚染促進．

・富栄養化

　水域に窒素化合物やリン化合物などの栄養分が過剰に流入すること．赤潮・青潮（海域）や水の華・アオコ（淡水域）の原因．赤潮では有毒鞭毛藻類による海洋生物の死滅や有毒化が，アオコではジェオスミンや 2-MIB などのカビ臭の原因となる物質による汚染が問題となる．

　予防：エアストリッピング法，硝化細菌の利用（窒素）

　　　　　生物学的脱リン法，硫酸アルミニウムなどを用いた沈殿除去（リン）

・水質汚濁の防止

　都市部中小河川では生活排水が問題となるため，下水処理が重要である．また，閉鎖系水域（湖沼・内湾・内海）では富栄養化が起きやすいため，全窒素・全リンの環境基準を設定している．

　① 環境基本法：「人の健康の保護」と「生活環境の保全」を目的としている．

　　水質汚濁に関する水域側の環境基準．努力目標であり，達成期限，罰則なし．

　　健康保護のための基準は，水域によらず一定の基準が決まっているが，生活環境維持のための基準は，水域と使用用途で基準が異なる．

　　健康項目…全シアン，アルキル水銀，PCB など人体に有害な化学物質

　　生活環境項目…pH，溶存酸素（DO），大腸菌群，全亜鉛量は全水域で，n-ヘキサン抽出物は海域のみ，BOD は河川のみ，全窒素，全リン，COD は湖沼と海域にそれぞれ設定される．

　② 水質汚濁法：水質汚濁に関する排水側の管理基準．罰則，賠償責任が規定されている．健康項目，環境項目とも排出先の水域によらず同じ規制を受ける．

水質汚濁の指標

1. 溶存酸素（DO）：水に溶け込んでいる酸素量（mg/L）．汚濁が進むと減少．

2. 生物化学的酸素要求量（BOD）：水中の有機物が微生物で酸化分解される際に消費される酸素量（mg/L）．有機物を多く含むと増加．

　　汚濁負荷量：排水の環境に与える負荷の指標．排水の BOD 値に排水量を乗じた値．

3. 化学的酸素要求量（COD）：水中の有機物が酸化剤で酸化分解される際の酸化剤消費量．微生物が生存できない海水や有害排水などに用いる．酸化剤には二クロム酸，酸性高温過マンガン酸，アルカリ性過マンガン酸が用いられる．有機物が多い水で増加．

4. その他：浮遊物質量（SS）や，油分の指標である n-ヘキサン抽出物，し尿などによる汚染の指標であるアンモニア性窒素・亜硝酸性窒素・硝酸性窒素量，BOD や COD に代わるものとして全有機炭素量（TOC）などがある．

3-5 土壌汚染

　土壌汚染は大気汚染や水質汚濁とは異なり，直接感じることがほとんどないが，地下水の汚染や農作物に有害物質が吸収されて健康被害をもたらす．土壌汚染の原因として，おもに重金属による汚染と有機溶媒による汚染が多く，土壌汚染対策法では特定有害物質として25物質が指定されている．また，その対策は，汚染の除去よりもリスク管理に重点が置かれている点に特徴がある．

SBOs
・化学物質の環境内動態と人の健康への影響について例を挙げて説明できる．
・環境汚染（大気汚染，水質汚濁，土壌汚染など）を防止するための法規制について説明できる．

　土壌は植物の生育に必須であるだけでなく，その中に多数の動物や微生物が生息しており，生態系を構成している．また，窒素や水などの物質の循環に大きな役割を果たしており，生物が生存する環境を構成する重要な要素である．土壌汚染には自然的要因で有害物質濃度が高い場合も含まれるが，おもに人間の活動により有害物質が土壌中に蓄積された状態をいう．通常は土壌の汚染を感じることはなく，調査の結果見つかることが多い．近年，対策が必要と判定される事例が増加傾向にある（図3-11）．土壌汚染の原因として，重金属による汚染が約75%を占め，揮発性有機化学物質による汚染が約10%で，複合汚染が約10%となっている（図3-12）．

　大気汚染や水質汚濁と土壌汚染の大きな違いとして，土壌が移動・拡散しないため汚染物質が長期にとどまることがあげられる．また，大気汚染や水質汚濁が

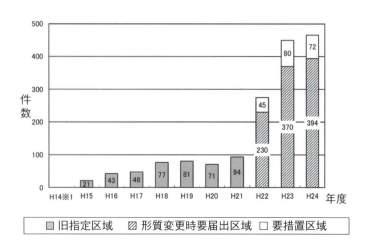

図3-11　要措置区域等（旧指定区域）指定件数の推移

（平成24年度土壌汚染対策法の施行状況及び土壌汚染調査・対策事例等に関する調査結果（平成26年3月（環境省，水・大気環境局））

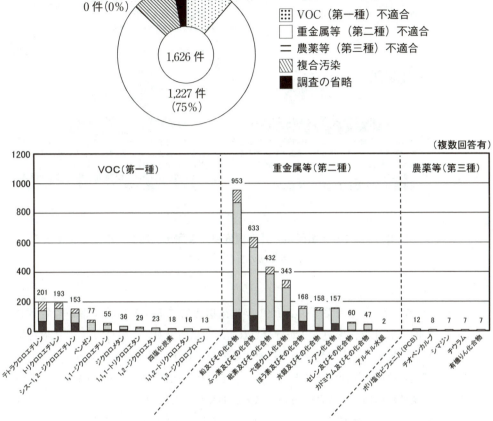

図 3-12　特定有害物質別の要措置区域
（平成 24 年度土壌汚染対策法の施行状況及び土壌汚染調査・対策事例等に関する調査結果
（平成 26 年 3 月（環境省，水・大気環境局）））

　大気や水への直接の曝露により健康に影響するのに対して，土壌に直接触れる曝露だけでなく，土壌中の汚染物質が溶出し，地下水の汚染を介した間接的な曝露影響が大きい．そこで，土壌汚染に関しては，「汚染の除去」よりも「リスク管理」が重要となる．

　日本における土壌汚染の事例として，東京都江戸川区の日本化学工業がクロムを含む残渣を無処理のまま埋め立てていたが，地下鉄の工事に伴う調査で六価クロムによる汚染が発覚した例や，大阪府能勢町のごみ処理場の周辺土壌から高濃度のダイオキシンによる土壌汚染が見つかった事例がある．また，築地市場の移転予定地である豊洲の東京ガス工場跡地では，ベンゼンなどが高濃度に検出されて問題となっている．このような大規模な事例だけでなく，クリーニング店やガソリンスタンドの跡地では土壌汚染の調査が義務付けられている．

リスク
　化学物質がもつ毒性をハザードといい，化学物質に曝露されて健康被害が生じる可能性をリスクという．例えば，有害性が高い化学物質でも，環境中の濃度が低くてヒトが曝露される量が少なければ，リスクは低くなる．

六価クロム
　日本化学工業は防さび剤として六価クロムを製造していた．従業員も六価クロムに曝露されて，50 人以上が肺がんとなったほか，461 人中 62 人に鼻中隔穿孔が認められた．

東京ガス工場跡地
　東京ガスは石炭から都市ガスを製造していた．

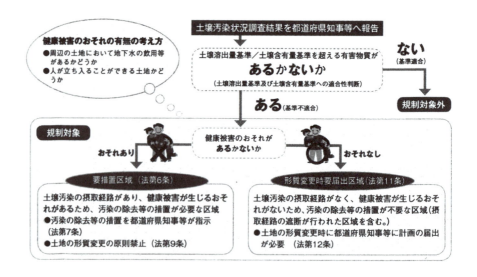

図 3-13 「要措置区域」「形質変更時要届出区域」に指定されるまで
(「土壌汚染対策法のしくみ」環境省パンフレット)

　上記のような問題から，1991年に土壌汚染に関する環境基準が設定され，2003年に土壌汚染対策法が施行された．土壌汚染対策法の目的は，「土壌汚染の状況を把握し，人の健康被害に対する防止・対策・措置を実施することによって，国民の健康を保護すること」である．その後，法律に基づかない調査による汚染の発見が増加したことや汚染の除去に偏重した対策や汚染土壌の不適切な処理が問題となり，2010年に改正された．土壌汚染対策法では，テトラクロロエチレンやベンゼンなどの揮発性有機化合物を第一種特定有害物質に，カドミウムや鉛やヒ素などの重金属を第二種特定有害物質に，チウラムや有機リン化合物などの農薬とPCBを第三種特定有害物質に指定している（巻末付録表 3-5-1）．これらの汚染物質が健康に影響を及ぼす可能性として，① 地下水に溶出して曝露するリスクと② 汚染された土壌に触れたり，吸入したり，口に入ったりなどの直接摂取するリスクに分けて規制されている．具体的には，第一種・第二種・第三種に指定されている25物質すべてについて土壌溶出基準が定められており，第二種特定有害物質に指定されている9物質については土壌含有量基準も定められている．

　土壌汚染防止法では，① 有害物質使用特定施設の使用の廃止時，② 一定規模（3000 m^2）以上の土地の形質変更の届け出の際に，土壌汚染の恐れがあると都道府県知事が認めるとき，③ 土壌汚染により健康被害が生じる恐れがあると都道府県知事が認めるとき，に土地所有者または管理者または占有者が指定調査機関に調査を依頼し，その結果を都道府県知事に報告することが定められている（図 3-13）．また，これら法律に定められた調査の他，自主的な調査において土壌汚染が判明した場合，都道府県知事などに区域の指定を申請することが定められて

いる．区域の指定には，要措置区域と形質変更時要届出区域に分けられている．
いずれも汚染の除去が行われた場合には，指定を解除することが定められている．
要措置区域とは，土壌汚染の摂取経路があり，健康被害が生じる恐れがあるため
に汚染の除去などの措置が必要な区域である．形質変更時要届出区域は，土壌汚
染の摂取経路がなく，健康被害が生じる恐れがないため，汚染の除去などの措置
が不要な区域（摂取経路の遮断が行われた区域を含む）をいう．

　土壌汚染対策法の趣旨の1つとして「汚染された土壌を適切に管理していくこ
と」があり，汚染物質を「きれいな土」や「コンクリートなど」により物理的に
遮断する方法を用いて，**「封じ込め」**が可能な場合，対策として指示される．汚
染土壌の撤去は，撤去した土壌を適切に管理できないと，新たな汚染の原因とな
るので，例外的な措置として定められている．汚染土壌を搬出する場合は，事前
に届け出ること，管理票の交付・保存すること，および都道府県知事に許可され
た汚染土壌処理業者に委託することが定められている．

まとめ

- ・土壌汚染の原因は，重金属と揮発性有機化合物と農薬またはPCBに分類されている．
- ・土壌汚染の対策は，汚染の除去よりも汚染による健康被害のリスク管理が重視されている．
- ・土壌汚染による農作物への影響で特に問題となっているのが，カドミウムによるコメの汚染である（詳細は「1-3-4　無機物質による傷害」p.89を参照）．

3-6 大気環境

日常生活あるいは産業活動によって発生する大気汚染物質の種類や発生動向，および健康影響について学習し，さらには大気汚染物質による生活環境の汚染や破壊を防止するための法制度や対策について理解する．この節では，大気環境に関して以下のような項目を学習の到達目標とする．

SBOs
・主な大気汚染物質を列挙し，その推移と発生源，健康影響について説明できる．
・大気汚染に影響する気象要因（逆転層等）を概説できる．
・排煙の脱硫および脱硝処理について概説できる．

3-6-1 空気の物理・化学的性状

　空気とは，大気圏の下層部分（地上から $10 \sim 12\,km$ まで）にあたる対流圏を構成する気体である．乾燥した空気の組成は，主として窒素 78.09％，酸素 20.95％，アルゴン 0.93％，二酸化炭素 $0.03 \sim 0.04$％の 4 成分で構成されており，これらで全体の 99.99％ を占めている．このうち，二酸化炭素は，石油や石炭等の化石燃料の消費拡大，および森林の伐採によって増加傾向にあり，地球温暖化との関連性も指摘されている．通常の空気には水蒸気が含まれるが，その濃度は $1 \sim 4$％であり，場所や天候・気温によって増減する．さらには，二酸化硫黄，二酸化窒素，一酸化炭素，非メタン系炭化水素，オゾン等の都市気体成分を特徴付ける成分も存在する．空気，特に酸素は人間の生命維持に不可欠であり，空気中の酸素濃度が 18％以下の状態を酸素欠乏といい，$11 \sim 12$％になると低酸素血症を起こし，10％以下では呼吸困難，7％以下では死に至る．その他にも，空気は気象条件の形成，騒音，臭気，汚染物質等の媒体として人の健康や生活環境に大きく影響を及ぼしている．

　空気中には気体成分のほか，霧，雨滴，雪片，土壌粒子，海塩粒子，花粉，微生物等の液体や固体の微粒子が浮遊しているが，雨滴や雪片等以外の浮遊微粒子をエアロゾル aerosol（p.100）という．エアロゾルはさまざまな粒径をもっているが，粒径 $10\,\mu m$ 以下のものは呼吸器に強い障害を及ぼすので，浮遊粒子状物質として大気汚染物質に指定されている．浮遊微粒子は一次および二次粒子状物質に分類される．**一次粒子状物質**は発生源から大気中へ直接放出される物質であり，花粉，土壌粒子，海塩粒子，道路の粉じん，ばい煙等が含まれる．一方の**二次粒子状物質**は，気体として大気中に放出された物質が，大気中での化学反応によって粒子状になったものであり，微小な粒子であることが特徴である．例えば，大気中の二酸化硫黄が酸化され，水と結合すると硫酸エアロゾルとなる．さらに

硫酸がアンモニアと反応すると硫酸アンモニウムの粒子となる.

3-6-2　環境基準

　現在のわが国における環境対策に関する基本法は，1993年に制定された環境基本法である．環境基本法に基づいて定められている環境基準のうち，大気汚染に係る環境基準は二酸化硫黄，二酸化窒素，一酸化炭素，浮遊粒子状物質，および光化学オキシダントの5種類の大気汚染物質について設定されている．この基準値は，それぞれの大気汚染物質に関して，人の健康を保護し，生活環境を保全する上で維持されることが望ましい濃度を示しており，公害防止の具体的な目標値となるものである．これらの大気汚染物質については，大気中濃度が全国各地の測定局（一般環境大気測定局と自動車排出ガス測定局）で常時自動観測されている．他方，ベンゼン，トリクロロエチレン，テトラクロロエチレンおよびジクロロメタンの4物質については，有害大気汚染物質として環境基準が定められている．また2009年には，微小粒子状物質（$PM_{2.5}$）に関する環境基準値が追加設定された．これらに加えて，ダイオキシン類対策特別措置法によって，ダイオキシン類の大気中環境基準が設定されている．さらには，自動車等の移動発生源による局地汚染対策として，自動車から排出される窒素酸化物および浮遊粒子状物質の総量を抑制するために，自動車から排出される窒素酸化物および粒子状物質の特定地域における総量の削減等に関する特別措置法（自動車 NO_x・PM 法）が制定されている．

　大気汚染を防止するために定められている法律としては，上述のダイオキシン類対策特別措置法や自動車NO_x・PM法のほか，1993年に制定された大気汚染防止法がある．大気汚染防止法は，ばい煙，揮発性有機化合物，粉じん，有害大気汚染物質，および自動車排出ガスの5種類を対象としている．このうち，粉じんに関しては，人の健康に被害を生じるおそれのあるものを特定粉じん，それ以外のものを一般粉じんと定めている．特定粉じんには，現在はアスベスト（石綿）が指定されている．

　大気汚染防止法において大気汚染物質として規定されている物質は，以下のものである．

1. ばい煙

　ばい煙としては，① 燃料その他の物の燃焼に伴い発生する硫黄酸化物，② 燃料その他の物の燃焼または熱源としての電気の使用に伴い発生するばいじん，③ 物の燃焼，合成，分解その他の処理（機械的処理を除く）に伴い発生する有害物質の3種類の物質が定義されている．

2. 粉じん

　粉じんとは，物の破砕，選別その他の機械的処理または堆積に伴い発生したり，飛散したりする物質であり，採石場や鉱山等でよく発生する．

有害物質

　カドミウムおよびその化合物，塩素および塩化水素，フッ素，フッ化水素およびフッ化ケイ素，鉛およびその化合物，および窒素酸化物をいう．

3. 自動車排出ガス

自動車排出ガスは，自動車の運行に伴って発生する人の健康または生活環境に被害を与える物質であり，一酸化炭素，炭化水素，鉛化合物，窒素酸化物，および粒子状物質の5種類がある．

4. 特定物質

特定物質は，物の合成，分解その他の化学的処理に伴って発生する人の健康または生活環境に被害を与える物質である．また，これらの物質を発生する施設（ばい煙発生施設を除く）を特定施設という．

3-6-3 大気汚染物質とその発生源の動向，およびその健康影響

大気汚染物質は，発生源から直接排出される一次汚染物質，一次汚染物質が大気成分や他の汚染物質の共存下に光化学反応等で変化して生じる二次汚染物質の2つに分類される．一次汚染物質には硫黄酸化物，窒素酸化物，一酸化炭素，浮遊粒子状物質等があり，二次汚染物質には光化学オキシダントや硫酸ミスト等がある．また発生源は，工場等の固定発生源と自動車や航空機等の移動発生源とに分けられる．

二酸化硫黄の環境基準達成率は，2014年度（平成26年度）は，一般環境大気測定局（一般局）が99.6%，自動車排出ガス測定局（自排局）が100%であり，ほぼすべての地点が環境基準を達成している．一酸化炭素に関しては，一般局と自排局のすべての地点において，2014年度は環境基準を達成している．二酸化窒素と浮遊粒子状物質に関しては，環境基準達成率（2014年度）は，それぞれ一般局100%，自排局99.5%，一般局99.7%，自排局100%であり，いずれも極めて高い．しかし，光化学オキシダントについては，環境基準の達成率（2014年度）が一般局では0%，自排局では3.6%であり，極めて低い状況になっている．また，微小粒子状物質についても一般局37.8%，自排局25.8%となっており，環境基準の達成率（2014年度）は低い．

1 二酸化硫黄

大気中の硫黄酸化物 SO_x のほとんどは，二酸化硫黄 SO_2 と三酸化硫黄 SO_3 である．SO_x は燃焼によって，石炭や重油等の燃料に含まれている硫黄が酸化され発生するが，その大部分は SO_2 である．SO_2 は大気中でオゾン等の過酸化物や紫外線等により SO_3 となり，これに水分が結合すると硫酸ミストとなる．主な発生源はボイラー等の固定発生源である．自動車等の移動発生源の寄与は，燃料のガソリンの硫黄含有量が少ないため大きくはない．SO_x は人の呼吸器粘膜を刺激し，ぜんそく様の発作や気管支炎等を起こす．四大公害病の1つである四日市ぜんそくの原因物質は硫黄酸化物であった．また，酸性雨の原因物質にもなる．

特定物質

アンモニア，フッ化水素，シアン化水素，一酸化炭素，ホルムアルデヒド，メタノール，硫化水素，リン化水素，塩化水素，二酸化窒素，アクロレイン，二酸化硫黄，塩素，二硫化炭素，ベンゼン，ピリジン，フェノール，硫酸（三酸化硫黄を含む），フッ化ケイ素，ホスゲン，二酸化セレン，クロルスルホン酸，黄リン，三塩化リン，臭素，ニッケルカルボニル，五塩化リン，およびメルカプタンの28種類が定められている．

ミスト

大気中の粉じんを核として周囲に液体が凝縮する，あるいは液体が微細に分散することで形成される微細な液滴コロイドであり，エアロゾルの一種である．

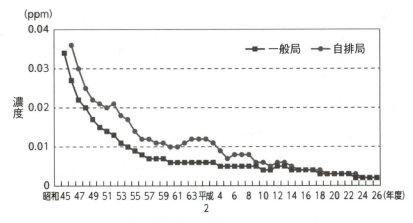

図 3-14 二酸化硫黄濃度の年平均値の推移
(環境省「環境・循環型社会・生物多様性白書 平成28年度版」より)

SO$_2$濃度の年平均値の推移は，図3-14のとおりである．1960年代後半には，脱硫対策の極めて不十分な重油等が大量消費されていたため，SO$_2$濃度は0.06 ppmにも達していた．しかし，大気汚染防止法によって，ばい煙発生施設の排出口濃度を煙突の有効高さ（H_e）と地域ごとに定めたK値から算出した値（Q）で規制した（いわゆるK値規制）結果，急激にSO$_2$濃度は低下し，1985年度（昭和60年度）以後は0.01 ppmのレベルとなった．現在では，一般局および自排局ともに年平均値0.002 ppm前後と極めて低い濃度で落ち着いている．

わが国においてSO$_2$汚染が著しく改善されたのは，施設単位の排出基準（K値規制）および工場単位の総量規制基準による排出規制，固定発生源における低硫黄燃料の使用，高性能の排煙脱硫装置の設置等の諸対策が講じられたことによる．

2 一酸化炭素

一酸化炭素COは，ヘモグロビンとの結合力が酸素よりも200倍以上強く，体内各組織への酸素の運搬・供給を阻害する．そのために，貧血，頭痛，めまい等の症状を引き起こし，重症の場合には死亡させる．大気中のCOは燃料の不完全燃焼によって発生するが，主な発生源はガソリン車であり，特にアイドリングや減速の際の排出ガス中に多く含まれる．

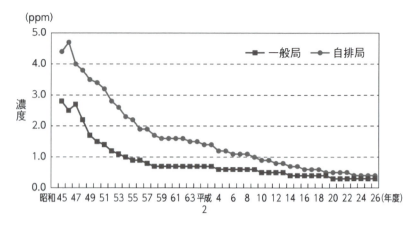

図 3-15　一酸化炭素濃度の年平均値の推移
（環境省「環境・循環型社会・生物多様性白書　平成28年度版」より）

一般局および自排局のCO濃度の年平均値の推移は，図3-15のとおりである．1966年に自動車の排出ガスに対する規制が開始され，その後も逐次強化されてきた結果，大気中のCO濃度は大幅に改善され，一般局および自排局の年平均値は，現在では0.3 ppmおよび0.4 ppm程度となっている．近年では，一般局における測定値はほぼ横ばい，自排局における測定値は漸減傾向となっている．

3　二酸化窒素

燃焼温度が1,500 ℃を超えると，大気中の酸素と窒素とが反応して，一酸化窒素NOや**二酸化窒素**NO_2の**窒素酸化物**NO_xが生成する．燃焼時に発生する窒素酸化物の大部分はNOであるが，大気中で酸化されNO_2に変化する．NO_x発生への寄与としては，燃料中に含まれている窒素の酸化（**フューエルNO_x**）よりも，高温燃焼に起因する大気中の窒素の酸化（**サーマルNO_x**）のほうがはるかに大きい．発生源として，ボイラー等の固定発生源，および自動車，船舶，航空機等の移動発生源が主であるが，一般家庭でもストーブ，コンロ，タバコ等から発生する．NO_xは血液中ではメトヘモグロビンを生成して毒性を発揮する．NOは血液中でヘモグロビンと結合しやすく，酸素の約30万倍の親和性を示す．一方，NO_2は気管支炎や肺気腫等の肺障害を引き起こす．NO_2の年平均濃度が0.03 ppmを超える地域では，児童においてぜんそく様症状の発生率が高くなる傾向が認められている．NO_2は光化学反応によってオゾン等の光化学オキシダントを生成するほか，SO_xと同様に酸性雨の原因物質にもなる．

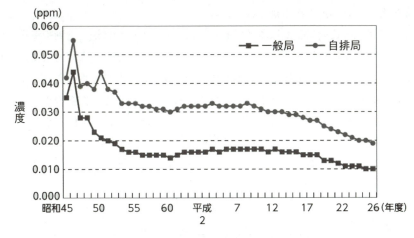

図 3-16　二酸化窒素濃度の年平均値の推移
（環境省「環境・循環型社会・生物多様性白書　平成 28 年度版」より）

　NO_2 濃度の年平均値の年次推移を図 3-16 に示した．一般局，自排局ともに，近年は年平均値が緩やかに低下しており，2014 年度（平成 26 年度）には一般局が 0.010 ppm，自排局が 0.019 ppm となっている．NO_x の移動発生源対策として，自動車等から排出される NO_x の総量を抑制するための法的規制強化がうち出され，自動車交通が集中している大都市とその周辺地域については，自動車 NO_x・PM 法に基づいた種々の削減対策が講じられている．一方，固定発生源対策として，ばい煙発生施設については，施設ごとの排出規制が行われている．また工場が集中する地域については，工場単位での排出の総量規制が実施されている．これらの規制のほか，排煙脱硝装置の設置や NO_x 排出抑制技術の開発も進んでいる．

4　浮遊粒子状物質

　環境基準に定める**浮遊粒子状物質** suspended particulate matter（SPM）は，大気中に浮遊する粒径 10 μm 以下の微小な粒子状物質である．浮遊粒子状物質には**ダスト**，**ヒューム**，**ミスト**の 3 種類が存在するが，ダストは粒径 1 μm を超える固体粒子，ヒュームは粒径 0.1〜1 μm の固体粒子，ミストは液体のコロイドである．一方，粒径 10 μm 以上の粒子状物質は，自然に地表へと降下することが多いので，降下ばいじんと呼ばれる．浮遊粒子状物質は，人に吸入されると気管支や肺胞に達するが，粒径 0.1〜1 μm のものは肺の深部にまで到達して沈着し，種々の健康障害を引き起こす．とくに無機の微粒子が肺胞にまで達すると，リンパ節に大きな繊維化結節が形成され肺機能が著しく低下する．

　粒子状物質の吸引による疾患をじん肺症という．じん肺は粒子状物質の種類により，ケイ肺，アルミナ肺，アスベスト肺，炭素肺等に分類される．なかでも天然鉱石に由来する繊維状ケイ酸塩であるアスベスト（石綿）は，肺がんや中皮腫

の発生との強い関連性が指摘されている．

　浮遊粒子状物質の発生源は多様であり，人為的なもののほか，土壌や海洋，火山等から発生する自然起源のものが含まれる．しかしながら，大気汚染物質として問題となるものは，鉱物堆積場等の施設から粉じんとして発生したり，化石燃料の燃焼に伴って発生したりする．燃焼に関しては，工場や事業場のボイラーや焼却炉等から排出されるばい煙，ディーゼル車から排出される黒煙 diesel exhaust particle（DEP）等に浮遊粒子状物質は多く含まれる．しかも，これら浮遊粒子状物質には，発がん性の高い多環芳香族炭化水素が吸着していることも多い．

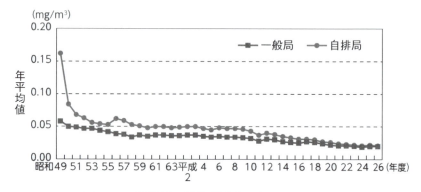

図 3-17　浮遊粒子状物質濃度の年平均値の推移

（環境省「環境・循環型社会・生物多様性白書　平成28年度版」より）

　浮遊粒子状物質の大気中濃度の年平均値の推移を図 3-17 に示した．一般局，自排局ともに，近年は緩やかな減少傾向が続いており，2014年度（平成26年度）には一般局が 0.020 mg/m^3，自排局が 0.021 mg/m^3 となっている．工場から排出される浮遊粒子状物質に関しては，大気汚染防止法により規制されている．また，自動車の排出ガスに関しては，ディーゼル車の排出ガスの規制強化が図られ，自動車交通が集中している大都市およびその周辺地域については，自動車 NO_x・PM 法に基づいた種々の削減対策が講じられている．

5　光化学オキシダントと非メタン系炭化水素

　光化学オキシダントとは，オレフィン類やアルキルベンゼン等の非メタン系炭化水素と窒素酸化物 NO_x とから，太陽光の紫外線による光化学反応で生じたオゾン O_3 やペルオキシアシルナイトレート peroxyacyl nitrate（**PAN**）等の過酸化物であり，二次汚染物質の代表的なものである．光化学オキシダントの原因となる非メタン系炭化水素は，NO_x と同様に自動車から排出されるが，その他にも塗装工場，印刷工場等の炭化水素類を成分とする溶剤を使用する工場や事業場からも排出される．オゾン，PAN，アルデヒド等の光化学オキシダントは，光化学スモッグの原因物質でもある．

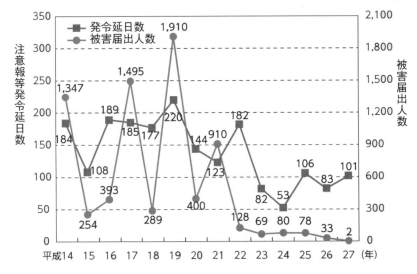

図 3-18 注意報の発令回数および被害届出人数の推移
（環境省「環境・循環型社会・生物多様性白書 平成 28 年度版」より）

　わが国では，光化学オキシダントの主成分は O_3 であり，光化学オキシダントの有害作用は主に O_3 によるものである．人に対しては目や咽喉等の粘膜を刺激するため，涙が出たり喉が痛くなったりする．植物に対しても葉の変色等がみられる．またゴムを劣化させる作用が強く，自動車のタイヤ等が被害を受ける．光化学オキシダント濃度の 1 時間値が 0.12 ppm 以上になると，その状態が継続すると認められる場合には注意報を発令し，屋外での運動をさける等の被害を防ぐための措置がとられる．光化学オキシダント濃度は，全国のほとんどの地域で依然として環境基準を超えている．しかし，注意報の発令回数や被害届出人数は，近年では減少する傾向にある（図 3-18）．また，非メタン系炭化水素の濃度についても，一般局，自排局ともに緩やかに減少している（図 3-19）．2014 年度（平成 26 年度）の濃度は，一般局では 0.14 ppmC，自排局では 0.17 ppmC となっている．

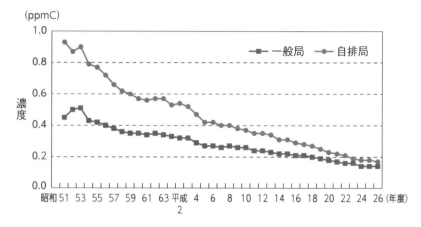

図 3-19 非メタン系炭化水素濃度の年平均値の推移
（環境省「環境・循環型社会・生物多様性白書 平成28年度版」より）

6 微小粒子状物質

　大気中に浮遊している浮遊粒子状物質のうち，粒径が2.5 μm以下の超微小粒子を微小粒子状物質（PM$_{2.5}$）という．2009年には，1年平均値が15 μg/m^{3}以下であり，かつ1日平均値が35 μg/m^{3}以下であるという環境基準が定められた．さらに2014年には，注意喚起のための暫定指針が定められた．2014年度（平成26年度）時点では，一般局672局および自排局198局で常時監視が行われており，速報値が逐次公表されている．この年度の年平均値は，一般局が14.7 μg/m^3，自排局が15.5 μg/m^{3}となっている．

3-6-4　大気汚染の気象要因

1 逆転層の種類と成因

　大気汚染に影響する気象条件に大気安定度がある．一般に空気の温度は地表面では高く，上層に行くに従って低くなる．乾燥した空気では100 m上昇するごとに0.98℃ずつ温度が低下するが，これを乾燥断熱気温減率という．地表近くの暖められた空気は，上空の冷たい空気よりも軽い．そのために，上空の空気との入れ代わりが起こり，大気に動きが生じる．このような状態を大気が不安定であるという．この場合には，地表近くに存在する汚染物質が上空に向けて拡散されるため，大気汚染は生じない．これとは逆に，上空の空気の温度が地表近くよりも高い場合には，大気の動きと汚染物質の上空への拡散が起こらない．このような状態を大気が安定であるという．例えば，地表面が急に冷やされると地表近くの空気が低温となり，上空の空気が高温のままに留まることとなる．これが気温の逆転層であり，汚染物質の拡散が不十分となってスモッグ等が発生しやすくな

る.

逆転層は，その成因により以下のように区別される.

1. 放射性（接地）逆転

日没後の地表面は，熱放射によって大気よりも先に冷やされる．そのため，地表近くの気温が下がり，地表からある高さまでは，上空に行くにつれて気温が上昇することがある．これを放射性（接地）逆転という．年間を通じて発生するが，特に冬季に多い．高気圧が広がり，微風（3 m/秒以下）の晴天の夜間によく発生する．逆転層の高さは地上 150 ～ 250 m である．逆転層に閉じこめられた汚染物質は地表が暖められると分解し，大気の対流によって地表近くに運ばれる．

2. 地形性逆転

局地的な地形によるものであり，盆地，深い入り江，谷間等で形成されやすい．夜間に冷却された空気が斜面に沿ってゆっくりと底部へ流入することで逆転層ができる．この底部に工場等の汚染物質の排出源があれば，局地的な大気汚染を生じることがある．

3. 沈降性逆転

高気圧の上空では空気の沈降が生じる．沈降空気は乾燥断熱率（100 m 当たり1℃）で昇温するため，下層よりも気温が高くなり逆転層ができる．

4. 前線性逆転

前線には寒冷前線と温暖前線があるが，いずれの場合でも冷たい気流と暖かい気流が接触する不連続面を境にして気温が逆転する．

2 風向（海風・陸風）

陸地と海とを比べると，陸地の方が暖まりやすく，また冷えやすい．したがって，晴れた日の昼間は陸地の方が海よりも温度が上がり，陸地に接した空気は暖められ，密度が小さくなり上昇する，これを補う形で海から空気が入り込む．これが海風である．逆に夜間には，海の方が暖かいため，海の空気が上昇し，これを補う形で陸地から空気が流れ出す．これが陸風である．海風と陸風では，一般には海風の方が大きい最大風速となる．また，朝と夕方に海風と陸風が逆転するときには風が止まる．これを凪という．

3 日照・季節変動（ロサンゼルス型スモッグ，ロンドン型スモッグ）

スモッグは大気汚染物質の排出，気温の逆転層の形成，弱い風速の3つの要因がそろった場合に発生する．つまり，燃料から大気中に放出された汚染物質が，逆転層が形成され，かつ風速が弱いために上空や他所に逃げることができず，地上数百メートルの範囲に閉じ込められた場合に発生する．さらに，光化学スモッグでは強い日照も必要となる．スモッグが発生すると視界が悪くなり交通が混乱するほか，多くの汚染物質が滞留するために健康被害が続発する．

ばい煙と霧によるものはロンドン型スモッグ，光化学オキシダントによるもの

はロサンゼルス型スモッグと呼ばれる．1950年代，石炭を暖房用燃料としていたロンドンでは，冬の晴れた無風の夜間にスモッグが発生した．このスモッグの代表的な汚染物質は，SO_2等の硫黄酸化物であった．一方，自動車交通が急速に発達したロサンゼルスでは，その排出ガスに含まれる窒素酸化物，一酸化炭素および炭化水素による大気汚染が深刻化した．そして，夏の晴れた昼間には，太陽光の紫外線による光化学反応によって光化学オキシダントが生成され，これを原因とする光化学スモッグが発生した．

4 偏西風・貿易風

　偏西風と貿易風は地球規模における大気の大循環であり，一年を通して吹いている．赤道付近の強い日射で暖められ上昇した空気は，緯度30°付近で吹き下ろして高気圧となる．この高気圧から吹き出す風は，南側では東から西へと吹く貿易風となり，北側では逆に西から東へと吹く偏西風となる．偏西風は高度とともに強くなり，対流圏の界面付近で風速が最大となる．特に，冬には毎秒100mに達し，ジェット気流と呼ばれる．

3-6-5　排煙処理

1 固定発生源の排煙処理

① 排煙脱硫法
　排煙脱硫法は，その原理によって吸収法，吸着法，接触酸化法に分類される．

1. 吸収法
　SO_2と化学的に反応しやすい化合物を吸収剤として排出ガスに接触させ，SO_2を分離する方法である．湿式法と乾式法とがあるが，乾式法では脱硫率が劣るため，湿式法が主流である．湿式法には水酸化ナトリウム溶液による吸収法，アンモニア水溶液による吸収法，石灰や消石灰による吸収法がある．

（1）水酸化ナトリウム溶液による吸収法
$$2NaOH + SO_2 \longrightarrow Na_2SO_3 + H_2O$$
$$Na_2SO_3 + 1/2O_2 \longrightarrow Na_2SO_4$$

（2）アンモニア水溶液による吸収法
$$2NH_3 + SO_2 + H_2O \longrightarrow (NH_4)_2SO_3$$
$$(NH_4)_2SO_3 + 1/2O_2 \longrightarrow (NH_4)_2SO_4$$

（3）石灰や消石灰による吸収法
$$Ca(OH)_2 + SO_2 \longrightarrow CaSO_3 + H_2O$$
$$CaCO_3 + SO_2 \longrightarrow CaSO_3 + CO_2$$
$$CaSO_3 + 1/2O_2 \longrightarrow CaSO_4$$

2. 吸着法

活性炭の固体粒子に吸収・吸着させる方法である.

3. 接触酸化法

シリカ等の担体に保持させた五酸化バナジウム・硫酸カリウムの触媒層を用いて SO_2 を接触酸化し, 無水硫酸として除去する方法である.

② 排煙脱硝法

燃焼に伴って発生する窒素酸化物の 90 ～ 95％は, 水に難容性で反応性に乏しい一酸化窒素 NO である. そのため, 脱硝処理は脱硫処理よりも難しい. 固定発生源に対する脱硝処理には, アンモニアを還元剤として接触還元を行う乾式選択接触還元法 (アンモニア接触還元法) が広く用いられている.

(1) 乾式選択接触還元法 (アンモニア接触還元法)

$$6NO + 4NH_3 \xrightarrow{\text{触媒}} 5N_2 + 6H_2O$$

$$6NO_2 + 8NH_3 \xrightarrow{\text{触媒}} 7N_2 + 12H_2O$$

反応速度は 350 ～ 400℃ の高温で, 触媒は酸化チタンが用いられる.

一方では NO_x の生成を抑制する燃焼技術も多数開発されている. そのうちで, 最も一般的な燃焼技術は 2 段燃焼法である. この燃焼法では, 1 段目にはフューエル NO_x の N_2 への還元が促進され, 2 段目ではサーマル NO_x の生成が抑えられる.

2 移動発生源の三元触媒法による排出ガス処理

NO_x の移動発生源のうち, ガソリン車の排出ガスに対しては, 三元触媒による非選択的接触還元法が用いられている. 三元触媒では, 排出ガスに含まれる有害物質である炭化水素, 一酸化炭素, 窒素酸化物をプラチナ, パラジウム, ロジウムを使用した触媒装置によって同時に除去する. つまり, 炭化水素は水と二酸化炭素に酸化され, 一酸化炭素は二酸化炭素に酸化される. また窒素酸化物は窒素に還元される. 効率的な酸化・還元のためには, ガソリンと空気が完全燃焼し, かつ酸素が余らない理論空燃比とすることが必要である.

まとめ

- 空気は窒素 78.09%，酸素 20.95%，アルゴン 0.93%，二酸化炭素 0.03 ～ 0.04%などで構成されている．
- 環境基本法によって，二酸化硫黄，二酸化窒素，一酸化炭素，浮遊粒子状物質，光化学オキシダント，微小粒子状物質，ベンゼン，トリクロロエチレン，テトラクロロエチレン，およびジクロロメタンについて環境基準が定められている．
- 二酸化硫黄，一酸化炭素，二酸化窒素および浮遊粒子状物質は，全国のほとんどの地点で環境基準を達成している．
- 光化学オキシダントと微小粒子状物質については，環境基準の達成率は極めて低い．
- 気温の逆転層が形成されると汚染物質の拡散が不十分となり，スモッグ等が発生しやすくなる．
- 排煙脱硫法は吸収法，吸着法，接触酸化法に分類されるが，湿式の吸収法が主流である．

第3章　環境衛生

263

3-7　室内環境

　室内で大半の時間を過ごす現代の生活で，その健康影響は，衛生上重要な問題である．また，学校薬剤師の業務でもその測定は重要な部分を占める．
1) 室内環境がどのような健康影響を及ぼすのか
2) 室内環境をどのように評価するのか
3) 衛生的な環境を維持するためにどのような基準が設けられているのか
という視点で室内環境について学んでほしい．

SBOs
・室内環境を評価するための代表的な指標を列挙し，測定できる．（知識技能）
・室内環境と健康との関係について説明できる．

3-7-1　室内空気環境の指標の評価

　室内の環境は，室内空気と照度と騒音に大別できる．さらに，室内空気に関連する指標には，体感温度に関連する温度条件と空気の汚染の指標となる項目があげられる．室内空気の汚染に関しては次項で述べる．室内環境に関連する法令として，「建築物における衛生的環境の確保に関する法律」（通称：建築物衛生法，ビル衛生管理法またはビル管法）や労働安全衛生法および学校保健安全法などがあげられる．

1 気温（温度）

　ヒトの温度感に影響を与える因子として，気温，気湿，気動，輻射の4つがあげられ，温熱4要素と総称することがある．気温は通常摂氏（℃）で表す．気温の測定に利用されている温度計には様々な種類があるが，室内環境の測定に汎用されるアスマン通風乾湿計について説明する．図3-20に示すように，クロムメッキされた二重の金属中に温度計を内蔵し，送風機により一定速度で通風することで，輻射熱や気動の影響を排除して，一定条件で温度および湿度を測定することができる．乾球示度は気温を示し，湿球は温感部をガーゼで覆い，測定時に湿らせることで，気化熱を利用して湿度などを求めるために利用する．

　ヒトが快適と感じるのは，熱産生と熱放散が釣り合って，体温の維持のために発汗や余分な熱産生が必要とならないときである．建築物衛生法（巻末付録表3-7-1）では，17～23℃が，学校環境衛生基準（巻末付録表3-7-2）では，冬期は18～20℃が，夏期は30℃以下が望ましいとされている．

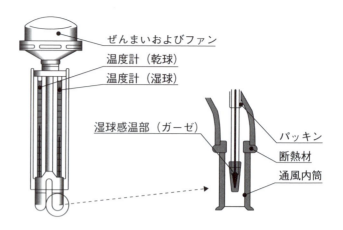

図3-20 アスマン通風乾湿計

2 気湿（湿度）

気湿は，絶対湿度と相対湿度の2つの表し方がある．**絶対湿度**は，試料空気中の水蒸気量を1 m³当たりの重さ（g/m³）で表す．**相対湿度**は温度と気圧が等しいときの飽和水蒸気圧に対する試料空気の水蒸気圧の比で，100分率（％）で表す．通常は相対湿度が用いられる．アスマン通風乾湿計の乾球示度と湿球示度の価をTetensの式

$$f(t) = 6.11 \times 10^{7.5 \times t/(t+237.3)}$$

に代入して，乾球示度と湿球示度に対する飽和水蒸気圧 f と f' をそれぞれ求める．これらの値と気圧から，以下の式を用いて，試料空気の水蒸気圧を求めて，相対湿度を計算する．

$$f = f' - 0.5(t - t')\frac{P}{755}$$

$$H = \frac{f}{F} \times 100$$

t ：乾球の示度（℃）
t' ：湿球の示度（℃）
f ：空気の水蒸気張力（Pa）
f' ：湿球示度 t' ℃に対する飽和水蒸気圧（Pa）
P ：気圧計の示度（Pa）
F ：乾球示度 t ℃に対する飽和水蒸気圧（Pa）
H ：相対湿度（％）

至適湿度は気温によっても異なり，15℃では70％，18～20℃では60％，21～23℃では50％，24℃以上では40％とされている．一般には，80％以上では湿潤感を，30％以下では強い乾燥感を与える．

3 気　動

　大気の動きを気流といい，一般に地表面近くの水平方向の気流を風という．室内空気の流動を気動といい，風速と同じ（m/s）の単位で表す．ヒトへの影響は気温や気湿などの条件でも異なるが，おおむね，1 m/secで体感温度が約3℃下がるといわれている．室内の気動は，熱線風速計（白金線の抵抗値が温度により変化することを利用した風速計）またはカタ冷却力から求める．いずれも気動に伴う熱の移動（冷却）を利用している．

4 黒球温度（輻射熱）

　輻射熱とは，熱をもった物質（太陽，暖房器具など）が放つ電磁波が別の物質にぶつかって熱に変わった時に発生する熱のことをいい，黒球温度計（図3-21）で測定する．一例として，太陽は電磁波（輻射・光）を出しており，それが私達に当たると熱（輻射熱）に変わるので，それを測定する．輻射熱の指標として以下の2つがある．

1) 実効輻射温度＝黒球温度(GT)－乾球温度(DB)

　　GT（Glove Temperature）：黒球温度（℃），DB（Dry Bulb Temperature）：乾球温度（℃）

2) 平均輻射温度 $= GT + 0.24F\sqrt{v}\ (GT - DB)$

　　v：気流（m/秒）

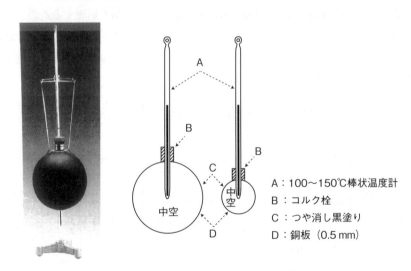

図3-21　黒球温度計

5 カタ冷却力

　カタ冷却力とは，ヒトの体温に等しい36.5℃の前後において，カタ温度計が周

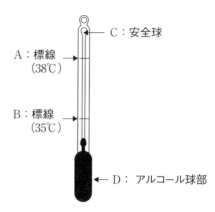

図3-22　カタ温度計

囲の空気によって冷却される速さを単位面積と単位時間当たりに奪われる熱量（mCal/cm²/s）で表したものである．図3-22に示すように，カタ温度計には38℃の標線Aと35℃の標線Bがあり，あらかじめ約60℃の温水で温度計のアルコール球部を温め，固定懸垂した状態で，標線Aをアルコールが通過してから標線Bを通過するまでの時間を秒数（T：sec）で測定する．各カタ温度計に固有のカタ係数（f：mCal/cm²）を時間で割った値（f/T）がカタ冷却力である．カタ冷却力には，乾カタ冷却力と湿カタ冷却力があり，カタ温度計が乾いた状態で測定するものが乾カタ冷却力で，カタ温度計のアルコール球部を純絹製の布で覆って，濡らした状態で測定するのが，湿カタ冷却力である．乾カタ冷却力は，輻射と伝導および気動による冷却力であるが，気動が最も強く影響するため，気温とカタ冷却力から次式により，気動を求めることができる．一方，湿カタ冷却力は輻射と伝導と気動に加えて，気化熱による冷却力で，衣服が汗ばんだ状態での熱損失の尺度となる．

気動 1 m/sec 以下のとき $\left(\dfrac{H}{\theta} \leq 0.6 \text{ のとき} \right)$

$$V = \left(\dfrac{H/\theta - 0.20}{0.40} \right)^2$$

気動 1 m/sec 以上のとき $\left(\dfrac{H}{\theta} \geq 0.6 \text{ のとき} \right)$

$$V = \left(\dfrac{H/\theta - 0.13}{0.47} \right)^2$$

V：気動（1 m/sec）
H：カタ冷却力
θ：36.5 $- t$℃（t℃は気温）

6　感覚温度

感覚温度は，ヒトの温度感（体感温度）に影響する湿度と気動の影響を補正し

感覚温度
　感覚温度は1923年にヤグロウにより提唱され，ビルの環境評価などに用いられるが輻射を考慮していない．詳細は省略するが，発汗まで考慮してGaggeらが開発した新有効温度は，相対湿度50％を基準として，作業強度や着衣量の情報も考慮する総合的な指標である．

た指標で，体感温度と等しい湿度が100％で，気動がない（0 m/s）条件の空気の温度と定義される．アスマン通風乾湿計の乾球示度および湿球示度と気動を測定して，感覚温度図表にあてはめて求める．50％以上のヒトが快適と感じる温度の範囲を快適帯といい，夏は19～24℃で，冬は17～22℃といわれている（図3-23）．感覚温度には熱輻射の影響が考慮されていないため，熱輻射の影響が強い場合に黒球温度計の示度を用いて，修正感覚温度を用いることがある．この他に，湿球黒球温度指数（WBGT）がスポーツ時の暑熱障害予防の指標として用いられる．WBGT（℃）は，湿球温度(WB)(℃)，黒球温度(GT)(℃)，気温（乾球温度(DB)）(℃) として，屋外で日射がある場合は WBGT = 0.7 × WB + 0.2 × GT + 0.1 × DB，屋内または日射がない屋外では WBGT = 0.7 × WB + 0.3 × GT として求める．

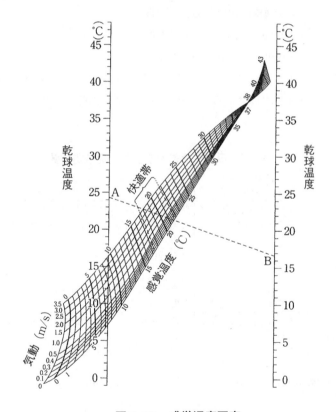

図 3-23 感覚温度図表
通常着衣・椅座位または軽作業（対流暖房）の場合．

また，夏の蒸し暑さの指標として，不快指数（DI）があり，DI = 0.72 ×（DB + WB）+ 40.6 で求められる．

7　CET & WBGT

① WBGT

WBGT（湿球黒球温度指数：Wet Bulb Globe Temperature, ℃：暑さ指数）は，熱中症を予防することを目的として 1954 年にアメリカで提案された指標であり，温熱指標の基本指標である，温度，湿度，輻射熱を取り入れた複合指標である．WBGT は，下記の式により算出される．

- 室外で太陽照射のある場合：WBGT = 0.7 NWB + 0.2 GT + 0.1 DB
- 室内もしくは室外で太陽照射のない場合：WBGT = 0.7 NWB + 0.3 GT

　　　NWB：Natural Wet Bulb Temperature（強制気流下ではない条件で測定した湿球温度：アウグスト温度計または気流なしで測定したアスマン通風乾湿計での乾球温度）

　　　GT：Glove Temperature（黒球温度）

　　　DB：Dry Bulb Temperature（乾球温度）

WBGT は，日本生気象学会から「日常生活に関する熱中症予防指針」（表3-8）として，日本体育協会からは「熱中症予防運動指針」（表3-9）として公表されている．

表3-8　日常生活に関する熱中症予防指針

温度基準 （WBGT）	注意すべき 生活活動の目安	注意事項
危険 （31℃以上）	すべての生活活動でおこる危険性	高齢者においては安静状態でも発生する危険性が大きい．外出はなるべく避け，涼しい室内に移動する．
厳重警戒 （28 〜 31℃ *）		外出時は炎天下を避け，室内では室温の上昇に注意する．
警戒 （25 〜 28℃ *）	中等度以上の生活活動でおこる危険性	運動や激しい作業をする際は定期的に充分に休息を取り入れる．
注意 （25℃未満）	強い生活活動でおこる危険性	一般に危険性は少ないが激しい運動や重労働時には発生する危険性がある．

*（28 〜 31℃）及び（25 〜 28℃）については，それぞれ 28℃以上 31℃未満，25℃以上 28℃未満を示す．

日本生気象学会「日常生活における熱中症予防指針 Ver. 3」（2013）より

第3章　環境衛生

表3-9　熱中症予防運動指針

気温（参考）	暑さ指数（WBGT）	熱中症予防運動指針	
35℃以上	31℃以上	運動は原則中止	WBGT31℃以上では，特別の場合以外は運動を中止する．特に子どもの場合は中止すべき．
31〜35℃	28〜31℃	厳重警戒（激しい運動は中止）	WBGT28℃以上では，熱中症の危険性が高いので，激しい運動や持久走など体温が上昇しやすい運動は避ける．運動する場合には，頻繁に休息をとり水分・塩分の補給を行う．体力の低い人，暑さになれていない人は運動中止．
28〜31℃	25〜28℃	警戒（積極的に休息）	WBGT25℃以上では，熱中症の危険が増すので，積極的に休息をとり適宜，水分・塩分を補給する．激しい運動では，30分おきくらいに休息をとる．
24〜28℃	21〜25℃	注意（積極的に水分補給）	WBGT21℃以上では，熱中症による死亡事故が発生する可能性がある．熱中症の兆候に注意するとともに，運動の合間に積極的に水分・塩分を補給する．
24℃未満	21℃未満	ほぼ安全（適宜水分補給）	WBGT21℃未満では，通常は熱中症の危険は小さいが，適宜水分・塩分の補給は必要である．市民マラソンなどではこの条件でも熱中症が発生するので注意．

（公団）日本体育協会「スポーツ活動中の熱中症予防ガイドブック」(2013) より

　労働環境では，高温環境に関する基準（表3-10）として，CET と共に用いられている．

表3-10　高温環境に関する基準

作業の強さ	許容温度条件	
	WBGT（℃）	CET（℃）換算値
RMR〜1（極軽作業）	32.5	31.6
RMR〜2（軽作業）	30.5	30.0
RMR〜3（中等度作業）	29.0	28.8
RMR〜4（中等度作業）	27.5	27.6
RMR〜5（重作業）	26.5	27.0

② CET

　CET（Corrected Effective Temperature：修正実効温度）は，感覚温度図表のDB を GT に変えた図表より算出したもの．また，WBGT からの下式により算出される．

$$CET(℃) = 0.786\,WBGT(℃) + 6.01$$

8 照 度

照度とは，ある光源により照らされた場所の明るさで，その強さは光源からの距離の2乗に反比例する．照度の単位はルクス（lx）が用いられるが，1 lx は 1 カンデラ（cd）の光源から 1 m の距離における明るさ，または，1 m² 当たり 1 ルーメン（lm）の光束を受けた明るさに相当する．学校環境衛生基準では，教室の机上や黒板の照度として 500 lx が基準となっている．

9 騒 音

騒音とは，好ましくない音と定義されていて，不快感を与え生活活動の妨げになるようなすべての音と定義されている．ヒトへの影響として，睡眠妨害，精神疲労，難聴などがあげられる．音の大きさは圧力の変化として測定され，音圧（μPa）で表される．人の最小可聴限度が 20 μPa で，ジェット機の騒音が 20 Pa（100万倍）といわれている．また，人が感じる音の大きさは音圧の2乗に比例する．そこで，次式のように音圧の対数を音圧レベルと定義し，単位をデシベル（dB）で表す．基準音圧 P_0（20 μPa）として，測定された音圧 P に対して，$20 \times \log(P/P_0)$（dB）．上記のジェット機の騒音 20 Pa をこれに当てはめると，120 dB となる．

さらに人の音に対する感覚は周波数によって異なる（同じ音圧でも周波数が異なると大きさが違って聞こえる）ため，騒音計には耳の感度を代表する聴音補正回路が組み込まれている．補正回路には A・B・C の3種類の特性があり，A 特性が人の感覚に最も近いといわれており，JIS 規格では A 特性を用いることが定められている（図 3-24）．このようにして測定した値を A 特性音圧レベル（騒音レベル）という．単位は音圧レベルと同じデシベル（dB）で表す．騒音に係る環境基準（巻末付録表 3-7-3）は，午前 6 時から午後 10 時までの昼間と午後 10 時から午前 6 時までの夜間に分けて，地域ごとに定められている．

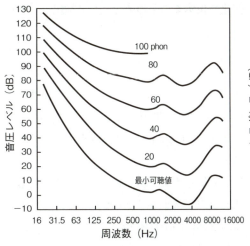
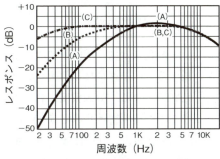

図3-24 人間の聴覚の周波数特性と騒音レベルの周波数重みづけ

3-7-2 室内空気環境と健康

　様々な要因で呼吸量は変化するが，大まかな推定として，ヒトは1日に約15 kgの空気を吸っている．水を約1〜1.5 L（kg）飲んでいることと比べると，呼吸している空気の量が多いことがわかる．室内空気は大気汚染などの影響も受けるが，建築物環境衛生管理基準には温度条件の他に汚染の指標として，二酸化炭素，一酸化炭素，浮遊粉じんおよびホルムアルデヒドの基準値が定められている．厚生労働省の衛生規範で，食品加工・調理現場に対して，落下細菌数の基準値が定められている．さらに，住宅などの気密性が高くなり，建材などから揮発する有機化合物による室内空気の汚染がシックハウス症候群の原因となることが問題となり，揮発性有機化合物の室内濃度指針値が定められた．

1　二酸化炭素

　大気中の二酸化炭素濃度は約0.04％であるが，室内ではヒトの呼気や各種燃焼器具の使用などによって増加する．二酸化炭素の毒性は強くはないが，室内の二酸化炭素濃度の増加は他の汚染物質などによる室内空気汚染の指標となると考えられており，通常，換気量の目安に二酸化炭素濃度が用いられる．二酸化炭素の濃度が4％以上になると，頭痛，耳鳴り，血圧上昇，めまいなどが起こる．さらに6％で呼吸困難となり，8〜10％で速やかに意識不明となり，チアノーゼを起こして呼吸が停止し，死に至る．労働衛生上の許容濃度は0.5％であり，建築物衛生法による環境基準では1000 ppm（0.1％）以下を，学校環境衛生基準では0.15％以下を基準としている．

　二酸化炭素濃度は測長法検知管を用いて測定する．検知管とは，ガラスのキャ

呼気中 CO_2 濃度

　ヒトの呼気中の CO_2 濃度は3〜5％である．

ピラリーに検知剤を充てんしたもので，ここに試料空気の一定量を導入し，二酸化炭素と検知剤の反応による pH の変化を指示薬の色の変化として検出し，濃度の測定に用いている．

2 一酸化炭素

一酸化炭素は，暖房や調理で化石燃料や炭などを使用する際の不完全燃焼で生成する．ヘモグロビンと強く結合し，酸素の運搬を阻害するため，全身が酸素欠乏状態となる．労働環境における許容濃度は 50 ppm で，建築物環境衛生管理基準や学校環境衛生基準では 10 ppm である．

二酸化炭素と同様に測長法検知管により測定する．検知管内で，一酸化炭素と亜硫酸パラジウムカリウムおよび塩化パラジウムナトリウムが反応し，パラジウムの還元に伴って酸性物質が発生する．反応の詳細は明らかになっていないが，pH 指示薬の変色を利用して検出・定量している．

毒性の詳細は 1-3-4 13, p.102 を参照．

3 浮遊粉じん

粉じんとは，空気中に浮遊している微細な粒子である．大気汚染防止法では，「物の破砕や選別などの機械的処理・堆積に伴い発生し，または飛散する物質」と定義されており，燃焼や化学反応などで生じる「ばいじん」と区別されている．炭鉱などの環境で，高濃度の粉じんに長期間曝露すると，肺に繊維増殖性の病変を生じる「じん肺」となる．また，いわゆるハウスダストには，カビやダニなどのアレルゲンが含まれており，アレルギー疾患の原因となる．学校環境衛生基準では，ダニまたはダニアレルゲンについて，100 匹 /m² またはこれと同等のアレルゲン量以下であることと定められている．

吸入された粉じんは，粒子径が大きいと上気道で沈着し粘液とともに排出されるが，粒子径が 10 μm 以下になると肺胞に達して，有害である．また，粒子径が小さいものは一度舞い上がると沈降しにくく，吸入曝露しやすい．そのため，建築物環境衛生管理基準では，相対沈降径が 10 μm 以下のものを浮遊粉じんとして，0.15 mg/m³ 以下と定めている．また，学校環境衛生基準では，浮遊粉じんの基準として 0.10 mg/m³ 以下としている．ちなみに，大気の環境基準では，浮遊粒子状物質として，1 時間値の 1 日平均値が 0.10 mg/m³ 以下であり，かつ，1 時間値が 0.20 mg/m³ 以下であることと定められている．

塵埃（じんあい）
一般に空気中に浮遊している粒子を塵埃という．

詳細は 1-3-4 10, p.100 を参照．

浮遊粉じんの測定法
浮遊粉じんの測定法として，「グラスファイバーろ紙（0.3 μm のステアリン酸粒子を 99.9 ％以上捕集する性能を有するものに限る．）を装着して相対沈降径がおおむね 10 μm 以下の浮遊粉じんを重量法により測定する」とされている．

4 微生物

空気中に浮遊する微生物は，一般にほこりなどの粒子に付着している．室内空気の汚染の目安として落下細菌数が指標として用いられる．落下細菌数は，一定時間開放した一定面積の寒天平板上に落下して発育する細菌の総数をいう．通常，空気から直接病原菌を検出することは困難であるが，落下細菌数は空気の汚染の指標として用いられている．水道水質の一般細菌数と同様である．特に調理場な

どの食品加工に関して，落下細菌数の基準が衛生規範に定められている．

　微生物による室内空気の汚染が健康に影響する問題として，レジオネラ菌による感染症があげられる．レジオネラ菌は空調用の冷却塔や循環式給湯設備などで繁殖しやすく，レジオネラ菌を含む飛沫を吸い込むと，肺炎を引き起こすことがある．一般の健康な人では，感染のリスクは低いが，大量の菌を吸い込むと感染の恐れがある．日本でも温泉施設などで感染事例が報告されている．ヒトからヒトへの感染は報告されていないので，患者の隔離は必要ないとされている．

5　揮発性有機化合物 volatile organic compounds（VOCs）

　近年，建物の高気密化に伴い，建材などから揮発する有機化合物の健康影響が問題となっている．特に，ホルムアルデヒドは粘膜への刺激が強く，また，IARC の分類でグループ1の「ヒトへの発がん性あり」とされている．ホルムアルデヒドは木材や接着剤の防腐剤などに広く用いられており，室内空気の汚染が問題となった．空気中のホルムアルデヒド濃度が0.8 ppm で臭気を感じ，2〜3 ppm で軽い刺激を感じる．建築物衛生管理基準や学校環境衛生基準では，0.08 ppm 以下と定められている．

　さらに揮発性有機化合物について，厚生労働省により室内濃度指針値が定められ，トルエンやキシレンなどの溶剤，防虫剤として用いられるパラジクロロベンゼンなどの13物質に対して基準値と測定法が定められている（表3-11）．学校環境衛生基準でもホルムアルデヒド，トルエン，キシレン，パラジクロロベンゼン，エチルベンゼン，スチレンの6物質に対して，同一の基準とされている．これらの指針値はリスク評価に基づいた健康指針値であり，その濃度以下であれば通常の場合その揮発性有機化合物が健康への悪影響は起こさないと推定された値である．

　より包括的な揮発性有機化合物に対する指標として，総揮発性有機化合物の暫定目標値が 400 μg/m^3 とされている．総揮発性有機化合物（TVOC）は揮発性有機化合物の総量と定義されていて，60種類の化合物がリスト化されているが，測定項目は確定されていない．総揮発性有機化合物の暫定目標値はリスク評価ではなく，実態調査に基づいて調査家屋の半数が達成できると考えられた値で，汚染の程度を表す目安である．

第3章　環境衛生

表 3-11　揮発性有機化合物の室内濃度指針値

揮発性有磯化合物	室内濃度指針値	発生源	人への影響
ホルムアルデヒド	$100\ \mu g/m^3$ (0.08 ppm)	合板，PB，集成材，壁紙接着剤，ガラス繊維断熱材など	鼻・のどの粘膜を強く刺激
トルエン	$260\ \mu g/m^3$ (0.07 ppm)	油性ニス，接着剤，木材保存剤など	神経行動機能・生殖機能低下
キシレン	$870\ \mu g/m^3$ (0.20 ppm)	油性ニス・ペイント，接着剤，木材保存剤など	新生児の中枢神経発達への悪影響
パラジクロロベンゼン	$240\ \mu g/m^3$ (0.04 ppm)	防虫剤・防ダニ剤，消臭剤など	アレルギー症状増大
エチルベンゼン	$3800\ \mu g/m^3$ (0.88 ppm)	有機溶剤（塗料），接着剤など	肝臓・腎臓機能低下
スチレン	$220\ \mu g/m^3$ (0.058 ppm)	発泡ポリスチレン，断熱材，合成ゴムなど	脳・肝臓機能低下
クロルピリホス	$1\ \mu g/m^3$ (0.07 ppb)	防蟻剤など	生殖器の構造異常
フタル酸ジ-n-ブチル	$240\ \mu g/m^3$ (0.02 ppm)	塩ビ製品など	生殖器異常
テトラデカン	$330\ \mu g/m^3$ (0.04 ppm)	塗料の溶剤，灯油	肝臓機能低下
フタル酸ジ-2-エチルヘキシル	$120\ \mu g/m^3$ (7.6 ppb)	可塑剤	生殖器の構造異常
ダイアジノン	$0.29\ \mu g/m^3$ (0.02 ppb)	殺虫剤	血漿および赤血球コリンエステラーゼ活性阻害
アセトアルデヒド	$48\ \mu g/m^3$ (0.03 ppm)	接着剤，防腐剤	成長遅延，鼻腔粘膜の異常
フェノブカルブ	$33\ \mu g/m^3$ (3.8 ppb)	防蟻剤	コリンエステラーゼ活性阻害
総揮発性有機化合物（TVOC）	暫定目標値 $400\ \mu g/m^3$	毒性学的知見から決定したものではないので個別の VOC 指針値とは独立して扱う．	

3-7-3　室内空気環境の保全

　上記の通り，室内空気環境の基準として，建築物衛生法の建築物環境衛生管理基準や学校環境衛生基準および労働安全衛生法などに様々な基準が定められている．室内空気の保全には換気が重要である．換気量は単位時間当たりに置換される空気量（m³/h）で表される．また，換気量を部屋の容積で除した値は，1時間当たりに室内の空気が入れかわる回数を示すので，換気回数という．2003 年に施行された改正建築基準法では，シックハウス対策として，住宅，学校，オフィス，病院などの居室に対して，換気回数 0.5 回 /h 以上の換気設備の設置が義務付けられた．

　室内の汚染物質濃度を許容濃度以下にするための換気量を必要換気回数といい，通常は二酸化炭素濃度を指標に計算する．

$$V = (M \times 100)/(C_\mathrm{s} - C_0)$$

V：必要換気量（m³/h），C_s：室内の汚染物質濃度（%），

C_0：室外の汚染物質濃度

3-7-4　シックハウス症候群および化学物質過敏症

　近年，住宅が高気密化し，建材などから発生する化学物質などによる室内空気汚染が生じて，それを原因とする健康影響が問題となり，「シックハウス症候群」と呼ばれている．個人差が大きいが，主な症状として，目がチカチカする，鼻水，のどの乾燥，吐き気，頭痛，湿疹などがあげられる．しかし，医学的に確立した単一の疾患ではなく，住居に由来する様々な健康障害の総称とされている．

　化学物質過敏症は，「特定の化学物質に感作されると，非アレルギー性の過敏状態となり，ごく微量の化学物質への曝露で精神・身体症状を引き起こす状態」として問題提起されている．しかし，定義づけや診断基準が確立されておらず，病態や発生機序についても未解明な部分が多い．シックハウス症候群と化学物質過敏症の区別はあいまいであるが，シックハウス症候群はカビやダニなどの化学物質以外の原因も含んでいる点が異なっている．また，シックハウス症候群が住居などの特定の場所で症状が出現するのに対して，化学物質過敏症は場所とは関連づけられていない．

　アレルギーとシックハウス症候群あるいは化学物質過敏症は，感作と発作という2段階で発症する点や同じように曝露していても発症するヒトとしないヒトがいて，個人差が大きい点が似ている．しかし，アレルギーが免疫系の反応であるのに対して，シックハウス症候群や化学物質過敏症は自律神経への作用が中心で，ほかにも免疫系や内分泌系が関係しているといわれている（表3-12）．また，アレルギーでは，発症する特定の物質と症状が一定であるが，化学物質過敏症ではヒトによって発症する物質と症状が異なる．例えば，アレルギーの場合，スギ花粉によって，アレルギー性鼻炎，気管支ぜんそく，アレルギー性結膜炎などの症

表3-12　化学物質過敏症の症状

分　類	症　状
自律神経系	発汗異常，手足の冷え，易疲労性
精神	不眠，不安，うつ
末梢神経系	運動障害，知覚異常
内耳	めまい，ふらつき，耳鳴り
気道系	のどの痛み　渇き
消化器系	下痢，便秘，悪心
眼科系症状	結膜の刺激的症状，調節障害，視力障害
循環器系	動悸，不整脈，循環障害
免疫系	皮膚炎，ぜんそく，自己免疫疾患

状が認められるが，発汗異常などの自律神経系の症状は出現しない．一方，化学物質過敏症では，多彩な症状が出現するとともに個人差が非常に大きい．また，化学物質過敏症では，化学物質に曝露していると適応が見られる場合がある．さらに，曝露が中止されることで離脱症状が現れることがある．

　上記の通り，シックハウス症候群および化学物質過敏症の原因や病態に不明な点が多く，予防・治療法は限られているが，いずれも換気を良くすることが有効とされている．また，シックハウス症候群の対策として，揮発性有機化合物の室内濃度指針値が定められた．

まとめ

- ・アスマン通風乾湿計を用いて，温度と湿度が測定できる．
- ・カタ温度計により気動を測定する．
- ・A 特性音圧レベル（騒音レベル）は，人の聴覚の周波数特性で音圧レベルを補正したもので，ともにデシベル（dB）で表される．
- ・室内空気の汚染に関して，二酸化炭素濃度，一酸化炭素濃度，浮遊粉じん，ホルムアルデヒド濃度の基準値が定められている．

第3章　環境衛生 277

3-8　都市環境

　産業革命により工場制機械工業が成立すると，人口が都市に集中し，都市化が見られるようになった．都市化が進むと，自然浄化作用を超えた環境負荷の集中による汚染の問題が引き起こされる．さらに，都市化により気象の変化が見られ，環境汚染だけでなく異常気象が新たな問題となっている．本節ではヒートアイランド現象とゲリラ豪雨について解説する．

SBOs
・地球規模の環境問題の成因，人に与える影響について説明できる．
・人の健康と環境の関係を人が生態系の一員であることをふまえて討議する．

1　ヒートアイランド現象

　ヒートアイランド現象は大都市中心部の気温が周辺より際立って高くなる現象のことで，その原因として，① エアコンや自動車などによる人工排熱量の増加，② 人工物や道路の舗装面増加とそれに伴う地表面からの水分蒸発量の減少，③ 高層ビルの林立による海風流入の遮断があげられる（図3-25）．「都市気候モデル」によると，都市化の影響により，日中の気温が最大で3℃程度上昇するというシミュレーション結果が得られている．夏の日中の気温の上昇や熱帯夜が増加する結果，熱中症等などの健康への影響や生活上の不快さを増大させる要因となっている．図3-26は，関東地方の都市における2010年夏季の1時間ごとの気温変化を表している．東京都心では最低気温が下がりにくい傾向が認められる．都市化の影響は日中の気温よりも夜間の気温の上昇が大きいといわれている．一方，内陸部の熊谷では1日の気温の変動幅が大きく，地理的な影響により1日の気温の変化が異なることがわかる．また，ヒートアイランド現象による気温の上昇は，夏だけでなく冬にも見られている．

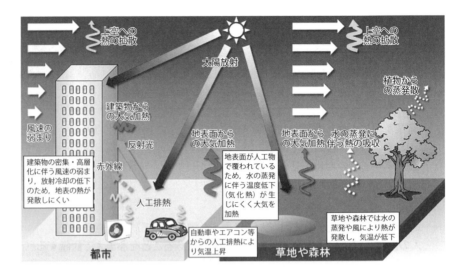

図3-25 ヒートアイランド現象の概念図
(国土交通省HPより「国土交通省ヒートアイランド・ポータル」)

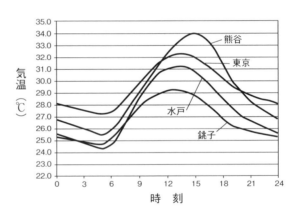

図3-26 関東地方の都市における2010年夏季の1時間ごとの気温変化
(気象庁HPより「ヒートアイランド現象に関する知識:都市化は一日の気温変化にも影響するのですか?」)

　主要都市の年平均気温と陸地の年平均気温の偏差を図3-27に示した.地球温暖化の影響として,平均気温が1℃上昇しているが,東京は約3℃の上昇が見られている.他の都市でも平均気温よりも大きな上昇が認められている.ただし,気候変動のシミュレーション結果では,温暖化による気温上昇が地球全体で一様に見られるわけではないため,単純に都市化の影響だけで違いが生じたわけではない点に注意が必要である.

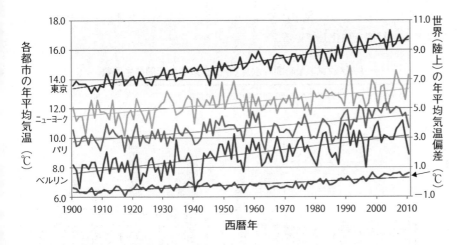

図 3-27　世界の各都市及び世界平均の年平均気温の長期的な変化
(気象庁HPより「ヒートアイランド現象に関する知識：ヒートアイランド現象は外国の都市でも起きているのですか？」)

　気象庁による都市気候モデルによるシミュレーションの結果から，真夏の日中のヒートアイランドでは，土地利用の影響が最も強く，最大で2℃程度の温度上昇をもたらし，建築物の影響により，1℃程度の温度上昇をもたらすと考えられている．一方，空調や自動車などの人工排熱の寄与は都市全体として見た場合には限定的であるが，局所的に生じる高温への影響としては無視できないと考えられている．これらの結果から，ヒートアイランド現象を緩和するには，緑地の増加や保水性のある道路舗装により，水の蒸発に伴う熱の放散（蒸発散作用）を高めることが効果的であると推測される．また，海からの風の通り道を考慮するなど，根本的な対策には都市計画の見直しが必要となる．

2　ゲリラ豪雨

　正式な気象用語ではないが，局地的な短時間集中豪雨をゲリラ豪雨と呼んでいる．発達した積乱雲によりもたらされる．積乱雲の発達を促進する要因として，① 地表付近に暖かく湿った空気が流入したり，上空に冷たい空気が流入したりすると，「大気の状態が不安定」となること，② 温暖化により，大気中の水蒸気量が増えたこと，③ ヒートアイランド現象により，局地的に気温が上昇して上昇気流が発生することがあげられる．
　短時間集中豪雨の一例として，2008年の神戸市で都賀川がわずか10分で水位が1m以上上昇し，5人の子供が犠牲となった．同年，東京都豊島区の下水管内で工事中の作業員5名が急な増水で犠牲となり，これらの事故をきっかけに「ゲリラ豪雨」が認知されるようになった．発達した積乱雲は，強い雨を降らせるほか，竜巻などの激しい突風や，雷，雹などをもたらすことがあり，狭い範囲で激しい気象現象を引き起こすことがある．短時間の狭い地域での強い雨を予測する

ことが困難であったが，気象庁では2014年から「高解像度降水ナウキャスト」を提供し，対策を強化している．

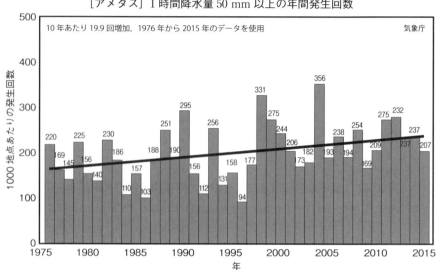

図3-28　アメダスで見た短時間強雨発生回数の長期変化について

大雨や短時間強雨の発生回数は年ごとの変動が大きく，変化傾向を確実にとらえるためには今後のデータの蓄積が必要であるが，1976〜2015年の結果から統計的に有意な増加傾向が認められる．
（気象庁HPより）

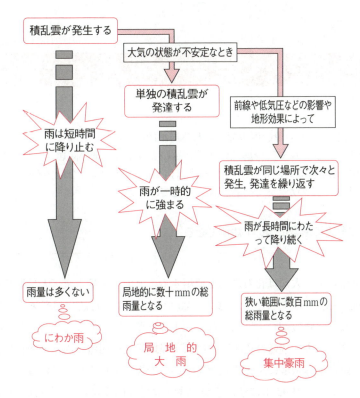

図 3-29　局地的大雨から身を守るために
(防災気象情報の活用の手引き，平成 21 年 2 月，気象庁)

> まとめ

- 都市化により汚染源が集中するだけでなく，建造物の集中によりヒートアイランド現象が引き起こされ，気温が上昇するだけでなく，積乱雲の発達を促進して，局地的な大雨を引き起こす原因ともなっている．

3-9 地球環境保全

　環境汚染は，大気汚染や水質汚濁などの汚染源の周辺で見られる局地的な問題にとどまらず，汚染物質が国境を越えて広がり，温暖化やオゾンホールや難分解性の化学物質による環境汚染の問題など地球全体に影響が及んでいる．地球規模の環境問題について，1) その原因は何か，2) どのような被害が生じているのか，3) どのような対策が取られているのか，という視点から捉えてほしい．

SBOs
・地球規模の環境問題の成因，人に与える影響について説明できる．

　産業革命以降，人類は化石燃料を使用することで，大量生産・大量消費により経済規模の拡大を続けてきた．また，20世紀の後半，石油化学産業の発展とともに様々な化学物質がつくり出されて，生活を豊かにしてきた．しかし，酸性雨やオゾン層の減少や残留性化学物質による環境汚染の問題が次々と顕在化して，人類の活動が地球環境に与える負荷について無視できなくなっている．こうした状況を踏まえて，1992年にリオデジャネイロで「国連環境開発会議」（通称「地球サミット」）が開催された．この会議は，地球環境問題を人類共通の課題と位置付け，「持続可能な開発」という理念の下に環境と開発の両立を目指して開催され，「リオ宣言」とその行動計画として「アジェンダ21」が採択され，その後の世界の環境政策に大きな影響を与えた．また，気候変動枠組み条約や生物多様性条約の署名が開始された．地球サミットの後，日本でも環境問題が「公害対策」から「地球環境問題」として認識されるようになり，環境基本法などが制定された．

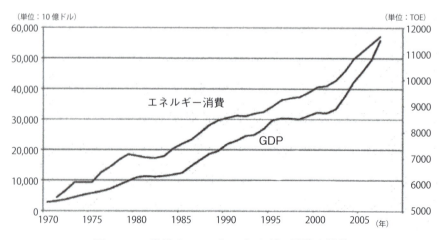

図3-30　世界のGDPとエネルギー消費の推移
（エネルギー白書2011「平成22年度エネルギーに関する年次報告」）

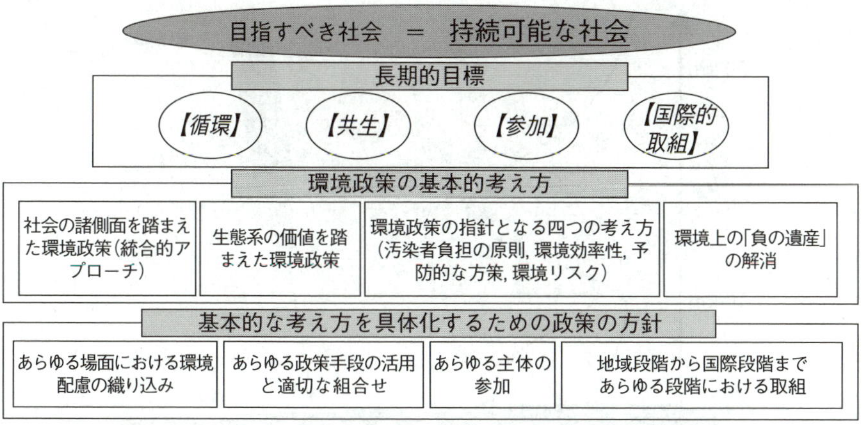

図 3-31　21 世紀初頭における環境政策の展開の方向

(http://www.env.go.jp/council/21kankyo-k/y210-01/mat_04_1.pdf)

3-9-1　オゾン層の破壊

　オゾンは O_3 と表される酸素の同素体で，強い酸化性を有し，生臭い特徴的な刺激臭をもつ有毒な気体である．大気の上層では，強い紫外線により酸素分子が次式のような反応により，オゾンが生成するため，上空 15 〜 30 km の成層圏にオゾン密度が高い領域があり，オゾン層と呼ばれている（図 3-32）．同時にオゾンの分解反応も進行し，オゾン濃度が一定に保たれている．

（オゾンの生成反応）　$O_2 + h\nu \longrightarrow 2O$　（$\lambda < 240$ nm，UVC）

$\qquad\qquad\qquad\quad O_2 + O + M \longrightarrow O_3 + M$　$\Delta H = -100$ kJ/mol

（オゾンの分解反応）　$O_3 + h\nu \longrightarrow O_2 + O$（230 nm $< \lambda <$ 340 nm，主に UVB）

$\qquad\qquad\qquad\quad O_3 + O \longrightarrow 2O_2$　$\Delta H = -390$ kJ/mol

　M は過剰なエネルギーを吸収する分子で，大気中では N_2 や O_2 などである．M を伴わないと，O_3 として安定せず，逆反応で O_2 と O に戻る．

その他のオゾン分解反応

　この他に，大気中では以下の反応も関与することが推定されている．

NO_x とオゾンの反応

$\quad NO + O_3 \longrightarrow NO_2 + O_2$

$\quad NO_2 + O_3 \longrightarrow NO + O_2$

水素酸化物とオゾンの反応

$\quad OH + O_3 \longrightarrow HO_2 + O_2$

$\quad HO_2 + O \longrightarrow OH + O_2$

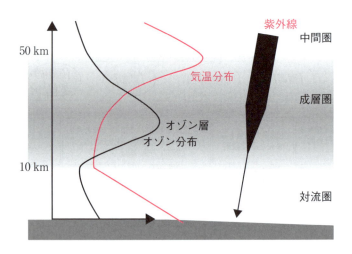

図 3-32　オゾン層

(http://www.data.jma.go.jp/gmd/env/ozonehp/3-10ozone.html)

　このオゾンは約 15km の範囲にわたり広がっているが，全オゾン量は鉛直気柱に含まれるオゾンを 0℃，一気圧の地表に集めた時の厚さとして表され，300 m atm-cm は 3 mm に相当する．日本付近のオゾン全量は，通常 250〜450 m atm-cm である．このように大気中のオゾン量はわずかであるが，上記の通り，オゾンの生成と分解の反応で，太陽からの有害な紫外線を吸収している（図 3-33）．

オゾン量の単位
　m atm-cm は，オゾン量を表す単位で，ドブソン単位（DU）ともいう．

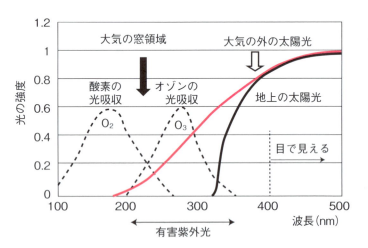

図 3-33　太陽光の波長分布

(http://www.mext.go.jp/b_menu/shingi/gijyutu/gijyutu3/toushin/attach/1333534.htm)

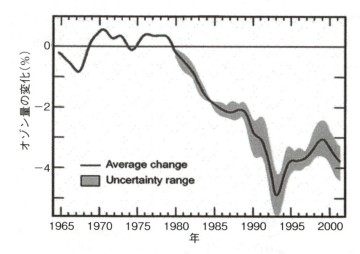

図 3-34　世界的なオゾン全量の変化
(http://www.mext.go.jp/b_menu/shingi/gijyutu/gijyutu3/toushin/attach/1333534.htm)

ところが，1980年頃から世界的なオゾン全量の減少が見られていて，2000年までに約4％減少した（図3-34）．オゾンが1％減少すると，地表のUVB量が約1.5％増えるといわれている．UVB量が増えると，皮膚がんや白内障の増加などの人の健康に影響するだけでなく，動植物の生育障害など，生態系への影響が懸念されている．特に南極上空でオゾンの減少が顕著で，8月から12月にかけてオゾン量が220 m atm-cm以下になる領域をオゾンホールという．

オゾンの減少に関して，1974年にモリナとローランドにより，クロロフルオロカーボン類（CFCs）が塩素原子を放出し，オゾンの分解反応を促進し，減少させることが発表された．しかし，フロンはそれまで冷媒に用いられていたアンモニアと比べて毒性が低く，化学的に安定で腐食性がなく，冷蔵庫やエアコンおよびスプレーなどに広く用いられてきた．対流圏では，大気汚染物質はヒドロキシルラジカルとの反応で分解されることが多いが，フロンは反応性が低く，成層圏まで拡散されて，成層圏上部で太陽紫外線による光化学反応で，塩素原子（塩素ラジカル）を放出する．この塩素原子が次式のような反応で触媒として働き，オゾンの分解を促進すると考えられている．

$$CFCl_3 + h\nu \ (\lambda < 240\,nm) \longrightarrow CCl_2F + \cdot Cl$$
$$CF_2Cl_2 + h\nu \ (\lambda < 240\,nm) \longrightarrow CClF_2 + \cdot Cl$$
$$\cdot Cl + O_3 \longrightarrow \cdot ClO + O_2$$
$$\cdot ClO + O \longrightarrow \cdot Cl + O_2$$

クロロフルオロカーボンの他に，ハロンや四塩化炭素，トリクロロエタン，ハイドロクロロフルオロカーボン，ブロモクロロメタン，臭化メチルなどがある．
オゾン層保護の対策として，1985年に「オゾン層保護のためのウィーン条

オゾンと人の健康
UVBの健康への影響は皮膚の色（人種差）が大きいことが知られているが，白人ではオゾン量が1％減少すると皮膚がんが2％，白内障が0.6～0.8％増加するという推計がある．

ハロン
ハロンは，炭化水素の水素がハロゲンに置換されたものの中で臭素を含むものである．

約」と 1987 年の「オゾン層を破壊する物質に関するモントリオール議定書」およびモントリオール議定書の改正などに基づいて，フロン等の生産量および消費量の削減が行われている（図 3-35）．この対策により，オゾン全量が 21 世紀の半ばに 1980 年と同レベルとなると推測されている．このように，化学的に安定な物質による汚染は地球全体に及び，その影響は長期間にわたる．代替フロンが開発されたこともあり，フロンなどの削減がスムーズに行われ，オゾン層の保護は対策が機能した成功例といえる．

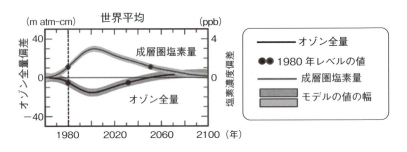

図 3-35 成層圏塩素量とオゾン量の予測値
（http://www.data.jma.go.jp/gmd/env/ozonehp/4-10ozone_global_warming.html）

3-9-2 酸性雨

　化石燃料の燃焼に伴い，**硫黄酸化物**（SO_x）や**窒素酸化物**（NO_x）が排出されて，大気中の化学反応により，硫酸や硝酸となり，雨・雪・霧が通常よりも強い酸性を示すようになることを**酸性雨**という．大気汚染がなくても，二酸化炭素が雨に溶け込むため，pH 5.6 が酸性雨の目安となるが，火山やアルカリ土壌などの影響によって，汚染のない雨の pH は変化する．近年では，降雨だけでなく，粒子状の酸性物質の影響も含めて，「**酸性沈着物**」とも呼ばれる．酸性沈着物は降雨や霧などの湿性沈着物とガスやエアロゾルなどの乾性沈着物に分けられる（図 3-36）．

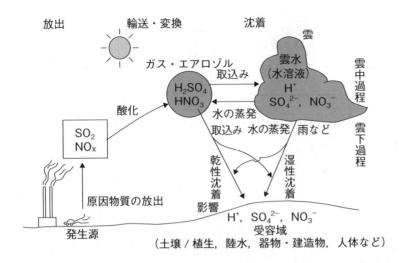

図 3-36 酸性雨の大気化学プロセス

SO_2：二酸化硫黄，H_2SO_4：硫酸，SO_4^{2-}：硫酸イオン，H^+：水素イオン
NO_X：窒素酸化物，HNO_3：硝酸，NO_3^-：硝酸イオン
((財)日本環境衛生センター，酸性雨と環境，p.3)

　酸性雨による森林への影響として，「黒い三角地帯」と呼ばれているドイツとチェコとポーランドの国境地帯は，欧州で最も煙害のひどい地域となっている（図 3-37）．この地域の石炭に硫黄分が多く含まれており，石炭火力発電による硫黄酸化物が原因とされている．酸性雨は，樹木に対して葉の代謝を妨げたり土壌を酸性化したりして，生長を抑えて枯死させる．また，間接的な影響として，酸性化した土壌でナラタケ菌が繁殖し，傷のある樹木や弱った樹木に侵入して枯らすことがある．北欧では，湖沼の pH が低下し，湖底から有害な金属を溶出させ，魚を死滅させるなどの問題が顕著である．さらに，コンクリートや大理石を溶かしたり，金属を錆びさせたりするなど，ビルや橋などの建造物への影響も見られ，文化財などが被害を受けているという報告がある．

　日本でも，足尾銅山や別子銅山の周辺で，二酸化硫黄の煙害により樹木が大量に枯れた．現在の日本では，酸性雨による森林全体の衰退は確認されていないが，降水は引き続き酸性化の状態にある（全平均値 pH 4.72）．また，一部の地点では土壌 pH の低下や湖沼や河川の pH の低下が観察されている．さらに，季節変動や大陸との距離との相関から，二酸化硫黄や非海塩性硫酸イオンは大陸からの移流の影響が大きいことが示唆されている．このように酸性雨の原因となる汚染物質が国境を越えて広域化しており，酸性雨問題に関する地域の協力体制を確立するために，2001 年 1 月から東アジア酸性雨モニタリング（EANET）が稼働している（図 3-38）．

酸性雨の影響
　酸性雨により，土壌が酸性化すると，初めに土壌中のカルシウムなどが溶出して，植物に必要な養分が不足するようになり，さらにアルミニウムなどの有害金属が溶け出して，影響を及ぼす．
　pH 4.5 以下になると魚が生息できなくなるといわれている．サケは pH の低下の影響を受けやすく，カナダでは酸性雨の影響でサケがみられなくなり，生態系に大きな影響を及ぼしている．

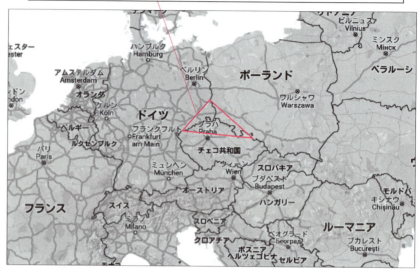

図 3-37　黒い三角地帯

　酸性雨の対策は，窒素酸化物や硫黄酸化物の排出量を減らすことである．国内では，燃料の規制による硫黄酸化物の発生を抑制すること，電気集塵機によるばいじんの排出抑制，排煙脱硫装置や脱硝装置などによる排出ガス処理法の開発，排出規制や総量規制による排出量の削減などの対策が取られている．工場や火力発電所などの固定発生源に対する対策は進んでいるが，ディーゼル車などの移動発生源からの窒素酸化物の削減は今後の課題である．

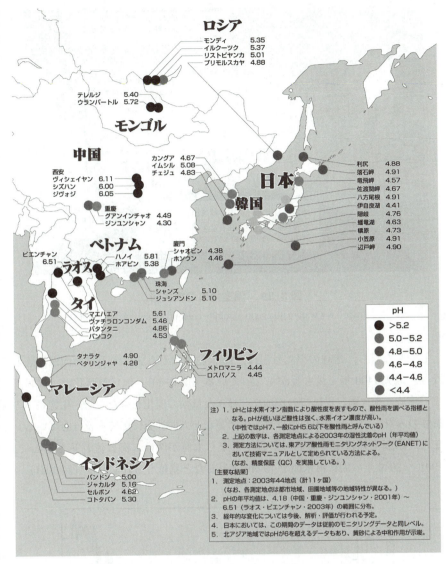

図 3-38　東アジアにおける酸性雨の状況（2003 年）

(http://www.env.go.jp/air/acidrain/ea_jyoukyou.pdf)

3-9-3　地球温暖化

　地球は太陽からの輻射エネルギーにより暖められ，地表からの放射により冷却され，その平衡により一定の気温が保たれている．地球の気温に影響する因子として，水蒸気や二酸化炭素やメタンガスなどがあり，これらのガスが赤外線を吸収することで，地球の平均気温が約 14℃ に保たれている．温室効果ガスがないと，地表の気温は －19℃ になるといわれている（図 3-39）．

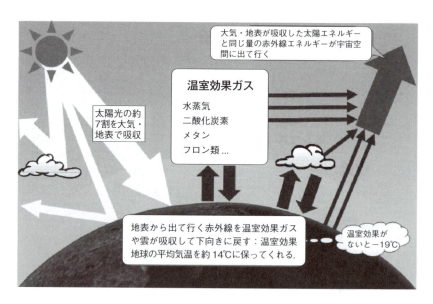

図 3-39　温室効果の模式図

(http://www.data.jma.go.jp/cpdinfo/chishiki_ondanka/p03.html)

　しかしながら，地球の平均気温は，20世紀半ばから気温の上昇傾向が顕著となり，過去1400年で最も暖かくなっている（図3-40）．地球温暖化は，**異常高温**（熱波）や**大雨・干ばつ**の増加など様々な気候の変化をもたらし，生態系への影響のみならず，水資源や農作物への影響など人間社会に影響を及ぼしている．また，水温上昇による海水の膨張や氷床や氷河が融けて海に流れ込むことで，1901〜2010年の間に海水面が19 cm上昇したと見積もられている（図3-41）．

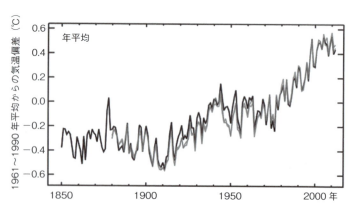

**図 3-40　観測された世界平均地上気温
（陸域＋海上）の偏差（1850〜2012年）**

(http://www.data.jma.go.jp/cpdinfo/chishiki_ondanka/p07.html)

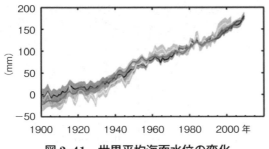

図3-41 世界平均海面水位の変化

(http://www.data.jma.go.jp/cpdinfo/chishiki_ondanka/p07.html)

　気温の変化と人為的起源の温室効果ガスの累積排出量が非常によく相関しており，地球温暖化の原因は大気中の二酸化炭素濃度が急上昇したためであると考えられている（図3-42）．18世紀以前の二酸化炭素濃度は280 ppm程度で安定していたが，化石燃料の消費とともに上昇して，現在は400 ppm近くなっている．また，森林の減少による二酸化炭素吸収量の減少も大きな影響を与えている．排出された二酸化炭素は大気中にとどまらず，30％が海水に溶け込んで，pHを0.1低下させたと推定されている．

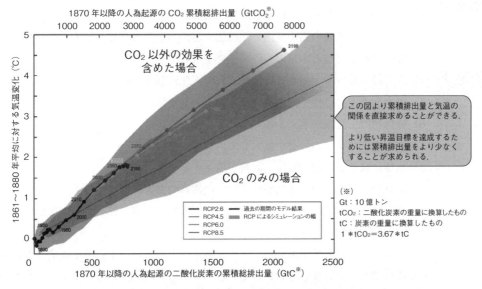

図3-42　様々な種類の証拠から得られた世界のCO_2累積総排出量の関数としての世界の平均気温上昇量

(http://www.data.jma.go.jp/cpdinfo/chishiki_ondanka/p06.html)

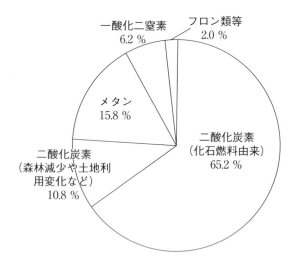

図3-43　人為的起源の温室効果ガスの総排出量に占めるガスの種類別の割合
（気象庁HPより）

温暖化の影響は多岐にわたり，地域によっても異なるが，日本では以下の現象と被害が予想されている．
1) 気温がさらに上昇し，真夏日が増える
2) 強い雨（短時間の集中豪雨）が増加するが，無降水日数も増加する
3) 降雪量が北海道と本州の内陸の一部を除いて減少する
4) 水資源の減少や水温上昇に伴う水質の変化が懸念される
5) 海水面の上昇に伴い，高波・高潮のリスクが増加する
6) 動植物の生息域が北上する
7) シカやイノシシの分布が拡大して，食害が拡大する
8) 水稲は収量が増加するが，品質が低下する
9) シカやイノシシの分布域が拡大し，農作物の食害が増加する
10) 病害虫の分布域が拡大し，農作物への影響や感染症の拡大が懸念される
11) 熱中症が増加する

このように自然災害が増えることや生態系への影響から水資源や農業への影響，さらには健康への影響が懸念されている．すでに温暖化が進行しつつあるため，温室効果ガスの削減という緩和策と温暖化への適応策の両方で気候変動のリスクへの対処が必要となっている（図3-44）．

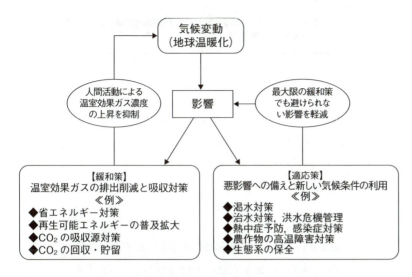

図3-44 気候変動に対する緩和策と適応策
(環境省　気候変動の観測・予測および影響評価統合レポート「日本の気候変動とその影響」2012年版)

　今のまま温室効果ガスの排出を抑制する対策を何も取らないと，21世紀末には世界の平均気温が2.6〜4.8℃上昇すると予想されている．すでに，平均気温の上昇や海面の上昇といった気候変動の影響が明確になりつつあり，その対策は急務である．地球温暖化の問題について科学的知見に基づいて議論する場として，1988年に「気候変動に関する政府間パネル（IPCC）」が設立された．2014年に第5次評価報告書を発表し，気候変動の原因や温室効果ガスの排出シナリオと予想される気候変動とその影響についてまとめている．また，1992年の地球サミットで採択された「気候変動に関する国際連合枠組条約」に基づいて，1995年から条約締約国会議（COP）が毎年開催されている．1997年に京都で開催されたCOP3では，京都議定書を採択し，先進国に拘束力のある削減目標を明確に規定した．

　EUでは平均気温の上昇を2℃以下に抑制することが目標とされているが，エネルギーの消費と経済活動が比例することや排出抑制に多大なコストが必要となること，さらには地域により影響の大きさが異なることなど，様々な利害対立があり，合意の形成が困難な状況である．その中で，京都議定書は対象国に明確な義務を課した点で画期的であったが，最大の排出国であるアメリカや中国が参加しなかったなどの問題もあった．京都議定書での合意内容は以下の通りである．

IPCCの予測

　IPCCでは，温室効果ガスの排出に関して，可能な限り抑制するシナリオから何も対策を取らないシナリオまで，RCP2.6，RCP4.5，RCP6.0，RCP8.5までの4種類のシナリオに基づいて，温室効果ガスの排出の影響を予測している．平均気温については，1986〜2005年の平均を基準とした2081〜2100年の平均気温の上昇を予想している．

　平均気温の上昇を2℃に抑制するためには，IPCCのRCP2.6シナリオの条件となっている温室効果ガスの排出を2050年までに50%削減しなくてはならない．

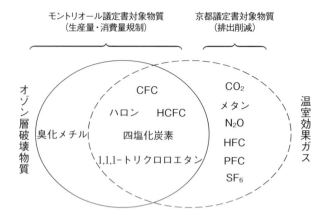

図 3-45 オゾン層破壊物質と温室効果ガスの関係

(https://www.env.go.jp/council/06earth/y060-31/ref01_5.pdf)

1) 温室効果ガスの中から気温上昇への寄与が大きく人為的努力で削減可能な二酸化炭素,メタン,一酸化二窒素,ハイドロフルオロカーボン,パーフルオロカーボン,六フッ化硫黄の6種類を対象とする
2) 1990年を基準年として,2008〜2012年までの温室効果ガス排出量を,日本は6%,EU加盟国はEU全体で8%,先進国全体で5.2%削減すること

上記の数値目標を達成するために,次にあげる3種類の「京都メカニズム」と呼ばれる制度が導入された.

① 国際排出量取引:排出枠が設定されている先進国の間で,排出枠の一部の移転(または獲得)を認める制度
② クリーン開発メカニズム:途上国が持続可能な開発を実現し,条約の究極目的に貢献することを助けるとともに,先進国が温室効果ガスの排出削減事業から生じたものとして認証された排出削減量を獲得することを認める制度
③ 共同実施:先進国間で,温室効果ガスの排出削減または吸収促進の事業を実施し,その結果生じた排出削減単位を関係国間で移転(または獲得)することを認める制度

京都議定書の後継となる新たな国際合意を目指し,2011年11月に開催されたCOP17において,全ての国を対象とした2020年以降の新しい枠組みをつくることが決定され,2015年に開催されるCOP21で合意することを目指して議論が続けられている.

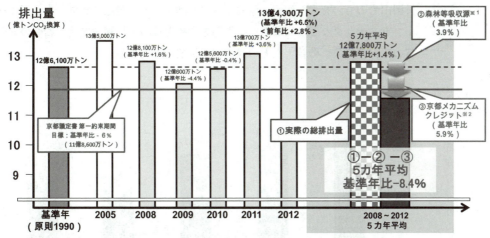

図3-46 わが国の温室効果ガス排出量の推移

2012年度のわが国の総排出量（確定値）は，13億4,300万トン（基準年比＋6.5%，前年比＋2.8%）で，森林吸収量の目標と京都メカニズムクレジットを考慮すると5か年（2008～2012年度）平均で基準年比−8.4%となり，京都議定書の目標（基準年比−6%）を達成する見込みとなる．
(http://www.kantei.go.jp/jp/singi/ondanka/kaisai/dai28/siryou.pdf)

3-9-4　海洋汚染

　海洋汚染とは，陸上からの環境負荷などによる海洋の汚濁・汚染で，具体的にはごみや産業廃棄物が海洋に投棄されることや，船舶の事故などで石油が流れ出すことや，工場や家庭からの排水や農薬などの化学物質の流入などがある．また，有機汚濁物質や栄養塩類の流入による赤潮や青潮の発生も世界的に広い範囲で発生している．

　海洋汚染は海を介して周辺の国々や海域へ影響が及ぶことから，1972年に海洋への廃棄物の投棄を禁止するロンドン条約が採択された．また，船舶の航行や事故による海洋汚染を防止することを目的として1973年にマルポール条約が採択された．さらに，1982年に「海洋法に関する国際連合条約（国連海洋法条約）」で領海や排他的経済水域（EEZ）を規定するとともに沿岸国に海洋環境の保護資源の管理と海洋汚染防止の義務を負わせている．日本では，海洋汚染に対して，「海洋汚染および海上災害の防止に関する法律」，「廃棄物の処理および清掃に関する法律」，「水質汚濁防止法」などに基づいて，投棄を禁止し，排水基準による規制などの対策が取られている．

　最近5か年（平成20～24年）の日本周辺海域における海洋汚染の発生確認件数を図3-47に示す．油による汚染が最も多く，廃棄物による汚染が続く．近年，

海洋汚染と戦争

　湾岸戦争での大量の原油の流出のように，戦争も大きな海洋汚染の原因と考えられる．

国連海洋法条約

国連海洋法条約では，油や有害物質の排出による水産動植物資源への損害など，ごみなどの浮遊による美観や自然環境への悪影響など，固形物の堆積による海底地形変更，着色の汚水による海の色の変化，温水による海水温の上昇などもすべて海洋汚染としてとらえられている．この条約では，海洋汚染の原因を次のように分類している．1) 陸からの汚染，2) 海底資源探査や沿岸域の開発などの活動による生態系の破壊，3) 汚染物質の海への流入，4) 投棄による汚染，5) 船舶からの汚染，6) 大気を通じての汚染．

外国由来のものを含む漂流・漂着ごみ（廃油ボール，発泡スチロール，ビニールやプラスチックなど）による，生態系を含めた環境・景観の悪化，船舶の安全航行の確保や漁業への被害などの深刻化が指摘されている．

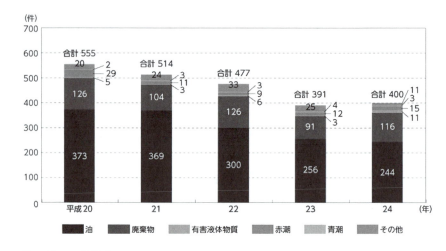

図3-47　海洋汚染の発生確認件数の推移
（環境省「環境・循環型社会・生物多様性白書　平成25年版」より）

3-9-5　森林破壊

自然の回復力を超える樹木の伐採により森林が減少もしくは存在しなくなる状況を森林破壊という．2010年に国連食糧農業機関（FAO）が公表した世界森林資源評価（FRA）2011によれば，世界の森林面積は約40.3億ヘクタールで全陸地面積の約31％に及ぶが，2000～2010年にかけて，年平均1,300万ヘクタールの森林が消失した．増加分を差し引くと年520万ヘクタールの純減で，特に，南アメリカやアフリカなどの熱帯林を中心に減少が大きくなっている．森林破壊の原因には，商業伐採，鉱業開発，農地や牧草地への転用，薪炭材の過剰伐採，乱開発などがあげられる．日本の木材自給率は約28％（平成24年）で，輸入材の約半分が製紙原料として消費されている．

森林は多様な生物をはぐくむ豊かな環境をつくり出すとともに，二酸化炭素を吸収し，酸素を供給する．また，海では陸地からの栄養分と酸素が様々な生物の生態系を助けている．森林の破壊は陸地だけでなく海の生態系にも影響を及ぼす．さらに，海上で雨を含んだ雲が生まれ，水とともに熱が移動し，やがて雨や雪となって森林を潤すこととなる．豊かな生態系と安定した気候の維持に森林と海の循環システムが重要な役割を果たしている．

したがって，森林破壊の影響は，保水力の低下による水源涵養機能の低下，水

質・大気浄化能力の低下，二酸化炭素固定機能の低下，木材資源の減少，農産物減少，土壌流出，洪水，土砂災害，野生生物種絶滅，気候変動の促進と多岐にわたる．森林破壊の対策は重要かつ緊急度の高い課題である．

> **コラム** **文明史と森林破壊**
>
> 　歴史的にも文明の発展とともに森林資源の消費量が増大し，森林破壊が文明の衰退につながったと考えられる例がいくつもある．例えば，紀元前2000年の初め頃から発達したクレタ島のミノア文明は，豊富な森林資源をもとに，森林を燃料として土器や青銅器をつくった．また，木材で船を造り，木材や土器，青銅器を輸出することによって繁栄した．しかし，文明が発展して人口が急増していくうちに森林資源が枯渇し，森林破壊によって土壌が劣化，穀物の収穫量も減少し，ついにミノア文明は滅亡したと考えられている．しかし，ミノア文明が森林資源の枯渇によって滅亡に瀕しているとき，ペロポネソス半島のミケーネ文明が森林資源を消費しながら発展した．このようにして，文明は時と場所を変えながら，繁栄を続けてきたのである．
>
> 　森林資源のみに依存した文明の歴史を一変させたのが産業革命による化石燃料の使用であるが，これにより温暖化が引き起こされ，人類の経済活動の負荷に地球が耐えられなくなりつつあるのかもしれない．

3-9-6　砂漠化

　土壌が乾燥しているために植生が極めて少ないかあるいは欠如している地域を砂漠という．一方，1994年の砂漠化対処条約では，「砂漠化とは，乾燥地域，半乾燥地域および乾燥半湿潤地域における種々の要素（気候の変動および人間活動を含む）に起因する土地の劣化」と定義されている．すなわち，気候だけでなく人為的な要因でも砂漠化が進行すると認識されている．現在，世界の砂漠は毎年600万ヘクタールずつ拡大していて，陸地の約1/4に相当する36億ヘクタール，世界人口の約1/6の9億人が砂漠化の影響を受けているといわれている．

　砂漠化は複数の要因が関連して進行していると考えられるが，第一に干ばつがあげられる．1968〜1973年に起きたサハラ（西アフリカ）周辺の干ばつでは，2,500万人もの人が被災した．温暖化の影響で，中央アジア，地中海沿岸，南アフリカ，オーストラリアでは降水量が減少すると予想されている．また，雨が集中的に降ることで，土壌が流出することも砂漠化を促進する原因となりうる．一方，人為的要因として過放牧や過耕作，森林伐採などがあげられる．さらに，植物が少なくなると風で土が飛ばされる「風食」や水で土が流される「水食」などが起こり，砂漠化が加速する．乾燥した地域で，地下水をくみ上げて過剰にかんがいすると，水が蒸発した後に地面が塩だらけになる「塩害」が発生することがある．このように，人為的要因の原因として，そこに住んでいる人々の貧困および急激な人口増加といった社会・経済的な問題があげられる．

　砂漠化の直接的な影響は，食糧生産基盤の悪化で，その結果，生活基盤が悪化

し，環境難民が発生すると，都市への人口集中など生活・社会面に影響を及ぶ．さらには，生物多様性の低下や気候変動への影響ももたらす．食糧生産基盤の悪化が，新たに行き過ぎた耕作や放牧および伐採を生み出すため，砂漠化の進行が新しい砂漠化を生みだす悪循環が起きている．

砂漠化の対策として，1994年に砂漠化条約が採択され，世界各国が連帯・協調することで砂漠化によってもたらされる貧困や食糧難などを解決し，持続可能な開発を目指して対策を模索している．

3-9-7　生物多様性の減少

近年，絶滅する生物種が急激に増加している．その要因として，(1) 人為的な環境の破壊と汚染，(2) 森林破壊，(3) 外来種，(4) 気候変動の4つがあげられる．すなわち，人類の経済活動が広がるとともに環境への負荷が著しく増加し，地球環境が急激に変化し，生物が適応できなくなった結果である．さまざまな資源をもたらす生態系は，非常に微妙な生命のバランスで成り立っている．また，生物多様性は人類の生存を支え，人類に様々な恵みをもたらす．生物に国境はなく，世界全体でこの問題に取り組むことが重要である．このため，1992年の地球サミットで「生物多様性条約」が採択された．

この条約には，先進国の資金により開発途上国の取組を支援する資金援助の仕組みと，先進国の技術を開発途上国に提供する技術協力の仕組みがあり，経済的・技術的な理由から生物多様性の保全と持続可能な利用のための取組が十分でない開発途上国に対する支援が行われることになっている．また，生物多様性に関する情報交換や調査研究を各国が協力して行うことになっている．

さらに，生物多様性条約では，天然資源に対する主権的権利が規定されている．現代社会では，遺伝資源を利用して，医薬品や食料品，化粧品などが開発されている．しかし，天然資源に対する主権に決まりがなかったために，遺伝資源の持ち出しに制約がなく，遺伝資源が存在する国や先住民に利益を還元する仕組みもなかった．主権を規定することで，遺伝資源の利用から生じた利益の公正で衡平な配分を目指している．Access to genetic resources and Benefit Sharing を略して，AES という．さらに，伝統的な薬草などが，先住民とその地域社会によって守り伝えてこられたことを意識して，生物多様性条約では，先住民と地域社会の伝統的知識を尊重し，利益配分することを求めている．このことが伝統的知識とその保有者の権利意識を高めることにつながっている．

第 3 章　環境衛生

まとめ

・化石燃料の消費により地球温暖化や酸性雨が引き起こされ，乱開発により森林減少や砂漠化が引き起こされ，生物多様性の減少に象徴されるように人類の活動が環境に及ぼす影響が無視できなくなっている．ここで取り上げた環境問題は，相互に強い関連があり，さらに公害のような局地的な汚染だけではなく，地球全体の環境を保全することが必要とされている．

3-10 廃棄物

日常生活あるいは産業活動によって発生する廃棄物の種類や処理方法について学習し，さらには廃棄物による生活環境の汚染や破壊を防止するための法制度について理解する．この節では，廃棄物に関して以下のような項目を学習の到達目標とする．

SBOs
・廃棄物の種類を列挙できる．
・廃棄物処理の問題点を列挙し，その対策を説明できる．
・医療廃棄物を安全に廃棄，処理する．
・マニフェスト制度について説明できる．
・PRTR 法について概説できる．

3-10-1　廃棄物の種類と処理

廃棄物は，原子力発電所とその関連施設，および研究機関や医療機関の RI 使用施設などから発生する**放射性廃棄物**，一般家庭あるいは事業所から発生する通常の廃棄物に大別される．放射性廃棄物のうち，RI 使用施設などから発生した廃棄物は，アイソトープ協会が集荷し保管している．

通常の廃棄物の処理は「廃棄物の処理及び清掃に関する法律」（**廃棄物処理法**）に基づいて行われている．近年の生活様式や産業構造の変化は，廃棄物を量的に増大させ質的に多様化させた．さらに生活の質的向上は，廃棄物処理に対する国民の関心を大いに高めた．このような状況変化を踏まえ，1991 年には廃棄物の減量化と再生の推進，廃棄物の適正処理の確保，廃棄物処理施設の整備を 3 本柱として廃棄物処理法が改正された．そして，廃棄物の発生から最終処分にいたる流れを適正に管理する安全な処理システムの確立，快適な環境の確保に向けた計画的かつ総合的な施策が積極的に展開されることとなった．廃棄物処理法によれば，廃棄物とは自ら利用したり他人に有償で譲り渡したりすることができないために不要になったものであって，ごみ，粗大ごみ，燃えがら，汚泥，し尿などの汚物または不要物であって，固形状または液体のもの（放射性物質およびこれによって汚染された物を除く）と定められている．そして，**一般廃棄物**と**産業廃棄物**とに分けられている（図 3-48）．また廃棄物の第一次的な処理責任は，一般廃棄物に関しては市区町村が，産業廃棄物に関しては事業者が負うことになっている．

1 一般廃棄物処理

　一般廃棄物はごみ（家庭系ごみ，事業系ごみ），し尿，および**特別管理一般廃棄物**に分類される（図3-48）．これらのうち，家庭系ごみには，家庭から排出される一般ごみ（可燃ごみ，不燃ごみなど）および粗大ごみが該当し，事業系ごみには，オフィスから排出される紙ごみ，飲食店から排出される生ごみなどが含まれる．特別管理一般廃棄物は爆発性，毒性，感染性およびその他の人の健康または生活環境に係る被害を生じるおそれのある性状を有する一般廃棄物であり（表3-13），他のものと混合されることがないように区別して収集され運搬される．特別管理一般廃棄物については埋立処分や海洋投棄が禁じられているが，無害化処理を行えば普通の一般廃棄物として処理できる．

① ごみ処理

　ごみの排出量は，しばらくの間は横ばい傾向が続いていたが，ここ数年間は漸次減少している．2014年度は，年間総排出量4,432万t，1人1日当たり排出量947gとなり，2013年度より0.1％程度減少した（図3-49）．ごみは可能な限り資源化・再利用を図った後，残りについて焼却・埋立てなどの衛生的な処理を行う．一部のごみは集団回収されるが，大半のごみは市区町村による計画収集あるいは事業者などによる直接搬入によって収集される．2014年度は集団回収分が250万t，計画処理分が4,181万tとなっている（図3-50）．

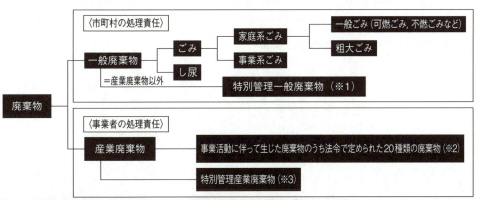

注1：一般廃棄物のうち，爆発性，毒性，感染性その他の人の健康又は生活環境に係る被害を生ずるおそれのあるもの
　2：燃えがら，汚泥，廃油，廃酸，廃アルカリ，廃プラスチック類，紙くず，木くず，繊維くず，動植物性残さ，動物系固形不要物，ゴムくず，金属くず，ガラスくず，コンクリートくず及び陶磁器くず，鉱さい，がれき類，動物のふん尿，動物の死体，ばいじん，輸入された廃棄物，上記の産業廃棄物を処分するために処理したもの
　3：産業廃棄物のうち，爆発性，毒性，感染性その他の人の健康又は生活環境に係る被害を生ずるおそれのあるもの
資料：環境省

図3-48　廃棄物の区分

（環境省「環境・循環型社会・生物多様性白書　平成28年度版」より）

表 3-13　特別管理廃棄物の分類と概要

区分	主な分類		概　要
一般廃棄物特別管理	PCB 使用部品		廃エアコン・廃テレビ・廃電子レンジに含まれる PCB を使用する部品
	ばいじん		ごみ処理施設のうち，焼却施設において発生したもの
	ばいじん，燃え殻，汚泥		ダイオキシン特措法の特定施設である一般廃棄物焼却炉から生じたものでダイオキシン類を含むもの
	感染性一般廃棄物		医療機関などから排出される一般廃棄物で，感染性病原体が含まれ若しくは付着しているおそれのあるもの
特別管理産業廃棄物	廃油		揮発油類，灯油類，軽油類（難燃性のタールピッチ類などを除く）
	廃酸		著しい腐食性を有する pH 2.0 以下の廃酸
	廃アルカリ		著しい腐食性を有する pH 12.5 以上の廃アルカリ
	感染性産業廃棄物		医療機関などから排出される一般廃棄物で，感染性病原体が含まれ若しくは付着しているおそれのあるもの
	特定有害産業廃棄物	廃 PCB など	廃 PCB および PCB を含む廃油
		PCB 汚染物	PCB が染みこんだ汚泥，PCB は塗布され若しくは染みこんだ紙くず，PCB が染みこんだ木くず若しくは繊維くず，PCB が付着・封入されたプラスチック類若しくは金属くず，PCB が付着した陶磁器くず若しくはがれき類
		PCB 処理物	廃 PCB などまたは PCB 汚染物を処分するために処理したもので PCB を含むもの
		廃水銀等	水銀使用製品の製造の用に供する施設等において生じた廃水銀又は廃水銀化合物，水銀若しくはその化合物が含まれている産業廃棄物又は水銀使用製品が産業廃棄物となったものから回収した廃水銀
		指定下水汚泥	下水道法施行令第 13 条の 4 の規定により指定された汚泥
		鉱さい	重金属などを一定濃度以上含むもの
		廃石綿など	石綿建材除去事業に係るものまたは大気汚染防止法の特定粉じん発生施設が設置されている事業場から生じたもので飛散するおそれのあるもの
		燃え殻	重金属など，ダイオキシン類を一定濃度以上含むもの
		ばいじん	重金属など，1,4-ジオキサン，ダイオキシン類を一定濃度以上含むもの
		廃油	有機塩素化合物などを含むもの
		汚泥，廃酸，廃アルカリ	重金属など，PCB，有機塩素化合物，農薬など，ダイオキシン類を一定濃度以上含むもの

資料：「廃棄物の処理及び清掃に関する法律」より環境省作成
（環境省「環境・循環型社会・生物多様性白書　平成 28 年度版」より）

第3章 環境衛生

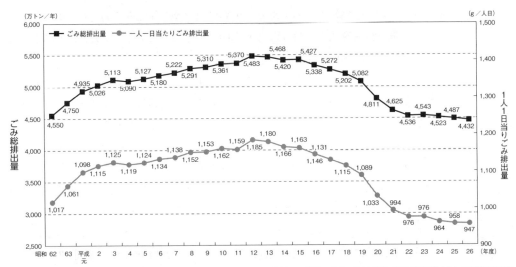

注1：平成17年度実績の取りまとめより「ごみ総排出量」は、廃棄物処理法に基づく「廃棄物の減量その他その適正な処理に関する施策の総合的かつ計画的な推進を図るための基本的な方針」における、「一般廃棄物の排出量（計画収集量＋直接搬入量＋資源ごみの集団回収量）」と同様とした
2：一人一日当たりごみ排出量は総排出量を総人口×365日又は366日でそれぞれ除した値である
3：平成24年度以降の総人口には、外国人人口を含んでいる
資料：環境省

図3-49 わが国のごみ排出量の推移

（環境省「環境・循環型社会・生物多様性白書 平成28年度版」より）

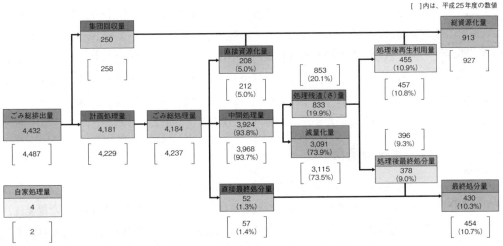

注1：数値は、四捨五入してあるため合計値が一致しない場合がある
2：（ ）内は、ごみ総処理量に占める割合を示す（平成25年度数値についても同様）
3：計画誤差等により、「計画処理量」と「ごみの総処理量」（＝中間処理量＋直接最終処分量＋直接資源化量）は一致しない
4：減量処理率（％）＝[（中間処理量）＋（直接資源化量）] ÷（ごみの総処理量）×100
5：「直接資源化」とは、資源化等を行う施設を経ずに直接再生業者等に搬入されるものであり、平成10年度実績調査より新たに設けられた項目。平成9年度までは、項目「資源化等の中間処理」内で計上されていたと思われる
資料：環境省

図3-50 わが国のごみ処理のフロー（2014年度）

（環境省「環境・循環型社会・生物多様性白書 平成28年度版」より）

集団回収されたごみは、そのまま資源化されるが、収集されたごみは、焼却や資源化などの中間処理、直接資源化もしくは直接最終処分される（図3-50）。2014年度は中間処理3,924万t（93.8％）、直接資源化208万t（5.0％）、直接最終

処分 52 万 t（1.3%）となっており，中間処理（焼却施設からのものを含む）後の資源化量（再生利用量）は 455 万 t（10.9%）となっている．また焼却処理によって 3,091 万 t（73.9%）が減量されている．

　焼却処理はごみの減量化と安定化という面からは優れている．しかしながら，焼却されるごみの中にハロゲン，硫黄，窒素，重金属類などが混入していると有害なガスや焼却灰が発生するため，種々の有害物質除去装置を焼却炉に付設する必要がある．とくに最近はダイオキシンの抑制が最も重要な課題となっている．基本的なダイオキシン抑制対策は，ごみの完全燃焼（燃焼温度 800℃以上，滞留時間 2 秒間以上）によるダイオキシンの熱分解，排ガス冷却過程での再生成の防止（200℃以下に冷却），バグフィルター（ろ過式集じん器）の導入などによる効率的な除去の 3 点である．

　最終処分量については減少傾向が続いており，2014 年度には年間 430 万 t（総排出量の 10.3%）まで減少した．また最終処分場の残余容量（2014 年度）は 10,600 万 m³ であり，残余年数は 20.1 年となっている．

② し尿処理

　わが国では水洗化人口が年々増加しており，2014 年度には 12,037 万人（公共下水道処理 9,369 万人，し尿浄化槽処理 2,669 万人）となった．し尿処理浄化槽処理は，し尿のみを処理する単独処理浄化槽処理から，台所や風呂などからの生活雑排水と混合して処理をする合併処理浄化槽処理へと徐々に転換されている．一方，汲取りなどの非水洗化人口は 781 万人にまで減少している．汲取りなどにより収集されたし尿，およびし尿浄化槽で発生した汚泥の 99.5%以上は尿処理施設において，もしくは下水道投入により処理されている．古くは海洋投入による処理も行われていたが，この処理は 2007 年に禁止となった．

2　産業廃棄物処理

　事業活動に伴って発生する廃棄物のうち，廃棄物処理法で定められた 20 種類については，処理施設の基準や処理方法が詳細に決められている．また爆発性，毒性，感染性その他の人の健康または生活環境に係る被害を生じるおそれがあるものは，特別管理産業廃棄物として取扱われる．

　産業廃棄物の総排出量は横這い傾向が続いており，年間 4 億トン前後で推移している（図 3-51）．2013 年度は 38,464 万 t である．種類別では汚泥が最も多く（約 4 割），動物のふん尿，がれき類と続いており，これら上位 3 種類で全体の約 8 割を占めている．排出された産業廃棄物は，直接再生利用，中間処理（脱水，焼却，破砕など）もしくは直接最終処分される（図 3-52）．2013 年度は直接再生利用 7,856 万 t（20%），中間処理 29,959 万 t（78%），直接最終処分 649 万 t（2%）となっており，中間処理（乾燥，粉砕，焼却など）による減量化量は 16,751 万 t（44%）となっている．また再生利用量は，中間処理に伴うもの 12,005 万 t

---

し尿浄化槽

　2001 年度から単独処理浄化槽の新たな設置はできなくなり，合併処理浄化槽への転換あるいは公共下水道の利用が図られている．2013 年度の浄化槽設置数は 770 万基，内訳としては単独処理浄化槽 437 万基（2012 年度 453 万基），合併処理浄化槽 333 万基（2012 年度 328 万基）となっている．

産業廃棄物

　産業廃棄物としては，燃えがら，汚泥，廃油，廃酸，廃アルカリ，廃プラスチック類，紙くず，木くず，繊維くず，動植物性残渣，動物系固形不要物，ゴムくず，金属くず，ガラスくず・コンクリートくず・陶磁器くず，鉱さい，がれき類，動物のふん尿，動物の死体，ばいじん，輸入された廃棄物およびそれらを処分するために処理したものが該当する．

特別管理産業廃棄物

　廃油，廃酸（pH 2.0 以下），廃アルカリ（pH 12.5 以上），感染性産業廃棄物（血液などが付着した注射針や医療器具など），特定有害産業廃棄物（PCB を含む産業廃棄物，PCB 汚染物，廃アスベスト，水銀やカドミウムなどの有害物を含む産業廃棄物など）が該当する．

第3章　環境衛生

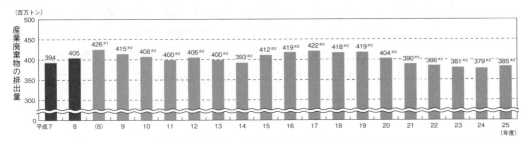

※1：ダイオキシン対策基本方針（ダイオキシン対策関係閣僚会議決定）に基づき、政府が平成22年度を目標年度として設定した「廃棄物の減量化の目標量」（平成11年9月設定）における平成8年度の排出量を示す
※2：平成9年度以降の排出量は※1において排出量を算出した際と同じ前提条件を用いて算出している
注：平成8年度から排出量の推計方法を一部変更している
出典：環境省「産業廃棄物排出・処理状況調査報告書」

図 3-51　わが国の産業廃棄物の排出量の推移
（環境省「環境・循環型社会・生物多様性白書　平成28年度版」より）

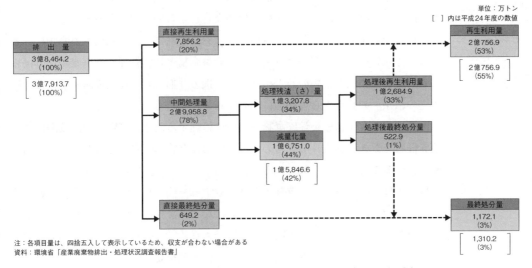

注：各項目量は、四捨五入して表示しているため、収支が合わない場合がある
資料：環境省「産業廃棄物排出・処理状況調査報告書」

図 3-52　わが国の産業廃棄物処理のフロー（2013年度）
（環境省「環境・循環型社会・生物多様性白書　平成28年度版」より）

（33％）を加えると20,757万t（53％）となっている．

最終処分量については減少傾向が続いており，2013年度には1,172万t（総排出量の3％）となり，前年度（1,310万t）からわずかに減少した．また最終処分場については，残余容量（2013年度）が17,000万m³程度，残余年数が14.7年となっている．

ガラスくず，陶磁器くず，金属くず，廃プラスチック類，建設廃材，およびゴムくずは，腐ることもなく汚水を出すこともないので，安定型産業廃棄物と呼ばれている．したがって，これらの産業廃棄物の最終処分場（安定型最終処分場）については周囲に囲いを設け，廃棄物が周辺に飛散するのを防止するだけで十分である．安定型産業廃棄物以外の産業廃棄物のうち，有害物質が溶出しない廃棄物の最終処分場（管理型最終処分場）については，有機性の汚水が生じるおそれ

があるため，汚水の地下への浸透を防ぐことを目的として，最終処分場の底部には粘土，ゴム，あるいは合成樹脂製のシートが張られている．さらに廃棄物から浸出した汚水は，集水管を経て浸出液処理施設に導かれる構造となっている．一方，有害物質の溶出が問題となる特定有害産業廃棄物は，廃棄物を環境から完全に遮断した遮断型最終処分場に埋め立てられる．この処分場では，廃棄物の収納場所の底部および外壁が十分な強度をもったコンクリート製になっているほか，上部からの雨水の侵入も防止できる構造となっている．

3-10-2 医療廃棄物処理

医療用新素材の開発や使い捨てタイプ（ディスポーザブル）の医療器具の普及などによって，医療関係機関（病院，診療所，衛生検査所，老人保健施設，助産所，動物の診療施設および試験研究機関など）から発生する医療廃棄物は，種類が多様になり量も増加した．医療廃棄物は感染性廃棄物と非感染性廃棄物に分類され，さらに感染性廃棄物は特別管理一般廃棄物と特別管理産業廃棄物に分けられる．なお感染性廃棄物の該否の判断は，次の「形状」，「排出場所」または「感染症の種類」の観点から客観的に判断することを基本としている．

医療機関などでは感染性廃棄物を適正に処理するため，**特別管理産業廃棄物管理責任者**を置き，感染性廃棄物の処理計画および管理規定を作成し，管理体制の充実を図ることが求められている．施設内で発生した感染性廃棄物は，原則として自己の施設内において，焼却または溶融する方法，高圧蒸気滅菌または乾熱滅菌による方法，煮沸または薬剤による方法などにより滅菌消毒された後，通常の一般廃棄物あるいは産業廃棄物として処分される．しかし自己の施設内で処理できない場合には，許可を得た民間処理業者に処理を委託することになる．この場

感染性廃棄物
医療関係機関などから発生した人が感染し，または感染するおそれのある病原体が含まれ，もしくは付着している廃棄物またはこれらのおそれのある廃棄物をいう．

表3-14　感染性廃棄物の該否の判断

1. 形状の観点	(1) 血液，血清，血漿および体液（精液を含む）（以下「血液など」という） (2) 手術などに伴って発生する病理廃棄物（摘出または切除された臓器，組織，郭清に伴う皮膚など） (3) 血液などが付着した鋭利なもの (4) 病原微生物に関連した試験，検査などに用いられたもの
2. 排出場所の観点	感染症病床，結核病床，手術室，緊急外来室，集中治療室および検査室（以下「感染症病床など」という）において治療，検査などに使用された後，排出されたもの
3. 感染症の種類の観点	(1) 感染症法の一類，二類，三類感染症，新型インフルエンザ等感染症，指定感染症および新感染症の治療，検査などに使用された後，排出されたもの (2) 感染症法の四類および五類感染症の治療，検査などに使用された後，排出された医療器材，ディスポーザブル製品，衛生材料など（ただし，紙おむつについては，特定の感染症に係るものなどに限る）

注1）通常，医療関係機関などから排出される廃棄物は「形状」，「排出場所」および「感染症の種類」の観点から感染性廃棄物の該否について判断ができるが，これらいずれの観点からも判断できない場合であっても，血液などその他の付着の程度やこれらが付着した廃棄物の形状，性状の違いにより，専門知識を有する者（医師，歯科医師および獣医師）によって感染のおそれがあると判断される場合は感染性廃棄物とする．

注2）非感染性の廃棄物であっても，鋭利なものについては感染性廃棄物と同等の取扱いとする．

合には，感染性廃棄物の処理が適正に行われたことを確認できるようマニフェストを交付する必要がある．

3-10-3 マニフェスト制度

産業廃棄物の処理（収集・運搬，中間処理，最終処分など）を処理業者に委託する場合には，処理が適正に行われたことを確認するため，排出者から委託事業者に対して**産業廃棄物管理票（マニフェスト）**が交付される（図3-53）．マニフェスト制度は処理過程における事故や不法投棄などの不適正処理を防止するため，

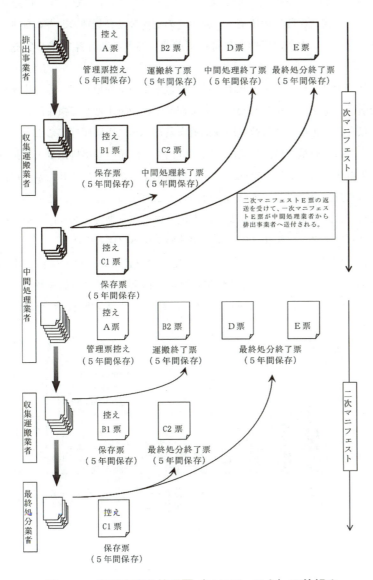

図 3-53　産業廃棄物管理票（マニフェスト）の仕組み
（環境省「廃棄物処理法に基づく感染性廃棄物処理マニュアル」より）

マニフェスト

マニフェストは7枚つづりの伝票（A・B1・B2・C1・C2・D・E）であり，各伝票には産業廃棄物の種類や数量，運搬や処理を請け負う事業者の名称などが記載される．請け負った事業者は，委託された事業が完了した時点でマニフェストの必要部分を排出者へ送り，適正な処理を行ったことを知らせる必要がある．つまり，排出者が産業廃棄物を収集運搬業者に引き渡す際には，A票を手元に残し，残りを運搬業者に引き渡す．運搬業者が産業廃棄物を中間処理業者に引き渡す際には，B1票を手元に残し，B2票を排出者へ送り，残りを中間処理業者に引き渡す．中間処理業者は中間処理が終了した後，C1票を手元に残し，C2票を運搬業者へ，D票を排出者へ送る．E票については，最終処分が完了した時点で排出者に送られる．なお，マニフェスト伝票は5年間保存する必要がある．

1993年に特別管理産業廃棄物の処理委託に対して義務付けられ，1998年からは全ての産業廃棄物の処理委託に対して義務付けられた．

3-10-4　PRTR法・SDS制度

化学物質排出移動登録制度 pollutant release and transfer resister（**PRTR**）とは，化学物質管理の自主的な改善を促進し，環境の保全上の支障を未然に防止するため，有害性のある化学物質がどのような発生源から，どれくらい環境中に排出されたか，あるいは廃棄物に含まれて事業所の外に運び出されたかというデータを事業者自らが把握し，国が集計して公表する仕組みであり，1999年に制定された「特定化学物質の環境への排出量の把握等及び管理の改善の促進に関する法律（**化管法，PRTR法**）」によって制度化され，2001年度から実施されている．

この制度では，**第一種指定化学物質**を製造あるいは使用している一定規模以上の事業所は，環境中に排出した量，および廃棄物や下水として事業所の外に移動させた量を自ら把握し，行政機関（都道府県）へ年に1回届け出ることとなっている．一方の行政機関は，事業所から届け出された量（届出排出量・移動量）を整理・集計するとともに，家庭，農地，自動車などから排出された量（届出外排出量・移動量）を推計し，それらを合わせて公表することとなっている．届出排出量としては，トルエンとキシレンが上位2つの化学物質であり，エチルベンゼンやジクロロメタン（塩化メチレン）が続いている（図3-54）．

化管法（PRTR法）では，第一種指定化学物質に加え，第二種指定化学物質100物質についても，対象となる化学物質やそれを含む製品の出荷時には，**安全データシート** safety data sheet（**SDS**）（以前は，**化学物質安全データシート**

> **第一種指定化学物質**
> ヒトの健康や生態系などへの有害性を有し環境中に広く存在する化学物質であり，現在は462物質が指定されている．このうち，発がん性，生殖細胞変異原性および生殖発生毒性が認められるものは，特定第一種指定化学物質として分類されており，現在は15物質が指定されている．

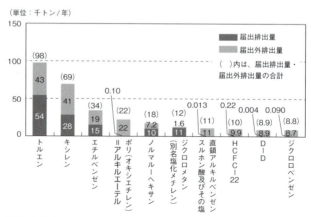

図3-54　届出排出量・届出外排出量上位10物質の排出量（2014年度）

（環境省「環境・循環型社会・生物多様性白書　平成28年度版」より）

material safety data sheet（MSDS）と呼ばれていた）の添付が義務付けられている．SDS には化学物質の名称，事業所名，化学物質の性状，取扱法，危険性や有害性，安全対策，緊急時の対策などが記載されている．SDS の提供は対象となる化学物質やそれを含む製品を取扱う全事業者に対して義務付けられている．

コラム　バイオレメディエーション

　ダイオキシンや PCB などの塩素化芳香族化合物，半導体基板の洗浄剤やドライクリーニングの溶剤として大量に使用されてきた揮発性有機塩素化合物などは，微生物による分解を受けにくい難分解性の化学物質である．そのため，環境中に排出されると長期間残留し，広範囲に拡散して土壌や地下水を汚染する．有害化学物質で汚染された土壌や地下水を浄化し環境を修復する技術の 1 つとして，微生物の分解能力を利用したバイオレメディエーション bioremediation（微生物学的環境修復技術）が注目されている．この技術は，汚染現場に窒素やリンなどの栄養源を直接注入して，土着微生物の分解能力を促進させ，汚染物質を分解・除去するバイオスティミュレーション biostimulation，汚染化学物質に対して高い分解能力を有する微生物を現場に人為的に添加して，汚染物質を効率よく分解・除去するバイオオーギュメンテーション bioaugmentation に二大別される．なお後者においては，汚染物質が石油系炭化水素などの炭素源およびエネルギー源となるものであれば，添加された微生物は増殖できる．しかしながら PCB などの毒物であれば，徐々に死滅して減少するため，定期的な微生物の補給が必要となる．また処理の手法としては，汚染物質の分解・除去の工程を汚染現場において実施する原位置処理，汚染現場を掘削して汚染物質を搬出した後に実施する移動処理とがある．特に前者の処理手法は，比較的低濃度かつ広範囲の汚染の処理に適しており，市街地や工場などの地下の汚染土壌や水の修復に有効である．

3-10-5　ごみのリサイクルと家電リサイクル法など

　1991 年には，生産，流通，消費の各段階において資源の有効利用をはかるとともに，廃棄物の発生の抑制および環境の保全を目的とした「再生資源の利用の促進に関する法律」（リサイクル法）が施行された．また 2001 年には，循環型社会形成推進基本法が完全施行され，処理の優先順位が ① 発生抑制，② 再使用，③ 再生利用，④ 熱回収，⑤ 適正処分の順に定められた．この基本法の整備に伴い，個別の廃棄物・リサイクル関係の法律として，容器包装リサイクル法（びん，ペットボトル，紙類，缶類，プラスチック製品が対象），家電リサイクル法（エアコン，冷凍庫・冷蔵庫，テレビ，洗濯機・衣類乾燥機の 4 品目が対象），食品リサイクル法（売れ残った食品，食べ残した食品，製造過程で発生する食品廃棄物などの食品残渣が対象），建設リサイクル法（木材，コンクリート，アスファルトなどの建設資材が対象），自動車リサイクル法（使用済み自動車が対象），小型家電リサイクル法（携帯電話，デジタルカメラ，パーソナルコンピュータ，ゲーム機などが対象）が一体的に整備された．さらには，資源有効利用促進法に基づき，廃棄物の発生抑制に向けた 3R（リデュース reduce，リユース reuse，リサ

リサイクル法
　この法律は，2000 年に大幅に改正され「資源の有効な利用の促進に関する法律」に改題された．

イクル recycle）の推進が実施されている．具体例としては，グリーン購入法による国などの公的部門における再生品の調達（グリーン購入）の推進である．

3-10-6　廃棄物による環境汚染

わが国の国内における廃棄物の不法投棄件数は，1998 年度〜2001 年度には1000 件を超えていたが，それ以降は減少し，2011 年度は 192 件 5.3 万 t となっている．

1970 年代には，有害廃棄物を自国内で処理せずに，処理費用の安い国あるいは処理に伴う規制の緩い国へ移動させることが，欧米各国を中心に頻繁に行われていた．さらに 1980 年代後半には，これが先進国から開発途上国への移動という図式に変わってきた．しかも，持ち込まれた有害廃棄物がそのまま放置され，重大な環境汚染を引き起こす事件も度々発生する事態になった．例えば，ノルウェーの会社がアメリカからギニアに 15,000 トンの有害廃棄物を持ち込み，樹木を枯死させる事件が発生した．そこで，国連環境計画 United Nations Environment Programme（UNEP）を中心に国際的なルールづくりが検討され，1989 年にスイスのバーゼルにおいて「有害廃棄物の国境を超える移動およびその処分の規制に関するバーゼル条約」（バーゼル条約）が採択された．その内容は，有害廃棄物の越境移動の原則禁止，自国内処分の原則，違法越境移動の際の廃棄物発生国への再輸入措置，途上国への技術協力などである．わが国は 1993 年に同条約に加入するとともに，その国内法である「特定有害廃棄物などの輸出入等の規制に関する法律」を同年に施行した．

UNEP

1972 年「かけがえのない地球」を合言葉として，ストックホルムで開催された国連人間環境会議において採択された「人間環境宣言」および「環境国際行動計画」を実施に移すための機関として，同年の国連総会決議により設立された．この機関は，既存の国連機関が行っている環境に関する諸活動を総合的に調整管理するとともに，国連諸機関が着手していない環境問題に関して，国際協力を推進していくことを目的としている．

まとめ

- ・廃棄物は放射性廃棄物，一般廃棄物，産業廃棄物に分類される．
- ・一般廃棄物の処理は市区町村が責任を負い，産業廃棄物の処理は排出業者が責任を負う．
- ・産業廃棄物の処理を処理業者に委託する際には，産業廃棄物管理票（マニフェスト）が交付される．
- ・医療廃棄物は，感染性廃棄物（特別管理一般廃棄物および特別管理産業廃棄物）と非感染性廃棄物に分類される．
- ・感染性廃棄物の適正処理のために，特別管理産業廃棄物管理責任者を置くことが求められている．
- ・化学物質の自主的管理の促進と環境保全上の支障の未然防止のため，PRTR 制度が導入されている．
- ・PRTR 法では，第一種指定化学物質および第二種指定化学物質について，SDS の添付が義務付けられている．
- ・ごみのリサイクル促進のため，家電リサイクル法などの法整備がなされている．
- ・有害廃棄物の越境移動を規制するための国際条約として，バーゼル条約が締結されている．

第 3 章　環境衛生 311

3-11　環境保全と法的規制

　産業活動の発展・拡大によって発生する健康または生活環境に係る被害である公害の発生事例について学習し，さらには公害を防止し，環境を保全するための法制度について理解する．この節では，公害とその防止対策に関して以下のような項目を学習の到達目標とする．

SBOs
・典型 7 公害とその現状，および 4 大公害について説明できる．
・環境基本法の理念を説明できる．
・大気汚染を防止するための法規制について説明できる．
・水質汚濁を防止するための法規制について説明できる．

3-11-1　日本の公害事例

　わが国で公害が社会問題化したのは，政府による殖産興業政策が進められた明治時代からであり，明治初期には，工場周辺のばい煙や悪臭，鉱山や製鉄所からの排水や排ガスによる被害が発生した．特に足尾鉱山や別子銅山での被害は大きかった．しかし，当時は公害に対する社会意識がまだ低かった．明治末期からは重工業が盛んになり，京阪，阪神，北九州の重工業都市では，ばい煙が空を覆うようになった．この頃の公害は過密した工業地帯で発生する工場型公害であり，一般市民が深刻な影響を受ける状態には至らなかった．第二次世界大戦後，わが国の産業は重化学工業を中心にめざましい発展を遂げ，1950 ～ 1960 年代の高度経済成長期には，大量生産・大量消費・大量廃棄型の社会構造となった．この時代には生産技術が最優先され，環境汚染の防止技術の開発は後回しにされた．そのため，わが国は公害列島とも呼ばれ，**四大公害病**をはじめ，公害による甚大な健康被害が全国各地で発生した．

　1953 年頃から，熊本県水俣湾の一帯において，手足の麻痺・ふるえ，言語・視力・聴力・嚥下障害等の中枢神経障害を主症状とする水俣病が発生した．その後 1962 年には，脳性小児マヒ様の症状を示す胎児性水俣病も発生した．そして 1963 年には熊本大学の研究班が「原因物質はメチル水銀化合物であり，それはチッソ水俣工場アセトアルデヒド製造工程で直接排水中に排出されたもの」と発表した．さらに 1965 年には，新潟県阿賀野川流域において原因不明の有機水銀中毒患者が散発していることが発表され，翌 1966 年には厚生省の特別研究班から「昭和電工鹿瀬工場の排水口からメチル水銀を検出した」ことが発表された．つまり，両工場ともアセトアルデヒドの製造工程で触媒として無機水銀を使用していたが，反応の過程で副生したメチル水銀が無処理の状態で公共用水域に放出

されたため，メチル水銀が海や川の魚介類に蓄積し，これを摂食したヒトや動物がメチル水銀中毒症を発症した．また環境中に排出された無機水銀の一部は，微生物によってメチル水銀に変換され魚介類に蓄積されていた．2012年12月末現在の被認定患者数は29,673人であり，生存者数は664人である．

> **コラム** **世界の有機水銀汚染**
>
> 　世界の多くの国々において，現在でも有機水銀汚染の問題が発生している．以前より多かった工場廃液や有機水銀系農薬による汚染は減少したが，近年では金採掘による汚染，廃鉱山からの汚染，工場跡地の残留水銀の処理等が問題となっている．金採掘による有機水銀汚染は，金の精錬に金属水銀が使用されるためであり，蒸発により環境中に放出された水銀が土壌や河川水中でメチル水銀に変換され，食物連鎖を介して生物体内に濃縮される．ブラジルのアマゾン川流域，タンザニア，フィリピン，インドネシア，中国などで問題となっている．

　1955年頃から，富山県神通川流域において，出産経験のある年配の女性に腎障害と激痛を伴う骨軟化症を主症状とする疾病が多発し，患者が「痛い，痛い」と常に叫ぶことから**イタイイタイ病**と名づけられた．1961年には神通川上流の三井金属鉱業神岡鉱業所の排水に含まれていたカドミウムによる慢性中毒であることが発表され，1968年には厚生省が「イタイイタイ病の本態は，カドミウムの慢性中毒により，まず腎臓障害を生じ，次いで骨軟化症を来し，これに妊娠，授乳，内分泌の変調，老化および栄養としてのカルシウムの不足等が誘因となって生じたもので，原因物質のカドミウムは三井金属鉱業神岡鉱業所の排水に起因する」との見解を発表した．2013年3月までに計196人が患者として認定されている．原因となった神岡鉱山から採掘される亜鉛鉱には不純物として1％程度のカドミウムが含まれており，このカドミウムが廃鉱水とともに排出された．そのため，流域の水質と土壌が汚染され，汚染された農作物（とくにコメ）と飲料水の長期間にわたる摂取により慢性のカドミウム中毒に至った．患者の体内カドミウム濃度は健常者の数十倍から数千倍にまで達していた．体内に摂取されたカドミウムは主として肝臓と腎臓に蓄積されるが，慢性中毒では腎臓の尿細管での再吸収機能が障害を受けるため，カルシウムの再吸収が悪くなり，骨粗鬆症に類似した症状が生じたと考えられている．

　1972年には宮崎県高千穂町土呂久地区，1973年には島根県津和野町笹ヶ谷地区において，**慢性ヒ素中毒**患者の存在が県の調査により報告された．中毒の原因は休廃止鉱山あるいは精錬所の鉱さいによる土壌と河川のヒ素汚染である．また中毒の主な症状は，皮膚の角質化や色素沈着などの皮膚症状，多発性神経炎などの神経症状，鼻中隔穿孔等の鼻腔症状などである．2013年3月までに，土呂久地区では190人，笹ヶ谷地区では21人が認定されている．

　1960年頃から三重県四日市市において多数の気管支喘息様の患者が発生し，**四日市喘息**と呼ばれた．原因は石油コンビナートが硫黄含有量の比較的高い中東

原油を使用したこと，燃焼排気をそのまま排出したことにより，大量の硫黄酸化物（二酸化硫黄や硫酸ミスト等）が大気中に排出されたことである．主な症状は，咽頭・喉頭の上部気道炎症，気管支炎，気管支喘息，肺気腫等である．その後，同様の事例が，川崎市，大阪市，尼崎市，横浜市，富士市などで相次いで起こった．

3-11-2　典型7公害

公害とは，環境基本法において「事業活動，その他のヒトの活動に伴って生じる相当範囲にわたる大気汚染，水質汚濁（水質以外の水の状態または水底の底質が悪化することを含む），土壌汚染，騒音，振動，地盤沈下（鉱物の採掘のための土地の掘削によるものを除く），悪臭によって，ヒトの健康または生活環境に係わる被害が生じること」と定義されている．これらヒトの健康に係わる7つを**典型7公害**と呼ぶが，ヒトの活動の結果として生み出され，公衆や地域社会に有害な結果を及ぼす現象も公害として幅広く捉えられる．例えば，建築物による日照阻害，放送電波の受信障害などの生活環境に関するものが該当する．

図3-55には，わが国における公害苦情件数の経年変化を示した．苦情件数は大気環境，騒音，悪臭，水質汚濁の順に多いが，大気汚染に関するものは徐々に減少している．これに対して，騒音に関する苦情は増加傾向にある．

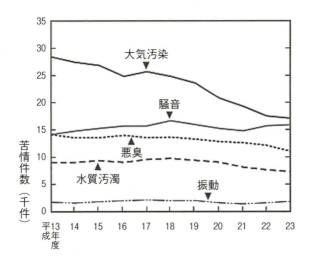

図3-55　公害の種類別苦情件数の推移
（総務省統計局ホームページ「http://www.stat.go.jp/data/nihon/g6026.htm」より）

3-11-3　環境基本法

1950年代から1960年代の公害では，特定の企業活動による地域的な環境汚染

が主であったため，公害対策基本法や自然環境保全法による汚染物質の排出規制により環境汚染は改善され，公害は収束に向かって行った．ところが1980年代になると，汚染源も被害者も地球規模で考えなくてはならない新たな環境問題が生じてきた．地球温暖化，オゾン層の破壊，酸性雨，熱帯雨林の減少などの問題である．これらの地球環境問題は，原因となる汚染源が極めて広範囲に存在するため，汚染の原因者と被害者の因果関係が必ずしも明確でないことが特徴である．酸性雨やオゾン層の破壊については汚染源の特定が可能であり，有効な対策を講じることは可能ではある．しかし実際には，技術的あるいは経済的な障壁が立ちふさがる．一方では，社会にとって不可欠な活動によって生じる地球環境問題もある．例えば，地球温暖化の原因となる二酸化炭素は汚染物質とはいえない物質であり，しかも人々のほとんど全ての活動に伴って排出される．そのため，その排出を抑制することは極めて困難である．

このような地球規模での環境問題は国際社会における重要な政策課題であり，1992年のブラジルでの地球サミットをはじめ，数多くの重要な国際会議が相次いで開催され，地球環境保全のための条約も多数制定された．わが国においても，これらの条約に基づく国内法を整備するとともに，環境保全分野への積極的な国際協力が進められた．しかし，社会システムのあり方と深く関連するこれら問題の解決には，従来の規制的な手法による対応では限界がみられた．また公害対策および自然環境保全対策が相まって解決すべき問題も数多く生じてきた．そこで，1993年に公害対策基本法が廃止され，公害と自然とを一体のものとして扱う環境基本法が新たに制定された．自然環境保全法も環境基本法の趣旨に沿って改正された．

環境基本法は，日本の環境対策の基本理念を定め，環境の保全に向けて国，地方公共団体，事業者および国民の責務を明らかにするとともに，個別の施策の具体的な方向性を示すものである．第一条の目的には，「この法律は，環境の保全について，基本理念を定め，ならびに国，地方公共団体，事業者および国民の責務を明らかにするとともに，環境の保全に関する施策の基本となる事項を定めることにより，環境の保全に関する施策を総合的かつ計画的に推進し，もって現在および将来の国民の健康で文化的な生活の確保に寄与するとともに人類の福祉に貢献することを目的とする」と記されている．この環境基本法では，① 環境の恵沢の享受と継承等，② 環境への負荷の少ない持続的発展が可能な社会の構築等，③ 国際的協調による地球環境保全の積極的推進の3点を基本的な理念としている．

環境基本法に基づき**環境基本計画**が策定された．環境基本計画は，1994年の第一次計画，2000年の第二次計画（環境の世紀への道しるべ），2006年の第三次計画（環境から拓く新たな豊かさへの道）に続き，2012年には第四次計画が閣議決定された．第一次計画では，環境基本計画の長期的目標として以下の4項目が設定されている．

1. 循環

　経済社会システムにおける物質循環をできるかぎり確保することによって，環境への負荷をできるかぎり少なくし，循環を基調とする経済社会システムを実現する.

2. 共生

　健全な生態系を維持・回復し，自然と人間との共生を確保する.

3. 参加

　あらゆる主体が，それぞれの立場に応じた公平な役割分担のもと，相互に協力・連携しながら，環境への負荷の低減や環境の特性に応じた賢明な利用等に自主的積極的に取り組み，環境保全に関する行動に参加する社会を実現する.

4. 国際的取組

　日本の国際社会に占める地位に応じて，地球環境を共有する各国との国際的協調のもとに，地球環境を良好な状態に保持するため，国のみならず，あらゆる主体が積極的に行動し，国際的取組を推進する.

　第四次計画では，今後の環境政策の展開の方向として，① 政策領域の統合による持続可能な社会の構築，② 国際情勢に的確に対応した戦略をもった組織の強化，③ 持続可能な社会の基盤となる国土・自然の維持・形成，④ 地域をはじめ様々な主体による行動と協働の推進の4つの方向性が掲げられている.

　環境基本法では，ヒトの健康の保護および生活環境を保全する上で維持されることが望ましい基準として，大気汚染，水質汚濁，土壌汚染および騒音について環境基準が定められている（巻末付録表 3-11-1）. またダイオキシン類については，1999年制定のダイオキシン類対策特別措置法において環境基準が定められている（巻末付録表 3-11-2）. なお環境基準は，汚染の少ない地域では基準を超えることがないように，すでに汚染が進んでいる地域では基準まで低減させるように行政が対策を立てて実施するための目標である. また常に適切で科学的な判断が加えられ，新しい科学的知見に基づく改定がなされなければならないことになっている.

　環境基本法には，従来の公害対策基本法や自然環境保全法には含まれていなかった**環境影響評価**（環境アセスメント）に関する規定が新たに盛り込まれた. 環境影響評価は，開発事業の実施に先立って，その事業がもたらす環境への影響に関して，調査・予測・評価を行い，その結果を公表して地域住民等の意見を聞き，公害・環境破壊を未然に防止することを目的としている. 開発事業とは道路，ダム，鉄道，空港の設置，埋め立て・干拓，住宅・工業団地の開発等の大規模な事業である. 1997年には環境影響評価に関する手続きを定めた環境影響評価法が成立した.

3-11-4　大気汚染防止法

環境基本法に定められている大気汚染に係る環境基準を達成し，大気汚染を防止するための法規制としては，大気汚染防止法，自動車から排出される窒素酸化物および粒子状物質の特定地域における総量の削減等に関する特別措置法（自動車 NO_x・PM法），スパイクタイヤ禁止法，ダイオキシン類対策特別措置法がある．環境基本法では，二酸化硫黄，一酸化炭素，浮遊粒子状物質（SPM），微小粒子状物質（$PM_{2.5}$），二酸化窒素，光化学オキシダント，ベンゼン，トリクロロエチレン，テトラクロロエチレンおよびジクロロメタンの10物質について，大気汚染に係わる環境基準（巻末付録表3-11-1）が設定されている．この他，ダイオキシン類対策特別措置法により，ダイオキシン類に係る環境基準が設定されている（巻末付録表3-11-2）．

大気汚染防止法は1968年に制定され，1970年に大幅に改正された．改正によって，規制の地域指定性を廃止して全国的規制を導入し，都道府県が国の基準よりも厳しい上乗せ排出基準を設定できるようになった．また規制対象物質の拡大，違反に対する処罰規定の導入，粉じん規制の導入も行われた．この改正後も無過失賠償責任規定の導入，総量規制制度の導入，特定粉塵（アスベスト）規制の導入，自動車燃料規制の導入，ベンゼン等有害化学物質規制の導入，揮発性有機化合物 volatile organic compounds（VOC）規制の導入等，必要に応じて改正が継続して行われている．大気汚染防止法で規制される汚染物質は，ばい煙，揮発性有機化合物，粉じん，特定物質，有害大気汚染物質，自動車排出ガスの6種類に大別される．ばい煙とは，硫黄酸化物，ばいじん，および有害物質（カドミウムおよびカドミウム化合物，塩素および塩化水素，フッ素やフッ化水素等，鉛および鉛化合物，窒素酸化物 NO_x）を指す．

1　排出基準（一般基準・上乗せ基準・総量規制等）

大気汚染防止法では，工場や事業場等の固定発生源から排出される大気汚染物質について，物質の種類ごと，排出施設の種類・規模ごとに排出基準が定められている（巻末付録表3-11-3）．ばい煙の排出基準としては，以下の4種類がある．

① 一般排出基準

硫黄酸化物を除き，国が全国一律に適用しているものであり，濃度で規制される．硫黄酸化物 SO_x の排出基準は，次式によって得られる Q の値によって規制されるが，式中の K 値は地域ごとに定められた値が用いられる（K 値規制）．

$$Q = K \times 10^{-3} \times H_e^2$$

Q：SO_x の許容排出量（Nm^3/hr）

K：地域ごとの異なる定数（0.3 ～ 17.5 の間の16ランク）

H_e：有効煙突高さ（m）

② 特別排出基準

特に汚染が著しい地域において新たに設置される施設に適用されるものであり，SO_x，ばいじん，および NO_x に設定されている．

③ 上乗せ排出基準

都道府県が地域の状況に応じて適用する基準であり，国の排出基準より厳しい．ただし SO_x には適用されない．

④ 総量規制

重複した発生源が密集している場合，個々の発生源に対する排出基準だけでは，その地域の汚染物質濃度を環境基準以下に抑制することが難しい．このような場合には，一定地域において許容されうる汚染物質の排出総量を定めて，地域の各工場や施設に排出量を割り当て，汚染物質の排出総量を規制している．1975 年からは SO_x について，1982 年からは NO_x について実施されている．なお SO_x については，燃料の硫黄分含量規制も併用されている．

2 自動車 NO_x・PM 法

自動車の排出ガス規制に関しては，まず 1966 年には一酸化炭素が規制され，次いで，1973 年にはガソリン車，1974 年にはディーゼル車を対象として窒素酸化物 NOx と炭化水素が規制された．また 1992 年にはディーゼル車からの NO_x 排出の抑制を目的として，大気汚染が著しい地域を対象として自動車 NO_x 法が制定された．その後，発がん性物質が含まれる粒子状物質（PM）の排出抑制のために，2001 年には自動車 NO_x 法の改正法である**自動車 NO_x・PM 法**が成立した．自動車 NO_x・PM 法には以下の 3 項目が含まれる．

1．自動車から排出される NO_x および PM に関する総量削減基本計画および総量削減計画：総合的な対策の枠組みを国および地方公共団体で策定する．
2．車種規制：対策地域（関東圏，近畿圏，愛知・三重圏）において，トラック，バス，ディーゼル乗用車などについて，一定の排出基準に適合するものしか使用できないよう制限する（新車ばかりでなく現在使用中の車にも適用される）．
3．事業者排出抑制対策：一定規模以上の事業者は，自動車使用管理計画を作成して NO_x と PM の排出抑制を行う．

3-11-5 水質汚濁防止法

環境基本法に基づく水質汚濁を防止するための法規制としては，水質汚濁防止法，下水道法，浄化槽法，瀬戸内海環境保全特別措置法，湖沼水質保全特別措置法，特定水道利水障害防止のための水道水源水域の水質の保全に関する特別措置

法（水道水源法），ダイオキシン類対策特別措置法，海洋汚染等および海上災害の防止に関する法律がある．

　1950 〜 1960 年代にかけて，都市や重化学工業地域の周辺海域では水質汚濁が進行し，また水俣病等の公害問題も発生した．このような事態に対応するため，1958 年には公共用水域に排出される水の保全に関する法律（水質保全法）と工場排水等の規制に関する法律（工場排水規制法）が制定された．しかし，これらの法律では規制水域や規制物質が業種ごとに指定されており，規制の実効性は低いものであった．そこで排水規制の実効性を上げること，公害対策基本法（1967年）で設定された水質に係る環境基準を達成することを目的として，1970 年に**水質汚濁防止法**が制定された．また瀬戸内海に関しては，水質汚濁が深刻な状態に陥っていたことから，1973 年に瀬戸内海環境保全特別措置法が制定された．この法律は瀬戸内海に流入する河川水も対象としており，流入河川水の化学的酸素要求量（COD）についての総量規制が実施された．水質汚濁防止法の施行後も湖沼では水質汚濁の改善が遅く，1984 年には湖沼水質保全特別措置法が制定され，汚染源対策や下水道整備等の総合的な対策が実施された．

　公共用水域の水質を改善するため，環境基本法により水質汚濁に係るものとして，ヒトの健康の保護に関する項目（健康項目），および生活環境の保全に関する項目（生活環境項目）について環境基準が設定されている（巻末付録表 3-11-1）．またダイオキシン類対策特別措置法では，水質および水底の底質についてダイオキシン類に関する環境基準が設定されている（巻末付録表 3-11-2）．最近の水質汚濁の状況として，ヒトの健康の保護に関する 27 項目については環境基準がほぼ達成されているが，生活環境の保全に関する項目については望ましい状況に改善されていない水域がまだ多く残されている（図 3-56）．

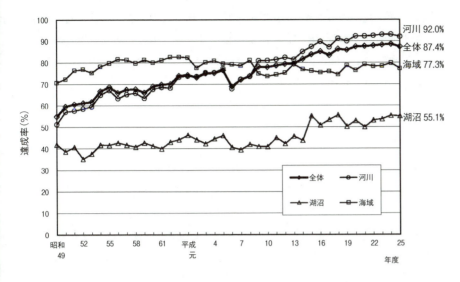

図 3-56　公共用水域の環境基準（BOD, COD）達成率の推移
（環境省「平成 25 年度公共用水域水質測定結果」より）

1　排水基準（一律基準・上乗せ基準・総量規制等）

　水質汚濁防止法は，公共用水域に排出される排水に含まれる汚濁物質や有害物質の濃度および量を規制することを目的としており，規制対象は特定施設を有する工場や事業場等から公共用水域に排出される排水である．また対象となる項目は，健康に係る被害を及ぼすおそれのある項目（健康に係わる有害物質についての項目），生活環境に係る被害を及ぼすおそれのある項目（生活環境に係わる汚染状態についての項目）に区分されている．前者は水質に係る環境基準におけるヒトの健康の保護に関する項目，後者は生活環境の保全に関する項目と同じであるが，後者に関しては一日の排出水量が平均 50 トン以上の特定施設が適用対象となっている．

　公共用水域等の水質保全を図るため，水質汚濁防止法に基づいて，工場や事業場から公共用水域に排出される排水について，健康に係る有害物質についての排水基準（巻末付録表 3-11-4）および生活環境に係わる汚染状態についての排水基準（巻末付録表 3-11-5）が，全国一律に設定されている（一律排水基準）．健康に係る有害物質についての排水基準は，排出後の希釈を考慮して，環境基準の 10 倍濃度に設定されている．しかし，水質汚濁防止法での規制は，排水基準の適用対象に業種や排水量の条件があり限定的である．そのため，各都道府県は条例により一律排水基準よりもさらに厳しい上乗せ排水基準を設定することができる．上乗せ排水基準は，1975 年以降は全ての都道府県において設定されている．

　一律排水基準や上乗せ排水基準は濃度規制であるため，基準に適合していても排水量が多く，汚濁物質の排出量が多くなれば，水質汚濁は進行する．そこで汚濁が深刻な水域については，汚濁物質の当該海域への流入総量（汚濁負荷量）を

規制する総量規制の方式が1979年から取り入れられている．総量規制の指定項目は化学的酸素要求量（COD），窒素およびリンの3項目であり，指定水域は東京湾，伊勢湾および瀬戸内海である．瀬戸内海については，瀬戸内海環境保全特別措置法の適用を受けている．

3-11-6　悪臭防止法

悪臭は人々の快・不快に係る問題であり，騒音や振動とともに感覚公害と呼ばれている．悪臭防止法は，規制地域内の工場・事業場の事業活動に伴って発生する悪臭について必要な規制を行うことなどにより生活環境を保全し，国民の健康の保護に資することを目的として制定された．悪臭防止法では，22種類の化学物質が**特定悪臭物質**に指定され，敷地境界線，気体排出口，および排出水について基準が設定されている．

3-11-7　騒音規制法

騒音による生活被害としては，睡眠妨害，作業能率の低下，会話の妨害等がある．騒音規制法は，工場および事業場における事業活動ならびに建設工事に伴って発生する相当範囲にわたる騒音について必要な規制を行うとともに，自動車騒音に係る許容限度を定めることなどにより，生活環境を保全し，国民の健康の保護に資することを目的として制定された．騒音規制法では，機械プレスや送風機等，著しい騒音を発生する施設であって政令で定める施設を設置する工場・事業場が規制の対象となっている．この他，自動車騒音，飲食店営業などの深夜における騒音，拡声器を使用する放送に係る騒音なども規制される．

特定悪臭物質
アンモニア，メチルメルカプタン，硫化水素，硫化メチル，二硫化メチル，トリメチルアミン，アセトアルデヒド，プロピオンアルデヒド，ノルマルブチルアルデヒド，イソブチルアルデヒド，ノルマルバレルアルデヒド，イソバレルアルデヒド，イソブタノール，酢酸エチル，メチルイソブチルケトン，トルエン，スチレン，キシレン，プロピオン酸，ノルマル酪酸，ノルマル吉草酸，イソ吉草酸の22種類が指定されている．

第 3 章　環境衛生

まとめ

- ・1950 〜 1960 年代の高度経済成長期には，生産技術が最優先され環境汚染防止技術が後回しにされたため，4 大公害病等の公害による甚大な健康被害が各地で発生した．
- ・事業活動等のヒトの活動に伴って生じる相当範囲にわたる大気汚染，水質汚濁，土壌汚染，騒音，振動，地盤沈下，悪臭を典型 7 公害と呼ぶ．
- ・環境基本法の基本理念は，① 環境の恵沢の享受と継承等，② 環境への負荷の少ない持続的発展が可能な社会の構築等，③ 国際的協調による地球環境保全の積極的推進の 3 点である．
- ・環境基本計画の長期的目標は，① 循環，② 共生，③ 参加，④ 国際的取組の 4 項目である．
- ・環境基本法では，ヒトの健康の保護および生活環境を保全する上で維持されることが望ましい基準として，環境基準が設定されている．
- ・大気汚染防止法では，工場や事業場等の固定発生源から排出される大気汚染物質について，物質の種類ごと，排出施設の種類や規模ごとに排出基準が定められている．
- ・自動車 NO_x・PM 法により，自動車から排出される NO_x および PM の総量等が規制されている．
- ・公共用水域等の水質保全を図るため，水質汚濁防止法に基づいて，工場や事業場から公共用水域に排出される排水について，排水基準が設定されている．

第 **4** 章

環境科学に関わる分析法（環境分析各論）

　我々の生活環境あるいは地球環境に関わる環境衛生上の因子を，量的，質的に分析し，その値を評価することは，環境状態を把握する上で欠くことのできないものであり，生活を衛る科学の基盤となる．環境を大別すると空気環境，水環境，および生物環境がある．その測定においては，従来の化学的分析が測定機器や手法の発展に伴って飛躍的に高感度化されている．さらに，生物を用いた観察法から，分子生物学の手法までも利用した新しい方法も導入されつつある．分析化学の進歩に伴い，環境分析法も変化を遂げており，分析操作や測定値の解析においても専門的な知識が要求されることから，環境衛生の指標と共に，方法の原理を正確に理解しておくことが重要である．

SBOs
・水道水の水質基準の主な項目を列挙し，説明できる．
・水質汚濁の主な指標を列挙し，測定できる．
・主な大気汚染物質を測定できる．
・室内環境を評価するための代表的な指標を列挙し，測定できる．

4-1　飲料水試験

　飲料水試験として一般に用いられる試験項目と試験法を表 4-1 にまとめた．これらを中心に，以下に主な試験法の測定法の原理と意義について述べる．

第4章 環境科学に関わる分析法（環境分析各論）

表 4-1　飲料水試験法

項　目	定　義	目　的	測定法
一般細菌	標準寒天培地で増殖する生菌の集落計数値	し尿，下水などの混入による水の汚染度を知る	標準寒天培地法
大腸菌	乳糖を分解してガスを産生する通性嫌気性無芽胞桿菌	直接の糞便汚染の指標	特定酵素基質培地法
水銀	水中の水銀化合物の総量	水中の水銀化合物による汚染を知る	還元気化／原子吸光光度法
ヒ素	水中のヒ素化合物の総量	水中のヒ素化合物による汚染を知る	水素化物発生／ICP 発光分光分析法 フレームレス原子吸光光度法 ICP／質量分析法 水素化物発生／原子吸光光度法
亜硝酸態窒素および硝酸態窒素*	水中の亜硝酸態窒素と硝酸態窒素の合計量	し尿，下水，工場排水などの混入による有機・無機窒素化合物の汚染を知る	イオンクロマトグラフィー
シアン化物イオンおよび塩化シアン	水中の遊離型シアン化合物の総量	工場排水などの混入による遊離型シアン化物の汚染を知る	ピリジン・ピラゾロン法
フッ素およびその化合物	水中のフッ素化合物の総量	水中のフッ素化合物による汚染を知る	ランタン・アリザリンコンプレクソン法
揮発性有機ハロゲン化合物	水中の揮発有機ハロゲン化合物の総量	工場排水などの混入や塩素処理によって生成する揮発性有機ハロゲン化合物の汚染を知る	ガスクロマトグラフィー／質量分析法
全有機炭素（TOC）	水中の全有機炭素量	し尿，下水，工場排水などの混入による有機物の汚染を知る	全有機炭素計測法
硬度	水中の Ca^{2+} および Mg^{2+} 量に対応する $CaCO_3$ の量	硬水，軟水などの水質を知る	イオンクロマトグラフィー フレーム原子吸光光度法 ICP 発光分光分析法 EDTA による滴定法
残留塩素	水中の遊離残留塩素および結合残留塩素	水系感染症の予防のために残留塩素が基準値を満たしているかを知る	ジエチル-p-フェニレンジアミン（DPD）法

＊水道水質基準では，従来の亜硝酸性窒素および硝酸性窒素と同義の語として用いられることになった．

1　残留塩素

　消毒基準のほかに水道法では水質管理目標設定項目として，残留塩素は1 mg Cl/L 以下と規定されている．**ジエチル-p-フェニレンジアミン（DPD）法**による残留塩素の測定が水道法の試験法に採用されている．試験管2本を用意し，そ

第4章　環境科学に関わる分析法（環境分析各論）

れぞれにリン酸緩衝液（pH 6.5）および DPD 試薬を加える．1本は試料を加え，直ちに吸光度を測定して（下記反応式），遊離残留塩素濃度（a）を求める．

残りの1本の試験管に試料を加え，反応促進剤のヨウ化カリウム（KI）0.1g を加え，2分放置後，吸光度を測定し，全残留塩素濃度（b）を検量線から求める．結合残留塩素濃度は，以下の計算式から求める．

結合残留塩素濃度（mg Cl/L）＝全残留塩素濃度［b(mg Cl/L)］

－遊離残留塩素濃度［a(mg Cl/L)］

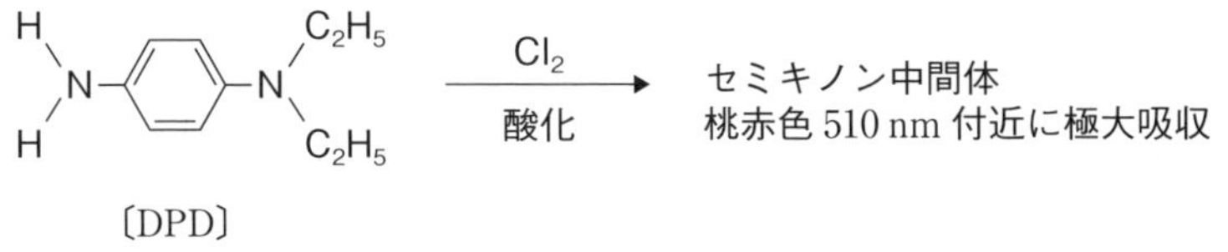

図 4-1　DPD 法の原理

2　大腸菌

大腸菌 *Escherichia coli* は，グラム陰性の桿菌で通性嫌気性菌に属し，乳糖を分解してガス（主に二酸化炭素）と酸を産生する．ヒトおよび動物の糞便中に多く存在し，新しい糞便中には1g 当たりおよそ 100 個程度存在する．糞便で汚染されていない水，土壌，植物などに大腸菌が存在することはまれであるため，従来は「大腸菌群」が糞便汚染の指標に用いられていた．しかし，大腸菌群には自然環境に由来するものがあり，水中でも増殖することから，糞便汚染に由来するものとして特定することはできず，さらには消化器系感染症の原因菌の汚染指標としての特異性に問題があった．その理由から，大腸菌の検出が，飲料水への直接的な糞便汚染の指標となり，水道水質基準では「検出されないこと」と規定されている．

① 特定酵素基質培地法

大腸菌群に共通する**β-ガラクトシダーゼ**と大腸菌に特異的に存在する**β-グルクロニダーゼ**について，両方の酵素活性を測定し，大腸菌として検出する方法である．両方の酵素活性を同時に検出できる特定酵素基質培地を用いて迅速に定性・定量することができる．水道水の検査には，表 4-2 のような4種の培地のいずれかが用いられ，いずれにも2種の酵素の合成基質と目的とする細菌の増殖に必要最小限の栄養素が含まれている．β-ガラクトシダーゼは ONPG または XGal を基質として呈色物質を生成し（図 4-2 の反応式 1, 2），β-グルクロニダーゼは MUG を基質として発蛍光物質を生成する（図 4-2 の反応式 3）．図 4-2 に示すように，検水を培地に加え培養後，（大腸菌群として）陽性の呈色反応を示した検体に紫外線（365 nm）を照射し，陽性の蛍光反応が生じれば大腸菌陽性として，蛍光強度を定量する．

表 4-2 特定酵素基質培地の種類（β-ガラクトシダーゼ基質による分類）

試験法	培地	添加物の役割
ONPG 法	MMO-MUG 培地	—
	IPTG 添加 ONPG-MUG 培地	β-ガラクトシダーゼの誘導基質
XGal 法	XGal-MUG 培地	—
	ピルビン酸添加 XGal-MUG 培地	塩素による損傷菌の回復促進

(1) ONPG（無色） →(β-D-ガラクトシダーゼ)→ β-D-ガラクトース + o-ニトロフェノール（黄色）

(2) XGal（無色） →(β-D-ガラクトシダーゼ)→ β-D-ガラクトース + 5-ブロモ-4-クロロ-3-インドリン

2分子の 5-ブロモ-4-クロロ-3-インドリン +O₂ → 5,5-ブロモ-4,4-ジクロロインジゴ（青～青緑色）

(3) MUG（無色） → β-D-グロクロン酸 + 4-メチルウンベリフェロン（青白色の蛍光）

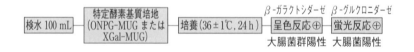

図 4-2　大腸菌試験

ONPG：*o*-nitrophenol-β-D-galactopyranoside（β-ガラクトシダーゼの基質）
XGal：5-bromo-4-chloro-3-indolyl-β-D-galactopyranoside（β-ガラクトシダーゼの基質）
MUG：4-methylumbelliferyl-β-D-glucuronide（β-グルクロニダーゼの基質）
MMO：minimum medium ONPG（ONPG を含む最少栄養培地の意味）
IPTG：isopropyl-1-thio-β-D-galactopyranoside（β-ガラクトシダーゼの非代謝性誘導酵素基質）

第4章 環境科学に関わる分析法（環境分析各論）

3 一般細菌

一般細菌とは，試料水 1 mL について標準寒天培地を用いて 36 ± 1℃，24 ± 2 時間培養した時に集落（コロニー）を形成する生菌のことをいう．一般細菌は，良好な水では少なく，汚染されている水ほど多いため，水の汚染度を示す指標となる．水道水質基準では，「100 個 /mL 以下」と規定されている．

水道水では，塩素消毒後でも一般細菌が検出されなくなるとは限らない．これは，塩素消毒耐性菌が含まれるためである．したがって，大腸菌が検出されず，一般細菌が 100 個 /mL 以下であれば，し尿，下水などによる汚染がないものと判断される．

4 金属およびヒ素，ホウ素

ヒトの健康の保護に関わる項目に含まれるカドミウム，六価クロム，鉛，ホウ素や，生活利水として支障を生ずる項目に含まれる亜鉛，鉄，銅，アルミニウム，マンガンなどの金属は，原子吸光光度法，誘導結合プラズマ分光分析法（ICP法）および ICP/ 質量分析法（ICP-MS 法）により一斉分析することができる．

水銀は，通常の原子吸光光度法では感度が不十分であり，**還元気化原子吸光光度法**によって定量される．これは，試料中の水銀化合物を塩化第一スズ（Ⅰ）で還元して金属水銀（H^0）とし，この水銀蒸気を石英吸光セルに導入してフレームレス原子吸光光度法によって測定する方法である．

ヒ素も，通常の原子吸光光度法では感度が悪いため，還元して**水素化物**（AsH_3）としてから吸収セルに導き，フレームレス原子吸光光度法によって測定する．

5 陰イオン類

ヒトの健康の保護に関わる項目に含まれる亜硝酸態窒素および硝酸態窒素，シアン化物イオン，フッ化物イオン，臭素酸イオンや，水道水の性状として基本的に求められる項目としての塩化物イオンなどの陰イオンは，いずれもイオンクロマトグラフ法によって一斉分析することができる．これらのうち，シアン化物イオンおよび臭素酸イオンはイオンクロマトグラフィーで分離後，呈色反応物を生成させ，分光光度計で定量される．

① シアン化物イオンおよび塩化シアン

シアン化物イオンは，錯塩を形成したシアン化合物に比べてきわめて強い毒性を示し，チトクロムオキシダーゼ系を阻害して細胞呼吸毒を引き起こす．シアン化物イオンを含む水を塩素処理すると，塩化シアンに変化するため，残留塩素が認められる試料中にはシアン化物イオンは存在しないと考えられる．また，シアン化物イオンはアルカリ性溶液中では安定であるが，塩化シアンは不安定である．

水道法におけるシアン化物イオンおよび塩化シアンの水質基準値はシアン量として 0.01 mg/L 以下である.

ピリジン・ピラゾロン法によるシアン化物イオンおよび塩化シアンの定量では, シアン化物イオンをクロラミン T の作用で塩化シアンとし, これとピリジンが反応して生成したグルタコンアルデヒドに 1-フェニル-3-メチル-5-ピラゾロンが縮合して生成する青色化合物を吸光光度法 (620 nm) で測定する.

② フッ素およびその化合物

水中のフッ化物イオンは主として地質に由来するが, 工場排水などから混入することもある. フッ化物イオンは, 飲料水中に適量存在すれば虫歯予防の効果があるが, 過量になれば, 骨の発育を阻害し斑状歯の原因となる. 水道法におけるフッ素およびその化合物の水質基準はフッ素量として 0.8 mg/L 以下である.

ランタン・アリザリンコンプレクソン法によるフッ素およびその化合物の定量では, pH 5.0 付近でアリザリンコンプレクソンと La^{3+} が 1:1 で反応して生成するキレートに試料中の遊離フッ化物イオンがさらに反応して生成する青色の複合錯体を吸光光度法 (620 nm) で測定する.

6 揮発性有機ハロゲン化合物

トリハロメタン, 四塩化炭素, トリクロロエチレン, テトラクロロエチレンなどの揮発性有機ハロゲン化合物では, 気化させた試料をガスクロマトグラフ-質量分析計 (GC-MS) に導入して定量する.

7 全有機炭素 total organic carbon (TOC)

水中に存在する有機物中の炭素のことで, 有機物量の指標として用いられる. この値が高いときは, 有機物やし尿による汚染の可能性がある. 定量は, 水中の有機物を燃焼して生成した CO_2 を非分散型赤外分析計で測定し, 試料水中の炭素濃度 (mg 炭素 /L) に換算して示す. すなわち, 試料水中の全炭素を高温燃焼 (950 ℃) で CO_2 にして測定し全炭素濃度 (1) を算出し, 他方で無機炭素を低温燃焼 (150 ℃) で CO_2 にして測定し無機炭素濃度 (2) を算出する. TOC 濃度はこれらの差として算出される.

$$全有機炭素濃度 (mg 炭素 /L) = 全炭素濃度(1) - 無機炭素濃度(2)$$

8 アンモニア態窒素・亜硝酸態窒素・硝酸態窒素

① アンモニア態窒素

水中のアンモニウムイオン (NH_4^+) に含まれる窒素のことで, アンモニア性窒素ともいう. 測定には主にインドフェノール法が用いられる. アンモニア窒素が次亜塩素酸塩と反応しモノクロラミンを生成する. さらにモノクロラミンとフ

ェノールが以下のように反応して生じるインドフェノールブルーの吸光度を630
～640nmの吸光度測定することでアンモニア窒素の定量を行う.

② 亜硝酸態窒素

　水中の亜硝酸イオン（NO_2^-）または亜硝酸塩に含まれている窒素のことで，
亜硝酸性窒素ともいう．測定は，スルファニルアミド・ナフチルエチレンジアミン法で行われる．酸性溶液中で芳香族第一アミン（スルファニルアミドもしくはスルファニル酸など）と反応して生じるアゾ化合物に芳香族アミン類（ナフチルエチレンジアミンもしくはα-ナフチルアミンなど）を加え，カップリング反応により生じるジアゾ化合物の赤色の吸光度を540 nmで測定する.

③ 硝酸態窒素

　水中の硝酸イオン（NO_3^-）および硝酸塩に含まれている窒素のことで，硝酸性窒素ともいう．測定方法として，サリチル酸ナトリウム法が用いられる．サリチル酸ナトリウムを用いた硝酸イオンの定量は，サリチル酸のニトロ化を利用した方法で，Cataldo（サリチル硫酸）法とも呼ばれている．サリチル酸ナトリウムは濃硝酸の存在下，硝酸イオンによって，ニトロ化される．ニトロ化されたサリチル酸ナトリウムはアルカリ条件下でキノリド型となり410 nm付近に吸収をもつ黄色を呈する．この呈色反応を利用し，410 nmの吸光度により硝酸イオンの定量を行う．この方法では濃硫酸を用いる必要がある．また，比較的妨害イオンが少なく操作が簡単ではあるが感度が劣る.

9　硬　度

　硬度とは，水中のカルシウムイオンおよびマグネシウムイオンの量を，これに対応する炭酸カルシウム（$CaCO_3$）の量（mg/L）に換算したものと定義され，① 総硬度，② 永久硬度，③ 一時硬度，④ カルシウム硬度，⑤ マグネシウム硬度などの区別がある.

　総硬度は，一時硬度と永久硬度との和である．一時硬度とは，煮沸すると炭酸カルシウムや水酸化マグネシウムとして析出する，カルシウムおよびマグネシウムの炭酸水素塩（重炭酸塩）による硬度をいう（下記反応式）．また，永久硬度とは，煮沸しても析出しない，カルシウムおよびマグネシウムの硫酸塩，硝酸塩，塩化物による硬度である.

$$Ca(HCO_3)_2 \longrightarrow CaCO_3 \downarrow + CO_2 + H_2O$$
$$Mg(HCO_3)_2 \longrightarrow MgCO_3 + CO_2 + H_2O$$
$$MgCO_3 + 2H_2O \longrightarrow Mg(OH)_2 \downarrow + CO_2 + H_2O$$

硬度の高い水は日常生活に影響するところが大きく，例えば，調理した飲食物の味を損ない，セッケン使用時に水に不溶の脂肪酸のカルシウム塩となるためセッケンの泡立ちを悪くし，ボイラー用水として使用すると缶石（スケール）とし

て付着し缶石（スケール）の量を多くして，パイプ詰まりの原因になることもある．水道法における硬度の水質基準は 300 mg/L 以下である．

エチレンジアミン四酢酸（EDTA）による滴定法では，EDTA が Ca^{2+} および Mg^{2+} と 1：1 のモル比でキレートを生成することに基づく．総硬度の測定では，EDTA よりもキレート生成能の弱いエリオクロムブラック T（EBT）を指示薬として用い，試料水の Ca^{2+} および Mg^{2+} 量を EDTA で滴定して求め，これを $CaCO_3$ 量に換算して総硬度とする．

まとめ

- 残留塩素はジエチル-p-フェニレンジアミン（DPD）法により測定する．
- 大腸菌は特定酵素基質培地法，一般細菌は標準寒天培地法により測定する．
- 水銀は還元気化原子吸光光度法，ヒ素は還元して水素化物（AsH_3）としてフレームレス原子吸光光度法によって測定する．
- シアン化物イオンおよび塩化シアンは，ピリジン・ピラゾロン法により，フッ化物およびその化合物はランタン・アリザリンコンプレクソン法により吸光光度法で測定する．
- トリハロメタン，四塩化炭素，トリクロロエチレンなどの揮発性有機ハロゲン化合物は，GC-MS 法により測定する．
- 全有機炭素（TOC）は，水中の有機物を燃焼して生成した CO_2 を非分散型赤外分析計で測定し，試料水中の炭素濃度（mg 炭素/L）に換算して示す．
- アンモニア態窒素はインドフェノール法により吸光光度法で測定する．
- 亜硝酸態窒素は，スルファニルアミド・ナフチルエチレンジアミンを用いたジアゾ化法およびイオンクロマトグラフ法によって測定する．
- 硝酸態窒素は，サリチル酸ナトリウムによる吸光光度法およびイオンクロマトグラフ法により測定する．
- 硬度はエリオクロムブラック T（EBT）を指示薬とするキレート滴定法で測定する．

4-2　水道水の水質基準に関わる試験法

水質試験により，水道水や井戸水の飲用の適否，浄水方法の可能性や選択，浄化処理工程の把握などを判断するための基準となる資料が得られる．理化学試験，細菌試験，生物試験に大別できるが，各項目はそれぞれの意義や意味づけを有するものである．

水道水の水質検査方法は，水道法第 4 条の規定に基づいて，基準に関して必要な事項として，「水質基準に関する省令」（平成 15 年厚生労働省令第 101 号）において，微生物，化学物質，pH，臭気，色度，濁度等の 51 項目それぞれに適合する基準（付表 4-2-1）が，「水質基準に関する省令」（平成 15 年厚生労働省告示第

第4章　環境科学に関わる分析法（環境分析各論）　　*331*

261 号）においてそれぞれの検査方法が定められている.

① 一般細菌

　標準寒天培地を用いて 36 ± 1 ℃で 22 ～ 26 時間培養したときに，培地に集落（コロニー）を形成するすべての細菌を示している. 一般細菌として検出される細菌の多くは直接病原菌との関連はないが，多数検出される水は糞便によって汚染されていることを疑わせるものであることから，水質の良否を推定するための目安として用いられる.

② 大腸菌

　大腸菌は温血動物の糞便とともに排泄されるため，糞便性汚染の指標として用いられている. 大腸菌の選択培養の方法は，特定基質培地法（MMO-MUG 培地，IPTG 添加 ONPG-MUG 培地，XGal-MUG 培地，ピルビン酸添加 XGal-MUG 培地）が用いられる.

③ 金属類

　カドミウムおよびその化合物，六価クロム化合物，亜鉛およびその化合物，銅およびその化合物，マンガンおよびその化合物は，電気加熱（フレームレス）-原子吸光光度法，フレーム-原子吸光光度法，誘導結合プラズマ（ICP）発光分光分析法または誘導結合プラズマ(ICP)-質量分析法により検査する. 水銀およびその化合物は，還元気化-原子吸光光度法により検査する. セレンおよびその化合物，ヒ素およびその化合物は，電気加熱-原子吸光光度法，水素化物発生-原子吸光光度法，水素化物発生-誘導結合プラズマ(ICP) 発光分光分析法または誘導結合プラズマ(ICP)-質量分析法により測定する. 鉛およびその化合物，アルミニウムおよびその化合物は，電気加熱（フレームレス）-原子吸光光度法，誘導結合プラズマ(ICP)発光分光分析法または誘導結合プラズマ(ICP)-質量分析法により検査する. ホウ素およびその化合物は，誘導結合プラズマ(ICP)発光分光分析法または誘導結合プラズマ(ICP)-質量分析法により検査する. 鉄およびその化合物は，電気加熱-原子吸光光度法，フレーム-原子吸光光度法または ICP 発光分光分析法により検査する. ナトリウムは，電気加熱（フレームレス）-原子吸光光度法，フレーム-原子吸光光度法，ICP 発光分光分析法またはイオンクロマトグラフ法（陽イオン類）により検査する（表 4-3）.

第4章　環境科学に関わる分析法（環境分析各論）

表4-3　金属類の検出に用いられる分析法

電気加熱(フレームレス)–原子吸光光度法
フレーム–原子吸光光度法
還元気化–原子吸光光度法
水素化物発生–原子吸光光度法
誘導結合プラズマ(ICP)　発光分光分析法
水素化物発生–誘導結合プラズマ(ICP)発光分光分析法
誘導結合プラズマ(ICP)–質量分析法
イオンクロマトグラフ法（陽イオン類）

④ 非金属類

　硝酸態窒素および亜硝酸態窒素，フッ素およびその化合物は，イオンクロマトグラフ法（陰イオン類）により検査する．イオンクロマトグラフで分離した後，紫外部吸収検出器または電導度検出器を用いる．シアン化物イオンおよび塩化シアンはイオンクロマトグラフで分離した後，発色基質と反応（ポストカラム法）させてから，可視部吸収検出器で分析する．

　臭素酸は，イオンクロマトグラフ法によりカラムで分離した後にポストカラム反応を行って，紫外部吸収検出器を用いて分析する．

⑤ 揮発性有機化合物

　四塩化炭素，1,1-ジクロロエチレン，シス-1,2-ジクロロエチレン，ジクロロメタン，テトラクロロエチレン，トリクロロエチレン，ベンゼン，クロロホルム，ジブロモクロロメタン，ブロモジクロロメタン，ブロモホルムおよび総トリハロメタンは，パージ＆トラップ–ガスクロマトグラフ–質量分析（GC-MS）法またはヘッドスペース–GC-MS法により検査する．

⑥ 1,4-ジオキサン

　固相抽出–ガスクロマトグラフ–質量分析法で検査する．この方法では，サロゲート（分析対象と性質が似た化合物をあらかじめ試料に既知量を添加する）の考え方で，安定性同位元素が回収率の補正に使用されている．

⑦ ハロ酢酸類

　クロロ酢酸，ジクロロ酢酸およびトリクロロ酢酸が対象項目である．溶媒抽出–ガスクロマトグラフ–質量分析法で検査する．

⑧ ホルムアルデヒド

　溶媒抽出–誘導体化–ガスクロマトグラフ–質量分析法で検査する．

第4章　環境科学に関わる分析法（環境分析各論）　　*333*

⑨ 塩素化物イオン

イオンクロマトグラフ法または滴定法により分析する．塩素化物イオンは自然水中には地質由来で多少存在するが，下水，工場排水，畜産排水，海水の混入により増加する．

⑩ カルシウムおよびマグネシウム（硬度）

電気加熱–原子吸光光度法，フレーム–原子吸光光度法，イオンクロマトグラフ法（陽イオン類）またはキレート滴定法により検査する．硬度は，水中のカルシウムイオンおよびマグネシウムイオンの量を，対応する炭酸カルシウムの濃度（$CaCO_3$ mg/L）に換算して表したものである．

⑪ 蒸発残留物

重量法により測定する．

⑫ 陰イオン界面活性剤

固相抽出–HPLC 法により検査する．

⑬ 非イオン界面活性剤

固相抽出–吸光光度法により検査する．

⑭ ジェオスミンおよび 2-メチルイソボルネオール（2-MIB）

パージ＆トラップ–ガスクロマトグラフ–質量分析法，ヘッドスペース–ガスクロマトグラフ–質量分析法または固相抽出–ガスクロマトグラフ–質量分析法により検査する．

⑮ フェノール類

塩素処理により生じるフェノールおよび5種のクロロフェノール類について，固相抽出–誘導体化–ガスクロマトグラフ–質量分析法により検査する．

⑯ 有機物

全有機炭素 total organic carbon（TOC）計で，全有機炭素量を検査する．試料水中の有機物に含まれる炭素の総量のことである．有機物を燃焼し，発生した二酸化炭素を非分散形赤外線ガス分析計で測定することで，全炭素量を連続的に測定する．

⑰ pH

pH 値は，浄水を処理，管理をする上で凝集沈殿の効率にかかわるため重要な要素である．また，水道管の腐食性にも関係があり，飲料水としては中性付近か

弱酸性から弱アルカリ性にあることが望ましい．地表水は CO_2 含量が少ないので，pH 値は 7.0 以上の弱アルカリ性を示すが，藻類の繁殖状態に影響を受け，日射の強い時間帯や夏期などには変動が大きくなる．ガラス電極法または連続自動測定器により値を求める．

⑱ 味，臭気

官能法により測定する．臭気の原因は様々であり，特定は困難であることが多い．藻類が産生する，2-メチルイソボルネオールやジェオスミンが飲料水のカビ臭の原因となることがある．フェノール類は，塩素処理によりクロロフェノールを生成し，悪臭の原因となる．

⑲ 色度

比色法または透過光測定法により測定する．自然水での着色は，フミン質による場合が多い．フミン質による色度の高い水は，塩素処理でのトリハロメタン生成能が高いことが多い．また，鉄やマンガン化合物の微粒子によって着色している場合もある．

⑳ 濁度

比濁法，透過光測定法，積分球式光電光度法，光度法，散乱光測定法または透過散乱法により測定する．水の濁りの程度を表す値で，土壌その他の浮遊物質の混入や，溶存物質の化学的変化による．濁度は，塩素消毒に抵抗性の高いクリプトスポリジウムやレジオネラ菌などの混入を防止する上で，予防的措置の指標ともなっている．

まとめ

- 大腸菌は特定酵素基質培地法で測定する．
- カドミウム，水銀，鉛，ヒ素，クロム，亜鉛およびナトリウムなどの金属およびその化合物は原子吸光光度法，誘導結合プラズマ（ICP）発光分析法および ICP-質量分析法により測定する．
- 硝酸態窒素，亜硝酸態窒素およびシアン化物イオン，塩化物イオンはイオンクロマトグラフ法で測定する．
- 陰イオン界面活性剤は HPLC 法，非イオン性界面活性剤は吸光光度法で測定する．
- 1,4-ジオキサンは，固相抽出-GC-MS 法で測定する．
- 塩素化物イオンはイオンクロマトグラフ法あるいは硝酸銀滴定法により測定する．
- ジェオスミン，2-メチルイソボルネオールおよびフェノール類などの悪臭物質は GC-MS 法で測定する．
- Ca, Mg など（硬度）は，原子吸光法，イオンクロマトグラフ法またはキレート滴定法により測定する．

第 4 章　環境科学に関わる分析法（環境分析各論）

4-3　水質試験（水質環境基準に関わる試験法）

　水質環境基準は，① 人の健康の保護に関する健康項目（表4-4）と，② 生活環境の保全に関する生活環境項目の2つからなっている（付表3-4-2）．各項目の試験操作等については，それぞれ定められた方法に従って測定することになっている．しかし，測定方法の進歩や測定機器の開発により，測定法の定量下限値は低くなっていくことから，試験法で用いるのは，基準値の1/10を定量下限値として測定できる方法であることが原則となっている．アルキル水銀およびPCBについては，「検出されないこと」が基準値となっていることから，年間平均値が0.0005 mg/L以下であることにより，環境基準が達成されるものと判断されている．

4-3-1　生活環境の保全に関する項目の分析方法

① pH（水素イオン濃度）

　pH値は，汚染などによる水質変化の指標となる．井戸水では弱酸性を示し地表水は弱アルカリ性を示す．藻類が繁殖した場合は，強アルカリ性となることがある．試料水中にガラス電極と比較電極を入れ，両電極の間に生じる電位差を測定するガラス電極法，またはガラス電極を用いる水質自動監視測定装置により，同程度の計測結果が得られる方法で測定する．ガラス電極法は，2種類以上の標準緩衝液を用いてpH計を校正して求める方法として広く用いられている．標準緩衝液として，シュウ酸塩，フタル酸塩，中性リン酸塩，リン酸塩，ホウ酸塩，炭酸塩を用いた各pH標準液がある．河川，湖沼，海域などを含む公共用水域や排水を連続的に測定するために，自動計測器を使用することができる．また，pH計は計量法に基づいて検定が必要となる．測定方法として，指定されてはいないが，水素イオン濃度の変動により指示薬の色が変わるのを利用した比色法もある．pH値の測定幅に応じて種々の指示薬があり，方法として簡便ではあるが，おおよそのpH値を求めるもので，共存する酸化剤，還元剤，塩類などの影響を受ける場合がある．

② 溶存酸素　dissolved oxygen（DO）

　ウィンクラー・アジ化ナトリウム変法，ミラー変法または隔膜電極を用いる水質自動監視測定装置により同程度の計測結果の得られる方法（溶存酸素計）により測定する．汚濁水では溶存酸素濃度が低く，清浄であればその温度に相当する飽和量に近い量が含まれている．溶存酸素は被酸化物質の酸化分解を促進し，生

物の繁殖環境をよくする．藻類が生育する環境では，光合成により酸素が供給されるので過飽和の状態になることもある．しかし，有機物が存在する汚濁状態では，溶存酸素により好気的細菌類が増殖し，有機物を酸化して酸素を消費して溶存酸素量を下げる．溶存酸素が欠乏すると，嫌気的細菌類の繁殖が活発となり腐敗が進む状態となる．その状態ではメタン，アンモニア，硫化水素が生成し，有機分子中の結合酸素の消費が促進される．したがって，水質の汚濁状態の指標とすることができる．ウィンクラー・アジ化ナトリウム変法は，NO_2^-イオンの妨害を受けにくいため，一般の河川水，海水での測定に利用できる．被験水に硫酸マンガン溶液，アルカリ性ヨウ化カリウム溶液を加えてできる水酸化第一マンガンは，溶存している酸素により酸化されると褐色の水酸化第二マンガン（亜マンガン酸）が生成する．硫酸酸性下において，生成した水酸化第二マンガンの量に応じてヨウ化カリウムが酸化され遊離するヨウ素（I_2）を，チオ硫酸ナトリウム（または，指示薬としてデンプン）で滴定する方法である．ミラー変法は，アルカリ性で酸化されやすい物質や還元物質を含む試料水，海水などには用いることができないため，比較的清浄な試料に適用する方法である．試料水は空気中の酸素の影響を避けるため流動パラフィンで表面を覆い，酒石酸カリウムナトリウム–水酸化ナトリウム存在下でアルカリ性とし，メチレンブルーを指示薬として硫酸第一鉄アンモニウム溶液で滴定して，メチレンブルーが還元脱色されることを指標として測定する．溶存酸素計は，水中における酸素分圧と電極の電解電流または起電力が比例することを利用した自動計測器である．

③ 生物化学的酸素要求量 biochemical oxygen demand（BOD）

　水中の有機物質が生物化学的に酸化されるのに必要な酸素量（mg O/L）を示し，20℃，5日間で消費される溶存酸素量で表す．有機物質による汚濁の指標として求められる．この方法は，3 mg O/L 以上 6,000 mg O/L 未満の BOD を含む水に適用される．生物化学反応と化学的反応を組み合わせて測定値を出すことから，結果は厳密な数値を示すものではないことに留意する必要がある．採水直後と，20℃で5日間保存した後の試料水の溶存酸素量をウィンクラー法に準拠して測定し，その差から算出する方法で求められる．試料水に十分な好気的微生物が存在しない場合には，自然環境水や好気的微生物を添加した，微生物の生育に必要な無機塩類を含む**希釈水**を加える．試料水は，微生物の生育を阻害しないように，pH 値を中性（7.2）に調整する．第一段階として，炭素系有機物が20℃，5日間で70〜80％が酸化される．第二段階として，炭素系有機物が分解された頃から窒素系有機物の酸化（硝化作用）が始まり，ほぼ完全に酸化されるまで約100日間かかる．産業排水や下水では，短期間の BOD が大きいこともあるので，瞬時の酸素要求量（IOD）を測定することがある．この場合は 15 分間以内に消費される酸素量として表す．また，硫化物，亜硫化物，第一鉄塩等の還元性無機物が存在する場合には，化学的に消費される酸素量が測定することがあるので

BODと区別する必要がある.

なお，この方法は，水中に含まれている有機物質の量に応じて，好気的微生物が消費する溶存酸素量の減少を汚濁の指標とするものである．したがって，対象となる有機物質は微生物により分解されるものに限られている．試料水や希釈水には，微生物の生育を阻害する毒物，銅イオンや不活性な物質，水酸化アルカリ，鉱酸などを含まないようにしなければならない．海水域では塩濃度，藻類が生息する湖沼では炭酸同化作用による過飽和溶存酸素によって，BODを正しく測定できないことがあるので注意が必要である．

④ 化学的酸素要求量 chemical oxygen demand（COD）

被酸化性物質が酸化剤で化学的に酸化されるときに，それに応じて還元される酸化剤の量を，対応する酸素の量（mg O/L）で表す汚濁指標である．酸化剤の種類や濃度，反応条件により変わるものであることに留意する必要がある．**酸性高温過マンガン酸法**（COD_{Mn} と表示）では，酸化剤として 5 mmol/L 過マンガン酸カリウム溶液を使用し，沸騰水浴中 30 分間加熱して消費される過マンガン酸の量を測定することにより，対応する酸素の量（mg O/L）を算出する．過マンガン酸カリウムで主に有機物質を酸化分解し，未反応の過マンガン酸カリウムに対し一定過剰のシュウ酸ナトリウムを加えて脱色し，残存するシュウ酸ナトリウムを過マンガン酸カリウムで逆滴定する方法により要求量が求められる．一方，海域の環境基準（B類型）の工業用水および海苔養殖場として利用されている水域における測定には，海水中の塩素イオンの影響を受けにくいアルカリ性過マンガン酸法（COD_{OH} と表示）を用いる．

⑤ 浮遊物質（懸濁物質）suspended solid（SS）

懸濁している不溶性物質を示す．網目 2 mm のふるいを通した試料の適量を用い，孔径 $1\mu m$ で直径 24 ～ 55 mm のガラス繊維ろ紙で乾燥重量が 5 mg 以上になるように吸引ろ過を行い，105 ～ 110 ℃の乾燥器で十分に乾燥した重量から求める．

⑥ 大腸菌群数

ここで説明する大腸菌群とは，グラム陰性の無芽胞の桿菌で，乳糖を分解して酸とガス（主に二酸化炭素）を産生する好気性または通気嫌気性の細菌を総称したものである．したがって，大腸菌および大腸菌と生物化学的性状が類似した細菌を計測していることになる．大腸菌群は温血動物の糞便とともに排泄されるため，糞便性汚染の指標として用いられている．方法は，乳糖ブイヨン-ブリリアントグリーン乳糖胆汁ブイヨン培地法（LB-BGLB法），特定基質培地法，MF-エンドウ培地法，デオキシコール酸寒天培地法等がある．

⑦ *n*-ヘキサン抽出物質（油分など）

炭酸ナトリウムを加えて pH 7 ～ 9 に調整し，塩化鉄（Ⅲ）を捕集剤として沈殿する画分を回収する．沈殿を塩酸により溶解して，水溶液から *n*-ヘキサンに分配される物質を抽出し，80℃で *n*-ヘキサンを蒸発させた残留物の重量を測定して求める．鉱物油および動植物油脂などの油状物質を始め，低沸点の炭化水素とその誘導体，脂肪酸とその誘導体，アルコール類，アミン類，エステル類，フェノール類，その他の化学物質等，多様の物質が含まれ，油分の汚染指標となる．

⑧ 総リン

試料にペルオキソ二硫酸カリウムを加え，高圧蒸気滅菌器中で加熱して有機物を分解し，無機性および有機性リン化合物をオルトリン酸にして，モリブデンブルー法により求める高圧加熱法と，試料に硫酸もしくは硝酸を加えて加熱後，さらに硝酸と過塩素酸，あるいは硝酸と硫酸を加えて加熱し，無機性および有機性リン化合物をオルトリン酸に分解して，吸光度法により求める加熱法がある．後者の方法は多量の有機物や分解しにくい有機リン化合物を含む試料の全リンを測定するのに適している．

⑨ 総窒素

紫外線吸光光度法，カドミウム・銅カラム還元法が用いられている．紫外線吸光光度法は，試料水にアルカリ性下でペルオキソ二硫酸カリウムを加え，高圧蒸気滅菌器で加熱して有機物を分解し，窒素化合物が酸化分解して生成する硝酸性窒素を，pH 2 ～ 3 の条件下で波長 220 nm 付近の吸光度を測定して総窒素濃度を求める方法である．カドミウム・銅カラム還元法は，総窒素を亜硝酸性窒素として求める方法である．試料水にアルカリ性下でペルオキソ二硫酸カリウムを加え，高圧蒸気滅菌器で加熱して有機物を分解し，窒素化合物が酸化分解して生成する硝酸性窒素を，銅・カドミウムカラムを用いて亜硝酸性窒素に還元した後，ジアゾ化する．加えた *N*-(1-ナフチル)エチレンジアミンと反応して生成するアゾ色素の紫紅色を，波長 540 nm 付近の吸光度を測定して，硝酸性窒素と亜硝酸性窒素の合計量として求める．この方法では試料中の有機物が分解されやすいため，総窒素濃度が低い水試料に適用される．

⑩ 全亜鉛

フレーム-原子吸光光度法，電気加熱（フレームレス）-原子吸光光度法，誘導結合プラズマ(ICP)発光分光分析法および誘導結合プラズマ質量分析法（ICP-MS）により測定する．

第4章　環境科学に関わる分析法（環境分析各論）　　**339**

4-3-2　人の健康の保護に関する項目の分析方法（表 4-4）

表 4-4　人の健康の保護に関する項目の分析方法

項　目	分析方法
カドミウム	フレーム原子吸光光度法
鉛	電気加熱（フレームレス）-原子吸光光度法
六価クロム	誘導結合プラズマ（ICP）発光分光分析法
	誘導結合プラズマ（ICP）/MS 分析法
全シアン	ピリジン-ピラゾロン吸光光度法
	4-ピリジンカルボン酸-ピラゾロン吸光光度法
ヒ素	水素化物発生原子吸光光度法
セレン	水素化物発生誘導結合プラズマ（ICP）発光分光分析法
総水銀	還元気化原子吸光光度法
アルキル水銀	電子捕獲型検出器付き GC 法
ポリ塩化ビフェニル（PCB）	電子捕獲型検出器付き GC 法
	GC-MS 分析法
ジクロロメタン	パージ＆トラップ-GC-MS 分析法
1, 1-ジクロロエチレン	ヘッドスペース-GC-MS 分析法
シス-1, 2-ジクロロエチレン	水素炎イオン化検出器付きパージ＆トラップ-GC 法
ベンゼン	水素炎イオン化検出器付きパージ＆トラップ-GC 法
四塩化炭素	パージ＆トラップ-GC-MS 分析法
1, 1, 1-トリクロロエタン	ヘッドスペース-GC-MS 分析法
1, 1, 2-トリクロロエタン	電子捕獲型検出器付きパージ＆トラップ-GC 法
トリクロロエチレン	電子捕獲型検出器付きヘッドスペース-GC 法
テトラクロロエチレン	溶媒抽出-ガスクロマトグラフ法
1, 2-ジクロロエタン	パージ＆トラップ-GC-MS 分析法
	ヘッドスペース-GC-MS 分析法
	電子捕獲型検出器付きパージ＆トラップ-GC 法
	水素炎イオン化検出器付きパージ＆トラップ-GC 法
1, 3-ジクロロプロペン	パージ＆トラップ GC-MS 分析法
	ヘッドスペース-GC-MS 分析法
	電子捕獲型検出器付きパージ＆トラップ-GC 法
チウラム	高速液体クロマトグラフ法
シマジン	GC-MS 分析法
チオベンカルブ	GC-MS 分析法
硝酸性窒素（硝酸イオン）	還元蒸留-インドフェノールブルー吸光光度法
	ナフチルエチレンジアミン吸光光度法
	イオンクロマトグラフ法
亜硝酸性窒素（亜硝酸イオン）	ナフチルエチレンジアミン吸光光度法
	イオンクロマトグラフ法
フッ素	ランタン-アリザリンコンプレキソン吸光光度法
ホウ素	メチレンブルー吸光光度法
	誘導結合プラズマ（ICP）発光分光分析法

① 六価クロム

表4-4にあげた方法の他に，試料水にジフェニルカルバジドを加え，生成する赤紫色錯体の吸光度を測定することによる吸光度測定法（ジフェニルカルバジド法）も用いられる．

② 全シアン

ピリジン-ピラゾロン吸光光度法：試料水をリン酸によりpH 2以下に調整し，エチレンジアミン四酢酸二水素ナトリウムを加え，加熱蒸留して発生するシアン化水素を水酸化ナトリウム溶液に捕集する．中和後，クロラミンT溶液を加えて塩化シアンとして，ピリジン-ピラゾロン溶液を加え，生成する青色（波長620 nm付近）の吸光度を測定してシアン化物イオン量として求める．試料中に含まれるシアン錯体中のシアンを対象とした測定法である．また，同様の方法で調製した塩化シアンを，4-ピリジンカルボン酸-ピラゾロン溶液を加えて生成する青色（波長638 nm付近）の吸光度を測定して求める4-ピリジンカルボン酸-ピラゾロン吸光光度法がある．

③ アルキル水銀

試料水をベンゼンで抽出した後，分取したベンゼン層からL-システインによりアルキル水銀を選択的に抽出する（水層）．水層を分取し，塩酸とベンゼン存在下で塩化メチル水銀もしくは塩化エチル水銀に変えて，ベンゼン層の一部をガスクロマトグラフで分離し，電子捕獲型検出器（ECD）で同定，定量する．

④ ポリ塩化ビフェニル（PCB）

試料水をヘキサンで抽出し，ガスクロマトグラフで分離し，電子捕獲型検出器（ECD）もしくは質量分析計で同定，定量する．ダイオキシン様PCB（従来のコプラナーPCBのこと）については，ダイオキシン類と同様，ガラス繊維ろ紙およびポリウレタンフォームプラグにより捕捉・吸着し目的対象物質の^{13}C同位体を添加し，ソックスレー抽出を行う．濃縮した後，高分解能ガスクロマトグラフ-質量分析計を用いて同位体質量分析法により測定する．

⑤ 硝酸性窒素

硝酸イオンの測定には，3つの方法がある．

ⅰ）還元蒸留-インドフェノールブルー吸光光度法：試料水に水酸化ナトリウムを加えて，アンモニウムイオンおよび一部の有機窒素化合物の分解で生じたアンモニアを蒸留により除去する．この溶液にデバルダ合金を加えて，亜硝酸イオンおよび硝酸イオンをアンモニアに還元し，アンモニアを硫酸に吸収させる．このアンモニウムイオンを次亜塩素酸イオンの共存下でフェノールと反応させ，生じるインドフェノールブルー（波長630 nm付近）の吸光度を測定して，硝酸イ

第 4 章　環境科学に関わる分析法（環境分析各論）　　**341**

オンと亜硝酸イオンの含量を求める．別に，亜硝酸イオンのみを定量して差し引き，硝酸イオンの量を求める．

ⅱ）ナフチルエチレンジアミン吸光光度法：硝酸イオンを銅・カドミウムカラムによって還元し，亜硝酸イオンとする．スルファニルアミド（4-アミノベンゼンスルホンアミド）を加え，亜硝酸イオンとの反応でジアゾ化し，さらに N-1-ナフチルエチレンジアミンと反応して生じる赤色のアゾ化合物（波長 540 nm）の吸光度を測定することにより硝酸イオンの量を求める．

ⅲ）イオンクロマトグラフ法により直接，硝酸イオンを測定する．

⑥ フッ素

　La(Ⅲ) とアリザリンコンプレキソンとの錯体がフッ化物イオンと反応して生じる青色の複合錯体が示す吸光度（波長 620 nm）を求めて，フッ素含量を求める．

⑦ ホウ素

　メチレンブルー吸光光度法は，試料水に，硫酸とフッ化水素酸を加えてホウ素をテトラフルオロホウ酸イオンとした後，メチレンブルーを加え生成するイオン会合体を 1, 2-ジクロロエタンで抽出し，その吸光度（波長 660 nm）を測定して，ホウ素含量を求める．

まとめ

- ・溶存酸素（DO）はウィンクラー法（ウィンクラー・アジ化ナトリウム変法）によって測定する．
- ・BOD は，水中の有機物質が生物化学的に酸化されるのに必要な酸素量（mg O/L）を示し，20℃，5 日間で消費される溶存酸素量で表す．
- ・COD は二クロム酸法，酸性高温過マンガン酸法およびアルカリ性過マンガン酸法により測定する．
- ・浮遊物質（SS）は，懸濁している不溶性物質を乾燥させた後，重量法で測定する．
- ・n-ヘキサン抽出物質量は，水溶液から n-ヘキサンに分配される物質を抽出し，80℃で n-ヘキサンを蒸発させた残留物の重量を測定して求める．
- ・総リンは，無機性および有機性リン化合物をオルトリン酸にして，モリブデンブルー法により吸光光度法で測定する．
- ・総窒素は，紫外線吸光光度法およびカドミウム・銅カラム還元法により測定される．
- ・六価クロムは，ICP-発光分析法，ICP-MS 分析法およびジフェニルカルバジド法による吸光光度法で測定する．
- ・全シアンは，ピリジン-ピラゾロン吸光光度法により測定する．
- ・アルキル水銀は，塩化メチル水銀もしくは塩化エチル水銀に変えて，GC-ECD（電子捕獲型検出器）法で測定する．
- ・PCB はガスクロマトグラフで分離し，電子捕獲型検出器（ECD）もしくは質量分析計（MS）で測定する．
- ・ホウ素は，ICP-発光分光分析法およびメチレンブルー吸光光度法で測定する．

4-4 大気環境の測定

　本項では地域レベルでの大気汚染の原因となる硫黄酸化物，窒素酸化物，一酸化炭素，光化学オキシダント，浮遊粒子状物質，さらに有害大気汚染物質であるベンゼンやトリクロロエチレン，ダイオキシン類などの環境基準の定められた物質の測定法について述べる．各環境基準は付表 3-11-1，3-11-2，測定法の概要は表 4-5 に示した（詳細については環境省のマニュアル参照）．

第4章　環境科学に関わる分析法（環境分析各論）

表 4-5　大気汚染物質測定法の概要

大気汚染物質	測定法概要
二酸化硫黄（SO₂）	溶液導電率法：大気中二酸化硫黄を硫酸酸性とした過酸化水素水溶液の吸収液に通じ，吸収液中の SO_2 濃度の増加を導電率計で測定する方法 　　　　　$SO_2 + H_2O_2 \longrightarrow H_2SO_4$ 紫外線蛍光法
二酸化窒素（NO₂）	二酸化窒素を含む試料大気をザルツマン試薬を吸収液とした発色液に通じると，ジアゾ化反応により吸収液は橙赤色に発色するが，その吸光光度を自動測定する．
一酸化炭素（CO）	一酸化炭素は赤外線を吸収することから，非分散型赤外線吸収分析法により測定する．
光化学オキシダント（O$_x$）	オゾン，過酸化物，PAN（パーオキシアセチルナイトレート）などの光化学オキシダントを，中性ヨウ化カリウム溶液を吸収液に用いた吸光光度法または電量法により測定する．
浮遊粒子状物質(SPM)	濾過捕集による重量濃度測定方法またはこの方法によって測定された重量濃度と直線的な関係を有する量が得られる光散乱法，圧電天びん法もしくは β 線吸収法 直接法：重量濃度測定，ローボリュームエアサンプラー法（粒径 $10 \mu m$ 以下の粒子） 間接法：デジタル粉塵計，β 線吸収法（いずれも重量濃度法と直線的な関係が確認されたもの）
トリクロロエチレン	キャニスターまたは捕集管により採取した試料を GC-MS 法により測定する方法を標準法とする．また当該物質に関し，標準方法と同等以上の性能を有していると認められる方法は使用可能となる．
テトラクロロエチレン	トリクロロエチレンと同様
ベンゼン	トリクロロエチレンと同様
ジクロロメタン	トリクロロエチレンと同様
ダイオキシン類（ダイオキシン類対策特別措置法）	ポリウレタンフォームを装着した採取筒ろ紙後段に取り付けたエアサンプラーにより採取した試料を，高分解能 GC-MS 法により測定する．
ベンゾ[a]ピレン	ハイボリュームエアサンプラーまたはローボリュームエアサンプラーでフィルター上に捕集し，ジクロロメタンで抽出し蛍光検出器付き HPLC 法により測定する．
微小粒子状物質	微小粒子状物質による大気の汚染の状況を的確に把握することができると認められる場所において，濾過捕集による質量濃度測定方法またはこの方法によって測定された質量濃度と等価な値が得られると認められる自動測定機による方法

1　二酸化硫黄（SO₂）

　試料大気を硫酸酸性とした過酸化水素水溶液の吸収液に一定速度で通じると，大気中に含まれる SO_2 は吸収されて $SO_2 + H_2O_2 \longrightarrow H_2SO_4$ の反応によって硫酸となり，吸収液の導電率を増加させるので，これを測定することにより大気中の二酸化硫黄濃度を求める．二酸化硫黄は 1 時間値として測定されるため，この

方式による計測器は，ほとんどが1時間を周期とする間欠型のものである．吸収液は 1×10^{-5} N の硫酸を含む 0.006% 過酸化水素溶液である．間欠型溶液導電率方式による大気中二酸化硫黄自動計測器の測定系統図の1例を図4-3に示す．

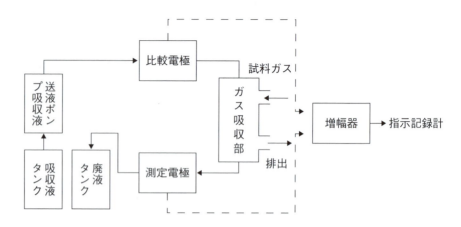

図 4-3 溶液導電率法による大気中二酸化硫黄計測器の校正

2 二酸化窒素（NO₂）と一酸化窒素（NO）

ザルツマン試薬を用いる吸光光度法により測定する．二酸化窒素を含む試料大気をザルツマン試薬（N-1-ナフチルエチレンジアミン二塩酸塩，スルファニル酸および酢酸の混合溶液）に通じると，以下に示すジアゾ化反応が起こり，液が橙赤色に発色する（図4-4）．

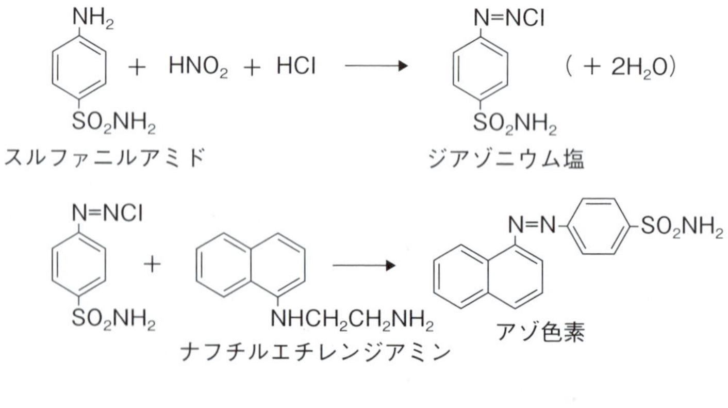

図 4-4 ザルツマン試薬による反応

この呈色度を吸光光度法により測定し，二酸化窒素を定量する．

一酸化窒素は，ザルツマン試薬と反応しないので，酸化液（硫酸酸性過マンガン酸カリウム溶液）の中を通して，二酸化窒素に酸化後同様に測定を行う．

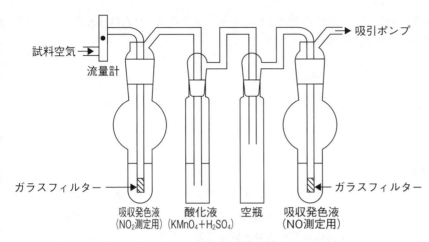

図 4-5 ザルツマン法による窒素酸化物捕集装置

図4-5 はザルツマン法による窒素酸化物捕集装置の組み立て例を示したものである．

吸光光度法窒素酸化物自動計測器は，この方法を自動化したものである．

3　一酸化炭素（CO）

環境基準による測定では，非分散型赤外線吸収分析法が指定されている．原子からなる化合物分子は，分子内構造特有の波長域の赤外線を吸収し，圧力一定のガス体では，濃度に対応した吸収を示すことが知られている．非分散型赤外線吸収分析法は，この原理に基づいて一酸化炭素による赤外線吸収を測定することによりその成分の濃度変化を連続的に測定するものである．

環境用のCO測定装置は，試料採取部，赤外線ガス分析部，校正用ガス，指示記録計およびその付属装置から構成される．試料採取にあたっては，大気中の粉塵を除くと共に，必要に応じて水分を除去するか，または一定に保つことが必要である．

4　光化学オキシダント

オキシダントとは中性ヨウ化カリウム溶液からヨウ素を遊離する酸化性物質の総称である．すなわちオゾン，過酸化物，PAN（パーオキシアセチルナイトレート），その他光化学反応により生成される酸化性物質などである（ただし，二酸化窒素を除く）．

環境基準では，中性ヨウ化カリウム溶液を用いる吸光光度法，またはこれと等価の測定結果が得られる電量法が指定されている．

① 吸光光度法

中性ヨウ化カリウム溶液を用いる吸光光度法による．オキシダントを含む試料

大気を中性ヨウ化カリウム溶液中に通じるとヨウ化カリウムは還元されてヨウ素を遊離して淡黄色を呈色する.

$$2KI + O_3 + H_2O \longrightarrow I_2 + O_2 + 2KOH$$

この呈色度を吸光光度法により測定（350 nm）し，オキシダントを定量する．この方法も自動化されている．

② 電量法

この方法は中性ヨウ化カリウムとオキシダントの反応で遊離したヨウ素を電解還元して測定するものである．吸収液中に一定電位を与えた1対の電極を挿入しておくと，電極に水素皮膜が形成され分極状態になるが，この状態でオキシダントと反応して遊離したヨウ素が入ると $H_2 + I_2 \longrightarrow 2HI$ となるので電極表面の水素皮膜が除かれ電流が流れる．この際に流れる電流値はオキシダント濃度に比例することからオキシダント濃度を連続測定することができる．

5 浮遊粒子状物質

環境中の浮遊粒子状物質の定義として環境基準には，「大気中に浮遊する粒子状物質であって，その粒径が 10 μm 以下のもの」と規定されている．粒子状物質の測定は，現在，ろ過捕集法が標準測定法となっているが，連続測定ができないため，以下に示す各種の測定方法が用いられている．標準測定法によって測定された重量濃度と直線的な関係を有する量が得られる相対濃度測定法（光散乱法）と，量の継続的変動を連続的に測定し，これを重量濃度に換算する方法（β線吸収法）が用いられている．

① 光散乱法（デジタル粉じん計）

粉じんを含む試料大気に光を照射すると，粉じんから散乱光が発せられる．散乱光の強度は，粉じんの形状，大きさ，相対屈折率などによって変化するが，これらの条件が同一であれば，散乱光は粉じんの質量と比例関係を有する．この原理を応用し，散乱光の強度を測定することにより，粉じんの相対濃度を求める．

② β線吸収法

大気中の浮遊粒子状物質を，ろ紙上に捕集し，ろ紙およびその上に採集された浮遊粒子状物質によるβ線の吸収度から，大気中の浮遊粒子状物質濃度を求めるものである．この方法による自動測定器の構成例を図 4-6 に示した．

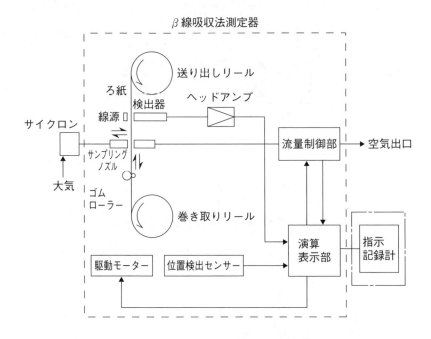

図 4-6　β線吸収法測定器の装置構成例

6　大気中のベンゼン等揮発性有機化合物

　試料採取方法としてキャニスターを用いる容器採取法，固体吸着-溶媒抽出法および固体吸着-加熱脱着法があるが，一般的には揮発性有機化合物の測定には減圧された試料採取容器（キャニスター）を用いて大気試料を一定流量（通常 3.0 L/min）で 24 時間採取，加圧希釈・低温濃縮後試料導入装置を用いてキャピラリーカラム・ガスクロマトグラフ質量分析計（GC-MS）により分析される．この方法でアクリロニトリル，塩化ビニルモノマー，クロロホルム，1,2-ジクロロエタン，ジクロロメタン，テトラクロロエチレン，トリクロロエチレン，ベンゼン，1,3-ブタジエンの VOCs が同時に測定できる．

7　大気中ダイオキシン類の測定

　ダイオキシン類対策特別措置法ではポリ塩化ジベンゾ-p-ジオキシン（PCDD）とポリ塩化ジベンゾフラン（PCDF）ダイオキシン類およびコプラナーポリ塩化ビフェニール（Co-PCB）をダイオキシン類と呼んでいる．
　大気中のこれらのダイオキシン類を石英繊維ろ紙およびポリウレタンフォームなどのろ剤を装着したエアサンプラー（ハイボリュームエアサンプラー）（図 4-7）で吸引捕集し，ろ剤からトルエンやアセトン等の有機溶媒で抽出，前処理を行った後，高分解能ガスクロマトグラフ/質量分析計により測定する．濃度は最も毒性の強い 2,3,7,8-四塩化ジベンゾ-p-ジオキシンの毒性に換算して求める．

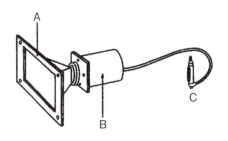

A：フィルターホルダー
B：空気吸引部
C：流量測定部(指示流量計)

図4-7　ハイボリュームエアサンプラー

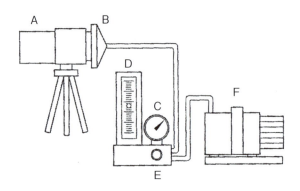

A：分級装置　　　　D：流量計
B：フィルターホルダー　E：流量調節弁
C：圧力計　　　　　F：吸引ポンプ

図4-8　ローボリュームエアサンプラー

8　大気粉じん中のベンゾ[a]ピレンの測定

　大気中の浮遊粉塵を，エアサンプラー［ハイボリュームエアサンプラー（図4-7），またはローボリュームエアサンプラー（図4-8）］を用いて，フィルター上に捕集する．このフィルターからベンゾ[a]ピレン等をジクロロメタンで抽出した後，アセトニトリルに転溶して高速液体クロマトグラフ（HPLC）・蛍光検出器（励起波長：365 nm，蛍光波長：410 nm）で測定する．この方法ではベンゾ[a]フルオランテン，ベンゾ[g, h, i]ペリレンなどの他のPAHも同時に分析することができる．

9　$PM_{2.5}$の測定

　環境大気中に浮遊する粒子状物質を，導入口から一定の実流量で吸引し，分粒装置を用いて微小粒子状物質（$PM_{2.5}$）の粒子を分粒してフィルター上に捕集し，

その質量濃度を測定する方法である．採取装置には $PM_{2.5}$ ローボリュームエアサンプラー（図 4-8）を用い，分粒装置の設計流量にて採取を行う．採取時間は 24 ± 1 時間とする．採取した $PM_{2.5}$ の質量濃度は恒温，恒湿の下でフィルターを恒量化し，採取前後の重量差を求め，その値を試料大気吸引量で除することにより求める．質量濃度の自動測定方法としては，β 線吸収法自動測定器，TEOM（tapered element oscillating microbalance）法，光散乱法などが用いられる．

まとめ

- 硫黄酸化物（SO_2，SO_3，硫酸ミストなど：SO_x）は溶液導電率法またはトリエタノールアミン・p-ロザニリン法により測定する．
- 窒素酸化物（NO，NO_2 など：NO_x）は，ザルツマン法により吸光度測定を行う．
- 一酸化炭素は非分散型赤外線吸収装置を用いて測定する．
- 光化学オキシダントは中性ヨウ化カリウム法および電量法により測定する．
- 浮遊粒子状物質（SPM）は，デジタル粉じん計を用いた光散乱法，または β 線吸収法により測定する．
- 大気中ベンゼン等揮発性物質は GC–MS 法で測定する．
  大気中ダイオキシン類はエアサンプラーを利用して，GC–MS 法で測定する．
  大気粉じん中のベンゾ[a]ピレンはエアサンプラーを利用して採取し，HPLC 法で測定する．
- $PM_{2.5}$ はエアサンプラーを利用して，重量法により測定する．

4-5　室内環境の測定

1　気　温

アスマン通風乾湿計または棒状温度計を用いて，温度と気温とが平衡に達した後，温度計の目盛り面に対し垂直の方向から見て，示度を 1/10℃ まで読み取る．自記温度計（バイメタル温度計）を用いる場合，温度計の記録から，その示度と，それが示す時刻を観測する．

2　気　湿

アスマン通風乾湿計は，乾球および湿球温度計からなり，両温度計の示度差から湿度を求める．この装置は，乾球温度計と湿球温度計に一定速度で通風して，それらの示度が一定になった時，空気中の水蒸気圧と乾湿球示度差との間に一定の関係が成り立つことを利用して気温および気湿を測定することができる．

3　カタ冷却力

　乾カタ温度計で乾カタ冷却力を，湿カタ温度計で湿カタ冷却力を測定する．カタ温度計には，各温度計ごとに検定された係数 f［アルコール柱が標線 A から B まで下降する間に D 球表面の単位面積から放出する熱量（ミリカロリー）］が付記されている．試験場所の適当な位置にスタンドを用いて垂直に固定し，アルコール柱が 38℃ から 35℃ まで下降するのに要する時間（秒単位）をストップウォッチを用いて観測する．この操作を 3 ～ 5 回連続して繰り返した後，その平均値 T を求め，カタ冷却力 $H = f/T$（mcal/cm^2/sec）を算定する．

4　気　動

　室内の気動は，通風，換気，室内外温度差により起こり，一般に方向不定で 1 m/sec 以下の微弱な速度であるが，温度感覚に重要な効果を与える．カタ冷却力は輻射，伝導放熱と軌道に基づくものであるため，カタ冷却力と気温を測定することで気動を求めることができる．

5　熱輻射

　一般的に，つやを消した中空の温度計を挿入した黒球温度計（グローブサーモメーター）を用いて，熱輻射により上昇する黒球の温度を測定する．黒球としては，6 inch のもの（大型温度計）と 3 inch のもの（小型温度計）が使われている．

6　感覚温度

　感覚温度は，通常，アスマン通風乾湿計の乾球温度と，湿球温度および気動の三者から求めることができる．三者の値を測定した後，感覚温度図表を用いて，図表の乾球および湿球の両温度線上に与えられた温度に該当する 2 点を結ぶ直線を引き，その直線と気動線との交点を求めれば，図表のラインに従って感覚温度の値がわかる．

7　二酸化炭素

　近年の建築構造物は住宅，事務所，学校，病院，公共施設，ホテルのいずれもが密閉構造で冷暖房での空調設備が整い，その効率も大きく向上した．しかし，その反面，密閉構造の室内空気は換気が不足がちとなり，酸素不足，二酸化炭素濃度の上昇が問題となっている．清浄な外気中には 0.036％ の二酸化炭素が含まれている．室内環境では暖房や厨房から排出される．また人の呼気中には 3 ～ 5 ％ が含まれ，密閉された部屋に多くの人がいると汚染の原因となる．二酸化炭素は瞬時に拡散するため，室内で一様に拡がり，化学変化を起こしにくいなどの理由から，必要換気量や換気回数の判定に用いられる．

測定方法は検知管法と非分散型赤外線吸収分析計を用いる方法がある．日常的な検査では主として検知管法が用いられる．真空式ガス採取器（図4-9）に示されるように，検知管をセットした後，ポンプ内を真空状態にし，試料ガスを一定時間採取し，検知管を取り外し，変色層の先端の濃度の目盛りを読み取る．

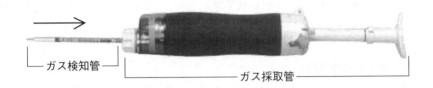

図4-9 検知管を装着した真空式ガス採取器

① 検知管法

ⅰ）直読式

反応原理はCO_2がヒドラジンを酸化してカルバジン酸を生成し，指示薬が白→紫色に変化する先端の濃度目盛りを読む．

$$CO_2 + N_2H_4 \longrightarrow NH_2 \cdot NH \cdot COOH$$

ⅱ）濃度表記

反応原理は指示薬のチモールフタレインを加えた水酸化ナトリウムをシリカゲルに吸着させてあり，CO_2によりpHの変化を受けて薄桃色を呈し，その変色部分を濃度表との比較によって求める．

$$CO_2 + 2NaOH \longrightarrow Na_2CO_3 + H_2O$$

8 揮発性有機化合物（VOC）

近年日本の住宅を含む建造物は，冷暖房の整備された快適な環境と省エネルギーを求め，高気密化，高断熱化と変化してきた．さらに安価，経済性の追求が新建材の大量生産へと進んだ．しかし，ホルムアルデヒド含有の接着剤を使った集成材，壁材，床材，さらにベンゼン，トルエン，キシレンなどの溶剤の入った塗料や接着剤なども使われ，室内環境はこれらの化学物質の放散によって汚染され，シックハウス症候群の患者が顕在化してきた．厚生労働省は，このような室内環境の汚染状況を把握し対策を講じる必要性から室内空気濃度指針値を定めたが，この指針値が満たされているか否かを厳密に判定するための標準的測定法を示した「室内空気中化学物質の測定マニュアル」（厚生労働省編）を作成した．以下に，その測定法の概要を示すが，詳細は同書を参照のこと．

① 目的および適用範囲

室内空気濃度指針値を満たされているか判定するための標準的測定法を定めたもの. 対象となる揮発性有機化合物（VOC）は, ホルムアルデヒド, エチルベンゼン, o-, m-, p-キシレン, スチレン, パラジクロロベンゼンなどである. 新築住宅, 居住住宅を対象とするが, 新築住宅は室内空気中の VOC の最大濃度を推定するための測定法で, 居住住宅は, 居住, 平常時における VOC の存在量や曝露量を推定するために測定が行われる.

② 測定時刻および場所

新築住宅の測定においては, 30 分間換気した後, 5 時間以上部屋を密閉したのち, 30 分間空気を採取, 採取時刻は午後の 2 ～ 3 時頃に設定する. 居住住宅は, 日常生活を営みながら空気を 24 時間採取する. 試料採取場所は居間, 寝室および外気で, 高さ 1.2 ～ 1.5 m に設定する.

③ 試料の採取

ⅰ）ホルムアルデヒド

試料捕集には市販の DNPH（2,4-ジニトロフェニルヒドラジン）捕集管を用いる. DNPH 捕集管は DNPH 1 mg の一定量を粒径 50 ～ 250 μm の粒状シリカゲル 350 mg 程度に被覆し, 樹脂製の管（10 mmi.d. × 20 mm）に充填したもので, 両端が密閉できる.

ⅱ）VOC ガス

トルエン, o-, m-, p-キシレンおよび p-ジクロロベンゼン等揮発性有機化合物（VOC ガス）の採取には, 捕集管に吸着剤として活性炭を充填し, 除湿管には, 過塩素酸マグネシウムを除湿剤として充填したものが用いられる.

④ 測定法

ⅰ）ホルムアルデヒド

採取の終わった DNPH 捕集管にアセトニトリルを注入し, ヒドラジンを溶出し試料溶液を作成, 高速液体クロマトグラフィー（HPLC）で測定し, 空気中ホルムアルデヒド濃度を算出する.

ⅱ）VOC ガス

第 1 法）固相吸着-溶媒抽出-GC-MS 法

測定対象物質を活性炭充填補集管に捕集した後, 捕集管から物質を溶媒で溶出させ, これをキャピラリーカラムに導入して, GC-MS により分離, 測定し濃度を算出する.

第 2 法）固相吸着-加熱脱着-GC-MS 法

測定対象物質を活性炭充填捕集管に捕集した後, 捕集管を加熱脱着装置に装着し, 加熱脱着する測定対象物質をキャピラリーカラムに導入して, GC-MS によ

表 4-6　室内環境汚染物質測定法

室内汚染物質	測定法概要
二酸化炭素	検知管法または非分散型赤外分析計
ホルムアルデヒド	DNPH 捕集管に採取，HPLC 法測定
トルエン	活性炭充填捕集管に捕集，分析は固相吸着-溶媒抽出
o-，m-，p-キシレン p-ジクロロベンゼン等の VOC ガス	GC-MS または固相吸着-加熱脱着-GC-MS

DNPH：2,4-ジニトロフェニルヒドラジン
HPLC：高速液体クロマトグラフィー
GC-MS：ガスクロマトグラフ/質量分析法
VOC：揮発性有機化合物

り，分離，測定し濃度を算出する．

　室内空気の測定法の概要を表 4-6 にまとめた．

まとめ

- 気温，気湿はアスマン通風乾湿計を用いて測定する．
- 乾カタ温度計で乾カタ冷却力を，湿カタ温度計で湿カタ冷却力を測定する．
- カタ冷却力と気温を測定することで気動を求めることができる．
- 熱輻射は，黒球温度計（グローブサーモメーター）を用いて測定する．
- 感覚温度は，アスマン通風乾湿計の乾球温度，湿球温度および気動の値を測定した後，感覚温度図表を用いて求める．
- 二酸化炭素濃度は，検知管法または非分散型赤外分析計により測定する．
- ホルムアルデヒドは，DNPH 捕集管に採取後，HPLC 法で測定する．
- VOC（揮発性有機化合物）は，GC-MS 法で測定する．

第 **5** 章

薬毒物の分析法

法的には「薬物および劇物取締法」によって毒物，劇物および特定毒物が定義され，これとは別に薬事法により毒薬および劇薬が規定されている．本章では，医薬品と麻薬を中心に，裁判化学，あるいは法中毒学の対象として規定される化学物質を薬毒物として総称する．

薬毒物による中毒が疑われる場合，患者が死亡しているか，生存しているかによって，対処の状況は大きく異なる．死亡している場合，解剖死体から臓器を含む多種の生体試料を採取して，十分な時間をかけて中毒原因物質を同定する．これに対し，生存している場合には，短時間で原因物質を特定して救急措置をとることが必要となる．衛生化学領域では，薬毒物による中毒が疑われる被験者に対して，その中毒原因を特定するために，摂取した異物，飲食物および薬物や，中毒が起こった周辺環境などの情報を聴取する．しかし，被験者の意識がない場合は，その症状や身体に診られる異常を肉眼で観察するとともに，採取した体液や排泄物を試料として，化学的および生化学的な手法により，迅速に分析することが急務となる．本章では，代表的な原因薬毒物について，絞り込みのための予試験も含め，個別の定性分析法を中心に概説する．

SBOs
・代表的な中毒原因物質（乱用薬物を含む）の試験法を列挙し，概説できる．
・化学物質の毒性を評価するための主な試験法を列挙し，概説できる．
・遺伝毒性試験（Ames 試験など）について説明できる．

5-1 薬毒物試験法

5-1-1 薬毒物中毒における試料とその取り扱い

薬毒物分析の対象となる試料は多岐にわたるが，一般によく用いられる生体試料について述べる．毒物は体内に摂取された後，その毒物の種類，摂取方法などの違いにより，いろいろな分布を示し，時間の経過と共に，物質によっては未変化体のまま，あるいは代謝を受けて体外に排泄される．したがって，測定者には

吸収，分布，代謝，排泄についても熟知し，最適な方法で採取した試料を用いて分析を行うことが望まれる．

1 血　液

薬毒物の分析に最も有用な試料である．血液を採取する場合は，他の体液の汚染を避け循環血液（静脈，動脈）を集める．採取した血液は2つに分け，1つは2〜5 mL で防腐剤としてフッ化ナトリウム（最終濃度1%以上．検査項目が決まっていないときは妨害を考慮して添加しない方がよい）を加え，残りは防腐剤を添加せずに低温（20℃以下で凍結）保存しておく．容器としては，テフロンやシリコン栓のついたガラス管を用いる．

2 尿

薬毒物は生体内で代謝を受けるものが多く，その最終産物として排泄されてくるので注意を要する．尿はできるだけ全量未処理のままアルミキャップ付きガラス瓶に採取する．採取したら直ちに尿量と pH を測定し，色調を観察しておく．検体尿を保存する場合は，フリーザー中に凍結保存するか，防腐剤として適量のフッ化ナトリウムやアジ化ナトリウム（1 mg/mL 程度）を加える．

3 消化管内容物・吐瀉物・胃洗浄液

全量採取する．薬毒物が経口摂取された場合，胃内に高濃度に存在するので，分析試料として適している（特に短時間内に死亡した場合）．薬毒物摂取後長時間経って死亡した場合は，腸内容物を検体とした方がよい．薬毒物を経口摂取した場合，胃内容物の排泄と胃洗浄を行うが，全量を必ず記録し，アルミキャップ付き試料瓶に採取し，必要に応じて防腐剤を加え冷蔵保存する．

4 臓　器

近年，分析法の感度が向上したことからあまり使用されなくなった．腎臓の分析は重金属中毒が予想されるとき，脳は揮発性薬毒物中毒が疑われるときに用いる．試料は，乾燥を避けるためキャップ付きのポリエチレン容器またはチャック付きのポリエチレン袋に必ず個別に入れる．

5 毛髪・爪

近年，分析技術の発達に伴い多くの薬毒物の微量分析が可能となり，毛髪，爪にも蓄積，排泄されることが証明され，中毒を証明する代替試料 alternative specimens として分析に利用されている．特に毛髪試料は重金属による慢性中毒の分析試料として重要である．また近年，乱用薬物を含む様々な薬物が毛髪に蓄積されることが実証され，薬物使用を証明する有用な手段の1つとなっている．また毛髪を部位別に分析することにより，数か月前の薬物使用歴を知ることがで

きる.

5-1-2 薬毒物の予試験

　原因薬毒物が予測できないときには，まず検体の臭気，pH，色調などから毒物を推定する前検査と予試験や簡易分析を行って，薬毒物の種類がある程度予測された後，最終的な薬毒物の確認・同定を各種の機器分析装置や特異呈色反応を用いて行う．また最近は，分析技術の発展によりイムノアッセイを用いた簡易キットが市販され，その有用性が評価されている．表5-1 に代表的な予試験法と検査対象薬毒物，表5-2 に最近市販された予試験用簡易キットを示した．

表 5-1　直接適用する予試験

方　法	対象薬毒物	原　理	対象試料	備　考
シェーンバイン・パーゲンステッヘル法	青酸化合物	酒石酸酸性にした試料を加温し，発生するシアン化水素がグアヤク試験紙に湿してある硫酸銅と反応しオゾン生成．これがグアヤク脂を酸化し青変する．	血液，消化管内容物	酸化性ガス（硝酸，塩素など）も反応する．鋭敏な反応である．用時調製．
シェーレル法	黄リン	酒石酸酸性にした試料を加湿し，発生する蒸気が硝酸銀紙と反応し黒変する．	消化管内容物	硫化水素，ホルマリン，ギ酸などの還元物質も黒変する．
ラインシュ法	重金属（ヒ素，水銀，アンチモン，ビスマス）	塩酸酸性にした試料に，磨いた銅片を加え加湿すると銅片の表面に灰色ないし黒色の被覆物ができる．	消化管内容物	陽性の判断には経験が必要である．
コリンエステラーゼ活性阻害試験	有機リン酸系，カーバメイト系農薬	2 本の試験管にそれぞれ DTNB 溶液およびヨウ化アセチルチオコリン溶液をとり，正常試料と汚染試料を加えると，色調に差が出る．	消化管内容物，血液，脳	
EPN 試薬試験	フェノチアジン系薬物	5％塩化第二鉄溶液-20％過塩素酸-50％硝酸（1：9：10）混液により赤〜橙〜紫〜青色を呈する．	尿，消化管内容物	退色が早い．
Forrest（ホレスト）反応	イミプラミン，デスメチルイミプラミン	0.2％重クロム酸カリウム-30％硫酸−20％過塩素酸-50％硝酸の等量混合液で黄緑→緑→青色になる．	尿，消化管内容物	フェノチアジン類も陽性．
ハイドロサルファイトによる反応	パラコート，ジクワット	試料にハイドロサルファイト，水酸化ナトリウム溶液を加えると呈色する	尿，消化管内容物	パラコート（青），ジクワット（緑）
分光学的方法による一酸化炭素ヘモグロビン（CO-Hb）の測定	一酸化炭素	試料を 0.1％炭酸ナトリウムで希釈し吸収スペクトルを測定する．この溶液にハイドロサルファイトを加え再び吸収スペクトルを測定する．CO-Hb は 539 nm と 569 nm に極大吸収が残り，濃度に比例する．	血液	正常血液と比較する．CO を含まなければ，ハイドロサルファイトでヘモグロビンは還元されて双峰性の吸収曲線は消えて一つの山となる．

第5章　薬毒物の分析法

表 5-2　市販の簡易キットによる予試験

方　法	対象薬毒物	原　理	対象試料	備　考
Triage（トライエージ）	ベンゾジアゼピン類，コカイン代謝物，覚せい剤，大麻代謝物，バルビツール酸，オピエイト，フェンシクリジン，三環系抗うつ剤の8種	金コロイド粒子標識物を用いる競合的免疫化学的方法	尿，血液（サリチル酸除タンパクした上清）	定性的に迅速に検出できる．
Toxi Lab（トキシラボ）	約140種類の薬毒物とその代謝物	薄層クロマトグラフ法	尿，血液，吐瀉物	ホルマリン蒸気，DPC 試薬，ドラーゲンドルフ試薬，UV 吸収で検出．
EMIT	薬毒物とその代謝物	酵素免疫測定法	尿	検査項目に合わせて抗薬物抗体を選定．
TDx	フェノバルビタール，フェニトイン，リドカイン，その他36種類の薬物	抗原抗体反応を利用した蛍光偏光免疫測定法	尿，血清，吐瀉物	検査項目に合わせて抗薬物抗体を選定．
REMEDi-HS	400種類以上の薬毒物	高速液体クロマトグラフ法	尿，血清，吐瀉物	紫外部に吸収のない薬毒物は測定できない．酸性薬物の同定は困難．
PaPID Assay Kits	残留農薬	酵素免疫測定法	水，尿，血液	ポリクローナル抗体を用いる．農薬に合わせてキットを選択する．
Visualine（ビスアライン）	メタンフェタミン，マリファナ，ベンゾジアゼピン	イムノクロマトグラフ法	尿	1 枚のキットで，1 薬物の検査．
吸収チップ法	覚せい剤	シモン反応（呈色反応）	尿	二級アミンは呈色する．フェノチアジン系も陽性を示すことがある．

5-1-3　一般的薬毒物分離法（前処理法）

生体試料中の薬毒物類の大まかな分画を行う．代表的な抽出法として液-液抽出，固相抽出，気化平衡法がある．

1　揮発性薬毒物

① 気化平衡法（ヘッドスペース法）

ガス体や揮発性物質の抽出に用いられる．検査試料を密閉容器に入れて加温し，気相（ヘッドスペース）の一部を分析機器に導入する方法である．アルコールやトルエンなどの揮発性薬物分析に用いられるが，熱に不安定な揮発性化合物には不向きである．

② 水蒸気蒸留法

揮発性薬毒物の抽出に用いられる方法で，中性および酸性の揮発性薬毒物は，酒石酸または希硫酸酸性とし水蒸気蒸留される（青酸，黄リン，揮発性有機溶媒，アルコールなど）．塩基性の揮発性薬毒物（ニコチン，アンフェタミン，ペチジンなど）は残液を酸化マグネシウムまたは水酸化ナトリウムアルカリ性で水蒸気

蒸留される.

2 不揮発性有機薬毒物

裁判化学上問題となる薬毒物の大部分がこの分類に属する．除タンパク（アセトン沈殿法，エタノール法，トリクロロ酢酸法，限外ろ過法，透析法など）した薬毒物試料溶液について，液-液抽出を行い分画する．

① 液-液抽出法

薬毒物の有機溶媒に対する分配係数の差を利用して分離する方法である．水溶液の液性を変えることによって酸性，塩基性，中性薬毒物を有機層に抽出する．本法には種々の変法があるが，エタノール除タンパク法による代表的な抽出法と，その分画に含まれる薬毒物を図5-1に示した．

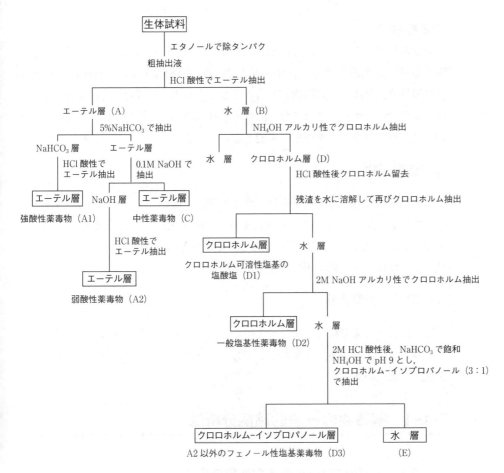

図5-1 不揮発性薬毒物の液-液抽出法

（田辺信三 編，分析化学Ⅱ，p.419，廣川書店，2000）

<u>酸性エーテル抽出物画分</u> 強酸性薬毒物（A1）：アセチルサリチル酸，サリチル

酸，フルオロ酢酸．弱酸性およびフェノール性薬毒物（A2）：バルビツール酸系催眠薬，ブロム尿素系催眠薬，フェノール，パラニトロフェノール．中性薬毒物（C）：有機リン系農薬，有機塩素系農薬，カルバメート系農薬，メプロバメート，カフェイン，アセトアニリドなど．

<u>アルカリ性エーテル抽出物画分</u>　クロロホルム可溶性塩基の塩酸塩（D1）：ストリキニーネなどのアルカロイド，合成麻薬，覚せい剤など．一般塩基性薬毒物（D2）：フェノチアジン系精神安定薬，抗ヒスタミン薬，アコニチンなどの一般アルカロイド（A2）以外のフェノール性塩基薬毒物（D3）：モルヒネ，アポモルヒネなどのフェノール性塩基類およびジフェニルジメチルアミノメタンなど．最終水層（E）：有機溶媒に移行しない水溶性薬毒物（インスリン，コリン系薬物，四級アンモニウム塩，グリコシド）および難溶性薬物（スルホンアミド類，クロルチアジド系利尿剤）が含まれる．

② 固相抽出法

カラムやカートリッジに充填剤（シリカゲルなど）を入れ，これに目的物質を吸着させ，有機溶媒で溶出させる方法である．固相抽出 solid phase extraction 法は簡便で，分離する薬毒物がはっきりしている場合に威力を発揮する．最近では，多種の固相が市販されており，分析の目的に応じて適切な固相を用いることにより，かなり選択的な抽出が可能となっている．

③ 金属毒物

水蒸気蒸留による揮発性薬毒物分離後の残液を用いる．金属類を分析するに当たっては有機物を分解するため灰化を行う．灰化法には湿式灰化法として硫酸-硝酸法，硫酸-硝酸還元法，過塩素酸法，過塩素酸-硝酸法が，乾式灰化法として酸素ポンプ燃焼法，低温灰化法などがある．

④ 陰イオン薬毒物

これに属する薬毒物としてフッ化物，臭化物，過マンガン酸塩，塩素酸塩，シュウ酸およびその塩類，鉱酸類などがある．分離法としては，透析法，除タンパク法，灰化法がある．

5-1-4　薬毒物の一般的確認分析法

① 薬毒物分析に用いられる主要呈色反応

裁判化学では，未知の薬毒物を分析するため，ある種の化合物群や，官能基に対して特異的に反応する方法を用いて予試験，確認・定量を行う．呈色反応の中には特定の薬毒物に特異的な反応もある．試験は通常試料 1 mg を用いて行う．

判定には，必ず標準品と比較し，同時に空試験も行う．薬毒物分析に用いられる
主要呈色反応を表5-3に示す．

表5-3 薬毒物の主要な呈色反応

反 応	反応試薬	検出薬毒物
ジアゾ化法	塩酸酸性で亜硝酸ナトリウムとβ-ナフチルまたはN-(1-ナフチル)-エチレンジアミン・水酸化ナトリウムを加える．	**芳香族第一アミン** 局所麻酔薬：プロカイン 加水分解で第一アミンを生成するもの，催眠薬：メタカロン，精神安定剤：ニトラゼパム，クロルジアゼポキシドなど
シモン反応	炭酸ナトリウムアルカリ性で，アセトアルデヒドとニトロプルシッドナトリウムを加えると青～青藍色を呈する．	**脂肪族第二アミン** 覚せい剤：メタンフェタミン，覚せい剤原料：クロロエフェドリンなど．ただしエフェドリンは陰性
銅・ピリジン反応	硫酸銅とピリジン・クロロホルム溶液，クロロホルム層は紫～赤紫色を呈する．	**酸アミド構造をもつ化合物** バルビツール酸系睡眠薬に特異的である．
硝酸コバルト試験	硝酸コバルトとアルカリ・エタノール液を加える．	バルビツール酸系睡眠薬（青～紫），スルホンアミド類（赤紫）
ムレキシド反応	過酸化水素で酸化後，アンモニアアルカリ性にすると紫紅色を呈する．	**キサンチン骨格** カフェイン，テオフィリン，テオブロミン，尿酸など
エールリッヒ反応	塩酸酸性でp-ジメチルアミノベンズアルデヒド（Ehrlich試薬）を加える．	**第一アミンおよび活性メチレン** ① 第一アミン：p-アミノ安息香酸（黄），メプロバメート（黄），② 活性メチレン：フェノチアジン類（赤～橙），③ ピロール環およびインドール環；麦角アルカロイド（紫），コカイン（紫），アトロピン（紫），カンナビノイド（赤），LSD（紫）など
ヒドロキサム酸鉄反応	アルカリ性で塩酸ヒドロキシルアミンと塩化第二鉄を加えると赤紫色を呈する．	**有機酸無水物，エステル，酸アミド** 麻薬；ジアセチルモルヒネ（紫褐），覚せい剤原料：フェニルアセトニトリル（紫褐），殺そ剤；モノフルオロ酢酸アミド（赤），催眠薬；メタカロン（橙赤～赤）
塩化第二鉄反応	塩酸酸性で塩化第二鉄溶液を加える．	**フェノール化合物** アポモルヒネ（青），モルヒネ（青），フェノール（青），サリチル酸（赤紫）など
バイルシュタイン反応	試料を銅線につけてブンゼンバーナーの炎中にかざすと，炎は緑色を呈する．	**ハロゲンを分子内にもつ物質** ブロム尿素系催眠薬，精神安定薬：クロルプロマジン，クロルジアゼポキシドなど
リミニ反応	塩酸フェニルヒドラジン溶液とニトロプルシッドナトリウム溶液を加えアルカリ性にすると青～藍色を呈する．	ホルムアルデヒド
硫酸による試験	試料を白色滴板上にとり，硫酸を滴下する．	**有機化合物一般** 化合物により赤，橙，黄，緑，青，紫，褐色などを呈する．

① 沈殿試薬

ⅰ）ワグナー Wagner 試薬（ヨウ素-ヨウ化カリウム液）：メタカロン（褐沈），
　　ニトラゼパム（黒褐沈），ストリキニーネ（褐沈）．

ⅱ）シャイブラー Scheibler 試薬（リンタングステン酸液）：メタカロン（白沈），ストリキニーネ（白沈）．

ⅲ）ドラーゲンドルフ Dragendorff 試薬（ヨウ化ビスマス・ヨウ化カリウム液）：橙色の沈殿を生じる．メタカロン，アルカロイド，覚せいアミン，フェノチアジン系化合物，ニトラゼパム，LSD，その他，三級アミンで呈色する．

ⅳ）タンニン酸試薬：ストリキニーネ（白沈）．

ⅴ）ヨウ化白金酸カリウム試薬（塩化白金-ヨウ化カリウム液）：アルカロイドは青紫色の沈殿．低分子アミンでは一般に陰性である．

ⅵ）マルメ Marme 試薬（ヨウ化カドミウム・ヨウ化カリウム液）：メタカロン（帯白沈），ニトラゼパム（黄沈）．

ⅶ）金塩化水素酸試薬：メタカロン（黄白沈），ストリキニーネ（白沈）．

ⅷ）ゾンネンシャイン Sonnenschein 試薬（リンモリブデン酸ナトリウム液）：ストリキニーネ（黄沈）．

　これらのうち，ドラーゲンドルフ試薬，塩化白金，酸ヨウ化白金酸カリウム試薬は第二，第三，第四アミンに対し呈色反応を行う．したがって，これらの3種の試薬はアミン系の薬毒物の一般的な呈色試薬として，また TLC 分離後の検出用の発色剤として頻繁に使用される．

② 呈色試薬

ⅰ）エルドマン Erdmann 試薬（硫硝酸），

ⅱ）ビタリー Vitali 反応（濃硝酸を加え，次いでアルカリ），

ⅲ）フリョーデ Frode 試薬（モリブデン酸アンモニウム濃硫酸溶液），

ⅳ）マンデリン Mandelin 試薬（バナジン酸アンモニウム濃硫酸溶液），

ⅴ）メッケ Mecke 試薬（亜セレン酸濃硫酸溶液），

ⅵ）カロ Caro 試薬（過硫酸カリウム飽和硫酸溶液），

ⅶ）マルキス Marquis 試薬（ホルマリン濃硫酸）．

　主要アルカロイド類の呈色を表5-4に示す．

　通常，マルキス，フリョーデ，メッケの3種呈色試薬による反応において，いずれも陽性であれば，アヘンアルカロイドである可能性が高い．

第5章　薬毒物の分析法

表5-4　アルカロイド類の呈色反応

	マルキス	フリョーデ	マンデリン	エルドマン	メッケ	カロ	ビタリー
モルヒネ	青紫〜青	青紫〜緑	褐緑	黄褐	緑〜茶褐	茶緑	－
コデイン	青紫〜青	緑〜青	緑	黄褐	緑	黄茶	－
ストリキニーネ	－	－	紫〜赤 （青〜紫〜 赤）	－	－	－	青紫〜茶褐
キニーネ	－	－	－	－	－	黄	－
アトロピン	茶橙	－	赤	－	－	汚緑褐	青紫
プロカイン	－	－	赤	－	－	－	－
エフェドリン	茶褐	－	赤	－	－	黒緑〜褐	－
ニコチン	－	－	－	－	－	－	
コカイン	－	－	－	－	－	－	
カフェイン	－	－	－	－	－	－	
ノスカピン	紫	青緑			桜実紅	－	
パパベリン	紅〜褐	青緑			黄〜緑		
ジメチルサイア ムブテン	赤紫〜濃紫	橙赤〜青緑			褐赤→紫→ 青		
LSD	灰	灰緑〜灰青	灰				

〜：色調のゆるやかな変化，（　）：水浴上で加熱した場合
（菅野三郎，福井昭三編，薬毒物の衛生化学 第6版，p.39，廣川書店，1996，一部改変）

5-1-5　分析法各論

5-1-5-1　有害性ガス類

　無機ガス状物質による中毒例は数多くあるが，なかでも中毒発生の最も多い一酸化炭素（CO）と硫化水素（H_2S）についての分析法を示す．CO中毒が疑われる場合は，血中の一酸化炭素ヘモグロビン（CO-Hb）濃度を測定する．H_2S中毒を証明するには，空気，血液，臓器試料が分析に用いられる．硫化水素の代謝物である血液，尿中のチオ硫酸塩も中毒の指標として用いられる．

1　一酸化炭素 carbon monoxide（CO）

ⅰ）分光学的方法による血液中のCOHbの測定：表5-1参照．

ⅱ）ガスクロマトグラフィー（GC）：血液中のCO-Hbとフェリシアン化カリウムを反応させると，COが遊離する．このCOをTCD付きGCで分析するか，ニッケル触媒でCOをメタンに還元し，FID付きGCを用いて分析する．メタンに還元する方が高感度である．

ⅲ）検知管法（測長用）：検知剤はシリカゲル粒子に亜硫酸パラジウムカリウム溶液を吸着させたものであり，COの還元力により黒褐色のPdが生成する．その着色層の長さから濃度図表よりCOの濃度を求める．空気中のCOの測

定には比色用検知管（検知剤として硫酸パラジウムとモリブデン酸アンモニウムを吸着させたシリカゲルを充填させたもの）が用いられ，CO に触れるとその濃度に応じて，黄→黄緑→青緑→青に変色する．目視により比色表から CO の濃度を求める．

2 硫化水素 hydrogen sulfide（H_2S）

ⅰ）酢酸鉛試験法：試料をアルカリ性で硫酸亜鉛を入れた吸収びん，またはコンウェイの微量拡散装置で水酸化ナトリウム液に吸収させて，この溶液を酸性とし，発生した H_2S は酢酸鉛試験紙を黒変する．

ⅱ）メチレンブルー法（比色法）：試料溶液（酢酸鉛試験法で調製したもの）に，N, N'-p-フェニレンジアミン溶液と塩化第二鉄溶液を加えると青色のメチレンブルー色素が生成する．このメチレンブルーを 670 nm の波長で吸光度を測定する．

ⅲ）ガスクロマトグラフィー（GC）：生体試料を塩酸酸性下アセトンで抽出し，イオウに特異的な検出器 FPD で高感度に検出できる（検出下限：0.1 μg/mL）．その他，誘導体化剤として臭化ペンタンフルオロベンジル（PFBBr）を用いたイオン化法（EI-MS）による GC-MS 法もある．

5-1-5-2 揮発性無機物質

1 シアン cyanide（HCN，青酸）

シアン中毒は組織中の酸欠症を引き起こす即効性の毒物である．シアンの分析法は，予試験から定性，定量法にいたるまで様々な方法が開発されている．ここでは，酸性で HCN を遊離する化合物を対象とする．予試験についてはシェーンバイン・パーゲンステッヘル法（表5-1）を参照．

ⅰ）ピリジン・ピラゾロン法（比色法）：蒸留法または通気法で得た中性の留液についてクロラミン T 溶液を加えた後，ピリジン・ピラゾロン試薬を加え放置すると淡紅色から青色に呈色する．この色の吸光度を波長 630 nm で測定する．

ⅱ）定性反応：ベルリンブルー反応（青色），チオシアン酸反応（血赤色）．

ⅲ）ガスクロマトグラフィー（GC）：ヘッドスペース-GC 法で，検出器として NPD を用いて血液中のシアンを測定している．

2 黄リン white（yellow）phosphorus（P）

黄リンは，以前はマッチや殺鼠剤として用いられ，それによる中毒が発生したが，現在はこれらの用途には利用されていない．

ⅰ）シューレル法による予試験：表5-1参照．

第5章　薬毒物の分析法

5-1-5-3　揮発性有機物質

　酢酸エステル類，ベンゼン，トルエン，アルコール類，ケトン類などの揮発性有機溶媒混合物はシンナーと呼ばれ工業溶剤または塗料（ラッカーシンナー）として用いられている．これは麻酔性，興奮性があり乱用による青少年の中毒および犯罪が多くなり，取り扱いの法的規制が強化されている（劇物および毒物取締法）．最近では，新建材から発生するスチレンがシックハウス症候群の原因物質として注目されている．

　メタノールによる中毒で一番多いのは，誤飲した場合である．メタノールの代謝産物はホルムアルデヒドおよびギ酸であり，神経組織に対して強い毒性を示し特に視神経に対して障害を起こし，時として失明をきたす．メタノール中毒の場合，約1週間にわたって尿中からギ酸が検出されるので，血中，尿中のメタノール，ギ酸を測定し中毒を判定する．エタノールが問題となるのは，飲酒による酩酊状態に陥ることによって誘発されやすい犯罪や自動車などの運転事故の観点からである．したがって，道路交通法では血液中（0.5 mg/mL 以上）や呼気中（0.25 mg/L 以上）のエタノール量は，酩酊時の法的責任能力や交通事故時の飲酒運転の証明に使われる．

1　ガスクロマトグラフィー（GC）による一般分析法

　ワイドボアキャピラリーカラムを用いたヘッドスペース法で血液，尿，組織中の分析が行われている．① 有機溶剤（ベンゼン benzene，トルエン toluene，キシレン xylene，スチレン styrene）の一斉分析は，検出器として FID や ECD などを用いて行われている．② メタノールは検出器として FID，代謝物であるギ酸の分析は，メタノールと濃硫酸を加えギ酸をメチル化後 FID で検出する．③ エタノールは，FID で検出するが，呼気中のエタノールは，低温オーブントラッピング-GC で測定するとヘッドスペース法より 10 ～ 50 倍の高感度で測定することができる．

2　各個分析法

① メタノール methanol（CH₃OH）

ⅰ）ホルムアルデヒドの検出　① リミニ反応：青～藍色を呈する（表5-3参照）．② クロモトロプ酸法：赤紫色を呈する．③ アセチルアセトン法：黄色を呈する．④ 4 アミノ-3-ヒドラジノ-5-メルカプト-1,2,4-トリアゾール（AHMT）法：赤色を呈する．

ⅱ）メタノールの検出：メタノールを過マンガン酸カリウムで酸化してホルムアルデヒドとしたのち，ホルムアルデヒドの呈色反応を利用して試験する．

② エタノール ethanol（C_2H_5OH）

ⅰ）定性反応：ヨードホルム反応（黄色沈殿），ビタリー反応（赤色）がある．

ⅱ）酵素法による血液，尿中のエタノール試験法：エタノールはアルコール脱水素酵素により NAD^+ を補酵素として酸化され，アセトアルデヒドとなり，同時に NAD^+ は $NADH^+ + H^+$ となる．この反応は可逆的で，セミカルバジドを加えアセトアルデヒドと結合させてセミカルバゾンに換え，アセトアルデヒドを系外に除く．このようにして生じた $NADH^+$，H^+ は 340 nm に特異な吸収を示すので，その吸光度を測定する．

ⅲ）検知管法による呼気中エタノール試験法：セライト（珪藻土）に三酸化クロム・硫酸混液を吸着させたもので，エタノールにより還元されて 3 価の硫酸クロムとなり青色に変化する．

5-1-5-4　不揮発性有機薬毒物

1　催眠薬 hypnotics

わが国では，古くから催眠薬の乱用・誤用による急性中毒の件数は多く，薬毒物中毒事故の上位を占めている．催眠薬による他殺の例は少なく，大部分は自殺または誤用などである．多くの催眠薬は乱用の対象となるため「麻薬および向精神薬取締法」で向精神薬に指定されている．ここでは化学構造からブロム尿素系，バルビツール酸系，非バルビツール酸系についての分析法を記す．

1 -1）一般分析法

ⅰ）薄層クロマトグラフィー（TLC）検出試薬：① 1% ヨウ素エタノール試薬：ほとんどすべての催眠薬が発色する．② ウラニン試液：ブロム尿素系に特異性が高い．③ トリクロロベンゾキノンイミン（TCBI）試液：バルビツール酸系に特異性が高く青紫色のスポットを与える．④ 銅・ピリジン試液：バルビツール酸系に特異性が高いが，TCBI 試液より感度が低い（表 5-3 参照）．⑤ ドラーゲンドルフ試液：非バルビツール酸系催眠薬（メタカロン）が赤橙色を呈する．

ⅱ）ガスクロマトグラフィー（GC）：検出器としては一般に FID，NPD が用いられる．最近は，キャピラリーカラムが普及しており感度が上昇している．ブロム尿素系催眠薬は，熱に比較的不安定なために GC 法よりも HPLC を用いた方が確実である．非バルビツール酸系催眠薬は検出器として FID を用いる．

ⅲ）高速液体クロマトグラフィー（HPLC）：ブロム尿素系，バルビツール酸系催眠薬では，カラムにオクタデシルシラン（ODS）系の担体を用いた逆相クロマトグラフィーが最もよく利用されており，検出器として紫外吸光光度

第5章 薬毒物の分析法

計（UV）で測定されている.

1 -2）各個分析法

① ブロモ尿素系催眠薬：ブロモバレリル尿素（ブロバリン®）bromvalerylurea

i）バイルシュタイン反応：表5-3参照.

ii）アルカリ分解反応：試料に水酸化ナトリウム溶液を加え煮沸すると分解して
アンモニアガスが発生して，赤色リトマス紙を青変し，硝酸銀溶液を加える
と臭化銀の黄色の沈殿を生じる.

iii）2′,7′-ジクロロフルオレッセインによる比色定量：試料抽出液（尿，血液：
エーテルで抽出，胃内容物：アセトン抽出）の残渣に，炭酸カリウム溶液を
加え，沸騰水浴中で分解させた後，蒸発乾固し2′,7′-ジクロロフルオレッセ
イン酢酸溶液と過酸化水素水を加え加温する．反応後終了後，ピリジンを加
え530 nmでの吸光度を測定する.

iv）ニトロベンジルピリジン（NBP）法：iii）と同じ試料に，NBPを加え加熱
（100℃）する．冷却後，テトラエチレンペンタミンを加え，エーテルで抽出
する．エーテル層は薄桃色～赤紫色になり，その520 nmでの吸光度を測定
する.

ブロモバレリル尿素

② バルビツール酸系催眠薬 barbiturates

バルビタール barbital，フェノバルビタール phenobarbital，アモバルビター
ル amobarbital，ヘキソバルビタール hexobarbital，チオペンタールナトリウム
thiopental sodium などがある.

i）アルカリ分解によるアンモニアの発生：10％水酸化ナトリウム溶液を煮沸す
ると分解してアンモニアガスを発生し，湿らせた赤色リトマス紙を青変する.

ii）銅・ピリジン試薬，硝酸コバルト試薬：表5-3参照.

iii）イムノアッセイ法：金コロイド粒子免疫法（トライエージ法）（表5-2参照）.

③ 非バルビツール酸系催眠薬 non-barbiturates

メタカロンはハイミナールの商品名で一般薬として発売され，昭和30年代青
少年の間で大流行した睡眠薬遊びに用いられて大問題になった．しかし，現在で
はメタカロンは製造中止となり，催眠薬としての試験法の意義も薄れているのが
現状である.

メタカロン methaqualone（メチルトリキナゾロン）

i）アルカロイド沈殿試薬で沈殿：5-1-4 1 の①「沈殿試薬」参照.

ii）ヒドロキサム酸鉄（Ⅲ）反応，ジアゾ化反応（芳香族第一アミンの反応）：表
5-3参照.

メタカロン

2 向精神薬 psychotropic drugs, neuroleptics

　精神機能に影響を与える薬物を総称して向精神薬と呼び，精神治療薬と精神異常発現薬が含まれる．これらは「麻薬および向精神薬取締法」で使用が規制されている．本試験法では，精神安定薬と呼ばれる抗精神病薬 major tranquilizer としてのフェノチアジン誘導体とブチロフェノン誘導体，抗不安薬 minor tranquilizer としてのベンゾジアゼピン誘導体および抗うつ薬 antidepressants としての三環系・四環系抗うつ薬のうち代表的薬物について示す．

① 一般分析法

ⅰ) 薄層クロマトグラフィー（TLC）：呈色試薬はフェノチアジン系には硫酸，ドラーゲンドルフ試薬，非フェノチアジン系強力精神安定薬ではヨウ素蒸気で呈色する．メプロバメートはエールリッヒ試薬で呈色する（黄色）．三環系，四環系抗うつ薬はドラーゲンドルフ試薬（橙色），ヨウ化白金酸カリウム試薬（茶褐色）で発色する．

ⅱ) ガスクロマトグラフィー（GC）：フェノチアジン系精神安定薬，ベンゾジアゼピン系精神安定薬およびブチロフェノン系のハロペリドール代謝物はパックドカラムかワイドボアキャピラリーカラム，検出器として FID を用いる．GC-MS による測定の検出では EI-MS で分析されている．三環系・四環系抗うつ薬も同様であるが，GC の検出器として NPD も使われている．フェノチアジン系精神安定薬であるクロルプロマジンおよびその代謝物は ECD を検出器として用いる．

ⅲ) 高速液体クロマトグラフィー（HPLC）：各誘導体とも逆相系の ODS 系化学結合型カラムを用い UV 検出器で一斉分析が行われている．LC-MS では逆相系キャピラリーカラムを用い，検出には正イオンモードのエレクトロンスプレーイオン化（ESI）-MS などが用いられる．

② 各個分析反応

a. フェノチアジン系 phenothiazines およびブチロフェノン系 butyrophenones 精神安定薬（強力精神安定薬）

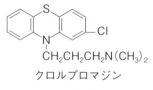

ⅰ) FPN 試薬反応：クロルプロマジン塩酸塩 chlorpromazine hydrochloride（赤色）プロマジン promazine（赤色），フルフェナジン fluphenazine（橙色）（表 5-1 参照）．

ⅱ) バイルシュタイン反応：クロルプロマジン塩酸塩（表 5-3 参照）．

b. ベンゾジアゼピン系 benzodiazepines 精神安定薬（緩和精神安定薬）

ⅰ) バイルシュタイン反応：クロルジアゼポキシド chlordiazepoxide，メダゼパム medazepam，ジアゼパム diazepam（表 5-3 参照）．

ⅱ) 芳香族第一アミンの反応（ジアゾ化法）：クロルジアゼポキシド，ニトラゼ

パム nitrazepam（表 5-3 参照）．

ⅲ）アルカロイド沈殿試薬で沈殿：ニトラゼパム，5-1-4 **1** の①「沈殿試薬」参照．

c. **抗うつ薬（三環系抗うつ薬 tricyclic antidepressants・四環系抗うつ薬 tetracyclic antidepressants）：イミプラミン imipramine，デシプラミン desipramine，アミトリプチリン amitriptyline．**

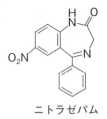

ニトラゼパム

ⅰ）ホレスト反応：表 5-1 参照．

ⅱ）イムノアッセイ法：金コロイド粒子免疫法（トライエージ法）（表 5-2 参照）．

3 局所麻酔薬 local anaesthetics

　化学構造からエステル型（プロカイン，テトラカイン）とアミド型（リドカイン，ジブカイン）に分類される．これら局所麻酔薬による事故は一般医薬品に比べてそれほど多くはないが，特異体質によるショック死（ジブカイン，リドカイン，プロカイン），技術的なミス，過量投与（リドカイン，ジブカインなど）などによる事故が報告されている．

① 一般分析法

ⅰ）薄層クロマトグラフィー（TLC）検出試薬：①ドラーゲンドルフ試薬，②ヨウ化白金酸カリウム試薬，③エールリッヒ試薬．

ⅱ）ガスクロマトグラフィー（GC）：パックドカラムかワイドボアキャピラリーカラムを用い，局所麻酔薬血液抽出物を検出器として FID を用いて分析している．

ⅲ）UV スペクトル：プロカイン塩酸塩（水溶液中で λ_{max} 200 nm，0.1 M 硫酸中で 228，272，279 nm），テトラカイン塩酸塩（pH 7.0 で λ_{max} 226 および 310 nm），ジブカイン塩酸塩（0.05 M 硫酸中で λ_{max} 247 および 318 nm），リドカイン（酸性水溶液中で λ_{max} 263 および 272 nm）．

ⅳ）脳髄液中のプロカイン，テトラカイン，ジブカインの検索：① pH 7.0 で UV スペクトルを測定する．② pH 3.5 でエーテル抽出し，TLC 分離後スポットの UV スペクトルを測定し，プロカイン，テトラカインまたは加水分解で生じた芳香族カルボン酸を同定する．③②の水層を pH 10 とし，エーテル抽出後，TLC で分離してジブカインおよび未変化体のプロカイン，テトラカインを同定する．

② 各個分析法

a. **プロカイン塩酸塩 procaine hydrochloride**

ⅰ）アルカロイド系沈殿試薬で沈殿：テトラカイン塩酸塩も同様．5-1-4 **1** の①「沈殿試薬」参照．

ⅱ）ジアゾ化法：表 5-3 参照．

4 アルカロイド系医薬品

アルカロイドは，一般に植物中に含まれる塩基性化合物を指し，通常微量で著明な生理作用を示し強い毒性を現すものが多い．その活性を利用し医薬品として使用されているものも多いが，毒性も大きいため，ほとんどが劇薬，毒薬に指定されている．またアルカロイド系医薬品のうち「あへん法」，「麻薬及び向精神薬取締法」および「覚せい剤取締法」などの法規制を受けているものについては別項で述べる．

① 一般分析法

ⅰ）沈殿反応：5-1-4 1 の①「沈殿試薬」を参照．

ⅱ）呈色反応：5-1-4 1 の②「呈色試薬」および表5-4を参照．

ⅲ）薄層クロマトグラフィー（TLC：検出試薬には，ドラーゲンドルフ試薬（橙系），塩化白金ヨウ化カリウム試薬（青系）を使用する．

ⅳ）ガスクロマトグラフィー（GC）：アルカロイド類のGCについては種々の方法が報告されているが，一般には，パックドカラムを用いFIDで検出する．試験溶液は図5-1に示した不揮発性有機毒薬物の抽出分画法で得られた画分C，D2の残渣をトリメチルシリル（TMS）化した試料をGC装置に注入する．代謝物については抱合体を加水分解したもの（モルヒネなど）について行う．

② 各個分析法

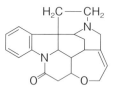
ストリキニーネ
アトロピン
アコニチン

a. ストリキニーネ strychnine

ⅰ）マンデリン試薬：特異反応で，青〜紫色を呈する．アトロピンも反応するが，赤色を示す．

b. アトロピン atropine（*dl*-hyoscyamine），スコポラミン scopolamine

ⅰ）ビタリー Vitali 反応：5-1-4 1 の②「呈色試薬」および表5-4を参照．

ⅱ）高速液体クロマトグラフィー（HPLC）：逆相系（ODS）カラムを用いUV（215 nm）で検出する．トロパンアルカロイド tropane alkaloids である *l*-hyoscyamine と *l*-scopolamine および代謝物であるトロパ酸 tropic acid を同時に分析することができる．

c. アコニチン aconitine

トリカブト属植物に含まれる成分で，アコニチンの他にメサコニチン，ヒパコニチンなどがあり最も毒性が強い．現在でもトリカブト中毒は散発している．

ⅰ）GC-MS法：TMS誘導体化を行い試料とする．SIMで得られたピーク面積から定量する．GCカラムは溶融シリカキャピラリーカラム，イオン化はEI法を用いる．

d. キニーネ quinine

ⅰ）蛍光反応：10％硫酸を加えると蛍光を発する.

ⅱ）タレイオキン Thalleioquine 反応：赤～紫色に呈色する.

e． ニコチン nicotine

ⅰ）メルツェル Melzer 反応：ニコチンのエタノール溶液にエピクロルヒドリン
　　を加えて加熱する．その濃度に応じて遅速はあるが，赤色を呈する（検出濃
　　度 0.25 mg 以上）.

ⅱ）エールリッヒ反応：試料を 2 ～ 3 滴加えるとその接触面に紫紅色を呈する
　　（表 5-4 参照）.

f． カフェイン caffeine，テオフィリン theophyline，テオブロミン theobromine

ⅰ）ムレキシド Murexide 反応：表 5-3 を参照.

ⅱ）ガスクロマトグラフィー（GC）：溶融シリカキャピラリーカラム，FID の条
　　件でカフェインを含むメチルキサンチン誘導体を分析できる．尿に酸を加え
　　て除タンパクした血漿を固相抽出 C_{18} カートリッジで前処理して試料とする.

5-1-5-5　依存性薬物 drug dependence

　依存性薬物は，中枢神経系に作用し，連用によって精神的，身体的依存症が形
成され，耐性が生じる．乱用をやめても幻覚，妄想などの精神異常が突然現れる
ことがある（フラッシュバック現象）．依存性薬物には，麻薬，大麻，鎮静剤ま
たは催眠薬，覚醒剤，幻覚剤，揮発性溶剤などがあり，法律で規制されている.
これらの指定された物質の構造の一部を改変した新規化学物質（デザイナーズド
ラッグ）の中毒も問題になっている．ここでは，麻薬，大麻，覚醒剤，幻覚剤に
ついての分析法を述べる.

1　麻薬 narcotics ならびに関連化合物

　モルヒネ，ジアセチルモルヒネ，コデインなどのアヘンアルカロイド系麻薬，
コカインなどのコカアルカロイド系麻薬，フェンタニルなどの合成麻薬が「麻薬
および向精神薬取締法」で所持や使用が規制されている.

① 一般分析法

ⅰ）呈色反応：アルカロイドの呈色試薬で陽性．5-1-4 1 の②「呈色試薬」およ
　　び表 5-4 を参照.

ⅱ）薄層クロマトグラフィー（TLC）：5-1-5-4 4 「アルカロイド系医薬品」参
　　照.

② 各個分析法

a． アヘン opium およびアヘンアルカロイド opium alkaloids，opiates 系麻薬

　アヘンはケシ科 *Papaver somniferum* の未成熟殻からでる乳汁を乾燥凝固させ

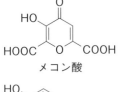

メコン酸

モルヒネ

たもので，主成分はモルヒネとコデインである．アヘンの確認には，主成分と共にアヘンに特有に含有されているメコン酸（約10％）を検出する必要がある．

　ⅰ）メコン酸 meconic acid の確認　① 塩化第二鉄反応：血赤色を呈する．② ガスクロマトグラフィー（GC）：ジアゾメタンでメチル化し，検出器として FID を用いる．

b．モルヒネ morphine

　モルヒネはヒトでは大部分がグルクロン酸抱合体として尿中に排泄される．その主なものは薬理作用のない3位の水酸基抱合体（モルヒネ-3-グルクロニド）で，少量ではあるがモルヒネより強い活性を示すモルヒネ-6-グルクロニドも排泄される．そのために尿中よりモルヒネを検出する場合は塩酸で抱合体を加水分解する必要がある．ジアセチルモルヒネ（ヘロイン）は速やかに脱アセチル化を受け，最終的にはモルヒネのグルクロニドとなって排泄されるため，モルヒネとヘロイン摂取の識別は，6-アセチルモルヒネを検出することでヘロイン摂取の証明を行う．

　ⅰ）呈色反応：フェリシアン化カリウムと塩化第二鉄試薬によって深青色を呈する．

　ⅱ）GC-MS：加水分解した試料を TMS 誘導体化した試料について行う．EI-MS を用いる．

　ⅲ）高速液体クロマトグラフィー（HPLC）：抱合体も分離できる．逆相系（ODS）カラムで分離し，UV（220 nm）で検出する．

c．コデイン codeine

　ⅰ）呈色反応：塩化第二鉄溶液で青色を呈し，硝酸1滴を加えると赤色に変わる（ただし本反応はモルヒネ，ヘロインおよびジオニンも同様に呈色する）ジヒドロコデイン dihydrocodeine は呈しない．

　ⅱ）モルヒネの呈色反応ⅰ）参照．緑色から青色になる．

d．ジアセチルモルヒネ diacetylmorphine（ヘロイン heroin）

　ⅰ）呈色反応：① モルヒネの呈色反応ⅰ）参照．赤色を呈する．② ヒドロキサム酸鉄反応：定性および定量に用いることができる．赤褐色を呈する（表5-3 参照）．

e．コカアルカロイド

　コカインは，コカノキ科 Erythroxylaceae の植物および葉に含まれるアルカロイドで，局所麻酔薬として使われる．コカインには中枢神経興奮作用があり，乱用すると精神的依存性が強くなり慢性中毒が発現する．

e-1．コカイン cocaine

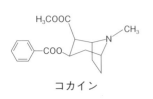

コカイン

　ⅰ）沈殿反応：① 試料に硫酸を加え水浴中で加温した後，水で冷やしながら水を滴下すると白色沈殿を生じ，安息香酸メチルの特異な芳香を発する．

　ⅱ）呈色反応：塩化第二鉄試液1滴を加えると黄色となり，温めれば赤色となる．

　ⅲ）GC-MS：コカインおよび主代謝物であるエクゴニンメチルエステル，ペン

第5章　薬毒物の分析法

ゾイルエクゴニンをアシル化とエステル化を同時に行い同時分離定量できる.
測定法：スキャンモード.

f. 合成麻薬

ジメチルサイアムブテン dimethylthiambutene（フェンタニル fentanyl）モル
ヒネに匹敵する鎮痛作用があり，乱用によりモルヒネ様の薬物依存を起こす.

g. 幻覚剤 hallucinogens

幻覚剤は精神異常発現薬の一種で思考・気分・知覚に変化を起こさせ，特徴と
して幻視・幻覚を発現させる薬物である.　その作用には個人差があり，幻覚状態
から激しい情動変化により，分裂症や妄想症様の状態を示すといわれている.　わ
が国では麦角から得られるエルゴットアルカロイドの部分合成品で，最も幻覚作
用の強いリゼルグ酸ジエチルアミドおよびその塩類が「麻薬取締法」によって麻
薬に指定され，その後，フェネチルアミン誘導体（MDA，MDMA，メスカリン
など）12種類，インドール誘導体（DMT など）4種類，その他の化合物（PCP，
TCP など）4種類がストリートドラッグ street drug として「麻薬および向精神
薬取締法」で麻薬に指定されている.

MDMA

h. リゼルグ酸ジエチルアミド lysergic acid diethylamide（LSD）

ⅰ）呈色反応：① 5-1-4 1 の②「呈色試薬」および表5-4を参照.　② エールリ
　　ッヒ試薬との反応：550 nm の吸光度で定量する.　表5-3参照.

ⅱ）薄層クロマトグラフィー（TLC）：検出試薬として，エールリッヒ試薬で青
　　色，ドラーゲンドルフ試薬で橙色，ヨウ化白金酸カリウム試薬で紫色を呈す
　　る.

ⅲ）ガスクロマトグラフィー（GC）：カラム；溶融シリカキャピラリーカラムを
　　用い，FID により検出する.

ⅳ）質量分析（MS）：TLC で分画したスポットを蛍光（青色）で位置を確認し
　　て分取し，クロロホルムで抽出し EI-MS で分析する.

LSD

i. 大麻 cannabis

大麻は幻覚作用を含む多彩な精神異常誘発作用を有することから，「大麻取締
法」で厳重な制限を受けている.　乾燥大麻の葉を一般にマリファナ marihuana，
最も純度の高い樹脂をハシッシュ hashish という.　薬物上の問題として，大麻成
分および尿中代謝物の分析が必要となる.　大麻成分としては，C_{20} からなる 60
種以上のカンナビノイド cannabinoids を含有するが，主成分はテトラヒドロカ
ンナビノール tetrahydrocannabinol（THC），カンナビジオール cannabidiol
（CBD），カンナビノール cannabinol（CBN）の3種である.　化学的に合成された
Δ^9-THC など7種の THC 異性体および誘導体は「麻薬及び向精神薬取締法」で
規制を受けている.　大麻摂取の有無を判別するには，生体試料，特に尿中の主代
謝物 Δ^9-THC-11-oic acid を定量する.

Δ^9-THC（THCA）

ⅰ）デュケノア Duquénois 反応：デュケノア試薬（ワニリン・アセトアルデヒ
　　ドを含む）を温時エキスに加えさらに塩酸を加えると青色を呈し，順次，深

青色，紫色，濃紫色になる．

ⅱ）薄層クロマトグラフィー（TLC）：発色試薬はジアゾ化スルファニル酸試薬（CBD 淡黄色，THC 赤橙色，CBN 赤褐色），ファーストブルーB試液（CBD 桃赤色，THC 赤橙色，CBN 赤褐色）

ⅲ）イムノアッセイ：金コロイド粒子免疫法（トライエージ法）．表5-2参照．

ⅳ）尿中主代謝物（Δ^9-THC-11-oic acid）のGC-MSによる定量試験：液‐液抽出法または固相抽出法により試料溶液を調製し，メチルエステル化した後TMS誘導体化し分析する．

2 覚せい剤 stimulants

　覚せい剤は中枢興奮薬の一種であり，大脳皮質に作用して精神機能を先進し，疲労感および眠気を除去する．しかし監用によって依存性を生じ，幻覚，妄想，人格変化などをきたす．これらの弊害のために，わが国では「覚せい剤取締法」によりその使用や所持が禁止されている．覚せい剤としては，アンフェタミン，メタンフェタミンおよびその塩類が指定されている．日本で乱用されるのはメタンフェタミン塩酸塩である．覚せい剤取締法では，ジメチルアンフェタミン（DMA），デプレニル，その他8種類の覚せい剤原料，エフェドリン，メチルエフェドリン，クロロエフェドリン，クロロメチルエフェドリン，ジメチルプロパミン，フェニル酢酸，フェニルアセトニトリル，フェニルアセトンも規制の対象としている．

① 一般分析法

ⅰ）薄層クロマトグラフィー（TLC）：発色試薬　① ドラーゲンドルフ試薬，② シモン試薬，③ p-ニトロベンゼンジアゾニウムクロリド試薬，④ ニンヒドリン溶液，⑤ ヨウ化白金酸カリウム試液．

ⅱ）ガスクロマトグラフィー（GC）：試料は遊離塩基かTFA誘導体として使用する．パックドカラム，FIDまたはNPD付き．アンフェタミン，メタンフェタミン，エフェドリンのTFA誘導体は安定であるが，メチルエフェドリンのTFA誘導体は不安定．メチルエフェドリンを目的とするときは，TMS誘導体とすれば安定．メタンフェタミンの代謝物の定性・定量にも用いられる．GC-MSはEI-MSよりもCI-MSの方が分子イオンを観察できる．

② 各個分析法

a. メタンフェタミン methamphetamine（フェニルメチルアミノプロパン塩酸塩）

　メタンフェタミン乱用者の尿からは，未変化体と代謝物のアンフェタミンおよびデヒドロキシメタンフェタミン hydroxymethamphetamine が検出される．

ⅰ）呈色反応：シモン反応（表5-3参照）は，薬毒物に対する反応の中でも高感度である．検出限界 10 μg．

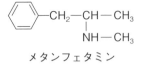

メタンフェタミン

第 5 章 薬毒物の分析法

ⅱ）高速液体クロマトグラフィー（HPLC）：シモン反応を用いたポストカラム
誘導体化法である．検出波長は 590 nm.

b. アンフェタミン amphetamine（フェニルアミノプロパン塩酸塩）

ⅰ）沈殿反応：臭素試液で白色沈殿.

ⅱ）呈色反応：① マルキス試薬で橙赤〜レンガ赤→汚褐色を経て汚緑色を呈す
る．② p-ニトロベンゼンジアゾニウムクロリド試薬で淡紅色を呈する.

$CH_2-CH-CH_3$
NH_2
アンフェタミン

5-2 毒性試験法

　動物を用いた毒性研究は化学物質の安全性を調査する目的で重要視されている．
わが国に先駆けて先進諸国では化学物質の安全性の適正な評価を行うことを目的
として，化学物質の安全性試験に関する基準（good laboratory practice,
GLP）が制定された．わが国においても諸外国の GLP ガイドラインを参考にし，
日本独特のガイドラインが作成され，昭和 59 年に医薬品のための毒性試験法ガ
イドラインが施行された．そしてその後，農薬，一般化学物質についてのガイド
ラインが順次作成され施行されている．

　毒性試験は，被験物質の毒性全般を知る目的で行われる一般毒性試験と，被験
物質のある特定の有害作用に注目して行われる特殊毒性試験に大別される（表
5-5）.

表 5-5　毒性試験法の分類

一般毒性試験	急性毒性試験 acute toxicity test
	亜急性毒性試験 subacute toxicity test
	慢性毒性試験 chronic toxicity test
	発がん性試験 carcinogenicity test
	催奇形性試験 teratogenicity test
	繁殖毒性試験 reproduction test
特殊毒性試験	依存性試験 dependence test
	局所刺激性試験 local irritation test
	アレルギー性試験 allergy test
	変異原性試験 mutagenicity test

5-2-1 一般毒性試験

1 急性毒性試験

　急性毒性試験 acute toxicity test は，化学物質の毒性の検討に際し，最初に行われる試験で，かなり大量の被験物質を動物に１回投与することにより現れる毒性を観察するものである．致死作用がみられる場合には，その量的関係を明らかにする．したがって，この試験によって，被験物質の吸収，分布，代謝，排泄などに関する予備的情報が得られ，その後に実施される亜急性あるいは慢性毒性試験など種々の毒性試験の実験計画の参考となるほか，大量曝露などの事故発生における対応にも役立つ．試験動物としては，一般にマウス，ラット，ウサギ，イヌなどの雌雄両性を用いる．また，毒性発現の種差を考慮する場合は，試験動物は少なくとも２種類以上が用いられる．投与方法は，被験物質の摂取経路に準じて行うのが原則で，経口，注射（皮下・腹腔・静脈），皮膚塗布，吸入などがある．例えば，食品添加物では，経口投与が主たるものであるが，それ以外の投与方法もしばしばとられる．また，投与後の中毒症状の観察（ふるえ，けいれん，下痢，呼吸先進・抑制など），体重測定のほか尿や血液を用いた各種臨床試験が行われる．一般に急性毒性の簡便な表現法として LD_{50}（50% lethal dose）が用いられる．この値は，使用動物の50%を殺すのに必要な被験物質の量で，体重１kg 当たりの mg または g 数で表示される．実験に当たっては，マウスなどの小動物では１群５〜10匹，イヌでは２〜３匹以上が通常用いられる．また，生死の判定に要する時間は被験物質により異なるため，一般には１〜２週間の観察を要する．また，試験動物は死亡時のみならず試験終了時にも動物を剖検し，その所見によっては病理組織学的検査を行う．

2 亜急性毒性試験

　亜急性毒性試験 subacute toxicity test は，その期間には絶対的な定義はなく，被験物質を比較的短期間（28日または90日）反復投与して試験動物に対する影響を観察するもので，慢性毒性試験の予備試験として行われることがある．試験動物は，一般にマウス，ラット，イヌが用いられ，使用動物匹数は，マウスなどの小動物では１群８〜10匹，イヌでは１〜２匹以上が通常用いられる．亜急性毒性は慢性毒性に比べ期間が短いので，被験物質の示す毒性結果の再現性，薬物代謝酵素への影響，生体内運命など毒性発現に関連のある諸事項も併せて検索できる．なお，試験実施方法および観察事項は次の慢性毒性試験の場合と同様である．

3 慢性毒性試験

　慢性毒性試験 chronic toxicity test の目的は，ヒトが微量の化学物質を長期間

第5章　薬毒物の分析法

にわたって摂取した場合に生じる障害を予測するとともに，その物質の使用に際してのおよその安全量を推定することである．したがって，試験実施に際し，被験物質の毒性を全く現さない最大量（最大無作用量），毒性を確実に現す量（確実中毒量）ならびに毒性が現れる最小量（最小中毒量）が把握されるように，投与量の設定は綿密に行われる．

　試験動物は，上記亜急性毒性試験の場合と同様，マウス，ラット，イヌを用いることが多い．試験期間は，マウス，ラットなどの小動物の場合は，ほぼそれらの寿命まで（終生飼育2〜2.5年），イヌやサルなどの大動物では寿命の1/10程度（1〜2年）で行い，被験物質の毒性を観察する．毒性発現の種差を考慮すると，当然多くの動物を用いたほうが望ましいが，実際には2〜3種類の動物で行われる．特にヒトに対する被験物質の毒性を予測する場合の動物種の選択に際しては，ヒトと吸収，代謝，排泄はもちろん，生物反応ができるだけ類似した動物を選ばなければならない．例えば，医薬品の試験の場合，ラット，マウスのうち1種類，イヌ，サルのうち1種類の2種類の組合せが一般に用いられている．動物数は，小動物では雌雄それぞれ1群20匹，大動物では1群4匹で行われるが，結果的には毒性評価のための統計処理に十分耐えられる数が必要である．投与方法は，被験物質の摂取経路に準じて行うのが原則である．投与量は，上述したように，長期連続投与の結果として，確実中毒量と最大無作用量が得られなければならないので，用量設定は，急性および亜急性毒性試験の結果が参考にされる．

　試験期間中の観察および検査項目の大略は，体重，飼料摂取量および飲水量の測定，一般症状および中毒症状の観察，血液学的検査，臨床生化学的検査，病理学的検査ならびに眼科検査などである．

5-2-2　特殊毒性試験

1　発がん性試験

　発がん性試験 carcinogenicity test は，化学物質の発がん性を予測し，評価するための試験で，最も多くの動物と長期間の観察を必要とする．したがって，本試験に先立って被験物質の発がん性を予測するための各種短期試験法 short term test が一般的に実施される．しかしながら，これら短期試験法の結果のみで，発がん試験に代替することはできない．発がん試験における動物種は，雄および雌のマウスならびにラットなど2種類以上の動物を用いる．特に化学物質の腫瘍の発生には，動物種差，系統差，性差が認められることが多い．また，この種の実験では，通常その動物の寿命に近い投与期間が設定されるという理由から使用動物に腫瘍の自然発生がみられる．したがって一般には，通常の飼育条件下における腫瘍の自然発生率および既知発がん物質に対する感受性などがよく知られている動物種，系統の近交系などが用いられる．この場合，腫瘍の自然発生率の低い

ものを選択する．被験物質の投与量の設定ならびに動物数などは，上述の慢性毒性試験とほぼ同じであるが，用量と反応との関係を知るため，投与量は3段階以上で設定される．試験期間は動物のほぼ一生涯で，ラット，マウスなどでは約2年以上となる．腫瘍の発現は，すべての動物を解剖し，全器官，組織の肉眼的観察を行う．また，肉眼的に認められた全腫瘍性病変部のほかに，主な器官・組織の顕微鏡的検査を行う．なお，必要に応じて，電子顕微鏡による検査，組織化学的検査も行う．また，被験物質の発がん性を的確に判断するために被験物質の各投与群と対照群の間でみられる腫瘍発生動物の占める割合，発生部位，発生時期，腫瘍の種類などについても比較検討がなされる（表5-6参照）．

表5-6　発がん性試験の概要

1. 遺伝子突然変異性誘発を指標とする試験	1) 微生物を用いる遺伝子突然変異試験
	2) ほ乳類培養細胞を用いる突然変異試験
	3) 昆虫類（ショウジョウバエなど）を用いる試験
	4) マウスを用いるスポット試験
	5) マウスを用いる特定座位試験
2. 染色体異常誘起性を指標とする試験	1) ほ乳類培養細胞を用いる染色体異常試験
	2) げっ歯類の骨髄細胞を用いる染色体異常試験
	3) げっ歯類を用いる小核試験
	4) げっ歯類の生殖細胞を用いる染色体異常試験
	5) げっ歯類を用いる優性致死試験
	6) マウスを用いる相互転座試験
	7) 植物細胞を用いる染色体異常試験
3. DNA損傷性を指標とする試験	1) 微生物を用いるファージ誘発試験
	2) 微生物を用いるDNA修復試験
	3) ほ乳動物細胞を用いる不定期DNA合成（UDS）試験
	4) ほ乳動物細胞を用いる姉妹染色分体交換（SCE）試験
4. その他の試験	1) 酵母を用いる有糸分裂乗り換えおよび遺伝子交換試験
	2) マウスを用いる精子形成能試験
	3) ほ乳動物細胞を用いる形質転換試験

2　催奇形性試験

　出生以前あるいは出生時に発生した形態，機能，行動あるいは代謝の異常を先天性異常 congenital anomalies というが，先天性異常のうち肉眼的の形態異常のみを表現する言葉が先天性奇形 congenital malformation or teratosis である．催奇形性 teratogenicity とは化学物質が胎生期（受精後出生まで）に作用して先天性奇形（形態的ないし機能的な発生障害）を起こす能力で，こうした化学物質を催奇形性物質 teratogen と呼ぶ．

　サリドマイド thalidomide は1956年旧西ドイツで開発された鎮静剤で，つわりの治療に使用されていた．しかし，妊婦が受胎後24〜29日という妊娠初期の

ある限られた期間にこの薬を服用すると，ある頻度でアザラシ肢症 phocomelia として知られている奇形児（足と腕の短い特徴的な肢の奇形）が出産することが後に明らかにされ，この事件が際だった薬害の最初の例となった．ところで，この奇形はこの薬を製造した会社の事前に実施された限られた毒性試験では見出すことができなかった．その最大の理由は，この薬物によるアザラシ奇形の発生が，一般的に毒性試験で用いられるげっ歯類では認められず，ウサギといくつかの霊長類に限られ，中でもヒトに対する感受性が最大であったことである．これを契機に，ヒトに対して催奇形性をもつ薬物を動物実験によって見出そうとする試みが数多くなされるようになった．

催奇形性試験 teratogenicity test は発生の3つの過程（妊娠前・妊娠初期，器官形成期および周産期・授乳期）のうち，最も胎仔が化学物質による催奇形性発現感受性が高い器官形成期に被験物質を投与して行われる．使用動物は，一般に純系あるいは近交系で，生殖能力が良く，妊娠期間が短く，また自然発生奇形などについての事前のデータの整ったものが用いられ，さらに被験物質の吸収，代謝，排泄の様式や経胎盤移行率などがヒトのそれらと類似しているものが用いられる．ラット，マウスなどの小動物の場合は1群最低20匹が用いられる．投与量は，用量-反応関係を知るために少なくとも3用量が必要で，このうち最大投与量としては投与可能な最大量を設定する．また，投与期間は胎仔の器官形成期に相当する間反復投与される．また投与経路は，被験物質の摂取経路と同一経路が用いられる．結果の評価は，出産前日に全例を帝王切開し，黄体数，着床数，胎仔の生死，性別，体重などを測定し，外形異常および内臓異常を形態学的に観察し，骨の形態，化骨の異常を観察する．奇形が認められた場合は，重度奇形の発生率あるいは重度奇形と軽度異常と合計したときの発生率が対照群と比較して上昇しているか否か，またその発生率が用量依存性であるか否かが判定される．

3 繁殖試験

あらかじめ雌雄の試験動物に長期間被験物質を投与し交配させ，生殖能力，妊娠，分娩，授乳の各期における被験物質の毒性を広範囲に検索する．試験動物としては，ラットが用いられ被験物質は飼育食餌中に混入して与えられる．投与は，毒性を示すと予想される高投与量群と，毒性を示さない低投与量群，そしてあわせて被験物質無添加の対照群を加えそれぞれ行われる．農薬，食品添加物，環境汚染性物質などの摂取または曝露は，年齢，性別（女性の場合は妊娠の成否），疾病の有無に関係なく起こる可能性がある．したがって，これら化学物質の繁殖毒性を検索する場合，いわゆる世代繁殖試験が実施される．この繁殖試験 reproduction test には継代を行わない1世代繁殖試験 single generation reproductive test と継代を行う多世代繁殖試験 multi-generation reproductive test があり，妊娠率，出生率，着床率，出産子数，ならびに出生後の成長と発達について観察される．

表5-7 化学物質による突然変異の検出法

(1) 微生物	突然変異の起こる部位はDNAであり，DNAは微生物から高等動物に至るまであらゆる生物に共通であるという観点から，実験が比較的簡単に行える微生物を用いて突然変異の検出を行う．突然変異を検出するための指標としては，栄養要求性や薬剤抵抗性などを用いる．
(2) 染色体異常	化学物質を投与した動物の骨髄細胞中の染色体を分析するか，または培養細胞に化学物質を作用させその染色体の異常（切断，配列異常，ギャップ形成）を調べる．
(3) 優性致死法	化学物質の処置により配偶子（精子または卵子）に生じた遺伝情報の変化のため，その配偶子が受精したヘテロ接合型の受精卵が発生途中で死亡してしまうことに基づいている．
(4) 培養細胞法	ほ乳動物の培養細胞を用い，1）の微生物に用いた手法で突然変異の発生を検出できる．用いる細胞はチャイニーズハムスターの卵細胞，マウス白血病細胞などがある．突然変異を検出するための指標としては，栄養要求性，薬剤抵抗性，成長に関する温度感受性などを用いる．
(5) 特定座位法	親動物に被験物質を与え，交配によって生まれた子の中に親と異なった形質をもつものが出現する頻度を求める方法である．

4 遺伝子毒性試験

　生体の遺伝情報の担い手であるDNAに作用し，突然変異mutationを誘発する力は変異原性mutagenicityあるいは遺伝子毒性genotoxicityと呼ばれ，そのような作用をもつ化学物質が変異原性物質mutagenあるいは遺伝子毒性物質genotoxic substanceである．変異原性物質が体細胞somatic cellに作用した場合は，細胞のがん化や老化につながり，生殖細胞germ cellに作用した場合は後世代に遺伝的影響を与える危険性がある．変異原性試験mutagenicity testは化学物質の変異原性（遺伝子毒性）を検出するために開発された試験法で，その基本的な手法としては遺伝子突然変異gene mutation，染色体異常chromosomal aberration，DNA損傷DNA damage，細胞形質転換cell transformationに大別される．これらの手法はいずれもDNA上の変化を検出するもので，がん化の機構がDNA上の変化に起因することを考慮するとこれら試験法は被験物質の発がん性を予測する上で極めて合理的な方法であるといえる．しかしながら，発がんは多段階で生じ，遺伝子上の変化はその第1段階であるにすぎず，また生体内には種々の異物代謝酵素のほか，抗酸化物質やDNA修復酵素といった様々な生体防御機構が備わっているため，遺伝子毒性を示すものでも発がん性を示さないもの（genotoxic non-carcinogen）も知られている．また一方では，遺伝子毒性を示さない発がん性物質non-genotoxic carcinogenも知られている．したがって，これら変異原性試験は発がん性を評価する上で絶対的な評価法ではない．遺伝子毒性検出法の中でも最も汎用され，化学物質の発がん性との相関性が最も高いと考えられている**Ames試験**について以下に概説する．

　本法は，1971年に米国のAmesらによって提唱された方法で，提唱者の名を

冠して一般に Ames 試験と呼ばれ，操作が簡単で，短期間に多数のサンプルを取り扱うことが可能である．

　本法はネズミチフス菌 *Salmonella Typhimurium* UT'-2 の変異株でヒスチジン合成能がないヒスチジン要求性（his⁻）の TA 株（TA98，TA100，TA1535，TA1537 株など）を用い，ヒスチジン非要求性への復帰変異 reversion の頻度を指標に，化学物質の DNA への点突然変異 point mutation を検出する方法である．これら TA 株は，細胞内でヒスチジンの合成に関与している諸酵素を決定している遺伝子群のそれぞれ 1 つが突然変異のためにその塩基対のならびに変化がもたらされているため，これら菌株のヒスチジン合成活性が消失している．上記 TA100 および TA1535 株は，それぞれ親株の LT-2 より自然誘発 spontaneous 的に得られたミスセンス突然変異を G 遺伝子 his G46（phosphoribosyl-ATP-pyrophosphorylase の構造遺伝子）に有しているためヒスチジンが合成できない（his⁻）．すなわち，野生型 LT-2 の his G46 の塩基対は A-T で，コードするアミノ酸はロイシン（Leu）であったが，ミスセンス突然変異により AT から GC への塩基交換が起こり，その結果，ロイシン（Leu）からプロリン（Pro）へのアミノ酸の取り込みの誤りが生じ，上記 TA 株が得られた．したがって，この菌に変異原性物質が作用し，さらにもう 1 回塩基対交換型 base pair change type の突然変異が起こると酵素活性が回復しヒスチジンを含まない培地上でも生育可能(His⁺)になる．このタイプの変異を復帰変異 reverse mutation という．したがって，これらの菌株は塩基対置換型の変異原性物質を検出することができる．

　一方，TA98 および TA1538 株は，ヒスチジン合成遺伝子の D 遺伝子 his D3052 の L-histidinol dehydrogenase 構造遺伝子に 1 塩基の脱落を起こさせた結果，$\begin{array}{c} -\text{GCC GGC}- \\ -\text{CGG CCG}- \end{array}$ を生じ，その下流の読み枠のずれが起こりヒスチジン要求性（his⁻）となった．この菌はこの変異箇所の近傍で-GC-の 2 欠失が起こると，$\begin{array}{c} -\text{GCC CGGC}- \\ -\text{CGG GCCG}- \end{array}$ という正常な塩基配列となり，下流の読み枠が元に戻りヒスチジン非要求性（His⁺）に復帰変異する．したがって，これらの菌株はフレームシフト型の変異原性物質を検出することができる．また，これら TA 株は，以上の his 欠損に加えて，化学物質の透過性増大に関する膜変異，DNA 修復能の欠失，プラスミドの導入などが行われ，変異原検出感度を高めている．このほか，活性酸素によって変異を引き起こす物質を高感度に検出できる TA102 やニトロ還元酵素，アセチルトランスフェラーゼなどの遺伝子を導入しニトロアレーンや芳香族アミンに高感受性を示す菌など，現在遺伝子工学的手法を用いて種々の高感受性サルモネラ菌が作製され利用されている．

　Ames 試験の実施法を簡単に述べると，被験物質をあらかじめ完全栄養液体培地で培養された指示菌の懸濁液と共に薬物代謝酵素系（S9 mix；ラット肝ホモ

ジネートの $9000 \times g$ 遠心上清画分に NADPH 生成系を加えて調製したもの）の存在下あるいは非存在下の条件で，37℃，20 分間振盪した後，少量のヒスチジンを含む軟寒天溶液と混和し，ヒスチジンを含まないグルコース寒天培地上に蒔く．2 日間培養した後，出現してくる His$^+$ 復帰変異コロニー revertant colony を計数する．

前述したように，Ames 試験は変異原性を指標に DNA 損傷性の有無を簡便に検出する方法であり，遺伝子毒性発がん物質の予測には有効である．しかしながら，Ames 試験で検出されない発がん物質も多く知られている．したがって，Ames 試験が陰性の化学物質については，染色体異常試験などの補完試験が必要であり，動物の培養細胞あるいは動物を用いた試験系と共に，発がんメカニズムを考慮した種々の試験法と組み合わせて検討する必要がある．

5 化学物質の化審法における判定試験法

① 活性汚泥を用いた分解度試験

JIS で定められた基礎培養基に，供与物質が 100 ppm（w/v）となるように添加したもの，基礎培養基のみを入れた対照空試験，水に供与物質が 100 ppm（w/v）となるように添加したもの，基礎培養基にアニリンが 100 ppm（w/v）となるように添加したものの，4 通りの試験容器を準備する．そこに JIS で定められた懸濁物質濃度が 30 ppm（w/v）になるように活性汚泥を摂取した後，25 ± 1℃ で十分にかき混ぜながら一定期間（原則として 14 日間）培養し，酸素消費量の変化を経時的に測定する．一定期間培養した後，残留する供与物質を分析に供し，その量を測定すると共に，供与物質が水に溶解する場合は，全有機炭素の残留量も測定する．分解度（％）は酸素消費量および直接定量（残存量の定量）から求める．

② n-オクタノール/水分配係数

一定量の被験物質を n-オクタノールに溶解し，n-オクタノールと水の 2 つの溶媒相中に加えて十分に混合した後，二相に分離し，各相中の被験物質濃度を測定し，分配係数を求める．試験温度は，20 ～ 25 ± 2℃ とする．試験回数は溶媒体積比を変えた 3 通りの条件で，各 2 回，合計 6 回行う．

③ 魚類を用いた濃縮度試験

化学物質を一定濃度に保った水槽中で，コイを 28 日間飼育し，生体内に蓄積した化学物質の濃度を測定することにより，生物濃縮係数（BCF）を求める．BCF が 5,000 倍以上である場合は高濃縮性として判定される．

④ 藻類生長阻害試験

Pseudokirchneriella subcapitata（旧 *Selenastrum capricornutum*）を推奨．

化学物質に72時間曝露した際の藻類の生長および増殖に及ぼす影響を，50% 生長阻害濃度（EC_{50}）およびその無影響濃度（NOEC）として把握する．

⑤ ミジンコ繁殖試験

化学物質に21日間曝露した際のオオミジンコ *Daphnia magna* の繁殖に及ぼす影響を，繁殖の50% 阻害濃度（EC_{50}）およびその無影響濃度（NOEC）として把握する．

⑥ ミジンコ急性遊泳阻害試験

オオミジンコ *Daphnia magna* に化学物質を48時間曝露した際のミジンコの遊泳に及ぼす影響を，半数遊泳阻害濃度（EC_{50}）として把握する．

⑦ 鳥類の繁殖に及ぼす毒性試験

ウズラ *Coturnix japonica* を推奨．基礎飼料に化学物質を混合して投与し，親鳥を曝露開始後8週間は非繁殖状態とし，その後繁殖状態にして2〜4週で産卵させ，卵殻の厚さ，14日齢の若鳥の生存数および体重などを測定し，繁殖に及ぼす影響を，その最小影響濃度（LOEC）および無影響濃度（NOEC）として把握する．

⑧ 染色体異常試験

チャイニーズ・ハムスター線維芽細胞細胞株，ヒト末梢血リンパ球，もしくは，その他の初代，継代または株細胞を用いる．増殖期にある細胞を用い，最初に短時間処理法として代謝活性化による場合および，よらない場合について3〜6時間被験物質で処理し，処理開始より約1.5細胞周期後に染色体標本を作製する．短時間処理法の結果が陰性の場合には，次に代謝活性化によらない場合について1.5細胞周期の連続処理法による試験を実施する．代謝活性化による場合には，適切な薬物代謝酵素誘導剤で処理したげっ歯類の肝ホモジネートの $9,000 \times g$ 上清画分（S9）に補酵素などを加えた S9mix を用いる．S9 の最終濃度は1〜10%の範囲内（通常5%）とする．

スライド標本はコード化し，処理条件がわからない状況で観察する．染色体構造異常については，各用量当たり少なくとも200個の，よく広がった分裂中期細胞（染色体数がモード ± 2）を観察し，染色体構造異常をもつ細胞数および構造異常の種類別に細胞数を記録する．

⑨ 反復投与試験

本試験は，原則としてラットの雄および雌を用い，それぞれ5匹以上を用いて，28日間にわたり被試験物質を体重1kg 当たり1gの用量で経口投与する．毎日少なくとも1回，動物の一般状態を綿密に観察する．検査事項として，死亡率，

体重，血液検査，尿検査，病理学的検査がある．

化審法における判定試験法の概略を，表5-8にまとめた．

表5-8　化審法申請に係る試験項目

① 微生物等による化学物質の分解度試験（分解度試験）	生分解性
② 魚介類の体内における化学物質の濃縮度試験（濃縮度試験）または 　 n-オクタノール/水分配係数測定試験（P_{ow} 測定試験）	蓄積性
③ ほ乳類を用いる28日間の反復投与毒性試験（28日間反復投与毒性試験） 　（ヒトへの長期毒性に対するスクリーニング毒性試験）	亜急性毒性
④ 細菌を用いる復帰突然変異試験およびほ乳類培養細胞を用いる 　 染色体異常試験（変異原性試験）（発がん性のスクリーニング毒性試験）	変異原性
⑤ 藻類生長阻害試験，ミジンコ急性遊泳阻害試験および 　 魚類急性毒性試験（生態毒性試験）	生態毒性

6　魚類の初期生活段階における生息または生育に及ぼす影響に関する試験（魚類初期生活段階毒性試験）

ユスリカ *Chironomus yoshimatsui* の生息または生育に及ぼす影響に関する試験（底質添加によるユスリカ毒性試験）．

底質添加によるユスリカ毒性試験（OECD TG218，化審法 TG）：底質に化学物質を添加することにより，ユスリカをふ化後一齢幼虫から羽化まで（20日間程度～最長28日間）曝露した際に成長に及ぼす影響を，羽化率などを測定することにより把握する．

コラム 「進化するドーピング」に立ち向かう検査と分析

　近年，薬物によるドーピング行為の１つに「血液ドーピング」と呼ばれるものがあり，問題となっている．1990年代初頭に開発された遺伝子組換えエリスロポエチン（EPO）製剤は，酸素運搬能力を向上させる効用から腎性貧血の治療に大きな進歩をもたらす一方，スポーツの世界では，持久力系競技を中心にドーピングとして用いられ，深刻な問題となっている．その後，EPOや人工酸素運搬物質（人工ヘモグロビン，フッ化炭素類）のように，血液を材料とする検査の方がより効果的に検出できるドーピング物質が増加したため，IOC医事委員会は2002年のソルトレーク冬季オリンピックで初めて血液検査を導入した．その結果，アルペン距離競技に参加した３人の選手が陽性と判定されて失格した．この血液検査は，同じ年に開催された日韓FIFAワールドカップサッカーでも直ちに採用され，このEPO検査に対応した．しかし，その後もその使用が止むことはなく，2009年には複数の自転車競技選手から新型のEPOが検出され話題となった．また2013年１月には，ツール・ド・フランスで７回優勝したランス・アームストロングが，EPOを使ったドーピングを行っていたことを認めた．もとから体内に存在する自然物質でその使用の判別が難しいため，ヘマトクリット値（血液中に占める血球の容積率），ヘモグロビン，網状赤血球数などを用いてドーピングのスクリーニングを行っている場合が多い．一次スクリーニング検査により疑われたサンプルは，さらに詳細に検査される．EPO製剤による陽性例は，現在の標準検査法である等電点電気泳動法によって，尿を検体として遺伝子組換えEPOを検出している．しかし，等電点電気泳動法における抗体での検出では，内因性のEPOとEPO製剤を，その両者の糖鎖構造の違いを基に，わずかな分離度の差によって識別しているため，EPO製剤（先発品）の糖鎖構造と異なる糖鎖をもつバイオシミラー（後発生物製剤）や第二世代となるダルベポエチンアルファ（dhEPO）の検出においては困難な場合があり，その手技に熟練度が求められること，検出工程に３日間を要すること，比較的多量の検体を要することなどの課題があった．最近になって，簡便で，高精度・高感度なEPO製剤の検出法として，LC-MS/MS法によるヒト尿中ダルベポエチンアルファの高感度分離分析法が開発された．従来，LC-MS法により，エリスロポエチン製剤の糖鎖プロファイリングが行われ，EPO後発品の識別は可能であった．新しい測定法では，糖鎖の違いのみならず，ヒトに元来存在する内因性EPOと第二世代遺伝子組換えEPO製剤であるダルベポエチンアルファのアミノ酸配列の違いに着目し，それを識別するため，後者に特異的なペプチド配列（TLQLHVDKAVSGLRSLTTLLRALGAQKE）を，質量情報に基づいて極めて高精度に検出が行われる．この方法は，ダルベポエチンアルファを用いたドーピング検出の標準法である等電点電気泳動法に比べ，感度，精度，検査日数の短縮，必要検体量の少量化の点で優れ，今後の検査において有用な手法となることが期待される．

まとめ

本章では，
○ 薬毒物試験法を列挙し，その概説ができるようになることを目的に，① 中毒における試料と取り扱い，② 薬毒物の予試験，③ 一般薬毒物分離法，④ 薬毒物の確認分析法，⑤ アルカロイド，麻薬，向精神薬などの分析法の各論について解説した．
○ 毒性試験法を列挙し，その概説ができるようになることを目的に，① 一般毒性試験として，急性，亜急性，慢性毒性試験についてまとめ，② 特殊毒性試験として，発がん性，催奇形性，繁殖試験，遺伝毒性，および化審法申請に係わる試験項目について整理した．
さらに，
○ 遺伝毒性試験について，Ames 試験の原理を説明できるように詳細に解説した．
薬学の領域において，新しいコアカリキュラムの改定では，化学物質の毒性の項目として，「薬物の乱用による健康への影響について説明し，討議する」，「代表的な中毒原因物質の解毒処置法を説明できる」に加えて「代表的な中毒原因物質（乱用薬物を含む）の試験法を列挙し，概説できる」という内容が組み込まれた．この背景には，わが国において，中毒などの問題から分析対象となる化学物質は年々増加しているという現状がある．薬物乱用や危険ドラッグの問題に対して，わが国の薬物対策の強化は社会的な課題であることから，薬学関係者が社会に応えるためには，薬学部での関連教科の充実化が望まれている．各種薬毒物の分析法については，近年，トライエージのような麻薬から医薬品までを対象とする簡易なスクリーニングキットが海外で構築されたが，今後，わが国でも，鑑識化学を行う現場のみならず，病院などの医療機関で実施可能な，より迅速，簡便かつ網羅的なスクリーニング法の開発が必要になるであろう．

第 **6** 章

作業環境衛生

6-1　業務上疾病と職業病について

この章では，作業環境衛生に関して，以下のような項目を学習の到達目標とする．

SBOs
・代表的な労働災害，職業性疾病について説明できる．
・労働衛生管理について説明できる．

　業務上疾病は，特定の職業の作業環境や作業条件によって引き起こされる職業性疾病（職業病）と災害によって起こる災害性疾病がある．業務上疾病の発生状況（平成26年）は，負傷に起因する疾病が約73.4％を占める．そのほとんど（84.2％）が災害性腰痛である．その他の業務上疾病は，物理的因子による疾病（9.0％），じん肺および合併症病（3.5％），作業態様による疾病（5.7％），化学物質による疾病（2.7％），病原体による疾病（2.7％），酸素欠乏症（0.05％），がん（0.08％）である．

6.1.1　労働災害と労働災害認定

　労働災害（労災）とは，労働者が業務中，負傷，疾病，障害，死亡する災害のことをいう．広義には，業務中のみならず，通勤中の災害も含む．
　近年，脳・心臓疾患の労災認定数が300人前後の高い水準で推移している．この要因の1つとして，長時間にわたる過重労働による疲労の蓄積との関連が指摘され，「過重労働による健康防止のための総合対策（平成14年)」が作成された．この対策では，事業者に，時間外・休日労働時間の削減，労働時間などの設定の改善，労働者の健康管理に係る措置の徹底などを図ることが示されている．
　また，精神障害などによる労災認定数（250人前後）も高い水準で推移している．

6-2　主な職業病

6-2-1　物理的因子による職業病

1　高温（多湿）環境による健康障害（熱中症）

　屋内における炉前作業，窯業，金属精錬などや夏季屋外作業において発生する．

1）発汗などによる体温調節機能の代償による熱中症（熱放散成功）

・熱痙攣 heat cramp：発汗過多による脱水・塩分喪失，血液電解質バランスの乱れ（特に体内ナトリウム濃度の低下）により起こる．

2）体温調節機能障害による熱中症（熱放散失敗）

・熱ストローク heat stroke；熱射病，日射病：体温調節機能障害（体温上昇，意識障害）による．

3）慢性的過度の発汗による脱水・塩分不足および循環機能障害による熱中症

・熱疲憊 heat exhaustion，熱虚脱 heat collapse，熱失神 heat syncope

2　低温環境と健康障害（凍傷，凍死）

冷凍・製氷工場作業や高地作業において発生する．

1）凍傷 frostbite，freezing

　　第1度：血管拡張，発赤・腫脹（局所の血管運動神経麻痺）→ 第2度：水疱形成，滲出性炎 → 第3度：組織の壊死

2）凍死 freezing death

　　体温低下（体温調節能力を超える）→ 身体諸器官の機能低下 → 組織の窒息状態 → 凍死

3）冷房病

　　外気と温度差が6〜5℃以上の室内外を頻繁に出入りする場合に起こる自律神経失調症．

3　気圧障害

1）減圧症（潜函病，潜水病，ケイソン病）

　高圧環境下から急激に常圧に戻る時に発症する．高圧環境下で体内に溶解していた窒素の体内での発泡による．

2）スクイーズ

　常圧から高圧（低圧）環境への移行時に起こる．

3）窒素酔い

　高圧滞在中に発症する．体内で過剰に溶解した窒素の麻酔作用による．

4）高山病

急激に気圧の低い所で作業する場合で起こる酸素不足による症状.

4 騒音障害（騒音性難聴（C₅dip））

85 dB 以上の騒音の慢性曝露によって生じる 4,000 Hz 付近の聴力低下を特徴とする難聴.

5 振動障害

1）全身振動障害

全身振動による障害は，腰痛や内臓機能障害が指摘されているが，まだ十分解明されていないのが現状である.

2）局所振動障害

・レイノー症候群（白ろう病）：振動工具使用＋寒冷環境条件下で発症する末梢血管，神経障害.

6 作業条件による障害

・VDT（visual display terminal）障害：コンピュータ操作など VDT 作業に従事する作業者に起こる（眼性疲労，頸肩腕症候群，自律神経失調症など）.

・職業性腰痛：重量物の取り扱いに従事する労働者に起こる.

7 非電離放射線障害

1）紫外線

・電気（光）性眼炎（溶接作業），雪眼炎（雪上作業）：紫外線は目の角結膜に対する透過性が小さいので，角結膜などに吸収され，急性の角結膜炎を発症する.

2）赤外線

・白内障：水晶体に吸収されて起こる.

・火傷，熱中症：赤外線の熱作用により起こる.

6-2-2　化学物質による職業病

1　ガ　ス

表 6-1　主な無機ガスによる障害

ガ　ス	症　状	特記事項
酸素（欠乏）	酸素欠乏症	〈欠乏要因〉 　化学反応（酸化）による消費 　生物の呼吸による消費 　燃焼 　窒息性ガスの漏えいなど 　減圧による空気の希釈 〈作業〉 　隧道掘削，井戸・マンホール・地下室・倉庫・ 　浄化槽・タンクなどでの内部作業
酸素（過剰）	酸素中毒	急性中毒 慢性中毒
一酸化炭素	組織の酸素欠乏 中枢神経障害	Hb に対する親和性は酸素の 250 〜 300 倍 Hb-Hb 生成 有機物の不完全燃焼により発生（燃焼作業，コークス炉作業など）
シアン化水素	組織の酸素欠乏 意識障害，痙攣，呼吸停止	シトクローム c オキシダーゼ阻害 メッキ工業，溶鉱炉，コークス炉作業などで発生
亜硫酸ガス	咽頭浮腫，気管支炎，肺浮腫，呼吸麻痺	水に溶け亜硫酸・硫酸となり，強い粘膜刺激作用がある． 硫酸製造，製紙，石油精製作業などで発生
二酸化窒素	メトヘモグロビン血症，気管支炎，肺水腫	水と反応して，硝酸，亜硝酸となる． 電気溶接，硝酸製造，高温燃焼作業などで発生
硫化水素	眼・気道粘膜の刺激 反射性呼吸障害 呼吸麻痺，呼吸停止	人絹・パルプ製造，石油精製，硫化鉄製錬などで発生

2 有機溶剤

表6-2　主な有機溶剤による障害

有機溶剤	症　状	特記事項（発生作業など）
ベンゼン	（慢性）再生不良性貧血，白血病	有機化合物の合成，接着作業，塗装，グラビア印刷作業などで発生
トルエン	神経炎，麻酔作用	接着剤，印刷，塗装作業などで発生
二硫化炭素	神経障害（慢性）多発性神経炎，精神分裂様症状	溶剤，有機化合物の合成作業などで発生
四塩化炭素	肝障害，肝がん，腎障害	溶剤，有機化合物の合成で発生
トリクロロエチレン	麻酔作用，中枢神経障害，三叉神経麻痺	金属脱脂洗浄作業，ドライクリーニング作業などで発生
塩化ビニル	肝血管肉腫，肝障害	塩化ビニル樹脂製造で発生
トリレンジイソシアネート（CH₃基をもつベンゼン環に2つの N=C=O 基が結合した構造）	粘膜・気道刺激，喘息様発作，気管支炎，肺水腫	ポリウレタンフォームの製造，絶縁材の製造などで発生
アニリン・ニトロベンゼン	メトヘモグロビン血症	火薬・薬品・染料などの製造作業で発生

3 粉じん

1) じん肺

　じん肺とは，粉塵を吸入することによって肺に生じた線維増殖性反応を主体とする病変をいう（じん肺法）.

2) じん肺の種類

　珪肺，石綿（アスベスト）肺，アルミニウム肺，炭素肺，ベリリウム肺などがある.

表6-3　主なじん肺

じん肺名	原因物質	症　状
じん肺	各種粉じん	肺線維化，呼吸機能低下，肺結核，肺がん
珪肺	二酸化ケイ素（遊離ケイ酸）	肺線維化，呼吸機能低下，肺結核，肺がん
石綿肺（アスベスト肺）	石綿（アスベスト）	肺線維化，肺がん，中皮腫

4 金 属

表 6-4 主な金属による障害

金 属	症 状	特記事項
無機鉛	貧血（ヘム合成阻害），鉛疝痛	鉛蓄電池，鉛顔料，製錬作業などで発生
四エチル鉛 $Pb(C_2H_5)_4$	中枢神経障害，神経錯乱，幻覚，痙攣	加鉛ガソリン（アンチノック剤）製造作業などで発生
亜鉛	金属熱（酸化亜鉛の吸入，頭痛，悪寒）	金属製錬，溶接作業などで発生
六価クロム	鼻中隔穿孔	クロム化合物製造，クロムメッキ作業などで発生
カドミウム	気管支炎，肺水腫，（慢性）腎（近位尿細管）障害，肺気腫	金属製錬，カドミウムイエロー製造作業などで発生
水銀	化学形態により症状異なる． 無機：腎障害 有機：中枢神経障害	水銀鉱山，体温計・温度計・気圧計の製造作業などで発生
ヒ素	ヒ素疹，ヒ素黒皮症	ヒ素鉱山，亜ヒ酸製造作業などで発生
マンガン	肺炎，（慢性）パーキンソン症候群	マンガン鉱山，乾電池，マンガン合金製造作業などで発生

5 職業がん

表 6-5 主な職業がん

物　質	構造式（化学式）	職業がん	用　途
ベンジジン	H_2N—〈ベンゼン環〉—〈ベンゼン環〉—NH_2	膀胱がん	染料，顔料（安衛法：製造・輸入・使用禁止）
β-ナフチルアミン	〈ナフタレン環〉—NH_2	膀胱がん	染料，顔料（安衛法：製造・輸入・使用禁止）
4-アミノジフェニル	H_2N—〈ベンゼン環〉—〈ベンゼン環〉	尿路系腫瘍	染料（安衛法：製造・輸入・使用禁止）
4-ニトロジフェニル	O_2N—〈ベンゼン環〉—〈ベンゼン環〉	尿路系腫瘍	染料（安衛法：製造・輸入・使用禁止）
オーラミン	$(CH_3)_2N$—〈ベンゼン環〉—C—〈ベンゼン環〉—$N(CH_3)_2$ ・HCl （NH）	肺がん	染料（安衛法：製造・輸入・使用禁止）
ビス（クロロメチル）エーテル	Cl—CH_2—O—CH_2—Cl	肺がん	殺虫剤
ニッケル	Ni	肺がん	製錬
ヒ素	As	肺がん 皮膚がん	製錬
クロム	Cr	肺がん	製錬
アスベスト	SiO_2	肺がん 中皮腫	建材・断熱材（安衛法：製造・輸入・使用禁止）
1,2-ジクロロプロパン	CH_3—$CHCl$—CH_2Cl	胆管がん	洗浄剤
ジクロロメタン	Cl_2CH_2	胆管がん	洗浄剤
塩化ビニルモノマー	CH_2=$CHCl$	肝血管肉腫	プラスチック
コールタール（ベンゾ[a]ピレン）	〈ベンゾ[a]ピレン構造〉	皮膚がん	建設作業
ベンゼン	〈ベンゼン環〉	白血病	溶剤（安衛法：製造・輸入・使用禁止）

6 職業性アレルギー

1）職業性皮膚アレルギー

　職業性皮膚アレルギーの種類は多岐にわたり，職業としては医療関係，化学工

業，植物を扱う職業，理容・美容業，カラーフィルム現像，建築業，農業などに多くみられ，抗原物質としてはクロム，ニッケル，合成樹脂，植物，木材，色素（p-フェニレンジアミン，アニソールなど），薬品（ペニシリン，テトリルなど）などがある．

2）農夫肺

農作業に従事するヒトに起こる慢性型の過敏性肺炎である．サイロの干草に好んで繁殖する好熱性放線菌類（カビ胞子の一種）の胞子を吸入して発症する．

3）職業性鼻アレルギー

基本的には一般の鼻アレルギーと差はない．抗原の種類や量によってその頻度はさまざまであり，同じ職場環境での発症は数％〜十数％程度である．成人では約24％に気管支喘息を合併し，職業性鼻アレルギーの約40％に眼アレルギーを合併するとされている．職業性アレルゲンの種類は多く，植物性，動物性粉じん，薬物，化学物質および花粉・胞子などがある．なかでもビニールハウス内での野菜・果樹の栽培者や，果樹の人工交配の作業者には鼻アレルギーが多い．

6-3　職業病の予防

6-3-1　職業病予防（労働衛生）における3管理

労働衛生管理の3管理は，作業環境管理，作業管理，健康管理である．

1）作業環境管理

・管理の目的：有害因子の除去・隔離，発生抑制，快適な環境維持
・管理の内容：代替え，使用形態・条件，生産工程の変更，設備装置の負荷，遠隔操作，自動化，局所排気，全体換気，建物の構造
・指標：環境気中濃度（作業環境測定：A測定・B測定・管理区分：第1〜第3）
・判断基準：管理濃度（気中濃度）

2）作業管理

・管理の目的：有害因子の曝露量や作業負担軽減（侵入抑制），作業形態・条件の改善
・管理の内容：作業場所，作業方法，作業姿勢，曝露時間，呼吸保護具，教育
・指標：曝露濃度，生物学的指標
・判断基準：曝露限界（許容濃度）

3）健康管理

・管理の目的：障害予防
・管理の内容：生活指導，休養，治療，適正配置
・指標：健康診断結果

・判断基準：生物学的曝露指標（BEI）

6-3-2　特殊健康診断

　特殊健康診断は，粉じん作業，潜函工事などの高圧室内業務と潜水業務，放射線業務，製造禁止物質・特定化学物質等取扱業務，鉛業務，四アルキル鉛等業務，特定の有機溶剤業務，石綿等業務，歯に有害な物質を扱う業務，除染業務に義務づけられている．

表 6-6　特殊健康診断におけるバイオマーカー：金属化合物

金属化合物	バイオマーカー		
	尿	血液	毛髪
無機鉛	δ-アミノレブリン酸	鉛 赤血球中プロトポルフィリン	
四アルキル鉛	コプロポルフィリン	好塩基点赤血球	
水銀および無機水銀	水銀 尿タンパク		
アルキル水銀	水銀	水銀	水銀
カドミウム	カドミウム 尿タンパク β_2-ミクログロブリン		
ヒ素	ヒ素		ヒ素

表 6-7　特殊健康診断におけるバイオマーカー：有機溶剤

有機溶剤	バイオマーカー（尿）	構造式
ベンゼン	フェノール	
トルエン	馬尿酸	
キシレン	メチル馬尿酸	
n-ヘキサン	2,5-ヘキサンジオン	
トリクロロエチレン	トリクロロ酢酸 総三塩化物	
スチレン	マンデル酸	
N,N-ジメチルホルムアミド	N-メチルホルムアミド	

まとめ

- ・業務上疾病は，特定の職業の作業環境や作業条件によって引き起こされる職業性疾病（職業病）と災害によって起こる災害性疾病がある．
- ・労働災害（労災）とは，労働者が業務中，負傷，疾病，障害，死亡する災害のことをいう．広義には，業務中のみならず，通勤中の災害も含む．
- ・主な職業病因子として，物理的因子（温熱因子，気圧，騒音，振動，作業条件，非電離放射線），化学的因子（化学物質：ガス，有機溶剤，粉塵，金属）がある．
- ・職業がんおよび職業性アレルギーも重要である．
- ・職業病予防（労働衛生）における 3 管理は，作業環境管理，作業管理，健康管理である．
- ・特殊健康診断は，有害な物質を扱う業務に義務づけられている．

第 7 章

学校環境衛生

7-1　学校保健・学校保健安全法

この章では，学校環境衛生に関して，以下のような項目を学習の到達目標とする．

SBOs
・学校薬剤師の業務を体験する．
・地域住民の衛生管理（消毒，食中毒の予防，日用品に含まれる化学物質の誤嚥誤飲の予防等）における薬剤師活動を体験する．

　学校保健とは，児童生徒の精神的・身体的健康を保持するとともに，学校生活を健康に過ごす能力や知識を発展させる教育活動をいい，学校保健安全法（2009年（平成21年）4月1日学校保健法を改題）において，児童生徒などの健康保持や健康増進のために必要な事項が規定されている．その主な内容は，学校ごとに保健計画を立て，環境衛生の維持・改善に努めること，健康診断を定期的に実施すること，感染症の予防や感染症による学級閉鎖に関することなどである．また，学校保健に関わる学校医，学校歯科医師，学校薬剤師，学校保健技師の設置を規定している．

7-2　学校薬剤師

　学校薬剤師は大学以外の学校に配置され，その職務は学校保健安全法施行規則により定められている．
〈学校薬剤師の職務〉

1. 学校保健計画および学校学校安全計画の立案に参与すること
2. 環境衛生検査に従事すること
3. 学校の環境衛生の維持および改善に関し必要な指導および助言を行うこと
4. 健康相談に従事すること
5. 保健指導に従事すること
6. 学校において使用する医薬品，毒物，劇物ならびに保健管理に必要な用具および材料の管理に関し必要な指導助言を行い，およびこれらのものについて必要に応じて試験，検査または鑑定を行うこと（注意：学校において調剤は行わない）
7. 必要に応じ，学校における保健管理に関する専門的事項に関する技術および指導に従事すること

7-3　学校環境衛生

　学校保健安全法において，「児童，生徒，学生及び幼児並びに職員の健康診断，環境衛生検査，安全点検その他の保健又は安全に関する事項について計画を立て，これを実施しなければならない」こと，「換気，採光，照明及び保温を適切に行い，清潔を保つ環境衛生の維持に努め，必要に応じてその改善を図らなければならない（学校環境の安全）」ことが規定され，環境衛生に関する事項に関しては学校薬剤師が担う役割が大きい.

〈学校環境衛生に関する項目〉
1. 照明・照明環境
2. 騒音環境・騒音レベル
3. 教室などの空気
4. 飲料水の管理
5. 水泳プールの管理
6. 学校の清潔
7. 机・椅子の管理
8. 黒板の管理
9. 水飲み・洗口・手洗い場・足洗い場の管理
10. 便所の管理
11. ごみの処理
12. ネズミ，衛生害虫などの駆除

〈学校環境衛生活動項目〉（文部科学省：改訂版 学校環境衛生管理マニュアル）

1. 日常点検における点検項目
   ・換気，温度，明るさとまぶしさ，飲料水の水質，雑用水の水質，飲料水などの施設・点検，学校の清潔，ネズミ・衛生害虫など，プール水など・付属施設・設備など

2. 定期検査項目
   ・教室などの環境：換気・保湿など，採光・照明，騒音
   ・飲料水などの水質および施設・設備：水質・設備
   ・学校の清潔，ネズミ・衛生害虫などおよび教室などの備品の管理：学校の清潔，ネズミ・衛生害虫など，教室などの備品の管理
   ・水泳・プール水質，施設・設備の衛生状態

3. 臨時検査

4. 事後措置

7-4　学校環境衛生基準

学校環境に関する衛生基準については，付録 表7-4-1 にまとめた．

まとめ

・学校保健とは，児童生徒の精神的・身体的健康を保持するとともに，学校生活を健康に過ごす能力や知識を発展させる教育活動をいう．
・学校保健安全法において，児童生徒等の健康保持や健康増進のために必要な事項が規定されている．
・学校保健に関わる学校医，学校歯科医師，学校薬剤師，学校保健技師の設置が規定されている．
・学校薬剤師は大学以外の学校に配置され，その職務は学校保健安全法施行規則により定められている．
・学校環境衛生に関する事項に関しては学校薬剤師が担う役割が大きい．
・学校環境衛生基準（学校保健安全法）が定められている．

付録　環境基準

表 3-4-1　環境基準に基づく公共用水域の健康項目と基準値

項　目	基準値	項　目	基準値
カドミウム	0.003 mg/L 以下	1,1,2-トリクロロエタン	0.006 mg/L 以下
全シアン	検出されないこと.	トリクロロエチレン	0.03 mg/L 以下
鉛	0.01 mg/L 以下	テトラクロロエチレン	0.01 mg/L 以下
六価クロム	0.05 mg/L 以下	1,3-ジクロロプロペン	0.002 mg/L 以下
砒素	0.01 mg/L 以下	チウラム	0.006 mg/L 以下
総水銀	0.0005 mg/L 以下	シマジン	0.003 mg/L 以下
アルキル水銀	検出されないこと.	チオベンカルブ	0.02 mg/L 以下
PCB	検出されないこと.	ベンゼン	0.01 mg/L 以下
ジクロロメタン	0.02 mg/L 以下	セレン	0.01 mg/L 以下
四塩化炭素	0.002 mg/L 以下	硝酸性窒素及び亜硝酸性窒素	10 mg/L 以下
1,2-ジクロロエタン	0.004 mg/L 以下	ふっ素	0.8 mg/L 以下
1,1-ジクロロエチレン	0.1 mg/L 以下	ほう素	1 mg/L 以下
シス-1,2-ジクロロエチレン	0.04 mg/L 以下	1,4-ジオキサン	0.05 mg/L 以下
1,1,1-トリクロロエタン	1 mg/L 以下		

1　基準値は年間平均値とする. ただし, 全シアンに係る基準値については, 最高値とする.
2　「検出されないこと」とは, 測定方法の項に掲げる方法により測定した場合において, その結果が当該方法の定量限界を下回ることをいう.
3　海域については, ふっ素およびほう素の基準値は適用しない.

表 3-4-2　環境基準に基づく生活環境項目と基準値

ア．河川

項目類型	利用目的の適応性	基準値				
		水素イオン濃度 （pH）	生物化学的酸素 要求量（BOD）	浮遊物質量 （SS）	溶存酸素量 （DO）	大腸菌群数
AA	水道1級，自然環境保全，および A以下の欄に掲げるもの	6.5 ～ 8.5	1 mg/L 以下	25 mg/L 以下	7.5 mg/L 以下	50 MPN/100 mL 以下
A	水道2級，水産1級，水浴，および B以下の欄に掲げるもの	6.5 ～ 8.5	2 mg/L 以下	25 mg/L 以下	7.5 mg/L 以下	1,000 MPN/100 mL 以下
B	水道3級，水産2級，および C以下の欄に掲げるもの	6.5 ～ 8.5	3 mg/L 以下	25 mg/L 以下	5 mg/L 以下	5,000 MPN/100 mL 以下
C	水産3級，工業用水1級，および D以下の欄に掲げるもの	6.5 ～ 8.5	5 mg/L 以下	50 mg/L 以下	5 mg/L 以下	―
D	工業用水2級，農業用水，および E以下の欄に掲げるもの	6.0 ～ 8.5	8 mg/L 以下	100 mg/L 以下	2 mg/L 以下	―
E	工業用水3級，環境保全	6.0 ～ 8.5	10 mg/L 以下	ごみ等の浮遊が認められないこと．	2 mg/L 以下	―

項目類型	水生生物の生息状況の適応性	基準値		
		全亜鉛	ノニル フェノール	直鎖アルキルベンゼンスルホン酸とその塩
生物A	イワナ，サケマス等比較的低温域を好む水生生物およびこれらの餌生物が生息する水域	0.03 mg/L 以下	0.001 mg/L 以下	0.03 mg/L 以下
生物特A	生物Aの水域のうち，生物Aの欄に掲げる水生生物の産卵場（繁殖場）または幼稚仔の生育場として特に保全が必要な水域	0.03 mg/L 以下	0.0006 mg/L 以下	0.02 mg/L 以下
生物B	コイ，フナ等比較的高温域を好む水生生物およびこれらの餌生物が生息する水域	0.03 mg/L 以下	0.002 mg/L 以下	0.05 mg/L 以下
生物特B	生物Aまたは生物Bの水域のうち，生物Bの欄に掲げる水生生物の産卵場（繁殖場）または幼稚仔の生育場として特に保全が必要な水域	0.03 mg/L 以下	0.002 mg/L 以下	0.04 mg/L 以下

表 3-4-2 つづき

イ. 湖沼

項目類型	利用目的の適応性	基準値				
		水素イオン濃度（pH）	生物化学的酸素要求量（BOD）	浮遊物質量（SS）	溶存酸素量（DO）	大腸菌群数
AA	水道1級，水産1級，自然環境保全，およびA以下の欄に掲げるもの	6.5〜8.5	1 mg/L 以下	1 mg/L 以下	7.5 mg/L 以下	50 MPN/100 mL 以下
A	水道2,3級，水産2級，水浴，およびB以下の欄に掲げるもの	6.5〜8.5	3 mg/L 以下	5 mg/L 以下	7.5 mg/L 以下	1,000 MPN/100 mL 以下
B	水産3級，工業用水1級，農業用水，およびC以下の欄に掲げるもの	6.5〜8.5	5 mg/L 以下	15 mg/L 以下	5 mg/L 以下	―
C	工業用水2級，環境保全	6.0〜8.5	8 mg/L 以下	ごみ等の浮遊が認められないこと.	2 mg/L 以下	―

項目類型	水生生物の生息状況の適応性	基準値		
		全亜鉛	ノニルフェノール	直鎖アルキルベンゼンスルホン酸とその塩
生物 A	イワナ，サケマス等比較的低温域を好む水生生物およびこれらの餌生物が生息する水域	0.03 mg/L 以下	0.001 mg/L 以下	0.03 mg/L 以下
生物特A	生物Aの水域のうち，生物Aの欄に掲げる水生生物の産卵場（繁殖場）または幼稚仔の生育場として特に保全が必要な水域	0.03 mg/L 以下	0.0006 mg/L 以下	0.02 mg/L 以下
生物 B	コイ，フナ等比較的高温域を好む水生生物およびこれらの餌生物が生息する水域	0.03 mg/L 以下	0.002 mg/L 以下	0.05 mg/L 以下
生物特B	生物Aまたは生物Bの水域のうち，生物Bの欄に掲げる水生生物の産卵場（繁殖場）または幼稚仔の生育場として特に保全が必要な水域	0.03 mg/L 以下	0.002 mg/L 以下	0.04 mg/L 以下

項目類型	利用目的の適応性	基準値	
		全窒素	全燐
I	自然環境保全およびII以下の欄に掲げるもの	0.1 mg/L 以下	0.005 mg/L 以下
II	水道1, 2, 3級（特殊なものを除く），水産1種，水浴およびIII以下の欄に掲げるもの	0.2 mg/L 以下	0.01 mg/L 以下
III	水道3級（特殊なもの）およびIV以下の欄に掲げるもの	0.4 mg/L 以下	0.03 mg/L 以下
IV	水産2種およびVの欄に掲げるもの	0.6 mg/L 以下	0.05 mg/L 以下
V	水産3種，工業用水，農業用水，環境保全	1 mg/L 以下	0.1 mg/L 以下

表 3-4-2 つづき

ウ. 海域

項目類型	利用目的の適応性	基準値				
		水素イオン濃度（pH）	化学的酸素要求量（COD）	溶存酸素量（DO）	大腸菌群数	n-ヘキサン抽出物（油分など）
A	水産1級，水浴，自然環境保全およびB以下の欄に掲げるもの	7.8 ~ 8.3	2 mg/L 以下	7.5 mg/L 以下	1,000MPN/100mL 以下	検出されないこと.
B	水産2級，工業用水，およびCの欄に掲げるもの		3 mg/L 以下	5 mg/L 以下	—	検出されないこと.
C	環境保全	7.0 ~ 8.3	8 mg/L 以下	2 mg/L 以下	—	—

項目類型	水生生物の生息状況の適応性	基準値		
		全亜鉛	ノニルフェノール	直鎖アルキルベンゼンスルホン酸とその塩
生物A	水生生物の生息する水域	0.02 mg/L 以下	0.001 mg/L 以下	0.01 mg/L 以下
生物特A	生物Aの水域のうち，水生生物の産卵場（繁殖場）または幼稚仔	0.01 mg/L 以下	0.0007 mg/L 以下	0.006 mg/L 以下

項目類型	利用目的の適応性	基準値	
		全窒素	全燐
I	自然環境保全およびII以下の欄に掲げるもの（水産2種および3種を除く）	0.2 mg/L 以下	0.02 mg/L 以下
II	水産1種，水浴およびIII以下の欄に掲げるもの（水産2種および3種を除く）	0.3 mg/L 以下	0.03 mg/L 以下
III	水産2種およびIVの欄に掲げるもの（水産3種を除く）	0.6 mg/L 以下	0.05 mg/L 以下
IV	水産3種，工業用水，生物生息環境保全	1 mg/L 以下	0.09 mg/L 以下

厚生労働省「水質汚濁に係る環境基準について」別表2より. なお，利用目的は以下のものを指す.
1 自然環境保全：自然探勝等の環境保全
2 水道1級：ろ過等による簡易な浄水操作を行うもの
　水道2, 3級：沈殿ろ過等による通常の浄水操作，または，前処理等を伴う高度の浄水操作を行うもの
3 水産1級：ヒメマス等貧栄養湖型の水域の水産生物用ならびに水産2級および水産3級の水産生物用
　水産2級：サケ科魚類およびアユ等貧栄養湖型の水域の水産生物用および水産3級の水産生物用
　水産3級：コイ，フナ等富栄養湖型の水域の水産生物用
4 工業用水1級：沈殿等による通常の浄水操作を行うもの
　工業用水2級：薬品注入等による高度の浄水操作，または，特殊な浄水操作を行うもの
5 環境保全：国民の日常生活（沿岸の遊歩等を含む）において不快感を生じない限度

付　録　　405

表 3-4-3　排水基準の健康項目と基準値

有害物質の種類	許容限度	有害物質の種類	許容限度
カドミウム及びその化合物	0.1 mg/L	1,1-ジクロロエチレン	1 mg/L
シアン化合物	1 mg/L	シス-1,2-ジクロロエチレン	0.4 mg/L
有機燐化合物（パラチオン，メチルパラチオン，メチルジメトン及び EPN に限る）	1 mg/L	1,1,1-トリクロロエタン	3 mg/L
鉛及びその化合物	0.1 mg/L	1,1,2-トリクロロエタン	0.06 mg/L
六価クロム化合物	0.5 mg/L	1,3-ジクロロプロペン	0.02 mg/L
砒素及びその化合物	0.1 mg/L	チウラム	0.06 mg/L
水銀及びアルキル水銀その他の水銀化合物	0.005 mg/L	シマジン	0.03 mg/L
アルキル水銀化合物	検出されないこと	チオベンカルブ	0.2 mg/L
ポリ塩化ビフェニル	0.003 mg/L	ベンゼン	0.1 mg/L
トリクロロエチレン	0.3 mg/L	セレン及びその化合物	0.1 mg/L
テトラクロロエチレン	0.1 mg/L	ほう素及びその化合物	海域以外 10 mg/L 海域 230 mg/L
ジクロロメタン	0.2 mg/L	ふっ素及びその化合物	海域以外 8 mg/L 海域 15 mg/L
四塩化炭素	0.02 mg/L	アンモニア，アンモニウム化合物，亜硝酸化合物及び硝酸化合物	100 mg/L
1,2-ジクロロエタン	0.04 mg/L	1,4-ジオキサン	0.5 mg/L

表 3-4-4　排水基準の生活環境項目と基準値

生活環境項目	許容限度	生活環境項目	許容限度
水素イオン濃度（pH）	海域以外 5.8 ～ 8.6 海域 5.0 ～ 9.0	銅含有量	3 mg/L
生物化学的酸素要求量（BOD）	160 mg/L （日間平均 120 mg/L）	亜鉛含有量	2 mg/L
化学的酸素要求量（COD）	160 mg/L （日間平均 120 mg/L）	溶解性鉄含有量	10 mg/L
浮遊物質量（SS）	200 mg/L （日間平均 150 mg/L）	溶解性マンガン含有量	10 mg/L
n-ヘキサン抽出物質含有量		クロム含有量	2 mg/L
（鉱油類含有量）	5 mg/L	大腸菌群数	日間平均 3000 個/cm^3
（動植物油脂類含有量）	30 mg/L	窒素含有量	120 mg/L （日間平均 60 mg/L）
フェノール類含有量	5 mg/L	燐含有量	16 mg/L （日間平均 8 mg/L）

表 3-5-1　土壌汚染の原因となる特定有害物質

特定有害物質の種類		〈地下水の摂取などによるリスク〉 土壌溶出量基準	〈直接摂取によるリスク〉 土壌含有量基準
第一種特定有害物質（揮発性有機化合物）	四塩化炭素	検液 1 L につき 0.002 mg 以下であること	
	1,2-ジクロロエタン	検液 1 L につき 0.004 mg 以下であること	
	1,1-ジクロロエチレン	検液 1 L につき 0.1 mg 以下であること	
	シス-1,2-ジクロロエチレン	検液 1 L につき 0.04 mg 以下であること	
	1,3-ジクロロプロペン	検液 1 L につき 0.002 mg 以下であること	
	ジクロロメタン	検液 1 L につき 0.02 mg 以下であること	
	テトラクロロエチレン	検液 1 L につき 0.01 mg 以下であること	
	1,1,1-トリクロロエタン	検液 1 L につき 1 mg 以下であること	
	1,1,2-トリクロロエタン	検液 1 L につき 0.006 mg 以下であること	
	トリクロロエチレン	検液 1 L につき 0.03 mg 以下であること	
	ベンゼン	検液 1 L につき 0.01 mg 以下であること	
第二種特定有害物質（重金属等）	カドミウム及びその化合物	検液 1 L につきカドミウム 0.01 mg 以下であること	土壌 1 kg につきカドミウム 150 mg 以下であること
	六価クロム化合物	検液 1 L につき六価クロム 0.05 mg 以下であること	土壌 1 kg につき六価クロム 250 mg 以下であること
	シアン化合物	検液中にシアンが検出されないこと	土壌 1 kg につき遊離シアン 50 mg 以下であること
	水銀及びその化合物	検液 1 L につき水銀 0.0005 mg 以下であり，かつ，検液中にアルキル水銀が検出されないこと	土壌 1 kg につき水銀 15 mg 以下であること
	セレン及びその化合物	検液 1 L につきセレン 0.01 mg 以下であること	土壌 1 kg につきセレン 150 mg 以下であること
	鉛及びその化合物	検液 1 L につき鉛 0.01 mg 以下であること	土壌 1 kg につき鉛 150 mg 以下であること
	砒素及びその化合物	検液 1 L につき砒素 0.01 mg 以下であること	土壌 1 kg につき砒素 150 mg 以下であること
	ふっ素及びその化合物	検液 1 L につきふっ素 0.8 mg 以下であること	土壌 1 kg につきふっ素 4,000 mg 以下であること
	ほう素及びその化合物	検液 1 L につきほう素 1 mg 以下であること	土壌 1 kg につきほう素 4,000 mg 以下であること
第三種特定有害物質（農薬等）農薬＋PCB	シマジン	検液 1 L につき 0.003 mg 以下であること	
	チオベンカルブ	検液 1 L につき 0.02 mg 以下であること	
	チウラム	検液 1 L につき 0.006 mg 以下であること	
	ポリ塩化ビフェニル（PCB）	検液中に検出されないこと	
	有機りん化合物	検液中に検出されないこと	

表 3-7-1　建築物衛生法による，室内空気に関する「建築物環境衛生管理基準」

(1)浮遊粉塵の量	空気 1 m³ につき 0.15 mg 以下（粒径 10 μm 以下のものについて）
(2)一酸化炭素の含有率	10 ppm（厚生省令で定める特別の事情がある建築物にあっては，厚生労働省令で定める数値 20 ppm）以下
(3)二酸化炭素の含有率	1000 ppm 以下
(4)温度	①17℃以上 23℃以下 ②居室における温度を外気の温度より低くする場合は，その差を著しくしない（おおむね 7℃以内）こと
(5)相対湿度	40％以上 70％以下
(6)気流	0.5 m/sec 以下
(7)ホルムアルデヒドの量	空気 1 m³ につき 0.1 mg 以下

付 録 *407*

表 3-7-2　教室等の環境に係る学校環境衛生基準（学校環境衛生基準より一部抜粋）

（平成 21 年 4 月施行）

	検査項目	基 準
換気及び保温等	(1)換気	換気の基準として，二酸化炭素は，1,500 ppm 以下であることが望ましい．
	(2)温度	10℃ 以上，30℃ 以下であることが望ましい．
	(3)相対湿度	30% 以上，80% 以下であることが望ましい．
	(4)浮遊粉じん	0.10 mg/m^3 以下であること．
	(5)気流	0.5 m/秒以下であることが望ましい．
	(6)一酸化炭素	10 ppm 以下であること．
	(7)二酸化炭素	0.06 ppm 以下であることが望ましい．
	(8)揮発性有機化合物	
	ア．ホルムアルデヒド	100 μg/m^3 以下であること．
	イ．トルエン	260 μg/m^3 以下であること．
	ウ．キシレン	870 μg/m^3 以下であること．
	エ．パラジクロロベンゼン	240 μg/m^3 以下であること．
	オ．エチルベンゼン	3800 μg/m^3 以下であること．
	カ．スチレン	220 μg/m^3 以下であること．
	(9)ダニ又はダニアレルゲン	100 匹/m^2 以下又はこれと同等のアレルゲン量以下であること．
	(10)照度	(ア)教室及びそれに準ずる場所の照度の下限値は，300 lx（ルクス）とする．また，教室及び黒板の照度は，500 lx 以上であることが望ましい． (イ)教室及び黒板のそれぞれの最大照度と最小照度の比は，20：1 を超えないこと．また，10：1 を超えないことが望ましい． (ウ)コンピュータ教室等の机上の照度は，500 ～ 1,000 lx 程度が望ましい． (エ)テレビやコンピュータ等の画面の垂直面照度は，100 ～ 500 lx 程度が望ましい． (オ)その他の場所における照度は，工業標準化法（昭和 24 年法律第 185 号）に基づく日本工業規格（以下「日本工業規格」という．）Z9110 に規定する学校施設の人工照明の照度基準に適合すること．
	(11)まぶしさ	(ア)児童生徒等から見て，黒板の外側 15° 以内の範囲に輝きの強い光源（昼光の場合は窓）がないこと． (イ)見え方を妨害するような光沢が，黒板面及び机上面にないこと． (ウ)見え方を妨害するような電灯や明るい窓等が，テレビ及びコンピュータ等の画面に映っていないこと．
騒音	(12)騒音レベル	教室内の等価騒音レベルは，窓を閉じているときは LAeq50 dB（デシベル）以下，窓を開けているときは LAeq55 dB 以下であることが望ましい．

表 3-7-3 　騒音に係る環境基準

1 　道路に面する地域以外の地域（平成 17 年（'05) 5 月改正）

地域の類型	基 準 値	
	昼 間	夜 間
AA	50 デシベル以下	40 デシベル以下
A 及び B	55 デシベル以下	45 デシベル以下
C	60 デシベル以下	50 デシベル以下

・地域の類型
　AA：療養施設，社会福祉施設等が集合して設置される地域など特に静穏を要する地域
　A：専ら住居の用に供される地域
　B：主として住居の用に供される地域
　C：相当数の住居と併せて商業，工業等の用に供される地域

・時間の区分
　昼間：午前 6 時から午後 10 時まで
　夜間：午後 10 時から翌日の午前 6 時まで

2 　道路に面する地域 　　　　（平成 17 年（'05) 5 月改正）

地域の区分	基 準 値	
	昼 間	夜 間
A 地域のうち 2 車線以上の車線を有する道路に面する地域	60 デシベル以下	55 デシベル以下
B 地域のうち 2 車線以上の車線を有する地域及び C 地域のうち車線を有する道路に面する地域	65 デシベル以下	60 デシベル以下

　この場合において，幹線交通を担う道路に近接する空間については，上記にかかわらず，特例として次表の基準値の欄に掲げるとおりとする．

基 準 値	
昼 間	夜 間
70 デシベル以下	65 デシベル以下

備考　個別の住居等において騒音の影響を受けやすい面の窓を主として閉めた生活が営まれていると認められるときは，屋内へ透過する騒音に係る基準（昼間にあっては 45 デシベル以下，夜間にあっては 40 デシベル以下）によることができる．

3 　航空機 　　　　　　（平成 12 年 12 月改正）

地域の類型	基準値（単位 WECPNL）
I	70 以下
II	75 以下

注　I をあてはめる地域はもっぱら住居の用に供される地域とし，II をあてはめる地域は I 以外の地域であって通常の生活を保全する必要がある地域とすること．

4 　新幹線鉄道 　　　　　（平成 12 年 12 月改正）

地域の類型	基 準 値
I	70 デシベル以下
II	75 デシベル以下

注　I をあてはめる地域は主として住居の用に供される地域とし，II をあてはめる地域は商工業の用に供される地域など I 以外であって通常の生活を保全する必要がある地域とすること．

付 録

表 3-11-1　大気汚染に係る環境基準

1　大気汚染に係る環境基準　　　　　　　　　　　　　　　　　　　　　　　　　　　平成 21 年（'09）9 月改正

物 質	二酸化硫黄 (SO₂)	一酸化炭素 (CO)	浮遊粒子状物質 (SPM)	微小粒子状物質 (PM₂.₅)	二酸化窒素 (NO₂)	光化学オキシダント (Oₓ)
環境上の条件	1 時間値の 1 日平均値が 0.04 ppm 以下であり，かつ，1 時間値が 0.1 ppm 以下であること	1 時間値の 1 日平均値が 10 ppm 以下であり，かつ，1 時間値の 8 時間平均値が 20 ppm 以下であること	1 時間値の 1 日平均値が 0.10 mg/m³ 以下であり，かつ，1 時間値が 0.20 mg/m³ 以下であること	1 年平均値が 15 μg/m³ 以下であり，かつ，1 日平均値が 35 μg/m³ 以下であること	1 時間値の 1 日平均値が 0.04 ppm から 0.06 ppm までのゾーン内またはそれ以下であること	1 時間値が 0.06 ppm 以下であること

備考　1. 環境基準は，工業専用地域，車道その他一般公衆が通常生活していない地域または場所については，適用しない．
　　　2. 浮遊粒子状物質とは，大気中に浮遊する粒子状物質であって，その粒径が 10 μm 以下のものをいう．
　　　3. 微小粒子状物質とは，大気中に浮遊する粒子状物質であって，粒径が 2.5 μm の粒子を 50％の割合で分離できる分粒装置を用いて，より粒径の大きい粒子を除去した後に採取される粒子をいう．
　　　4. 二酸化窒素については 1 時間値の 1 日平均値が 0.04 ppm から 0.06 ppm までのゾーン内にある地域にあっては，原則として，このゾーン内において，現状程度の水準を維持し，またはこれを大きく上回ることとならないよう努めるものとする．
　　　5. 光化学オキシダントとは，オゾン，パーオキシアセチルナイトレートその他の光化学反応により生成される酸化性物質（中性ヨウ化カリウム溶液からヨウ素を遊離するものに限り，二酸化窒素を除く）をいう．

2　有害大気汚染物質に係る環境基準　　　　　　　　　　　　　　　　　　　　　　　平成 13 年（'01）4 月改正

物 質	ベンゼン	トリクロロエチレン	テトラクロロエチレン	ジクロロメタン
環境上の条件	1 年平均値が 0.003 mg/m³ 以下であること	1 年平均値が 0.2 mg/m³ 以下であること	1 年平均値が 0.2 mg/m³ 以下であること	1 時間値が 0.15 mg/m³ 以下であること

備考　1. 環境基準は，工業専用地域，車道その他一般公衆が通常生活していない地域または場所については，適用しない．
　　　2. ベンゼン等による大気の汚染に係る環境基準は，継続的に摂取される場合には人の健康を損なうおそれがある物質に係るものであることにかんがみ，将来にわたって人の健康に係る被害が未然に防止されるようにすることを旨として，その維持又は早期達成に努めるものとする．

表 3-11-2　ダイオキシン類による大気の汚染，水質の汚濁（水底の底質の汚染を含む）及び土壌の汚染に係る環境基準

平成 21 年（'09）3 月改正

	大気	水質（水底の底質を除く）	水底の底質	土壌
基準値	0.6 pg-TEQ/m³ 以下	1 pg-TEQ/L 以下	150 pg-TEQ/g 以下	1,000 pg-TEQ/g 以下

備考　1. 基準値は，2,3,7,8-四塩化ジベンゾ-パラ-ジオキシンの毒性に換算した値とする．
　　　2. 大気及び水質（水底の底質を除く）の基準値は，年間平均値とする．
　　　3. 土壌中に含まれるダイオキシン類をソックスレー抽出又は高圧流体抽出し，高分解能ガスクロマトグラフ質量分析計，ガスクロマトグラフ四重極形質量分析計又はガスクロマトグラフ三次元四重極形質量分析計により測定する方法（この表の土壌の欄に掲げる測定方法を除く．以下「簡易測定方法」という）により測定した値（以下「簡易測定値」という）に 2 を乗じた値を上限，簡易測定値に 0.5 を乗じた値を下限とし，その範囲内の値をこの表の土壌の欄に掲げる測定方法により測定した値とみなす．
　　　4. 土壌にあたっては，環境基準が達成されている場合であって，土壌中のダイオキシン類の量が 250 pg-TEQ/g 以上の場合簡易測定方法により測定した場合にあっては，簡易測定値に 2 を乗じた値が 250 pg-TEQ/g 以上の場合は，必要な調査を実施することとする．

表 3-11-3　工場，事業場から排出される大気汚染物質に対する規制等

平成 18 年 4 月施行

			主な発生の形態等	規制等の方式と概要
ば い 煙		硫黄酸化物（SO_x）	ボイラー，廃棄物焼却炉等における燃料や鉱石等の燃焼	1) 排出口の高さ（He）及び地域ごとに定める定数 K の値に応じて規制値（量）を設定 　許容排出量（Nm^3/h）$= K \times 10^{-3} \times He^2$ 　一般排出基準：$K = 3.0 \sim 17.5$ 　特別排出基準：$K = 1.17 \sim 2.34$ 2) 季節による燃料使用基準 　燃料中の硫黄分を地域ごとに設定 　硫黄含有率：$0.5 \sim 1.2$ ％以下 3) 総量規制 　総量削減計画に基づき地域・工場ごとに設定
		ばいじん	同上及び電気炉の使用	施設・規模ごとの排出基準（濃度） 　一般排出基準：$0.04 \sim 0.7$ g/Nm^3 　特別排出基準：$0.03 \sim 0.2$ g/Nm^3
	有 害 物 質	カドミウム（Cd），カドミウム化合物	銅，亜鉛，鉛の精錬施設における燃焼，化学的処理	施設ごとの排出基準 　1.0 mg/Nm^3
		塩素（Cl），塩化水素（HCl）	化学製品反応施設や廃棄物焼却炉等における燃焼，化学的処理	施設ごとの排出基準 　塩素：1.0 mg/Nm^3 　塩化水素：$80,700$ mg/Nm^3
		フッ素（F），フッ化水素（HF）等	アルミニウム精錬用電解炉やガラス製造用溶融炉等における燃焼，化学的処理	施設ごとの排出基準 　$1.0 \sim 20$ mg/Nm^3
		鉛（Pb），鉛化合物	銅，亜鉛，鉛の精錬施設等における燃焼，化学的処理	施設ごとの排出基準 　$10 \sim 30$ mg/Nm^3
		窒素酸化物（NO_x）	ボイラーや廃棄物焼却炉等における燃焼，合成，分解等	1) 施設・規模ごとの排出基準 　新設：$60 \sim 400$ ppm，既設：$130 \sim 600$ ppm 2) 総量規制 　総量削減計画に基づき地域・工場ごとに設定
揮発性有機化合物（VOC）			VOC を排出する次の施設 化学製品製造・塗装・接着・印刷における乾燥施設，吹付塗装施設，洗浄施設，貯蔵タンク	施設ごとの排出基準 　$400 \sim 60,000$ ppmC
粉 じ ん	一般粉じん		ふるいや堆積場等における鉱石，土砂等の粉砕・選別，機械的処理，堆積	施設の構造，使用，管理に関する基準 　集じん機，防塵カバー，フードの設置，散水等
	特定粉じん（石綿）		切断機等における石綿の粉砕，混合その他の機械的処理	事業場の敷地境界基準 　濃度 10 本／リットル
			吹き付け石綿使用建築物の解体・改造・補修作業	建築物解体時等の除去，囲い込み，封じ込め作業に関する基準
特定物質（アンモニア，一酸化炭素，メタノール等28物質）			特定施設において故障，破損等の事故時に発生	事故時における措置を規定 　事業者の復旧義務，都道府県知事への通報等
有 害 大 気 汚 染 物 質 **	指 定 物 質		234 物質（群） このうち「優先取組物質」として 22 物質	知見の集積等，各主体の責務を規定 　事業者及び国民の排出抑制等自主的取組，国の科学的知見の充実，自治体の汚染状況把握等
		ベンゼン	ベンゼン乾燥施設等	施設・規模ごとに抑制基準 　新設：$50 \sim 600$ mg/Nm^3 　既設：$100 \sim 1,500$ mg/Nm^3
		トリクロロエチレン	トリクロロエチレンによる洗浄施設等	施設・規模ごとに抑制基準 　新設：$150 \sim 300$ mg/Nm^3 　既設：$300 \sim 500$ mg/Nm^3
		テトラクロロエチレン	テトラクロロエチレンによるドライクリーニング機等	施設・規模ごとに抑制基準 　新設：$150 \sim 300$ mg/Nm^3 　既設：$300 \sim 500$ mg/Nm^3

＊ばいじん及び有害物質については，都道府県は条例で国の基準より厳しい上乗せ基準を設定することができる．

＊上記基準については，大気汚染状況の変化，対策の効果，産業構造や大気汚染源の変化，対策技術の開発普及状況等を踏まえ，随時見直しを行っていく必要がある．

＊＊（低濃度でも継続的な摂取により健康影響が懸念される物質）

付　録　　　　　　　　　　　　　　　*411*

表 3-11-4　健康に係る有害物質についての排水基準

平成 24 年 5 月 25 日改訂

	許　容　限　度
カドミウム及びその化合物	カドミウムとして 0.1 mg/L
シアン化合物	シアンとして 1 mg/L
有機燐化合物（パラチオン，メチルパラチオン，メチルジメトン及び EPN に限る）	1 mg/L
鉛及びその化合物	鉛として 0.1 mg/L
六価クロム化合物	六価クロムとして 0.5 mg/L
砒素及びその化合物	砒素として 0.1 mg/L
水銀及びアルキル水銀その他の水銀化合物	水銀として 0.005 mg/L
アルキル水銀化合物	検出されないこと
ポリ塩化ビフェニル	0.003 mg/L
トリクロロエチレン	0.3 mg/L
テトラクロロエチレン	0.1 mg/L
ジクロロメタン	0.2 mg/L
四塩化炭素	0.02 mg/L
1, 2-ジクロロエタン	0.04 mg/L
1, 1-ジクロロエチレン	1 mg/L
シス-1, 2-ジクロロエチレン	0.4 mg/L
1, 1, 1-トリクロロエタン	3 mg/L
1, 1, 2-トリクロロエタン	0.06 mg/L
1, 3-ジクロロプロペン	0.02 mg/L
チウラム	0.06 mg/L
シマジン	0.03 mg/L
チオベンカルブ	0.2 mg/L
ベンゼン	0.1 mg/L
セレン及びその化合物	セレンとして 0.1 mg/L
ほう素及びその化合物	海域以外の公共用水域に排出されるもの 10 mg/L 海域に排出されるもの 230 mg/L
ふっ素及びその化合物	海域以外の公共用水域に排出されるもの 8 mg/L 海域に排出されるもの 15 mg/L
アンモニア，アンモニウム化合物，亜硝酸化合物及び硝酸化合物	1L につきアンモニア性窒素に 0.4 を乗じたもの，亜硝酸性窒素及び硝酸性窒素の合計量 100 mg/L
1, 4-ジオキサン	0.5 mg/L

表 3-11-5　生活環境に係る汚染状態についての排水基準

平成 18 年 11 月 10 日改訂

	許　容　限　度
水素イオン濃度（pH）	海域以外の公共用水域に排出されるもの　5.8 以上 8.6 以下 海域に排出されるもの　5.0 以上 9.0 以下
生物化学的酸素要求量（BOD）	160（日間平均 120）mg/L
化学的酸素要求量（COD）	160（日間平均 120）mg/L
浮遊物質量（SS）	200（日間平均 150）mg/L
ノルマルヘキサン抽出物質含有量 （鉱油類含有量）	5 mg/L
ノルマルヘキサン抽出物質含有量 （動植物油脂類含有量）	30 mg/L
フェノール類含有量	5 mg/L
銅含有量	3 mg/L
亜鉛含有量	2 mg/L
溶解性鉄含有量	10 mg/L
溶解性マンガン含有量	10 mg/L
クロム含有量	2 mg/L
大腸菌群数	日間平均 3,000 個 /cm^3
窒素含有量	120（日間平均 60）mg/L
燐含有量	16（日間平均 8）mg/L

付　録　　　　　　413

表 4-2-1　水質基準に関する省令

平成 27 年 3 月 2 日改訂

	項　目	基準値
1	一般細菌	1 mL の検水で形成される集落数が 100 以下であること.
2	大腸菌	検出されないこと.
3	カドミウム及びその化合物	カドミウムの量に関して，0.003 mg/L 以下であること.
4	水銀及びその化合物	水銀の量に関して，0.0005 mg/L 以下であること.
5	セレン及びその化合物	セレンの量に関して，0.01 mg/L 以下であること.
6	鉛及びその化合物	鉛の量に関して，0.01 mg/L 以下であること.
7	ヒ素及びその化合物	ヒ素の量に関して，0.01 mg/L 以下であること.
8	六価クロム化合物	六価クロムの量に関して，0.05 mg/L 以下であること.
9	亜硝酸態窒素	0.04 mg/L 以下であること.
10	シアン化物イオン及び塩化シアン	シアンの量に関して，0.01 mg/L 以下であること.
11	硝酸態窒素及び亜硝酸態窒素	10 mg/L 以下であること.
12	フッ素及びその化合物	フッ素の量に関して，0.8 mg/L 以下であること.
13	ホウ素及びその化合物	ホウ素の量に関して，1.0 mg/L 以下であること.
14	四塩化炭素	0.002 mg/L 以下であること.
15	1,4-ジオキサン	0.05 mg/L 以下であること.
16	シス-1,2-ジクロロエチレン及びトランス-1,2-ジクロロエチレン	0.04 mg/L 以下であること.
17	ジクロロメタン	0.02 mg/L 以下であること.
18	テトラクロロエチレン	0.01 mg/L 以下であること.
19	トリクロロエチレン	0.01 mg/L 以下であること.
20	ベンゼン	0.01 mg/L 以下であること.
21	塩素酸	0.6 mg/L 以下であること.
22	クロロ酢酸	0.02 mg/L 以下であること.
23	クロロホルム	0.06 mg/L 以下であること.
24	ジクロロ酢酸	0.03 mg/L 以下であること.
25	ジブロモクロロメタン	0.1 mg/L 以下であること.
26	臭素酸	0.01 mg/L 以下であること.
27	総トリハロメタン（クロロホルム，ジブロモクロロメタン，ブロモジクロロメタン及びブロモホルムのそれぞれの濃度の総和）	0.1 mg/L 以下であること.
28	トリクロロ酢酸	0.03 mg/L 以下であること.
29	ブロモジクロロメタン	0.03 mg/L 以下であること.
30	ブロモホルム	0.09 mg/L 以下であること.
31	ホルムアルデヒド	0.08 mg/L 以下であること.
32	亜鉛及びその化合物	亜鉛の量に関して，1.0 mg/L 以下であること.
33	アルミニウム及びその化合物	アルミニウムの量に関して，0.2 mg/L 以下であること.
34	鉄及びその化合物	鉄の量に関して，0.3 mg/L 以下であること.
35	銅及びその化合物	銅の量に関して，1.0 mg/L 以下であること.
36	ナトリウム及びその化合物	ナトリウムの量に関して，200 mg/L 以下であること.
37	マンガン及びその化合物	マンガンの量に関して，0.05 mg/L 以下であること.
38	塩化物イオン	200 mg/L 以下であること.

表 4-2-1 つづき

	項　目	基準値
39	カルシウム，マグネシウム等（硬度）	300 mg/L 以下であること．
40	蒸発残留物	500 mg/L 以下であること．
41	陰イオン界面活性剤	0.2 mg/L 以下であること．
42	(4S, 4aS, 8aR)-オクタヒドロ-4, 8a-ジメチルナフタレン-4a(2H)-オール（別名ジェオスミン）	0.00001 mg/L 以下であること．
43	1, 2, 7, 7-テトラメチルビシクロ[2.2.1]ヘプタン-2-オール（別名 2-メチルイソボルネオール）	0.00001 mg/L 以下であること．
44	非イオン界面活性剤	0.02 mg/L 以下であること．
45	フェノール類	フェノールの量に換算して，0.005 mg/L 以下であること．
46	有機物（全有機炭素（TOC）の量）	3 mg/L 以下であること．
47	pH 値	5.8 以上 8.6 以下であること．
48	味	異常でないこと．
49	臭気	異常でないこと．
50	色度	5 度以下であること．
51	濁度	2 度以下であること．

付　録　　　**415**

表 7-4-1　学校環境衛生基準（学校保健安全法）

a.　教室などの環境に係る学校環境衛生基準：換気および保湿など

検査項目	基　準	測定法
換気	換気の基準として二酸化炭素（CO_2）は，1,500 ppm（0.15％）が望ましい．	検知管法
気温	10℃以上，30℃以下が望ましい．	アスマン通風乾湿計
気湿（相対湿度）	30％以上，80％以下が望ましい．	アスマン通風乾湿計
気動（気流）	0.5 m/秒以下が望ましい．	カタ温度計およびアスマン通風乾湿計，または微風速計
一酸化炭素（CO）	10 ppm 以下	検知管法
二酸化炭素（NO_2）	0.06 ppm 以下が望ましい．	ザルツマン法
浮遊粉じん（人体の呼吸器へ直接影響を及ぼすとされる空気中に常に浮遊している微細な物質のうち粒径 10μm 以下の粒子を検査対象とする）	0.10 mg/m³ 以下	ろ過捕集-重量法（10μm 以下の粉じんをろ紙に捕集）
ダニまたはアレルゲン	100匹/m³ 以下またはこれと同等のアレルゲン量	電気掃除機で1分間吸引して捕集したダニを顕微鏡で計数するか，アルルゲンを抽出して酵素免疫測定法によりアレルゲン量を測定

b.　教室などの環境に係る学校環境衛生基準：揮発性有機化合物（VOC）

検査項目	基　準	測定法
ホルムアルデヒド	100μg/m³ 以下であること．	HPLC，GC-MS
トルエン	260μg/m³ 以下であること．	
キシレン	870μg/m³ 以下であること．	
パラジクロロベンゼン	240μg/m³ 以下であること．	
エチルベンゼン	3,800μg/m³ 以下であること．	
スチレン	220μg/m³ 以下であること．	

c.　教室などの環境に係る学校環境衛生基準：光および照明・騒音

検査項目	基　準	測定法
照度	・教室およびそれに準ずる場所の下限値は，300 lx（ルクス）とする． ・教室および黒板の照度は 500 lx 以上であることが望ましい． ・コンピュータ教室などの机上の照度は，500〜1,000 lx 程度が望ましい．	照度計
騒音レベル	教室内の等価騒音レベルは，窓を閉じているときは 50 dB（デシベル）以下，窓を開けているときは 55 dB 以下が望ましい．	普通騒音計

表 7-4-1 つづき

d. 飲料水などの水質および施設設備に係る学校環境衛生基準

検査項目	基　準	測定法
大腸菌	検出されないこと.	特定酵素基質測定法
残留塩素	遊離残留塩素は 0.1 mg/L 以上，または結合残留塩素は 0.4 mg/L 以上	DPD 法 （ジエチル-p-フェニレンジアミン法）

e. 水泳プールに係る学校環境衛生基準

検査項目	基　準	測定法
大腸菌	検出されないこと.	特定酵素基質測定法
残留塩素	遊離残留塩素は 0.4 mg/L 以上，または 1.0 mg/L 以下が望ましい.	DPD 法 （ジエチル-p-フェニレンジアミン法）

日本語索引

ア

亜鉛　392
アオコ　240
青潮　241
赤潮　240
亜急性脊髄視神経末梢神経症　160
亜急性毒性試験　376
悪臭防止法　320
アクチニウム系列　193
アクリジン　87
アクリルアミド　119
　毒性　80
アクリロニトリル　21, 57, 58, 118
　代謝的活性化　119, 121
　不活性化機構　119
アコニターゼ　116
アコニチン　130, 370
アザラシ肢症　159, 379
味　334
足尾銅山　287
アシクロビル　78
亜硝酸アミル　156
亜硝酸性窒素　338
亜硝酸態窒素　329
亜硝酸ナトリウム　156
アジリジン　56
アシル抱合　36
アシル抱合酵素　36
アスパラギン酸　80
アスピリン　78, 79
アスベスト　66, 100, 255, 393
アスベスト症　85
アスベスト肺　8, 391
アスマン通風乾湿計　263, 264, 349
アセチルアミノフルオレン　36, 60, 61
O-アセチル化　38
N-アセチル化　38
アセチル酵素　37
アセチルコリンエステラーゼ　110, 111

アセチルサリチル酸　89
N-アセチルシステイン抱合体　32
アセチル転移酵素　37
N-アセチル転移酵素　37, 40, 41
アセチル抱合反応　38
6-アセチルモルヒネ　29
アセトアミノフェン　69
　解毒　157
　代謝的活性化　157
　代謝と解毒　34
　毒性発現　157
アゾ基
　還元　26
アゾール系抗真菌薬　44
暑さ指数　268
アトロピン　114, 130, 156, 370
アニリン　26, 391
亜ヒ酸　94
アフラトキシン類　57
アフラトキシンB_1　21, 57, 58
アヘン　135, 371
アヘンアルカロイド　371
アポトーシス　189
アミグダリン　30
アミトリプチリン　369
p-アミノ安息香酸　38
アミノグリコシド系抗生物質　77
アミノ酸抱合　36, 37, 122
4-アミノジフェニル　393
2-アミノナフタレン　32
4-アミノビフェニル　59, 61
アミノピリン　82
アミノフルオレン　36
アミノリン酸系除草剤　115
アミン類
　酸化反応　24
アムホテリシンB　77
アモバルビタール　367
アリザリンコンプレキソン　341
亜硫酸ガス　390
アルカリ性過マンガン酸法　243

アルカロイド　130
アルカロイド系医薬品　370
アルカロイド類
　呈色反応　363
アルキルジアゾヒドロキシド　62
アルキル水銀　340, 395
アルキル側鎖
　酸化　19, 20
N-アルキル-N-ニトロソウレタン　63
N-アルキル-N-ニトロソ尿素　63
N-アルキル-N-ニトロ-N-ニトロソグアニジン　63
p-アルキルフェニル酢酸
　吸収　3
アルキルベンゼンスルホン酸塩　210
アルコール　35
　酸化反応　24
アルコール脱水素酵素　40, 124
アルコールデヒドロゲナーゼ　24
アルセノ糖　94
アルセノベタイン　94
アルツハイマー症　25
アルデヒド
　酸化反応　24
アルデヒドオキシダーゼ　25
アルデヒド脱水素酵素　124
アルデヒドデヒドロゲナーゼ　24
アルドリン　104, 107, 108
アルブミン　10
アレルギー　71
アレルギー疾患　272
アレルギー性肝障害　73
アロマターゼ　129
安全データシート　169, 308
安息香酸　37, 122, 123
アンチピリン　20
アントラサイクリン　26, 87
アンフェタミン　23, 145, 375
アンモニア態窒素　328

日本語索引

α壊変 173
α₁-酸性糖タンパク質 10
α線 174
　相互作用 181
　Bragg 曲線 182
α粒子 173
ALARA の原則 196
ICRP 勧告 196

イ

イエローレター 169
硫黄 96
硫黄酸化物 102, 252, 286
イオウ転移酵素 38
イオウ転移酵素的反応 38
イオン型 5
イオン型分率 5
イオンクロマトグラフ法 327,
　341
異常高温 290
石綿 66, 255
石綿肺 85, 391
胃洗浄 155
胃洗浄液 356
イソニアジド 38, 74, 83
　代謝 41
依存性 124
依存性薬物 149, 150, 371
イタイイタイ病 90, 312
1塩基多型 39
一酸素添加酵素 18
一次汚染物質 252
一時硬度 329
一次性能動輸送 6
一次天然放射性核種 193
一次発がん物質 55
　反応性 56
一次粒子状物質 250
1世代繁殖試験 379
1日許容摂取量 165
一律排水基準 319
一酸化炭素 102, 253, 271, 272,
　343, 345, 363, 390
一酸化炭素中毒 153
一酸化炭素ヘモグロビン 357
一酸化窒素 103, 344
一般細菌 327, 331
一般毒性試験 376
一般廃棄物 300
　処理 301

一般排出基準 316
一般分析法 369
遺伝子組換えエリスロポエチン
　製剤 385
遺伝子毒性 380
遺伝子毒性試験 380
遺伝子毒性物質 380
遺伝子突然変異 51, 380
遺伝性腫瘍
　遺伝子 54
遺伝的影響 191, 192
遺伝的多型 39
　ALDH 25
遺伝毒性 51, 68
遺伝有意線量 192
イニシエーション 52
イニシエーター 52
異物
　吸収 2
　細胞膜輸送機構 4
　代謝 12, 16
　代謝酵素の誘導 46
　体内動態 1, 2
　毒性発現機構 68
　排泄 12
　分布 8
異物応答エレメント 128
異物代謝 16
　P450 分子種 18
異物代謝酵素 16
　遺伝多型 39
異物輸送機構 4
イペリット 56
イミダゾキノキサリン 60
イミダゾキノリン 60
イミプラミン 369
イミン 24
医薬品医療機器等法 169
イリノテカン塩酸塩 29
医療大麻 142
医療廃棄物
　処理 306
イレッサ 162
陰イオン界面活性剤 210, 333
陰イオン薬毒物 360
陰イオン類 327
陰電子 174
インドフェノールブルー 340
インドフェノール法 328
インドール-3-カルビノール
　47

飲料水試験法 324
EPN 試薬試験 357

ウ

ウィンクラー・アジ化ナトリウ
　ム変法 335, 336
ウインクラー採水器 242
ウインクラー法 242
ウズ 130
ウズラ 383
宇宙線 193
ウラン系列 193
上乗せ排水基準 319

エ

エアストリッピング法 240
エアロゾル 100, 250
永久硬度 329
永続平衡 177, 178
液-液抽出法 359
液体シンチレータ 180
液体大麻 142
壊死 189
エステル作用部位 111
エストロゲン 66
エタノール 124, 366
エチニルエストラジオール
　74, 75
4-エチル鉛 92
エチレンイミン 56
エチレングリコール 78
エチレンジアミン四酢酸 330
エネルギー消費
　GDP 282
エピスルホニウムイオン 34
エポキシ化 21
エポキシド 20, 56, 57, 58
　加水分解反応 28
エポキシドヒドロラーゼ 21,
　28
エリオクロムブラックT 330
エルドマン試薬 362
エールリッヒ反応 361, 371
塩化シアン 327
塩化第二鉄反応 361
塩化トリフェニルスズ 98
塩化トリブチルスズ 98
塩化ビニル 21, 57, 58, 117,
　391

日本語索引

代謝的活性化　121
塩化ビニルモノマー　393
塩化ベンジル　56
塩素化物イオン　333
塩素原子　285
塩素消毒　224, 227
塩素消毒基準　225
塩素消費量　227
塩素注入量　227
塩素要求量　227
塩素ラジカル　285
エンドリン　104, 107, 108
A特性音圧レベル　270
ABCトランスポーターファミ
　　リー　6
AhRリプレッサー　128
Ames試験　380
FPN試薬反応　368
LB-BGLB法　337
MF-エンドウ培地法　337
N原子
　　酸化　22
NADPH-シトクロムP450還元
　　酵素　25
　　還元反応　26
　　ラジカル産生　26
S原子
　　酸化　22
SI単位　179
SN-38グルクロン酸抱合体　30

オ

オイゲノール　117
おいしい水　216
黄リン　364
大雨　290
オオミジンコ　383
オカダ酸　65
n-オクタノール／水分配係数
　　211, 382
オーシスト　229
オゾン　256, 285
オゾン処理　229
オゾン層　282
　　破壊　283
オゾン層破壊物質　294
オゾン分解反応　283
オゾンホール　285
オゾン量　286
　　単位　284

汚濁指標　244
汚濁負荷量　243
親核種　173
オーラミン　393
オリゴペプチドトランスポーター
　　6
音圧　270
音圧レベル　270
温室効果　290
温室効果ガス　289, 292, 294
温室効果ガス排出量　295
温度　263
温度効果　188
opiates系麻薬　371

カ

灰化　360
海風　259
外部被曝　185
壊変　173
壊変系列　177
壊変図　176, 177
海洋汚染　295
　　発生確認件数の推移　296
化学受容器引き金帯　79
化学的酸素要求量　243, 337
化学物質
　　アレルギー反応　72
　　安全性評価　163, 165
　　化審法における判定試験法
　　　382
　　肝障害　73
　　規制　163
　　規制基準　165
　　職業病　390
　　生体内蓄積　211
　　組織障害　72
　　中毒　152
　　毒性　49
　　毒性発現機構　68
　　突然変異の検出法　380
　　内分泌撹乱作用　129
　　肺の非腫瘍性病変　86
　　発がん　49
　　メトヘモグロビン血症　84
　　量-反応曲線　165
化学物質安全データシート
　　308
化学物質過敏症　72, 275
化学物質の安全性試験に関する

基準　375
化学物質の審査及び製造等の規
　　制に関する法律　126, 167
化学物質排出移動登録制度
　　308
化学兵器　112
化管法　167, 169, 308
核異性体転移　176
核種　172
覚せい剤　143, 149, 374
　　代謝　146
覚せい剤取締法　144, 147
確定的影響　186
核分裂　195
隔膜電極　335
確率係数　186
確率的影響　186
過酸化水素　187
過酸化ラジカル　188
カシン・ベック病　96
化審法　126, 166, 167
化審法申請に係る試験項目
　　384
加水分解　27
　　腸内細菌　29, 30
加水分解反応
　　エポキシドヒドロラーゼ　28
　　カルボキシエステラーゼ　29
ガスクロマトグラフィー　363,
　　364, 365, 366, 374
カスケード　175
可塑剤　117, 119
カタ温度計　266
カタラーゼ　70
カタ冷却力　265, 350
学校環境衛生　398
学校環境衛生基準　263, 399,
　　407, 415
学校保健安全法　398
学校薬剤師　397
活性汚泥　236
　　分解度試験　382
活性酸素
　　毒性　70
活性酸素種　187
活性炭　230
活性中間体　74
活性ハロゲン化物　56
活性硫酸　35
家電リサイクル法　309
過渡平衡　177, 178

カドミウム　67, 89, 209, 312,
　392, 395
カナマイシン　78
加熱分解物　125
カネミ油症事件　126
カフェイン　371
カーボンナノチューブ　66
カーボンブラック　66
顆粒球減少症　82
カルシウム　333
カルシウム硬度　329
カルバミン酸　114
カルバメート　114
カルバメート系殺虫剤　114
　解毒　156
　解毒薬　112
　作用機序　112
カルバモイル基　114
カルバリル　29, 114
カルビノールアミン　23
カルボキシエステラーゼ　28
枯葉作戦　127
カロ試薬　362
がん遺伝子　53
　変異　52
肝炎型肝障害　74
感覚温度　266, 350
感覚温度図表　267
感覚器　88
乾カタ温度計　350
乾球温度　267
環境アセスメント　315
環境影響評価　315
環境汚染物質
　動態　209
環境基準　251, 315
　生活環境項目と基準値　402
環境基本計画　314
環境基本法　251, 282, 313, 314
環境水　218
環境保全　311
換気量　274
がん原遺伝子　53
還元気化原子吸光光度法　327
還元蒸留-インドフェノールブ
　ルー吸光光度法　340
還元的脱ハロゲン化　27
還元反応　25
　胆汁酸　27
　腸内細菌　27
幹細胞　190

肝細胞壊死　74
監視化学物質　167
間質性腎炎　78
間質性肺炎　84
肝小葉　72, 73
感染性廃棄物　306
肝臓　13, 72
乾燥大麻　142
緩速ろ過法　222
カンナビジオール　373
カンナビノイド　373
カンナビノール　373
干ばつ　290
関門　8
がん抑制遺伝子　53
　変異　52
緩和精神安定薬　368
γ-BHC
　生体内代謝　108
γ壊変　175
γ線
　相互作用　183
γ線放射　175
Cataldo 法　329

キ

気温　263, 349
気化平衡法　358
気候変動
　緩和策と適応策　293
気候変動に関する政府間パネル
　293
キサンチン　25
キサンチンオキシダーゼ　25
気湿　264, 349
希釈効果　188
希釈水　336
キシレン　396
季節変動　259
喫煙由来物質　132
気動　265, 350
軌道電子捕獲　174
キナクリン　75
キニーネ　89, 370
キノホルム　161
キノン化合物　26
揮発性薬毒物　358
揮発性有機化合物　248, 271,
　273, 332, 347, 351
　室内濃度指針値　274

揮発性有機ハロゲン化合物
　328
揮発性有機物質　365
忌避剤　117
気分安定薬　149
逆二乗の法則　197
逆転層　258
逆輸送　6
究極発がん物質　54
吸光光度法　345
吸収　1, 2
吸収化学物質
　排泄促進　156
吸収線量　179
吸収チップ法　358
急性障害　191
急性毒性試験　376
急性放射線死　191
急性放射線症　191
急速ろ過システム　223
急速ろ過法　222, 223
吸着剤　155
キューリー　179
競合阻害　43
強制利尿　156
京都議定書　293
業務上疾病　387
共輸送　6
強力精神安定薬　368
局所麻酔薬　369
極性　2
局地的大雨　281
巨赤芽球性貧血　81, 82
魚類初期生活段階毒性試験
　384
魚類を用いた濃縮度試験　382
気流　265
金塩化水素酸試薬　362
緊急安全性情報　169
金コロイド粒子免疫法　374
近接発がん物質　55
金属　331
　検出に用いられる分析法
　332
金属アレルギー　99
金属毒物　360

ク

グアニン
　メチル化　51

クリグラー・ナジャー症候群　31
グリシドアルデヒド　56
グリシン　37
クリセン　59
クリプトスポリジウム　229
グリホサート　115
クリーン開発メカニズム　294
グリーン購入法　310
N-グルクロニド　31
O-グルクロニド　31
S-グルクロニド　31
グルクロン酸転移酵素　30
グルクロン酸抱合　30
　毒性発現　32
　年齢による変化　42
グルクロン酸抱合体　13, 31
グルクロン酸抱合反応　31
グルコース　80
グルコーストランスポーター　6
グルタチオン　32, 33
グルタチオン転移酵素　41
グルタチオン抱合　33
　代謝活性化　34
グルタチオン抱合体　33, 63, 64
グルタチオンS-転移酵素　32
グルタミン　37
グルホシネート　115
クレアチニンクリアランス　12
グレイ　179
グレイ症候群　32, 41
グレープフルーツ
　CYP3A4阻害成分　43
黒い三角地帯　287, 288
クロイツフェルト・ヤコブ病　162
グローブサーモメーター　350
クロム　67, 95, 99, 393
　必須性　96
クロモデュリン　96
クロラミンT　328
クロラムフェニコール　81
クロルジアゼポキシド　368
クロルデン　104, 109
クロルデン類　104, 108
クロロビリホス　100, 112
クロルプロマジン　22, 74, 80, 368
クロルプロマジンスルホキシド

22
クロロキン　75, 89
クロロフルオロカーボン類　285
クロロホルム　74, 120
クーロン　179

ケ

経気道曝露　1, 7
蛍光　181
経口曝露　1
形質変更時要届出区域　248
ケイソン病　388
けい肺　8
珪肺　391
経皮曝露　1, 7
下剤　155
克山病　96
下水　233
　処理　235
下水汚泥リサイクル　236
下水処理システム　236
下水道　233
下水道処理人口普及率　233
血液　356
血液凝固障害　84
血液浄化　156
血液障害　80
血液-臓器関門　8
血液-胎盤関門　8, 10
血液ドーピング　385
血液-脳関門　8, 91
　機能と構造　9
　発現する輸送系　10
血液-脳脊髄液関門　8
血球系細胞　81
結合残留塩素　225
結合残留塩素濃度　325
血小板減少症　82
血栓症　84
血流量　10
解毒　10, 12
ゲニステイン　129
ゲンノナニフ　162
ゲリラ豪雨　279
減圧症　388
制酸剤　979
健康管理　394
原子核　172
原子番号　172

懸濁物質　337
検知管法　351, 363
建築物衛生法　263
建築物環境衛生管理基準　272, 406
建築物における衛生的環境の確保に関する法律　263

コ

抗アンドロゲン作用　105
抗うつ薬　368
高温環境に関する基準　269
公害　311
　種類別苦情件数の推移　313
高解像度降水ナウキャスト　280
光化学オキシダント　256, 343, 345
光化学スモッグ　256
交換輸送　6
公共用水域　241
　健康項目と基準値　401
高山病　389
甲状腺がん　195
合成樹脂　117
抗精神病薬　149, 368
向精神薬　146, 368
　法的管理　147
合成麻薬　373
光線　172
高速液体クロマトグラフィー　366, 375
光電効果　183
光電子　183
硬度　329, 333
高度浄水処理　229
抗不安薬　149, 368
後方散乱　182
合流式下水道　235
光量子　175
コカアルカロイド　372
コカイン　136, 137, 372
呼吸器　85
黒煙　256
国際化学物質安全性カード　159
国際単位系　179
国際排出量取引　294
国際放射線防護委員会　196
国連海洋法条約　296

国連環境計画　310
五酸化ヒ素　94
50%致死量　163
50%中毒量　163
50%薬効量　163
固相吸着-溶媒抽出-GC-MS法　352
固相抽出-吸光光度法　333
固相抽出法　360
固相抽出-HPLC法　333
黒球温度　265, 267
黒球温度計　265, 350
骨髄傷害死　191
骨軟化症　90
コデイン　135, 372
　代謝経路　136
ゴニオトキシン　132
コバルト　99
コプラナーポリ塩化ビフェニール　347
コプラナーPCB　126
コプロポルフィリン　92
ごみ処理　301
ごみ処理量　303
固有X線　175
コリンエステラーゼ活性阻害試験　357
コール酸　27, 37
コールタール　393
コルヒチン　82
コレステロール　13
コンプトン散乱　183
コンプトン電子　183

サ

サイアレニウムイオン　64
サイカシン　30, 62, 63
催奇形性　126, 378
催奇形性試験　379
催奇形性物質　378
再生資源の利用の促進に関する法律　309
再生不良性貧血　81, 122
最大無影響量　165
最大無毒性量　165
最適化　196
催吐　155
細胞形質転換　380
細胞障害　68
細胞障害型肝障害　73

催眠薬　366
サイロシビン　139
サイロシン　139
サキシトキシン　132
作業環境管理　394
作業管理　394
酢酸鉛試験法　364
殺菌剤　117
殺鼠剤　104, 116
殺虫剤　104
砂漠化　297
サーマルNO$_x$　102, 254
サリチル硫酸法　329
サリドマイド　159, 160, 378
サリン　112, 113
　解毒薬　113
ザルツマン試薬　344
ザルツマン法
　窒素酸化物捕集装置　345
サルバルサン　93
酸化チタン　66
酸化的脱アミノ化　22, 23
酸化的脱ハロゲン化　23
酸化反応　16
　P450　18
三環系抗うつ薬　368, 369
　解毒　157
産業廃棄物　300, 304
　処理　304, 305
　排出量の推移　305
産業廃棄物管理票　307
産業排水　239
三元触媒法　261
三酸化ヒ素　93
酸性雨　282, 286
　大気化学プロセス　287
酸性高温過マンガン酸法　244, 337
酸性沈着物　286
酸素　390
酸素効果　188
酸素固定　243
酸素増感比　188
酸素要求量　243
サンバーン　199
散乱　182
散乱γ線　183
残留塩素　225, 324
残留性化学物質　282
残留性有機汚染物質　212

シ

次亜塩素酸　224
ジアセチルモルヒネ　135, 136, 372
ジアゼパム　368
ジアゾ化法　361, 368
シアン　101, 364
シアン化合物
　解毒　156
シアン化水素　118, 390
シアン化物イオン　327
ジェオスミン　229, 240, 333
ジエチルスチルベストロール　66, 129
四エチル鉛　92, 392
ジエチル-p-フェニレンジアミン法　324
ジエチルリン酸　29
ジエポキシブタン　56
シェーレル法　357, 364
四塩化炭素　27, 74, 120, 391
シェーンバイン・パーゲンステッヘル法　357
1, 4-ジオキサン　332
紫外線　198, 389
閾値　163, 165, 186
色度　334
糸球体基底膜　77
糸球体腎炎　77
糸球体毒性　77
糸球体ろ過　12
ジクマロール　84
ジクロラミン　225
ジクロルボス　109, 112
1, 2-ジクロロエタン　63
2, 4-ジクロロフェノキシ酢酸　115
2′, 7′-ジクロロフルオレッセイン　367
1, 2-ジクロロプロパン　34, 64, 393
ジクロロメタン　63, 122, 343, 393
ジクワット　115, 116
脂質過酸化　74
シスプラチン　77, 78
自然水域
　自浄作用　238
自然毒　130

自然富栄養化 240
湿カタ温度計 350
湿球黒球温度指数 267, 268
シックハウス症候群 228, 271,
　275, 365
実効線量 180
実効半減期 186
実効輻射温度 265
実質安全量 166
湿度 264
室内環境 263, 349
室内環境汚染物質測定法 353
室内空気環境 271
室内濃度指針値 271
質量数 172
至適湿度 264
自動車排出ガス 252
自動車 NO_x・PM 法 251, 316,
　317
シトクロム P450 16, 26
シトシン 51
1, 8-ジニトロピレン 61
し尿浄化槽 304
し尿処理 304
地盤沈下 221
6, 7-ジヒドロキシベルガモチ
　ン 43
ジピリジリウム系除草剤 114,
　115
ジフェニルカルバジド法 340
1, 2-ジブロモエタン 63, 64
シーベルト 180
脂肪肝型肝障害 74
シメチジン 44
4-ジメチルアミノアゾベンゼン
　60, 61
ジメチルアルシン酸 94
ジメチルサイアムブテン 373
7, 12-ジメチルベンズ[a]アン
　トラセン 58, 59
N, N-ジメチルホルムアミド
　396
ジメチル硫酸 56
ジメルカプロール 157
シモン反応 361, 374
シャイブラー試薬 362
臭気 334
重金属 218
　解毒 157
重クロム酸法 243
シュウ酸 78

修正実効温度 269
従属栄養生物 206
縮瞳 111
受動輸送 3, 4, 5
消化管傷害死 191
消化管内容物 356
硝化細菌 240
常在性アンドロスタン受容体
　47
硝酸コバルト試験 361
硝酸性窒素 338, 340
硝酸態窒素 329
照射線量 179
上水 218
浄水処理 221
脂溶性 2
照度 270
蒸発残留物 333
消費者 206
消滅放射線 175, 183
消滅γ線 175
条約締約国会議 293
職業がん 393
職業性アレルギー 393
職業性鼻アレルギー 394
職業性皮膚アレルギー 393
職業性腰痛 389
職業病 388
　予防 394
植種水 243
食品衛生法 169
食物連鎖 211
　生体濃縮 206, 207
除草剤 104, 114
ジルベール症候群 31
シロシビン 139
シロシン 139
塵埃 272
腎機能検査 12
真空式ガス採取器 351
神経 79
人口動態統計 153
人工放射性核種 193, 194
腎障害 76
腎小体 76
腎臓 12, 75
人体
　構成成分 216
　身体的影響 191
シンチレーション検出器 180
シンナー 123

じん肺 100, 272, 391
塵肺症 8
森林破壊 296
C 型肝炎ウイルス 161
GC-MS 法 370
GM 計数管 180

ス

水銀 90, 99, 209, 392, 395
水質汚濁 238
　原因 239
　防止 241
水質汚濁に係る環境基準 241,
　242
水質汚濁防止法 241, 317, 318
水質環境基準 335
水質基準に関する省令 330,
　413
水質試験 330, 335
水質自動監視測定装置 335
水蒸気蒸留法 358
水洗 155
水素イオン濃度 335
水素ラジカル 187
水道 219
水道原水 220, 221
水道水質基準 230
睡眠薬 149
水和電子 187
スクイーズ 388
スコポラミン 370
スズ 98, 209
スチレン 21, 117, 365, 396
　代謝的活性化 118
　不活性化 118
ステリグマトシスチン 57
ストックホルム条約 213
ストリキニーネ 370
ストリートドラッグ 373
ストレプトマイシン 78
スパイクタイヤ禁止法 316
スーパーオキシドジスムターゼ
　26, 70
スモッグ 259
スモン 160
スモン病 88
スルファチアゾ ル 13
スルホソマイト 87

セ

生活 215
生活環境項目 242
生活排水 239
制限拡散 5
青酸 364
生産者 206
生殖細胞 380
生殖腺
　放射線感受性 191
精神安定薬 368
成層圏塩素量 286
生態系 203, 205
生態ピラミッド 207
生体膜モデル 3
正当化 196
制動放射 183
制動Ｘ線 183
生物化学的酸素要求量 336
生物学的脱リン法 240
生物学的半減期 12, 186
生物圏 206
　物質循環 208
生物多様性条約 298
生物濃縮 90, 206, 212
生物膜 222
西洋オトギリソウ 47
世界アンチドーピング機構 133
世界森林資源評価 296
世界平均地上気温 290
赤外線 199, 389
石灰 240
雪眼炎 389
接触殺虫剤 108
接触性じん麻疹 88
接触性皮膚炎 86, 88
絶対湿度 264
接地逆転 259
セミキノンラジカル 26
セレン 96, 97
セレン化合物 90
全亜鉛 338
線エネルギー付与 181
潜函病 388
全シアン 340
染色体異常 192, 380
染色体異常試験 383
染色体突然変異 51

全身振動障害 389
潜水病 388
線スペクトル 174, 176
前線性逆転 259
選択毒性 104, 110
先天性異常 378
先天性奇形 378
セントジョーンズ・ワート 47
全有機炭素 244, 328, 333
線量限度 196, 197
線量当量 179

ソ

騒音 270
騒音規制法 320
騒音性難聴 389
騒音に係る環境基準 408
騒音レベル 270
　周波数重みづけ 271
臓器 356
早期効果 191
造血系障害 81
造血組織
　放射線感受性 190
総硬度 329
相対湿度 264
総窒素 338
総リン 338
藻類生長阻害試験 382
藻類ブルーム 240
即時型黒化 198
促進拡散 5
組織
　放射線感受性 189, 190
組織関門 8
疎水性部位 111
ソマン 112, 113
ソラニジン 131
ソラニン 131
ソラレン 87
ソラレン長波長紫外線治療 88
ソリブジン 44, 45, 159
　毒性発現 160
ソリブジン薬害 45, 159
ゾンネンシャイン試薬 362

タ

第1級アミン 22
第一種向精神薬 148

第一種指定化学物質 308
第一種特定化学物質 126, 167
第Ⅰ相反応 12, 16
ダイオキシン 247, 304
ダイオキシン類 126, 343, 347, 409
　遺伝子転写制御 128
ダイオキシン類対策特別措置法 251, 315, 316, 343, 347
体外異物 208
体外被曝 185
大気
　組成 204
大気安定度 258
大気汚染に係る環境基準 316, 409
大気汚染物質 252
　規制 410
大気汚染物質測定法 343
大気汚染防止法 251, 316
大気環境 250
対向輸送 6
ダイコート 115
体細胞 380
第3級アミン 22, 24
第三種向精神薬 148
胎児性アルコール症候群 124
胎児性水俣病 10
代謝 2, 12
　第Ⅰ相反応 16
　第Ⅱ相反応 30
代謝的活性化 10, 12, 16, 30
代謝反応
　CYP 19
耐性 124
代替試料 356
大腸菌 325, 331
大腸菌群数 337
大腸菌試験 326
体内被曝 185
第2級アミン 22, 24
第二種向精神薬 148
第二種特定化学物質 167
第二水銀 90
第Ⅱ相反応 12, 16
胎盤 10
大麻 141, 373
　摂取方法 142
大麻樹脂 142
大麻取締法 143
耐容1日摂取量 166

耐容一週間摂取量　94
太陽光
　波長分布　284
タウリン　37
タウロコール酸　37
多環芳香族炭化水素　46, 125
濁度　334
ダスト　255
多世代繁殖試験　379
N-脱アルキル化　19
O-脱アルキル化　19
タバコ　132
たばこ特異的ニトロソアミン類
　63
多発性骨髄腫　160
タブン　112, 113
タモキシフェン　66, 85
ダルベポエチンアルファ　385
タレイオキシン反応　371
胆管がん　34
胆汁うっ滞型肝障害　74
胆汁排泄　13
単純拡散　5
男性生殖器
　発育異常　105
タンニン酸試薬　362
タンパク結合型　11
タンパク結合率　10
タンパク質　10

チ

チウラム　116
チェレンコフ光　183
チオペンタールナトリウム
　367
チオ硫酸イオウ転移酵素　38
チオ硫酸ナトリウム　243
地下水　220
地球温暖化　289
地球環境
　構成元素　204
地球環境保全　282
地球サミット　314
蓄積　11
蓄積型肝障害　75
地形性逆転　259
致死合成　116
窒素含量　244
窒素酸化物　102, 254, 286
窒素循環　208

窒素酔い　388
地表水　220
チミン　51
チャイニーズ・ハムスター線維
　芽細胞　383
チャコニン　131
中枢神経死　191
中枢神経障害　91
中枢神経毒性　79
中枢性嘔吐　79
中性子　172
中性子線
　相互作用　184
中毒　152
　死因　154
中毒性肝障害　73
中毒性肝毒性　73
中毒110番　158
中毒物質
　解毒処理法　154
腸管　14
腸管死　191
腸肝循環　13, 31
チョウセンアサガオ　130
腸洗浄　155
腸内嫌気性細菌　13
腸内細菌　27
鳥類の繁殖に及ぼす毒性試験
　383
沈降性逆転　259
沈殿試薬　361

ツ

爪　356

テ

底質添加によるユスリカ毒性試
　験　384
呈色試薬　362
低分子タンパク質　90
ディルドリン　104, 107, 108
デオキシコール酸　27, 65
デオキシコール酸寒天培地法
　337
テオフィリン　371
テオブロミン　371
テガソール
　毒性発現　160
テクネチウム　176

デジタル粉塵計　346
デシプラミン　369
鉄欠乏性貧血　83
テトラクロロエチレン　210,
　343
テトラサイクリン　74, 82
12-O-テトラデカノイルホルボ
　ール-13-アセテート　65
テトラニッケルカルボニル　99
テトラヒドロカンナビノール
　140, 373
テトラヒドロチオフェン　117
テトロドトキシン　131
デュケノア反応　373
テレオシジンB　65
電気性眼炎　389
典型7公害　313
電子　172
電子対生成　184
電磁波　171
　分類　198
電子捕獲型検出器　340
点突然変異　192, 381
天然放射性核種　193, 194
電波　172
電離作用　171
電離能　171
電離放射線　171
電量法　346
δ-アミノレブリン酸　92
δ-アミノレブリン酸脱水素酵
　素　92
DDT
　残存性　105
　生体内代謝　107
DNA損傷　380
DPD法　325
Tetensの式　264

ト

同位元素　173
同位体　173
透過作用　181
等価線量　180
凍死　388
凍傷　388
銅・ピリジン反応　361
等ブラウト外人レベル曲線　271
トキシラボ　358
ドキソルビシン　77

特異体質性肝毒性　73
特殊健康診断　395
　　バイオマーカー　395, 396
特殊毒性試験　377
毒性
　　発現機序　67
毒性試験法　375
特性 X 線　175
特定悪臭物質　320
特定化学物質の環境への排出量の把握等及び管理の改善の促進に関する法律　167, 169
特定基質培地法　337
特定酵素基質培地　326
特定酵素基質培地法　325
特定物質　252
特定粉じん　251
特定有害物質
　　要措置区域　247
特別管理一般廃棄物　301
特別管理産業廃棄物　304
特別管理産業廃棄物管理責任者　306
特別管理廃棄物　302
独立栄養生物　206
都市環境　277
吐瀉物　356
土壌汚染　246
　　特定有害物質　406
土壌汚染対策法　248
突然変異　51, 380
ドーピング　133, 385
ドーピング禁止薬物　133
ドーピング検査　134
ドーピング薬物　133
トライエージ　358
トライエージ法　374
ドラーゲンドルフ試薬　362
トランジション変異　51
トランスバージョン変異　51
トランスポーター　5, 6
トリアルキルスズ　98
トリウム系列　193
トリエチレンメラミン　56
トリカブト　130
トリクロロエチレン　21, 57, 121, 210, 343, 391, 396
　　代謝的活性化　121
2,4,5-トリクロロフェノキシ酢酸　115
トリパラノール　85

トリハロメタン　120, 228
トリブチルスズ　129
トリフルオロ酢酸　23
トリレンジイソシアネート　391
ドリン剤　104, 107
o-トルイジン　59, 61
トルエン　122, 123, 391, 396
　　代謝経路　123
ドルジ線　199

ナ

ナイトロジェンマスタード　56
内部対消滅　175
内部転換　175
内部被曝　185
内分泌撹乱化学物質　106, 128, 129
内分泌撹乱作用　105, 119, 120
2-ナフチルアミン　32, 59, 61
ナフチルエチレンジアミン吸光光度法　341
1-ナフトール　29
鉛　92
鉛中毒　92
ナロキソン　158
ナンセンス変異　51
難聴　88

ニ

二クロム酸法　243
ニコチン　132, 371
二酸化硫黄　252, 287, 343
二酸化炭素　271, 350
二酸化窒素　254, 343, 344, 390
二次汚染物質　252
二次性能動輸送　6
二次胆汁酸　27
二次天然放射性核種　193
二次発がん物質　55
二次放射線　175, 183
二重結合
　　酸化　20
二次粒子状物質　250
日常生活に関する熱中症予防指針　268
ニッケル　67, 99, 393
ニッケルカルボニル　99
日射病　388

日照　259
ニトリロ三酢酸　66
ニトレニウムイオン　36
ニトロ化多環芳香族炭化水素　125
ニトロ基
　　還元　26
4-ニトロキノリン 1-オキシド　61
ニトログリセリン　83
4-ニトロジフェニル　393
N-ニトロソアナタビン　62
N-ニトロソアナバシン　62
N-ニトロソジアルキルアミン　62
N-ニトロソジエチルアミン　62
N-ニトロソジメチルアミン　62
N-ニトロソノルニコチン　62
N-ニトロソピペリジン　62
N-ニトロソピロリジン　62
1-ニトロピレン　61
4-ニトロフェノール　29
ニトロベンジルピリジン　367
ニトロベンゼン　26, 391
p-ニトロベンゼンジアゾニウムクロリド試薬　375
3-ニトロベンツアントロン　61
日本工業規格　244
日本中毒情報センター　152, 158
乳汁排泄　14
乳糖ブイヨン-ブリリアントグリーン乳糖胆汁ブイヨン培地法　337
尿　356
尿細管間質性腎炎　78
尿細管障害　77
尿路閉塞　78
尿路閉塞障害　78
二硫化炭素　124, 391

ネ

ネクローシス　69
ネズミチフス菌　381
熱虚脱　388
熱痙攣　388
熱失神　388
熱射病　388

熱ショックタンパク質　128
熱ストローク　388
熱中症　388, 389
熱中症予防運動指針　269
熱中性子　184
熱波　290
熱疲憊　388
熱輻射　350
ネフローゼ　77
ネフロン　76

ノ

濃縮係数　206
能動輸送　3, 5
農夫肺　394
農薬　248
　毒性と解毒　104
　分類　104
ノニルフェノール　129

ハ

肺　84
ばい煙　251
排煙処理　260
排煙脱硝法　261
排煙脱硫法　260
バイオオーギュメンテーション　309
バイオスティミュレーション　309
バイオレメディエーション　309
廃棄物　300
　区分　301
廃棄物処理法　300
廃棄物の処理及び清掃に関する法律　300
排出ガス処理　261
排出基準　316
排水基準　241, 242, 319
　健康項目と基準値　405
　健康に係る有害物質　411
　生活環境項目と基準値　405
　生活環境に係る汚染状態　412
排泄　2, 12
肺線維症　118
ハイドロサルファイト　357
ハイパーフォリン　47

ハイボリュームエアサンプラー　348
バイルシュタイン反応　361, 367, 368
パーキンソン症候群　79
薄層クロマトグラフィー　366, 374
白内障　389
白ろう病　389
ハシッシュ　373
ハシリドコロ　130
バーゼル条約　310
バターイエロー　60
発がん
　イニシエーション　52
　プロモーション　52
　メカニズム　49
発がん性　50
発がん性エポキシド　121
発がん性試験　377, 378
発がん性 N-ニトロソ化合物　62
発がん多段階説　52
発がん2段階説　52
発がん物質　54
　活性化経路　58, 59, 60, 62, 64
　代謝的活性化　56, 57, 64
　ホルモン様作用　66
発がんプロモーター　64, 65
曝気　236
白血病　122
馬尿酸　37, 122, 123
ハプテン　71
速い中性子　184
パラオクソン　22, 29, 110, 111
パラコート　26, 115
　活性酸素生成　71
　毒性発現機構　116
パラコートラジカル　26
パラチオン　22, 109
バルビタール　367
バルビツール酸系催眠薬　367
ハロゲン化銀　181
ハロ酢酸　332
ハロタン　23, 27, 74
　毒性発現機構　69
ハロン　285
繁殖試験　379
ハンセン病　160
晩発効果　191

晩発性障害　191
反復投与試験　383

ヒ

非イオン界面活性剤　211, 333
非遺伝子障害性発がん物質　66
東アジア酸性雨モニタリング　287
光アレルギー性皮膚炎　87
光アレルゲン化合物　88
光過敏症　87
光散乱法　346
光毒性化学物質　87
光毒性皮膚炎　87
非金属　332
ヒ酸　94
微小粒子状物質　258, 343, 348
ビスアライン　358
ビス(クロロメチル)エーテル　56, 393
ビス(トリブチルスズ)オキシド　98
ビスフェノール A　120, 129
微生物　272
微生物学的環境修復技術　309
飛跡　181
ヒ素　67, 93, 209, 327, 392, 393, 395
　代謝　95
　LD_{50}　94
ヒ素化合物　94
　解毒　157
ビタリー反応　362, 370
鼻中隔穿孔　312
必須微量元素　100
必要換気回数　274
非電離放射線　171
　分類　198
非電離放射線障害　389
ヒートアイランド現象　277, 278
人の健康の保護に関する項目
　分析方法　339
ヒト免疫不全ウイルス　161
ヒドラジン　24
ヒドロキシム酸鉄反応　361
4-ヒドロキシ-2-ノネナール　25
N-ヒドロキシ芳香族アミン　38

ヒドロキシラジカル　187
ヒドロキシルアミン　24, 35
　エステル　59, 60, 61
非バルビツール酸系催眠薬
　367
皮膚　86
　放射線感受性　190
比放射能　179
ヒポキサンチン　25
非メタン系炭化水素　258
ヒューム　100, 255
ピューロマイシン　74, 77
標準活性汚泥法　235, 236
標準寒天培地　331
標的器官　8
l-ヒヨスチアミン　130
4-ピリジンカルボン酸-ピラゾ
　ロン吸光光度法　340
ピリジン-ピラゾロン吸光光度
　法　340
ピリジン・ピラゾロン法　328
ピリミジン二量体　199
ビリルビン　13, 74
ビル衛生管理法　263
ビル管法　263
ピロリ菌除菌効果　40
ピロリジンアルカロイド　64
P-糖タンパク質　6, 7
P450
　特異的阻害剤　43
　誘導剤　45
P450 ファミリー　17
pH-分配仮説　5
PM$_{2.5}$ ローボリュームエアサン
　プラー　349
PRTR 法　167, 169, 308

フ

フィゾスチグミン　157
風向　259
富栄養化　239
フェナセチン　78, 79
フェニトロチオン　109
フェニルアセトン　23
フェニルアミノプロパン塩酸塩
　375
フェニル酢酸　37
フェニルブタゾン　81
フェニルメチルアミノプロパン

塩酸塩　374
フェノチアジン誘導体　368
フェノバルビタール　65, 367
フェノブカルブ　114
フェノール類　35, 122, 228,
　333
フェンタニル　373
フォールアウト　195
不快指数　267
不活性ガス　180
不活性型芳香族炭化水素受容体
　128
不揮発性薬毒物
　液-液抽出法　359
不揮発性有機薬毒物　366
輻射熱　265
フグ毒　131
伏流水　221
ブシ　130
腐植質　222, 243
ブタキロシド　64
フタル酸エステル類　119, 129
フタル酸ジエチルヘキシル
　119
ブチロフェノン誘導体　368
普通沈殿　222
フッ化物イオン　328
復帰変異　381
フッ素　328, 341
物理学的半減期　186
不透水層　221
フミン質　222, 228, 243
浮遊物質　244, 337
浮遊粉じん　271
　測定法　272
浮遊粒子状物質　255, 343, 346
フューエル NO$_x$　102, 254
フラジオマイシン　82
プラスチック　117
プラスチック原料　117
フラッシュバック現象　371
フラノクマリン類　43
フラビン含有モノオキシゲナー
　ゼ　21, 23
プラリドキシムヨウ化メチル
　156
フラーレン　66
プリオン病　162
プリマキン　83
フリョーデ試薬　362
フリーラジカル　74

5-フルオロウラシル　44, 45,
　159
5-フルオロジヒドロウラシル
　45
フルフェナジン　368
フルマゼニル　158
フレームシフト変異　52
不連続点　226
不連続点塩素処理法　226, 227
プロカイン　29
プロカインアミド　29
プロカイン塩酸塩　369
プログレッション　52
フロセミド　89
フロック　223, 236
プロバリン　367
プロビタミン D$_3$　199
プロビット変換　164
プロベナゾール　116
プロモーション　52
プロモーター　52
ブロモ尿素系催眠薬　367
ブロモバレリル尿素　367
ブロモビニルウラシル　45
ブロモベンゼン
　毒性発現機構　69
フロン　285
分解者　206
分子死　191
粉じん　100, 251, 391
分布　2, 8
分布容積　11
分流式下水道　235
Bragg 曲線　182
PUVA 療法　88
VX ガス　113

ヘ

平均気温上昇量　291
平均輻射温度　265
ヘキサメチレンテトラミン
　229
n-ヘキサン　124, 396
n-ヘキサン抽出物含有量　244
n-ヘキサン抽出物質　338
ヘキソバルビタール　367
ベクレル　179
別子銅山　287
ヘッドスペース法　358, 365
ヘテロサイクリックアミン

60, 125
ペニシラミン　77
D-ペニシラミン　157
ペニシリンG　72
ヘプタクロール　104, 109
ヘム合成酵素　92
ヘモグロビン障害　83
ベラドンナ　130
ヘリウム原子核　181
ベリリウム　67
ペルオキシアシルナイトレート　256
ペルオキシダーゼ　70
ベルガモチン　43
ヘロイン　29, 135, 372
　代謝経路　136
変異原性　50, 51, 380
変異原性試験　380
変異原性物質　380
ベンジジン　59, 61, 393
ベンジルアルコール　122, 123
ベンジルアルコール型代謝物
　エステル　58, 59
ベンズアルデヒド　123
偏西風　260
ベンゼン　21, 81, 122, 343, 347, 391, 393, 396
　代謝経路　123
ベンゾイルCoA　123
返送汚泥　236
ベンゾジアゼピン系精神安定薬　368
ベンゾジアゼピン系薬物
　解毒　158
ベンゾ[a]アントラセン　58
ベンゾ[a]ピレン　28, 57, 58, 125, 343, 348
ペンタクロロフェノール　114
β壊変　174
β^+壊変　174, 175
β^-壊変　174
β-ガラクトシダーゼ　325, 326
β-グルクロニダーゼ　13, 29, 31, 325
β線　174
　相互作用　182
β^+線　175
β^-線　174
β線吸収法　346
β-ナフチルアミン　393

β-プロピオラクトン　56
β_2ミクログロブリン　90
β-ラクトン　56
Henderson-Hasselbalchの式　5

ホ

貿易風　260
崩壊　173
芳香環
　酸化　19
芳香族アミン類　22, 35
　硫酸抱合　36
芳香族炭化水素受容体　46
放射化　184
放射性逆転　259
放射性元素　172
放射性降下物　195
放射性ストロンチウム　195
放射性セシウム　176
　基準値　195
放射性同位体　172, 173
放射性廃棄物　300
放射性ヨウ素　195
放射線　171
　影響　191
　化学作用　181
　間接作用　187, 188
　写真作用　181
　生体への影響　185
　線量と効果　187
　相互作用　181
　単位　179
　直接作用　187
　防護　196
　リスク形式　186
　励起作用　181
放射線荷重係数　180
放射線感受性　189
放射線防護の三原則　197
放射線ホルミシス　193
放射線量　179
放射能　172, 179
放射平衡　177, 178
放線菌　65
ホウ素　327, 341
3'-ホスホアデノシン5'-ホスホ
　硫酸　35
ボツリヌス毒素　79
ポリ塩化アルミニウム　223

ポリ塩化ジベンゾ-p-ジオキシン　126, 347
ポリ塩化ジベンゾフラン　126, 347
ポリ塩化ビフェニル　210, 340
ホルミシス　193
ホルムアルデヒド　228, 271, 332, 352
ホレスト反応　357, 369
POPs条約　213

マ

マイコトキシン類　57
マイトマイシンC　77
前処理法　358
マグネシウム　333
マグネシウム硬度　329
マスタード　56
末梢神経毒性　79
マニフェスト　307
マニフェスト制度　307
麻痺性貝毒物質　132
麻薬　134, 371
麻薬特例法　141
マラオクソン　110
マラチオン　109, 113
　生体内代謝　110
マリファナ　141, 373
マルキス試薬　362, 375
マルポール条約　295
マルメ試薬　362
マンガン　392
マンガン中毒　80
慢性毒性試験　376
慢性ヒ素中毒　312
マンデリン試薬　362, 370

ミ

味覚異常　88
未吸収化学物質
　除去と吸収阻止　155
ミクロシスチン　240
ミジンコ急性遊泳阻害試験　383
ミジンコ繁殖試験　383
水
　自浄作用　238
　病原微生物　217
　まずくする成分　216

水環境　215
ミスセンス変異　51
ミスト　100, 252, 255
水の華　240
水俣病　311
ミラー変法　335
ミルキング　178

ム

無機水銀　395
　環境代謝　90
無機鉛　392, 395
無機物質
　傷害　89
娘核種　173
無毒性量　163
ムレキシド反応　361, 371

メ

メイラード反応　80
メコン酸　372
メサドン　140
メソミル　114
メタカロン　367
メダゼパム　368
メタドン　140
メタノール　124, 365
メタノール中毒　158
メタミドホス　109, 112, 113
メタロチオネイン　77, 90
メタンフェタミン　144, 145, 374
2-メチルイソボルネオール　229, 333
メチルイミダゾキノキサリン　60
メチルイミダゾキノリン　60
O^6-メチルグアニン　51
5-メチルクリセン　59
メチル水銀　90, 91, 311
メチルテストステロン　75
メチルトリキナゾロン　367
4-(メチルニトロソアミノ)-1-(3-ピリジル)-1-ブタノン　62
メチルメタンスルホネート　56
メチルモルヒネ　135
3,4-メチレンジオキシメタンフェタミン　138

メチレンブルー吸光光度法　341
メチレンブルー法　364
メッケ試薬　362
メトトレキサート　78
メトヘモグロビン血症　83, 103
メフェナム酸　89
メルカプツール酸　32, 33, 34
3-メルカプトピルビン酸イオウ転移酵素　38
メルツェル反応　371

モ

毛髪　356
モノクロラミン　225
モノフルオロ酢酸アミド　116
モノフルオロ酢酸ナトリウム　116
モルヒネ　29, 134, 372
　解毒　158
　代謝経路　136
モントリオール議定書　286

ヤ

薬害　159
薬害エイズ　161
薬害ヤコブ　162
薬剤性メトヘモグロビン血症　158
薬毒物
　呈色反応　361
　予試験　357
薬毒物試験法　355
薬毒物中毒　355
薬毒物分離法　358
薬品沈殿　222, 223
火傷　389
薬機法　169

ユ

誘引剤　117
有害性ガス類　363
有害物質を含有する家庭用品の規制に関する法律　169
有機アニオントランスポーター　6
有機塩素系殺虫剤　104

有機塩素系除草剤　114
有機塩素剤　104, 114
有機カチオントランスポーター　6
有機水銀　91
有機水銀汚染　312
有機スズ　98
有機スズ化合物　98
有機ヒ素
　毒性　94
有機ヒ素化合物　94
有機物
　傷害　104
有機溶剤　120
有機リン系殺虫剤　109
　解毒薬　112
　作用機序　112
有機リン系除草剤　115
有機リン剤　114
　解毒　156
優先評価化学物質　168
誘導天然放射性核種　193
遊離残留塩素　225
輸送担体　5
UDP-グルクロン酸　30, 31
UDP-グルクロン酸転移酵素　30

ヨ

溶液導電率法　344
溶解拡散　5
ヨウ化白金酸カリウム試薬　362
陽子　172
ヨウシュチョウセンアサガオ　130
要措置区域　248, 249
溶存酸素　238, 242, 335
陽電子　174
陽電子消滅　183
予試験　357
　簡易キット　358
四日市喘息　312
四アルキル鉛　395
四環系抗うつ薬　368, 369
四大公害病　239, 311

ラ

ラインシュ法　357

ラジウム系列　193
落下細菌数　272
ランタン・アリザリンコンプレクソン法　328
乱用薬物　134

リ

陸風　259
リサイクル　309
リサイクル法　309
リスク　247
リゼルグ酸ジエチルアミド　137, 373
リデュース　309
リトコール酸　27
リファンピシン　74
リミニ反応　361
硫化水素　103, 364, 390
硫化水素中毒　153
硫酸　361
硫酸アルミニウム　223, 240
硫酸エステル　56
硫酸転移酵素　35
硫酸ばん土　223

硫酸抱合　35
硫酸抱合反応　35
硫酸マンガン　242
硫酸ミスト　252
粒子線　171
リユース　309
量-影響関係　163
量-反応関係　163
量-反応曲線　163
リン脂質症　85
リンデン　107, 108

ル

ルイサイト　157
類洞　72
ルクス　270

レ

励起作用　172
レイノー症候群　389
レジオネラ菌　273
レチノイド X 受容体　47
連続スペクトル　174

レントゲン　179

ロ

労災　387
労災認定数　387
労働衛生　394
労働災害　387
ロサンゼルス型スモッグ　259
ロダネーゼ　38
6価クロム　96, 247, 340, 392
ロート根　130
ローボリュームエアサンプラー　348
ロンドン型スモッグ　259
ロンドン条約　295

ワ

ワイドボアキャピラリーカラム　365
ワグナー試薬　361
ワルファリン　84
湾領域エポキシド　57
WADA 禁止表　133

外国語索引

A

ABS 210
absorbed dose 179
absorption 1, 2
acceptable daily intake 165
accumulation 11
acetaminophen 69
N-acetyl-*p*-benzoquinone imine 69
acetyltransferase 37
N-acetyltransferase 37
AchE 110, 111
α_1-acid glycoprotein 10
aconitine 130, 370
acrylamide 119
acrylonitrile 118
active intermediate 74
active transport 3
acute effect 191
acute toxicity test 376
acyl conjugation 36
ADH 24, 40, 124
ADI 165
ADME 2
aerosol 250
AES 298
agranulocytosis 82
AhR 46, 128
AhR nuclear translocator 128
AhRR 128
albumin 10
alcohol dehydrogenase 24, 124
aldehyde dehydrogenase 24, 124
aldehyde oxidase 25
ALDH 24, 124
ALDH2 25, 40
algal bloom 240
alternative specimens 356
amino acid conjugation 36
aminoglycoside antibiotics 77
amitriptyline 369
amobarbital 367

amphetamine 145, 375
amphotericin B 77
anionic site 111
annihilation radiation 175
antidepressants 368
antiport 6
antitransport 6
AO 25
aplastic anemia 81
apoptosis 189
Arnt 128
arylhydrocarbon receptor 46
As 209
asbestosis 85
Aspergillus flavus 57
Aspergillus versicolor 57
aspirin 78
atomic number 172
ATP binding cassette 6
atropine 130, 370
azole antifungal drug 44

B

back scattering 182
BAL 157
barbital 367
barbiturates 367
BCRP 6, 7
becquerel 179
benzene 81, 122
benzenehexachloride 104, 107
benzo[*a*]pyrene 28
bergamottin 43
BHC 104, 107
bilirubin 74
bioaugmentation 309
biochemical oxygen demand 243, 336
biological half-life 12, 186
bioremediation 309
biostimulation 309
bisphenol A 120
blood-brain barrier 8
blood-organ barrier 8

blood-placental barrier 8
BOD 243, 336
botulin 79
BPMC 114
Bq 179
break point 226
breast cancer resistance protein 6, 7
bremsstrahlung 183
British Anti-Lewisite 157
bromvalerylurea 367
butyrophenones 368

C

caffeine 371
cannabidiol 373
cannabinoids 373
cannabinol 373
cannabis 373
CAR 47
carbamates 114
carbon monoxide 363
carbon tetrachloride 74, 120
carboxyl esterase 28
carcinogenicity test 377
cascade 175
catalase 70
CBD 373
CBN 373
Cd 209
C_5dip 389
cell transformation 380
CES 28, 29
CES2 47
CET 269
CFCs 285
chaconine 131
chemical oxygen demand 243, 337
chemoreceptor trigger zone 79
chloramphenicol 81
chlordiazepoxide 368
chlorine consumed 227
chlorine demand 227

chloroform 74, 120
chloroquine 75
chlorpromazine 74, 80, 368
chlorpyrifos 109
chromosomal aberration 192, 380
chromosomal mutation 51
chronic toxicity test 376
Ci 179
cisplatin 77
CJD 162
CO 363
cocaine 372
COD 243, 337
codeine 372
CO-Hb 357
Compton scattering 183
congenital anomalies 378
congenital malformation 378
constitutive androstane receptor 47
contact dermatitis 86
COP 293
Co-PCB 347
corrected effective temperature 269
cosmic ray 193
cotransport 6
Coturnix japonica 383
count per minute 179
cpm 179
CR 59
Creutzfeldt-Jakob disease 162
Crigler-Najjar syndrome 31
CTZ 79
curie 179
cyanide 364
CYP 16
CYP1A1 45, 46, 57
CYP1A2 19, 42, 43, 44, 45, 46, 57
CYP2A6 19, 57
CYP3A 45
CYP3A4 19, 41, 42, 43, 57
CYP3A7 41
CYP4A 45
CYP1D1 57
CYP2D 45
CYP2C9 19, 39, 43, 45
CYP2C19 19, 40, 42, 43

CYP2D6 19, 39, 43, 44
CYP2E 45
CYP2E1 19, 42, 57
cytochrome P450 16
cytotoxicity 68

D

2,4-D 115
Daphnia magna 383
daughter nuclide 173
DB 267, 268
DDT 104, 105, 129, 207, 210
decay 173
DEHP 119
7-dehydrocholesterol 199
DEP 256
dependence 124
DES 66, 129
desipramine 369
deterministic effect 186
detoxication 12
dhEPO 385
DI 267
diacetylmorphine 372
diazepam 368
dichlorodiphenyltrichloroethane 104, 105
dichloromethane 122
2,4-dichlorophenoxy acetic acid 115
dichlorvos 109
diesel exhaust particle 256
diethylstilbestrol 129
difficulty in hearing 88
6,7-dihydroxybergamottin 43
dimethylthiambutene 373
diquat 115
disintegration 173
disintegration per minute 179
disintegration series 177
α disintegration 173
β disintegration 174
γ disintegration 175
dissolved oxygen 238, 335
distribution 2, 8
DMBA 58
DNA damage 380
DO 238, 242, 335
dose-effect relationship 163

dose equivalent 179
dose-response curve 163
dose-response relationship 163
DPD 324
dpm 179
drug dependence 371
dry bulb temperature 268
dysgeusia 88

E

EANET 287
EBT 330
ECD 340
ED_{50} 163
EDTA 330
effective dose 180
50% effective dose 163
effective half-time 186
electron 172
electron capture 174
electron-pair creation 184
EM 39
γ emission 175
EMIT 358
enterohepatic circulation 13, 31
epigenotoxic carcinogen 54
EPO 385
epoxide hydrolase 21, 28
equivalent dose 180
Escherichia coli 325
esteratic site 111
ethanol 124, 366
ethinylestradiol 74
ethylene glycol 78
eutrophication 239
exposure dose 179
extensive metabolizer 39
external exposure 185
extraction 2, 12

F

facilitated diffusion 5
fallout 195
fast neutron 184
fatty acid peroxides 74
fenitrothion 109
fentanyl 373

fetal alcohol syndrome 124
flavin-containing
  monooxygenase 23
5-fluorouracil 44
fluphenazine 368
FMO 23, 24
FRA 296
frameshift 52
free radicals 74
freezing 388
freezing death 388
frostbite 388
5-FU 44, 159

G

GC 363, 364, 365, 366, 374
GCP 169
Geiger-Müller counter 180
gene mutation 51, 380
genetic effect 191
genetic polymorphism 39
genotoxic carcinogen 54
genotoxicity 51, 68, 380
genotoxic non-carcinogen
  380
genotoxic substance 380
geosmin 240
germ cell 380
Gilbert syndrome 31
glomerular basement
  membrane 77
glomerulonephritis 77
glove temperature 268
GLP 169, 375
glucose transporter 6
β-glucuronidase 29, 31
glucuronidation 30
glufosinate 115
Glu-P-1 60, 61
Glu-P-2 60, 61
GLUT 6
glutathione 32
glutathione S-transferase 32
glyphosate 115
gonyautoxin 132
good clinical practice 169
good laboratory practice 169,
  375
gray 179
gray baby syndrome 32, 41

ground water 220
GST 32, 41
GSTM1 41
GT 267, 268
Gy 179

H

hallucinogens 373
halothane 74
hapten 71
hashish 373
HCB 104, 107
HCH 107
β-HCH 107
γ-HCH 107
HCV 161
heat collapse 388
heat cramp 388
heat exhaustion 388
heat stroke 388
heat syncope 388
hepatic lobule 72
hepatitis C virus 161
heroin 372
hexachlorobenezene 107
hexachlorocyclohexane 104,
  107
hexobarbital 367
Hg 209
HIV 161
hormesis 193
HPLC 366, 375
Hsp90 128
human immunodeficiency
  virus 161
hydrogen sulfide 364
8-hydroxy deoxyguanosine
  189
dl-hyoscyamine 370
l-hyoscyamine 130
hyperforin 47
hypnotics 366
hypochlorous acid 224

I

ICRP 196
idiosyncratic hepatotoxicity
  73
imipramine 369

indole-3-carbinol 47
inert gas 180
initiation 52
initiator 52
internal exposure 185
International Commission on
  Radiological Protection 196
interstitial nephritis 78
interstitial pneumonia 84
IPCC 293
IQ 60, 61
IQx 60, 61
isomeric transition 176
isoniazid 74
isotope 173

J

JIS 244
justification 196

L

LAS 210
late effect 191
LD_{50} 163, 376
Le Système International
  d'Unités 179
LET 181
50% lethal dose 163, 376
Lewisite 157
limitation 196
linear energy transfer 181
local anaesthetics 369
LSD 137, 138, 373
LSD-25 137
lysergic acid diethylamide
  373

M

major tranquilizer 368
malathion 109
manganism 80
marihuana 141, 373
mass number 172
material safety data sheet
  309
5-MCR 59
MDMA 138, 139
MDR 6

meconic acid　372
medazepam　368
megaloblastic anemia　81
MeIQ　60, 61
MeIQx　60, 61
MEOS　124
3-mercaptopyruvate
　sulfurtransferase　38
mercapturic acid　32
metabolic activation　12, 16,
　30
metabolism　2
metabolism of xenobiotics　12
metallothionein　77
methadone　140
methamidophos　109
methamphetamine　144, 374
methanol　124, 365
methaqualone　367
methemoglobinemia　83
methylamphetamine　144
3,4-methylenedioxy-*N*-
　methylamphetamine　138
2-methylisoborneol　240
methylphenethylamine　145
2-MIB　240, 333
microcystin　240
microsomal ethanol-oxidizing
　system　124
milking　178
minor tranquilizer　368
monochloroethylene　117
monooxygenase　18
morphine　372
3-MPT　38
MRP　6, 7
MSDS　309
multidrug resistance　6
multidrug resistance-
　associated protein　6, 7
multi-generation reproductive
　test　379
mutagen　380
mutagenicity　51, 380
mutagenicity test　380
mutation　51, 380

N

NAB　62
NADPH-cytochrome P450

reductase　25
Na^+/K^+-ATPase　7
NAPQI　69
narcotics　371
NAT　37, 40, 41, 62
NAT1　37
NAT2　37, 40
natural wet bulb temperature
　268
necrosis　69, 189
negatron　174
nephron　76
nephrosis　77
neuroleptics　368
neutron　172
nicotine　132, 133, 371
NNK　62
NNN　62
NOAEL　165
NOEL　165
non-barbiturates　367
non-genotoxic carcinogen
　380
no observed adverse effect
　level　165
no observed effect level　165
novel organic cation
　transporter　6
NO_x　286
nuclear fission　195
nucleus　172
nuclide　172
NWB　268

O

OAT　6
OCTN　6
OECD TG218　384
OER　188
8-OHdG　189
oncogene　53
opium　371
opium alkaloids　371
optimization　196
organic anion transporter　6
oxygen effect　188
oxygen enhancement ratio
　188

P

P450　16
PAH　125
2-PAM　112, 113, 156
PAN　256
PaPID Assay Kits　358
PAPS　35
paraquat　115
parathion　109
parent nuclide　173
parts per billion　94
passive diffusion　5
passive transport　3
PCB　126, 129, 207, 210, 248,
　340
PCDD　126, 347
PCDF　126, 347
PCP　114
pentachlorophenol　114
PEPT　6
PEPT1　6
peroxidase　70
peroxyacyl nitrate　256
persistent organic pollutants
　212
pH　333, 335
phase I reaction　16
phase II reaction　16
phenacetin　78
phenobarbital　367
phenothiazines　368
phocomelia　379
3′-phosphoadenosine
　5′-phosphosulfate　35
phospholipidosis　85
photoallergic dermatitis　87
photodermatosis　87
photoelectric effect　183
photoelectron　183
photon　175
phototoxic dermatitis　87
pH-partition hypothesis　5
placenta　10
plasticizer　119
PM　39
$PM_{2.5}$　258, 348
point mutation　192, 381
polarity　2
pollutant release and transfer

resister 308
polychlorinated dibenzo-*p*-dioxin 126
polychlorinated dibenzofuran 126
polycyclic aromatic hydrocarbon 46, 125
poor metabolizer 39
POPs 212
positron 174
ppb 94
pregnane X receptor 47
primary active transport 6
primary carcinogen 55
procaine hydrochloride 369
progression 52
promazine 368
promoter 52
promotion 52
proton 172
proton-peptide cotransporter 6
proto-oncogene 53
proximate carcinogen 55
PRTR 308
Pseudokirchneriella subcapitata 382
psilocin 139
psilocybin 139
psoralen 87, 88
psychoactive drug 146
psychotropic 146
psychotropic drugs 368
PTWI 94
puromycin 74
PXR 47
2-pyridine aldoxime methiodide 112, 156
pyrimidine dimer 199

Q

quinacrine 75
quinine 370

R

RA 41
radiation weighting factor 180
radioactive equilibrium 178

radioactivity 172
radioisotope 173
radiosensitivity 189
rapid acetylator 41
reactive oxygens 70
reactive oxygen species 187
recycle 310
reduce 309
REMEDi-HS 358
renal corpuscle 76
reproduction test 379
residual chlorine 225
restricted diffusion 5
retinoid X receptor 47
reuse 309
reverse mutation 381
rhodanese 38
rifampicin 74
roentogen 179
ROS 70, 187
RXR 47

S

SA 41
safety data sheet 169, 308
Salvarsan 93
saxitoxin 132
scattering 182
scintillation detector 180
scopolamine 370
SDS 169, 308
secondary active transport 6
secondary bile acid 27
secondary carcinogen 55
secondary radiation 175
secular equilibrium 177
selective toxicity 110
self purification 238
simple diffusion 5
single generation reproductive test 379
single nucleotide polymorphisms 39
sinusoid 72
slow acetylator 41
SMON 88, 160
Sn 209
SN-38 29, 30
SNPs 39
SOD 26, 70

solanidine 131
solanine 131
Solanum tuberosum 131
solid phase extraction 360
solubility diffusion 5
somatic cell 380
somatic effect 191
sorivudine 44
SO_x 286
specific radioactivity 179
SPM 255
SS 244, 337
stem cell 190
stimulants 374
stochastic effect 186
street drug 373
Streptomyces mediocidicus 65
strychnine 370
styrene 117
Subacute Myelo-Optico Neuropathy 88, 160
subacute toxicity test 376
sulfoconjugation 35
sulfotransferase 35
sulfurtransferase 38
SULT 35
SULT1 35
SULT2 35
SULT1A1 47
SULT2A1 47
sunburn 199
superoxide dismutase 26, 70
superoxide radical 188
surface water 220
suspended particulate matter 255
suspended solid 244, 337
Sv 180
symport 6

T

2,4,5-T 115
tabacoo specific nitrosoamines 63
tamoxifen 85
target organ 8
TBTO 98
TCDD 126, 127
2,3,7,8-TCDD 65
TD_{50} 163

TDI 166
TDx 358
teratogen 378
teratogenicity 378
teratogenicity test 379
teratosis 378
tetrachlorinated dibenzo-*p*-dioxin 126
tetracyclic antidepressants 369
tetracycline 74
tetrahydrocannabinol 373
tetrodotoxin 131, 132
thalidomide 378
THC 140, 373
theobromine 371
theophyline 371
thermal neutron 184
thinner 123
thiopental sodium 367
thiosulfate sulfurtransferase 38
threshold 165
thrombocytopenia 82
thrombosis 84
TLC 366, 374
TOC 244, 328, 333
tolerable daily intake 166
tolerance 124
toluene 122
total organic carbon 244, 328, 333
50% toxic dose 163
toxic liver injury 73
Toxi Lab 358
TPA 65
transient equilibrium 177

transition 51
transporter 5
transversion 51
Triage 358
trichloroethylene 121
2,4,5-trichlorophenoxy acetic acid 115
tricyclic antidepressants 369
Trp-P-1 60, 61
Trp-P-2 60, 61
TSNAs 63
TST 38
tumor supressor gene 53

U

UDP-glucuronyltransferase 30
UGT 30, 31
UGT1 31
UGT2 31
UGT1A1 31, 40, 47
UGT1A6 47
ultimate carcinogen 54
ultraviolet 198
UNEP 310
United Nations Environment Programme 310
urinary obstruction 78
UV-A 198
UV-B 198, 199
UV-C 198, 199

V

VDT 389
vinyl chloride 117

virtually safe dose 166
visual display terminal 389
Visualine 358
VOC 273, 351, 352
volatile organic compounds 273
volume of distribution 11
VSD 166
VX 112

W

WADA 133
water purification 221
WBGT 267, 268
wet bulb globe temperature 268
white hosphorus 364
World Anti-Doping Agency 133

X

xanthine oxidase 25
xenobiotics 208
xenobiotics metabolism 16
xenobiotics metabolizing enzymes 16
XO 25
XRE 128

Y

yellow phosphorus 364